WUYAONAN
LUNYIJI

吴耀南
陈一斌　◎主编
陈丽凤

吴耀南
论医集

U0216929

厦门大学出版社
国家一级出版社
全国百佳图书出版单位
XIAMEN UNIVERSITY PRESS

图书在版编目(CIP)数据

吴耀南论医集/吴耀南,陈一斌,陈丽凤主编.—厦门:厦门大学出版社,2020.7
ISBN 978-7-5615-7792-9

Ⅰ.①吴… Ⅱ.①吴… ②陈… ③陈… Ⅲ.①中医内科学—中医临床—经验—中国—现代
Ⅳ.①R25

中国版本图书馆 CIP 数据核字(2020)第 089018 号

出 版 人　郑文礼
责任编辑　陈进才　黄雅君

出版发行　厦门大学出版社
社　　址　厦门市软件园二期望海路 39 号
邮政编码　361008
总　　机　0592-2181111　0592-2181406(传真)
营销中心　0592-2184458　0592-2181365
网　　址　http://www.xmupress.com
邮　　箱　xmup@xmupress.com
印　　刷　厦门市竞成印刷有限公司

开本　787 mm×1 092 mm　1/16
印张　24.75
插页　8
字数　520 千字
版次　2020 年 7 月第 1 版
印次　2020 年 7 月第 1 次印刷
定价　98.00 元

厦门大学出版社
微信二维码

厦门大学出版社
微博二维码

《吴耀南论医集》编委会

主　编　吴耀南　陈一斌　陈丽凤
副主编　梁惠卿　黄墩煌　张冬英

编　委（按姓氏笔画排序）

于昊新	王文凡	王芸素	刘其松	许正锦
孙华胜	苏晓芸	李上云	李小蝶	李志勇
李超群	连美珠	吴杲辰	陆菁菁	陈少玫
陈宝珍	陈雪萍	陈聪明	陈默	罗丹
俞晓芳	洪玉双	徐国山	徐清喜	涂志红
黄惠娥	曹健	傅阿芬	曾榆凯	赖国平
蔡珊珊				

吴耀南教授简介

  吴耀南,1956年出生,医学博士,教授,主任医师,硕士研究生导师,全国首批200名优秀中医临床人才,第六批全国老中医药专家学术经验继承指导老师,福建省名中医,厦门市中医院原副院长。任北京中医药大学教授、福建中医药大学教授,兼任世界中医药学会联合会消化病专业委员会常务理事;中华中医药学会脾胃病分会副秘书长、常务委员;福建省中医药学会内科分会副主任委员;福建省中医药学会脾胃病分会副主任委员;福建省中医药学会糖尿病(消渴)分会副主任委员;福建中医药大学附属晋江中医院高级顾问、首席专家。

  吴耀南教授于1974年7月高中毕业,毕业后为街道临时工,1976年12月就业于厦门建筑公司为学徒工,1978年9月以优异的成绩考入福建中医学院医疗系就读,1983年7月毕业获医学学士学位并被分配到厦门中医院工作,2016年退休。在厦门中医院工作期间考取研究生,并获得医学硕士和医学博士学位。1997年开始跟师全国名老中医涂福音教授,继承涂老治疗脾胃病的学术思想;2001—2003年跟师国医大师路志正教授学习,中医理论和诊疗技术更上新层次。

  吴耀南教授从事中医脾胃病研究37年,擅用经方治疗脾胃病,创立了"五脏六腑皆令胃病,非独胃也"的学说,并制定相应的治法和方药,用于治疗各种脾胃病有独特疗效,创新提出"脾虚湿热血瘀"和"从脾虚湿热血瘀治疗胃癌前病变"的理论,创立并运用"胃萎方"治疗胃癌前病变,获得良好疗效,且能应用脾胃理论治疗内科疑难杂症并取得显著疗效。具有优良的医德医风,每周6次门诊,平均每次门诊量达60多人次,每次门诊都要加班两三个小时,服务态度好,医疗效果佳,不论是为领导提供医疗建议,或是为家庭妇女、农民工看病,都是悉心诊治,一视同仁,受到广大患者的普遍赞扬,曾收到病患赠送的横匾4面、锦旗18幅、表扬信多封。

  吴耀南教授作为学科带头人,领导厦门市中医院脾胃病专科创建全国中医重点专科,建立脾胃病科的优势病种,制订了一系列完整的脾胃病中医诊疗常规及临床治疗方案。根据"十一五"全国中医重点专科(专病)项目建设的有关要求,厦门市中医院脾胃病科将吴耀南教授制订的《慢性胃炎的临床诊疗方案》于2010年报送给国家中医药管理局,被评为"优",其中许多治疗方案成为国家行业标准,如中医辨证分型,用中药、中成药口服、中药针剂静脉点滴、外治法、饮食疗法及中医护理等多管齐下辨证治疗胃脘痛(慢性胃炎)的治疗方案被纳入全国协作组的诊疗方案中运用。吴耀南教授还参与了全国《慢性浅表性胃炎中医诊疗规范共识意见》《慢性萎缩性胃炎中医诊疗规范共识意见》《中医消化病诊疗指南》《胃息肉病中医诊疗指南》的制订工作。吴耀南教授多次在福建省中医药学会的各种学术会议上讲座授课，推广其学术思想和临床经验，多年来经常在全国各种中医脾胃病学术会议担任主持人，在全省、全国中医脾胃病学科领域具有一定的名望和影响力。

吴耀南教授多次参与国家级科研项目，主持多项省市级科研项目，多次获奖和受表彰。曾获中国中医研究院和北京市中医管理局的科技进步成果奖、福建省青年中医科技优秀奖、福建省中医病案评选优秀奖、厦门市科技进步奖等。2014年吴耀南教授申报的"胃萎方治疗胃癌前病变"获得了厦门医学创新奖，为厦门市中医院唯一入选项目。1996年8月被评为厦门市优秀青年知识分子；1997年1月获厦门市青年科技人才杰出奖；2002年度获厦门市卫生系统林巧稚精神奖；2001年和2007年两次被评为厦门市卫生系统优秀共产党员。

吴耀南教授在各级杂志发表论文70多篇，主编《涂福音脾胃病临证经验集》和《涂福音临证医论医案集》2部专著，参与编写5部专著：《急症胃痛证治》《吴真人药签与中草药研究》《中医消化病诊疗指南》《现代中医消化病学》《中华脾胃病学》，均已正式出版。

1993年9月和1996年6月，吴耀南教授两次应邀到台湾做学术访问和讲学，1996年6月27日台湾《中华新闻报》做了"两岸中医药，学术再交流"的专题报道，给予其高度评价。

吴耀南教授不但临床经验丰富，科研成果众多，论著硕果累累，还致力于学术思想的传承，培养硕士研究生24名，基层师带徒及西学中学生数十名，培养厦门市优秀青年中医后备人才2人，带教过美国、英国、荷兰、澳大利亚等留学生，数十年来临床带教实习生、进修生及海外生近千名，可谓桃李满天下。他还参与福建中医药大学"中医内科学"、厦门大学医学院中医系"中医基础理论"的教学授课，讲课生动有趣、深入浅出、妙语连珠，深得学生的喜爱，3次被评为福建中医学院（现为福建中医药大学）优秀临床带教老师，2次被评为福建中医学院优秀研究生导师；2010年12月获厦门大学医学院第一届临床教师教学技能比赛三等奖。

耀吾岐黄 南國聖手

厦门市中醫院副院長耀南醫師惠存

離休幹部郭秀治敬贈 陳美祥書

不為良相 便為良醫

敬賀吳耀南

北宋范仲淹名句 永輝書

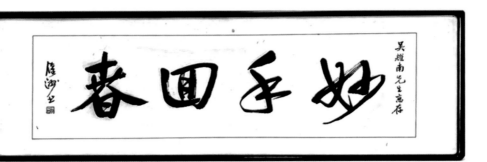

祗甯清寛海乾坤

妙手回春

赠：厦门中医院吴耀南主任

医德高尚
医术精湛

杏林中学黄江良
二〇一四年九月

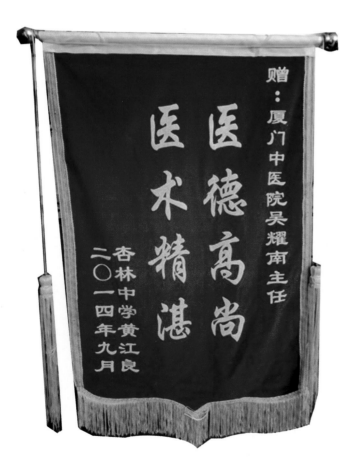

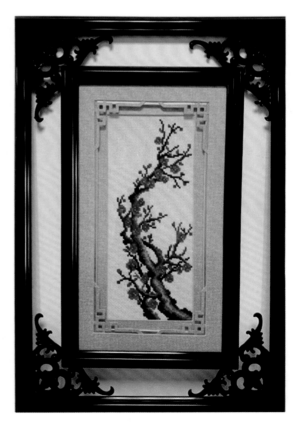

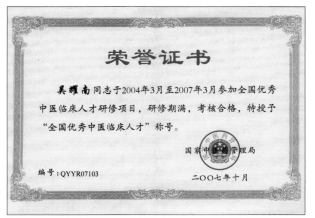

荣誉证书

吴耀南同志于2004年3月至2007年3月参加全国优秀中医临床人才研修项目，研修期满，考核合格，特授予"全国优秀中医临床人才"称号。

国家中医药管理局

编号：QYYR07103

二〇〇七年十月

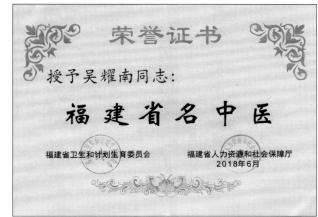

荣誉证书

授予吴耀南同志：

福建省名中医

福建省卫生和计划生育委员会　　福建省人力资源和社会保障厅
2018年6月

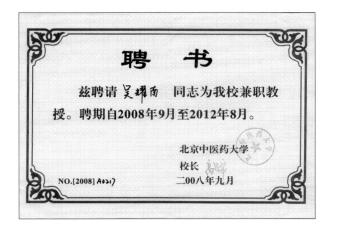

聘　书

兹聘请吴耀南　同志为我校兼职教授。聘期自2008年9月至2012年8月。

北京中医药大学

校长

NO.[2008] A0317

二〇〇八年九月

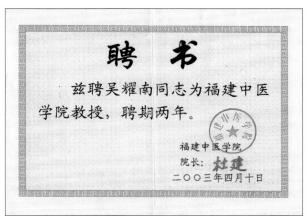

聘　书

兹聘吴耀南同志为福建中医学院教授，聘期两年。

福建中医学院

院长：杜建

二〇〇三年四月十日

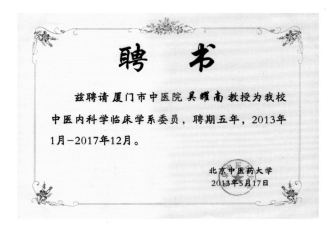

聘　书

兹聘请厦门市中医院吴耀南教授为我校中医内科学临床学系委员，聘期五年，2013年1月–2017年12月。

北京中医药大学
2013年5月17日

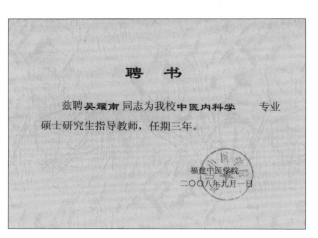

聘　书

兹聘吴耀南同志为我校中医内科学　　专业硕士研究生指导教师，任期三年。

福建中医学院

二〇〇八年九月一日

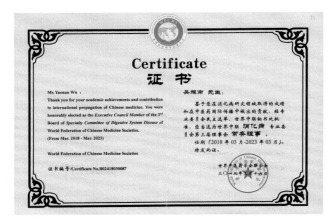

Certificate
证书

Mr. Yaonan Wu

吴耀南 先生：

Thank you for your academic achievements and contribution to international propagation of Chinese medicine. You were honorably elected as the *Executive Council Member of the 3rd Board of Specialty Committee of Digestive System Disease of World Federation of Chinese Medicine Societies.*
(From Mar. 2018 - Mar. 2023)

World Federation of Chinese Medicine Societies

证书编号/Certificate No.B02418030087

鉴于您在消化病研究领域取得的成绩和在中医药国际传播中做出的贡献，经专业委员会民主推举，世界中联秘书处批准，您当选为世界中联消化病专业委员会第三届理事会 常务理事。
任期（2018 年 03 月-2023 年 03 月）。
特发此证。

世界中医药学会联合会
二○一六年三月十六日

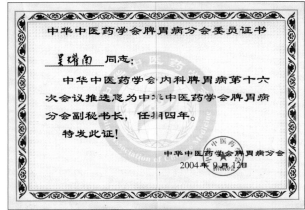

中华中医药学会脾胃病分会委员证书

吴耀南 同志：

中华中医药学会内科脾胃病第十六次会议推选您为中华中医药学会脾胃病分会副秘书长，任期四年。

特发此证！

中华中医药学会脾胃病分会
2004 年 9 月 12 日

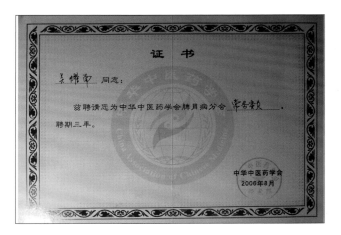

证 书

吴耀南 同志：

兹聘请您为中华中医药学会脾胃病分会 常务委员 ，
聘期三年。

中华中医药学会
2006 年 8 月

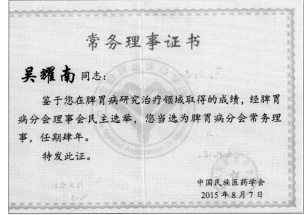

常务理事证书

吴耀南 同志：

鉴于您在脾胃病研究治疗领域取得的成绩，经脾胃病分会理事会民主选举，您当选为脾胃病分会常务理事，任期肆年。

特发此证。

中国民族医药学会
2015 年 8 月 7 日

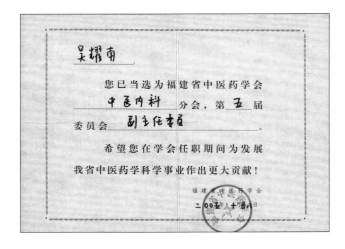

吴耀南

您已当选为福建省中医药学会

中医内科 分会，第 五 届

委员会 副主任委员 。

希望您在学会任职期间为发展

我省中医药学科学事业作出更大贡献！

福建省中医药学会
二○○七年十月八日

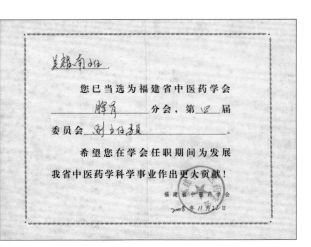

吴耀南 同志

您已当选为福建省中医药学会

脾胃 分会，第 四 届

委员会 副主任委员 。

希望您在学会任职期间为发展

我省中医药学科学事业作出更大贡献！

福建省中医药学会
二○○八年十一月二日

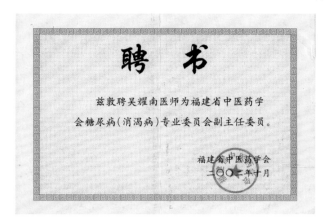

聘 书

兹敦聘吴耀南医师为福建省中医药学
会糖尿病(消渴病)专业委员会副主任委员。

福建省中医药学会
二〇〇二年十月

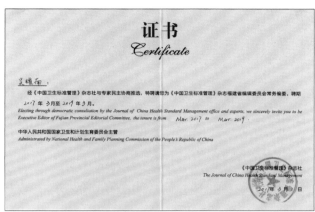

证书
Certificate

吴耀南:

经《中国卫生标准管理》杂志社与专家民主协商推选,特聘请您为《中国卫生标准管理》杂志福建省编辑委员会常务编委,聘期
2017年3月至2019年3月。
Electing through democratic consultation by the Journal of China Health Standard Management office and experts, we sincerely invite you to be Executive Editor of Fujian Provincial Editorial Committee, the tenure is from Mar 2017 to Mar 2019.

中华人民共和国国家卫生和计划生育委员会主管
Administrated by National Health and Family Planning Commission of the People's Republic of China

《中国卫生标准管理》杂志社
The Journal of China Health Standard Management
2017年3月1日

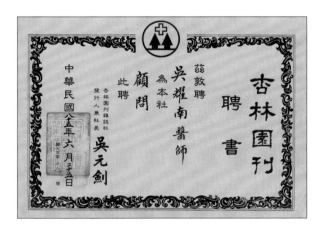

杏林园刊
聘书

中华民国公元年六月二五日
发行人兼社长
吴元剑

兹敦聘
吴耀南医师
为本社
顾问
此聘

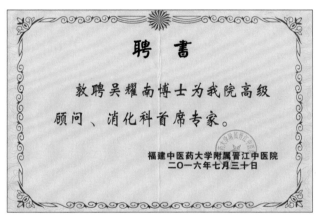

聘 书

敦聘吴耀南博士为我院高级
顾问、消化科首席专家。

福建中医药大学附属晋江中医院
二〇一六年七月三十日

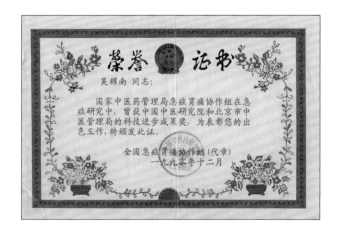

荣誉证书

吴耀南 同志:

国家中医药管理局急症胃痛协作组在急
症研究中,曾获中国中医研究院和北京市中
医管理局的科技进步成果奖,为表彰您的出
色工作,特颁发此证。

全国急症胃痛协作组(代章)
一九九零年十二月

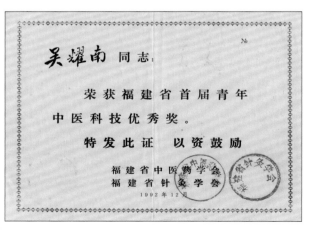

吴耀南 同志:

荣获福建省首届青年
中医科技优秀奖。

特发此证 以资鼓励

福建省中医药学会
福建省针灸学会
1992年12月

吴耀南同志：

荣获 94' 福建省中医病案评选优秀奖，特发奖状，以资鼓励。

福建省卫生厅
一九九四年十月十日

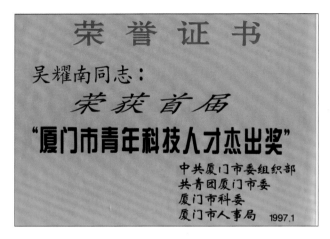

荣誉证书

吴耀南同志：

荣获首届

"厦门市青年科技人才杰出奖"

中共厦门市委组织部
共青团厦门市委
厦门市科委
厦门市人事局　1997.1

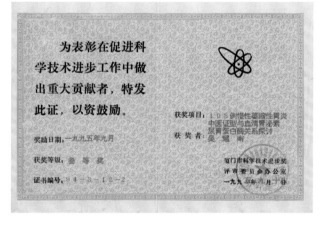

为表彰在促进科学技术进步工作中做出重大贡献者，特发此证，以资鼓励。

奖励日期：一九九五年九月

获奖等级：叁等奖

证书编号：94-3-12-2

获奖项目：LDS例慢性萎缩性胃炎中医证型与血清胃泌素、胃蛋白酶关系探讨

获奖者：吴耀南

厦门市科学技术进步奖
评审委员会办公室
一九九五年 月 日

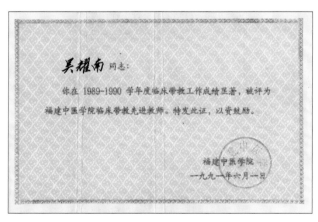

吴耀南同志：

你在 1989-1990 学年度临床带教工作成绩显著，被评为福建中医学院临床带教先进教师。特发此证，以资鼓励。

福建中医学院
一九九一年六月一日

荣誉证书

吴耀南同志：

在一九九二年至一九九三年临床教学工作中成绩显著，被评为先进带教老师

特发此证，以资鼓励。

一九九三年四月二十九日

荣誉证书

吴耀南同志：

被评为 2005 年优秀研究生导师，特发此证。

福建中医学院
二〇〇五年十二月八日

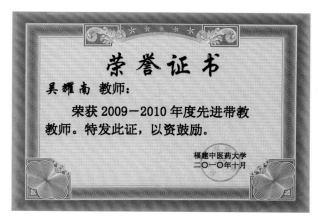

荣誉证书

吴耀南 教师：

　　荣获 2009－2010 年度先进带教
教师。特发此证，以资鼓励。

福建中医药大学
二〇一〇年十月

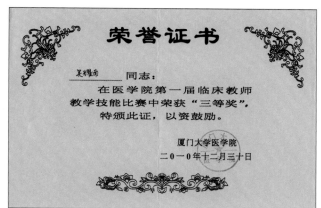

荣誉证书

吴耀南 同志：

　　在医学院第一届临床教师
教学技能比赛中荣获"三等奖"。
特颁此证，以资鼓励。

厦门大学医学院
二〇一〇年十二月三十日

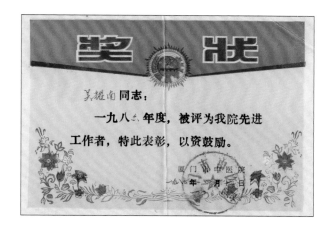

奖状

吴耀南 同志：

　　一九八○年度，被评为我院先进
工作者，特此表彰，以资鼓励。

厦门市中医院
○年一月○日

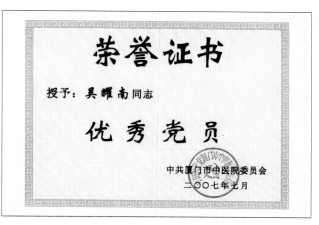

荣誉证书

授予：吴耀南 同志

优秀党员

中共厦门市中医院委员会
二〇〇七年七月

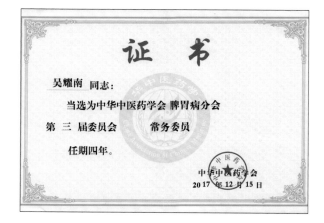

证书

吴耀南 同志：

　　当选为中华中医药学会 脾胃病分会

第 三 届委员会 　常务委员

任期四年。

中华中医药学会
2017 年 12 月 15 日

名医点迷津　健康送到家

名 医 周刊
MING YI ZHOU KAN

海西晨报

2014年11月7日
星期五
第13期

主办单位：海西晨报社　太阳网：www.sunnews.cn　互动热线：8080000

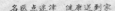

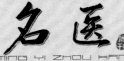

○ 名医故事

吴耀南：患者能痊愈，我再累也值得

晨报记者 曾昊然　通讯员 李琪彬

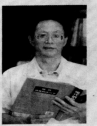

▶医生名片

吴耀南，男，主任医师，教授，医学博士，全国首届200名优秀中医临床人才，厦门市中医院教授，北京中医药大学教授，福建中医药大学教授，硕士研究生导师，中华中医药学会脾胃病分会常委，兼职副会长，福建省中医药学会消化内科分会的副主任委员和福建省中医药学会脾胃病分会的副主任委员。擅长治疗各种慢性胃炎，胃、十二指肠溃疡、结肠炎、食管炎、胆囊炎、胆石病、肝硬化等消化道疾病，以及消化道肿瘤手术后、放化疗后的中医调理。

又是一个周五的午后，厦门市中医院副院长吴耀南看了看手表上的指针，正好3点，而这时他已经接诊了137个病人。

"愿将人病犹己病，救得他生是我生"，挂在医院显眼位置的这幅厦门市中医院第一任老院长的楹联，成为吴耀南不断勉励自己前进的源泉。每当他听病人说"张医生，我的病好了"，再累，他也觉得值得。

[医术高超]
治疑难杂症颇有建树

吴耀南医术高超，善于治疗各种疑难杂症。今年6月14日，漳州的沈女士专程来找吴耀南看病。"我第一眼见到这个病人，她脸色苍白……"

就判断她是久病缠身"。吴耀南说，果然沈女士得了"怪病"，病程已超过20年，她天天要腹泻20次以上，最多达30次，都是水状便，还伴有鲜血和黏液。由于腹泻，她每天有气无力，人也消瘦了。她先后把广东、潮州等地大大小小的医院跑了个遍，吃了几十种药的她，还是不见好。

吴耀南给沈女士诊断后，判断她是脾肾虚损，湿热内蕴，证属寒热错综，虚实夹杂。不能单纯的补或攻。于是，他为沈女士开了股一周的中药。沈女士吃第二帖就止泻，服药第三天只泻两次，经过两周的治疗，她便血等症状也消失了。

"吴医生不仅把我的病治好了，还让我长胖了。"沈女士开心地说，一周后她体重增加了2斤，这是她20多年来体重首次增长。

吴耀南不仅擅治疗慢性胃炎、结肠炎等消化系疾病，在中医治疗疑难杂症方面也颇有建树。8年前，一位患体弱老教师找到吴耀南。老人患白血病，病情危重，曾到省内各大医院治疗，不但病情没得到控制，反而进一步恶化，一度想轻生。

接诊后，吴耀南先稳定病人情绪，再通过把脉、细致查看化验资料，为老人详细讲解病情，让他树立信心。由于吴耀南接诊的病人太多，这位老教师挂不到号，吴耀南总是抽出休息时间给为他看病。"连医生都尽力帮我，我哪有理由不放弃治疗？"老教师很感动。到如今，经过8年的中药调理，老教师的白血病得到很好的控制，白血球恢复正常。

下转B2版 ▶

B2 海西晨报

编辑：刘斌　设计：叶青　校对：孙婧文
2014年11月7日 星期五

名 医 周刊

[立冬 节气] 立冬是
月「7日「8日」立冬意
收后要收藏起来的
意思，有农作物
在公历每年 11

扫一扫
和名医做朋友吧
厦门名医官微
健康送不停

西医中医不是"敌人"，是"兄弟"

晨报记者 曾昊然
通讯员 李琪彬

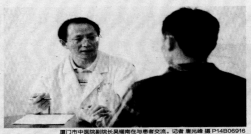

厦门市中医院副院长吴耀南在与患者交流。记者 唐光峰 摄 P14B06916

中医西医之争由来已久，近日，积水潭医院烧伤科医师向中医发起挑战，称只要脉诊验孕的准确率超过80%，就终身不称中医为伪科学。对此，厦门市中医院副院长吴耀南有不同看法。他认为，西医和中医并不是"敌人"，而是"兄弟"，双方可互相取长补短。

观点1：双方各有优势
西医像导弹，中医练内功

吴耀南表示，脉诊验孕由来已久，把脉是古人验孕的重要手段之一。孕妇的脉象和常人不同，会有明显的滑脉，"中医上称作往来流利，如盘走珠，也就是说孕……

[上承B1版]

[医德高尚]
患者为先获各方点赞

行医数十载，吴耀南现在既是消化内科医生，又是厦门市中医院副院长，身兼医者和管理者的双重角色，他如何平衡？

"我首先是一名医生，其次才是副院长，做医生雷不可休，是终身职业。"吴耀南不这么说，还是身体力行，每周他都要安排三个半天的门诊，一个半天到病房查房。他出诊专家门诊，每次门诊预约人数上限是40人，但经常有80人左右在他办公室前排长队。

"很多病人专程从全国各地赶来就诊，甚至有些东南亚国家的侨胞来求诊，他们来一趟不容易。"遇到这种情况……

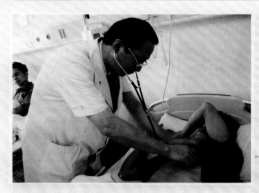

>> 对待每一位病人，吴耀南都用最热忱的态度和最专业的医术为其诊疗。

厦门市中医院副院长吴耀南：
竹密不妨流水过，山高岂阻白云飞

文/本刊记者 方锐

> 医术高明、药到病除、笑容可掬……这些都是患者给厦门市中医院副院长吴耀南的评价。但熟悉他的朋友和同事都知道，这位"工作狂"医生，其实还是个"学习狂"。从业三十一年来，吴耀南光是花在系统学习的时间上就有十五年。他曾以49岁"高龄"参加统考考上博士研究生，成为业内广为流传的一段佳话。

初次见到吴耀南时，他正在厦门市中医院VIP门诊室坐诊。小小的房间挤满了病患与家属，这是记者到来之前不曾预想到的。按照常理来说，VIP室的人数不是应该更少才对吗？怎么吴院长的诊室仍是人满为患呢？

待最后一个病人离开后，吴耀南为记者解答了疑惑："VIP室照理来说是只接待预约VIP门诊的病人的，但是有许多外地的病人知道我下午坐诊，远道而专程找我看病，我不忍心让他们失望而归，就让他们排在预约病人的队伍后面。"

原来如此！一间VIP门诊室，被生生变成了普通门诊室。这不禁让人为吴耀南暗暗叫好——不止为他的妙手，更为他的仁心。

苦日子催出医者心

1956年，吴耀南出生在厦门的一个普通干部家庭。在他的童年记忆中，父亲是一个身体很不好的人，不断地在医院和医院之间往返。"当时我爸爸得的是肺结核，老是住院，我和家人要去照护。到我19岁那年，他的病情恶化过世了。所以在我的青少年时期，看着抱着药罐子的爸爸饱受病痛折磨，就在想我要是个医生就好了。"

而让吴耀南真正对医生这个职业产生兴趣的，还要感谢他中学好友的父亲。"在我读初中时，我有一位很要好的同学，他父亲是一位熟识中草药，并略懂医术的人。邻里之间但凡谁有个头痛脑热，跌打损伤，都会找他父亲。我出时看着他推拿，针灸，煎药……觉得中医真是太神奇了！"吴耀南告诉记者，他在中学时期，最快乐的日子就是与这位同学父子俩一起上山采草药。为了学习针灸，吴耀南甚至买来针和穴位图，照着图纸自己身上扎，把家人吓个半死。

少年时期的种种经历，让吴耀南对医生这份职业充满向往，他暗下决心要救死扶伤，造福一方。然而，文浩劫的到来差点葬送了他的医者梦。

对联惊醒少年梦

吴耀南中学毕业时，正赶上十年"文革"，他和当时中国的无数个年轻人一样，失去了读大学的机会。从1974年到1977年之间，他做过街道临时工、仓库帮运工、建筑公司学徒工等一系列苦差事。"当搬运工时，由于货物越累越高，我们就要经常踩着木板往上爬。有次正干活，广播里在放样板戏名段《过山跳》，我们这些工人气得跺脚，纷纷自嘲自己正在走'过山跳'！"

吴耀南从来没有忘记自己的从医梦。在1977年恢复高考时他果断报名，成绩上线却意外落榜。这对他来说是一个不小的打击。"成绩公布后，我很长一段时间都心烦意乱，觉得前途渺茫。一天我到常采草药的太平岩山上散心，路过一座破败的庙宇，屹立不倒的两个柱子上的对联一下子惊醒了我。"吴耀南所说的这副对联，是"竹密不妨流水过，山高岂阻白云飞。"彼时彼景，让他有勇气来年再战。第二年高考，吴耀南高分被福建中医学院医疗系录取，打开了理想的大门。

与学生同考的老师

1983年，吴耀南以优秀的成绩从福建中医学院毕业，并被学校举荐到厦门市中医院就业，成为一名中医师。

从进入厦门市中医院的第一天起，吴耀南不仅在临床诊治上尽心尽责，更利用业余时间钻研医书。他这种一丝不苟的工作态度，被厦门市中医院原院长、全国名老中医涂福音看在眼里。入职不到一年，吴耀南就被涂福音看中，除了在医院内科诊疗外，还兼任涂福音的助手，协助他完成一些科研的书面工作。在涂福音获封省名老中医，全国名老中医称号时，吴耀南成为了他的继承人，得到了他医术的真传。

在吴耀南多年工作学习生涯中，他于2004年考取了"全国优秀中医临床人才研修项目"，并于2007年授予"全国优秀中医临床人才"称号的经历，在他看来是让他医术突飞猛进，奠定今日业务水平的一段学习经历。"在那几年中，我们一共系统学习了12次，每次一星期，每次过来授课的都是全国中医界的泰斗级人物，真是非常宝贵的学习机会。"吴耀南如是说。

相较上述经历，吴耀南读博的学习经历，对他来说简直是小菜一碟。福建中医药大学博士点设立后的招生元年，考完博士两个星期后，和自己带过的研究生一起参加考试，结果居然考了第一名。"这成为了我后来和学生吹牛的资本。"回想起考博经历，吴耀南开玩笑地说。

吴耀南从事中医脾胃病研究31年，治疗消化系统疾病有独特疗效，应用中医脾胃理论治疗内科疑难杂症有显著疗效。作为学科带头人，他所领导的厦门市中医院脾胃病专科为全国中医重点专科。而除了他在专业上取得的辉煌成就，几十年来他不脱产的情况下坚持学习的精神更是值得年轻医生学习效仿。"活到老，学到老"说起来容易，做起来难。吴耀南用他的亲身经历告诉我们，他就是这一古训的践行者。

名药方：八神汤
方源：中医古方四神丸结合闽南地区治疗脾的四神汤，故名之为八神汤。
主治：慢性结肠久泻
组成：肉豆蔻10g，补骨脂10g，五味子10g，吴茱萸5g，茯苓15g，淮山15g，芡实15g，莲子15g，马齿苋30g，甘草6g。
用法：加水煎服。

《台海》杂志 – 竹密不妨流水过

《台海》杂志 – 竹密不妨流水过

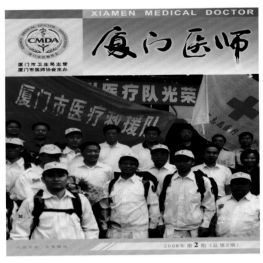

XIAMEN MEDICAL DOCTOR

厦门医师

厦门市卫生局主管
厦门市医师协会主办

2008年第2期（总第2期）

内部资料 免费赠阅

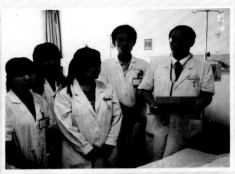

第二次查胃镜病理活检示："轻度慢性萎缩性胃炎，HP（－）"，第三次查胃镜病理活检示："中度浅表性胃炎，HP（－）"，第四次查胃镜病理活检示："轻度浅表性胃炎，HP（－）"，慢性萎缩性胃炎和异型增生及肠上皮化生奇迹般的消失了。刘女士目前精力充沛，倍感工作生活美好，她深情地说："是中医，是吴耀南主任给我生活的信心。"

吴耀南主任还应用中医脾胃理论治疗内科各种疑难杂症取得显著疗效，许多外地、外省、甚至海外患者都慕名专程前来求诊。

科里的同志们都说：我们的主任是一位孜

临床人才"的光荣称号。2005年3月以49岁的"高龄"与自己的学生辈一起参加统考，考取了福建中医学院中西医结合临床专业博士学位研究生，经过三年的刻苦学习，于2008年7

厦门医师 – 孜孜不倦的学科带头人
厦门医师 – 前封面

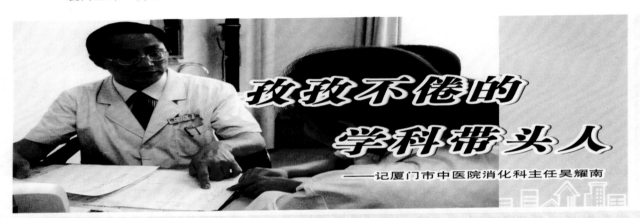

孜孜不倦的
学科带头人

——记厦门市中医院消化科主任吴耀南

厦门市中医院脾胃病专科由著名脾胃病专家、原厦门市中医院院长涂福音教授创建于上个世纪90年代，在医院领导的关怀下和科主任

前期病变。目前对本病尚无特效疗法，多采用对症治疗，有人认为重度异型增生已近胃癌，宜手术治疗。吴耀南主任对该病的研究已有多

厦门医师 – 孜孜不倦的学科带头人

作为厦门市干部保健委员会专家，吴耀南主任经常为省市领导、驻厦集团军首长看病，也时常应邀到各大医院会诊疑难杂症。临诊时，无论民工或贫富，他总是一视同仁，皆予悉心诊治，绝不敷衍潦草，由于服务态度好，而且疗效显著，找他看病的患者络绎不绝。上午门诊的患者常四点钟就到医院排队等挂号，下午门诊的患者在中午就带着午餐来排队。他每天上午的门诊都要到下午1、2点钟才能吃上午饭，几乎每一次门诊都是全院最后一个离开诊室。他尽心尽力，任劳任怨地为社会积极贡献，精湛的医术和高尚的医德受到患者及家属的广泛好评。

吴主任平素关心科室的同志，尽量减轻他们的工作负担，关心同志的健康及家庭情况。如果科里的护士人员生病或家里有什么事情，他都要亲自前往关心和组织科室同志去慰问，使科里的同志团结一致，共同为搞好工作而齐心协力。

吴耀南主任是福建中医学院教授、硕士研究生导师，已带福建中医学院硕士研究生11名，还带教过美国、英国、荷兰、澳大利亚等留学生。他又被评为福建中医学院优秀临床带教老师和优秀研究生导师。

吴主任还担任中国中医药学会内科脾胃病分会副秘书长、常务委员，福建省中医药学会内科分会副主任委员，福建省中医药学会脾胃病分会副主任委员、厦门市干部保健委员会专家等职务。20多年来参加和主持多项科研工作，在国内外刊物发表学术论文50多篇，多次参加

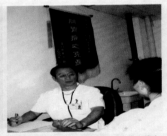

国际、全国、省、市和海峡两岸学术交流会，参与编写出版六本专著。

吴主任参加工作以来多次获奖和受到表彰，曾被评为厦门市中医院先进工作者、优秀员工、优秀共产党员，厦门市卫生系统优秀共产党员、林巧稚精神奖，厦门市优秀青年知识分子、青年科技人才杰出奖和科技进步三等奖，福建省青年中医科技优秀奖、中国中医研究院和北京中医管理局的科技进步成果奖等。

1993年9月和1996年6月两次应邀到台湾作中医学术访问和讲学，台湾"中华新闻"报了"两岸中医药学术再交流"的专题报道，给予高度评价。

吴耀南主任以"自强不息，厚德济生"为座右铭，呕心沥血为广大患者服务，孜孜不倦地刻苦学习和兢兢业业地忘我工作，为振兴中医事业做出了积极的贡献。

厦门医师 – 孜孜不倦的学科带头人

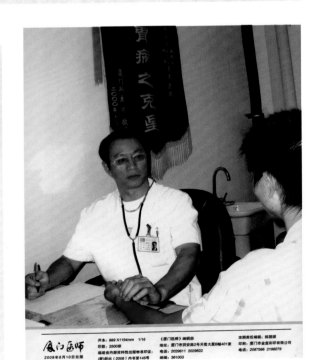

厦门医师　《厦门医师》编辑部
2008年8月10日出版

厦门医师 – 后封面

内容简介

　　本书主要收集全国名老中医吴耀南教授的学术思想、临床经验、疗效研究及对古代医家经典理论的思考和剖析，还有其学生团队根据跟师学习的心得体会所发表的论文。全书根据论文所涉及的病种内容分为九大部分，包括慢性胃炎的诊治经验、慢性萎缩性胃炎的诊治经验、胃食管反流病的诊治经验、消化性溃疡的诊治经验、上消化道出血的诊治经验、溃疡性结肠炎的诊治经验、肠易激综合征的诊治经验、应用脾胃理论治疗内科杂病的诊治经验、对中医经典的体会与应用。每一部分内容都含有经验方及其临床疗效评估以及西医的基础实验研究、疗效机制研究等，内容丰富，可以为中医脾胃病科的临床医生和研究人员提供诊疗和科研的参考方法。

编者

2020 年 6 月 15 日

目　录

第三篇　胃食管反流病的诊治经验

第四篇　消化性溃疡的诊治经验

第五篇　上消化道出血的诊治经验

第六篇　溃疡性结肠炎的诊治经验

第七篇　肠易激综合征的诊治经验

第八篇　应用脾胃理论治疗内科杂病的诊治经验

第九篇　对中医经典的体会与应用

附　录　记吴耀南教授相关报道

第一篇

慢性胃炎的诊治经验

吴耀南治疗胃病学术思想及临床经验

王芸素　吴耀南(指导)

吴耀南教授为福建省第三批老中医药专家学术经验继承工作指导老师、首届全国 200 名优秀中医临床人才,从事中医脾胃病研究 40 余年,临证经验丰富。吴教授汲取各家脾胃学说精华,以"脾胃者,仓廪之官"(《素问·灵兰秘典论篇》)及"善治病者,唯在调理脾胃"(《脾胃论》)为理论依据,结合自己多年对脾胃病研究和临床实践,根据中医整体观的理论,受《素问·咳论篇》"五脏六腑皆令人咳,非独肺也"启发,提出"五脏六腑皆令胃病,非独胃也"的学术思想,创立"治胃病十法"的系列理论和相应的治法用药,开拓和创新了中医脾胃学说。作为吴教授学术继承人,笔者跟师临证多年,收获颇丰,现将其"治胃病十法"的学术思想详细论述如下。

一、治胃要治心

吴教授认为,火不足则不能生土,故治疗胃病可从心论治。心居膈上,胃居膈下,二者仅一膜之隔,如《医法圆通》谓:"心居膈膜之上,下一寸即胃口,胃口离心不远。"《素问·平人气象论篇》"胃之大络,名曰虚里,贯膈络肺,出于左乳下,其动应衣,脉宗气也"及《重订通俗伤寒论》"胃之支脉,上络心脑",明确指出"胃络通心"。胃属土,心属火,火生土,胃土必得心火温煦才能生化不息。心气依赖脾胃化生的宗气以资助,心血赖脾胃化生的营气以充养。

吴教授认为,胃痛日久,导致心不藏神,出现心病症状,心病亦可表现为胃系症状,两者互为因果,出现一种疾病两组症状,临床主要表现为胃脘疼痛、痞满不适、呃逆嘈杂、恶心呕吐,同时兼有胸闷心悸,甚则心痛,重则彻背,面白汗出,头昏乏力。对此病证,吴教授常用心胃同治方:黄芪、丹参、砂仁、檀香、藕节、郁金、枇杷叶、茯神、法半夏、鸡内金、草珊瑚、甘草。或在治疗胃病基础上加用心系药物,如偏心阳不振者,加桂枝甘草汤温通心阳;阳虚重者,再加制附子、干姜;心悸兼反酸者,加珍珠母、黄连、吴茱萸;偏气阴虚者,加太子参、麦冬、五味子;虚阳浮亢者,加黄连、肉桂;瘀滞较甚,加莪术、失笑散;瘀血凝滞,当搜剔络脉,酌加水蛭、全蝎或血竭之类。

二、治胃要治肺

肺不宣降则胃气不降,故治胃病时,可从肺论治。《素问·咳论篇》有"聚于胃,关于肺",表明肺胃相连。肺位膈上,胃居膈下,与胃相连之食道也居胸中,与肺系相邻。《灵枢·经脉》云:"肺手太阴之脉,起于中焦,下络大肠,还循胃口,上膈属肺。"而胃之大络,又"贯膈络肺"。气血化生在于胃,气血布散在于肺,即《灵枢·营气》所谓"谷入于胃,乃传之肺,流溢于中,布散于外"。肺主肃降,胃主通降,肺之肃降为胃之通降的基础,而胃之通降也是肺之肃降的必要条件。《素灵微蕴》说:"胃降则肺气亦降,故辛金不逆。"胃为土,肺为金,胃肺为母子相生关系。

肺与胃以经脉相连,受邪之后,往往通过经脉相互传变。肺胃一气相贯,肺气肃降有权,则胃气源流而下;若肺不肃降,可致胃失和降,临床除胃脘疼痛、痞满、食欲不振、呕吐、呃逆等脾胃症状外,还可见咳嗽、咯痰、短气等肺系症状。若胃气郁滞,失于通降,也可病及肺气,致肺气上逆而咳喘。故治疗需肃肺和胃,肺胃同治,使"上焦得通,津液得下,胃气因和"。吴教授临证对胃胀甚或胃气上逆者,根据"实则泻其子"原则,通过加强宣降肺气而获良效,通常在治疗胃病药物基础上加用肺系药物,如桑白皮和枇杷叶、百合和乌药、葶苈子和紫苏子等对药。对胃气虚弱的胃系患者,采用补益肺气的玉屏风散或补肺汤加减,可收到振作胃气的功效。对胃中实热型者,则采用清肺通腑的凉膈散。

三、治胃要治肝

吴教授认为,肝气不疏则胃气不和,故治疗胃病可从肝论治。生理上,肝与胃是木土相克关系,即所谓"土得木而达,木赖土以培之"。病理上相互影响,如叶天士言:"肝为起病之源,胃为传病之所。"肝胃相通,一荣俱荣,一伤俱伤。刘渡舟指出:"肝胃之气,本又相通,一脏不和,则两脏皆病。"说明肝胃之间有着不可分割的病理联系。治疗胃病,并非仅从胃着眼,而应根据脏腑相关理论,注意从肝调治。

根据以上理论,吴教授临证提倡"治胃要治肝"的观点,认为治疗胃病应判明有无"肝"的临床见症,如胁间胀痛、嗳气反酸、呕呃冲逆、精神抑郁等,若具有上述特征者,不论其是何种胃病,均可肝胃同治。根据"木郁达之"原则,吴教授常选用柴胡、香附、郁金、青皮、枳壳、佛手、乌药等疏肝理气。对于脾胃虚寒之证,可在温中健脾药中加抑肝之品,以防土虚木乘,常用药物如白芍、香附、郁金等。对于脾胃气虚下陷之证,"土衰而木无以植"者,当培土养肝,常选党参、黄芪、山药、白术、升麻、柴胡等。

四、治胃要治脾

吴教授认为,脾不健则胃不强。脾属脏,胃属腑,以膜相连,位于腹内,互为表里,同属中焦,为"水谷之海,气血生化之源",脾胃生理密切相关。①胃纳脾运、化生精微:《素问·经脉别论篇》有"饮入于胃,游溢精气,上输于脾",食物经过胃的腐熟,进一步由脾来消化。《景岳全书集要》曰:"胃司受纳,脾司运化,一纳一运,化生精气……"②一升一降、斡旋气机:脾主升清,胃主降浊,清升浊降,营卫协调,五脏安和。《医学求是》曰:"五行之升降……升则赖脾气之左旋,降则赖胃气之右旋。"气机升降,虽然脏腑各有不同,但皆以脾胃升降运动为枢纽,起到斡旋之功。③脾湿胃燥、刚柔相济:脾为湿土,消化吸收,需要津液充沛,胃为燥土,只有胃燥,才能受纳腐熟水谷。

吴教授治疗脾胃同病观点如下:①治疗(脾)胃病,纳化为先。脾胃在人体生命活动中,占有重要位置,如《神农本草经疏》云:"谷气者,比如国家之饷道也,饷道一绝,则万众立散,脾胃一败,则百药难效。"脾虚宜用甘温刚燥之药,补气补阳;胃虚多用甘寒柔润之药,滋阴养胃;脾实者,多以化湿醒脾;胃实者当用消导攻下。然而调治脾胃重在恢复其纳化功能,达到"四季脾旺不受邪"的目的。②处方用药,勿忘升降。升降出入,是人体气机运动的基本形式,《素问·六微旨大论篇》说:"非出入,则无以生长壮老已;非升降,则无以生长化收藏。"而脾胃升降尤为重要,脾胃升降正常,则气机升降通畅;若脾胃升降失常,则气机为之而乱。③药之润燥,用各有别。脾喜燥而恶湿,胃喜润而恶燥,脾湿盛者多用芳化温燥之品;胃热津亏者,多用甘寒滋润之品。温燥太过则易伤胃阴,故滋润厚味之品,若用之不当,每易满中,碍脾运化。

五、治胃要治肾

吴教授认为,先天不足则后天不壮,故治疗胃病时,可从肾论治。吴教授指出,"脾阳根于肾,命火生脾土",认为"鼎炉无火,水焉能沸",强调健脾勿忘补命门之火。治疗上根据"虚则补其母""补火生土"原则,制定了"健脾、补肾、通胃"治法,常在党参、黄芪、太子参、砂仁、豆蔻等健脾药物基础上,加入附子、干姜、细辛、桂枝、巴戟天、淫羊藿、锁阳以温补命门之火,使火旺鼎沸。吴教授认为,肾藏精,肾阴为人身之元阴,胃阴亏虚者若用益胃汤或沙参麦冬汤治疗效果不佳者,则常从滋补肾阴入手,投以六味地黄丸或左归丸加减,在治疗胃病药物的基础上加二至丸,或加黄精、山萸肉等药。

六、治胃要治胆

吴教授认为,胆气不畅则胃气不和,故治疗胃病可从胆论治。胆胃同属六腑,居中焦。胆在生理状态时"其气本降",病则上逆。胃主纳食,为传化之腑,以通为用,以降为顺。胃属阳明,胆属少阳,二经脉循于耳前,在少腹交会,经气相互贯通。阳明胃气之敷布离不开少阳胆气转枢,而少阳胆气的转枢离不开阳明胃气资助,故胆气不足则生机不旺,胃气不旺则化源不足。《四圣心源》云:"木生于水长于土,土气冲和,则肝随脾升,胆随胃降。"就胆胃关系而言,即为"胃随胆升""胆随胃降"。

　　吴教授根据胆胃相关,治疗上提出"治胃要治胆"。对于胃气上逆,治疗不可偏执降胃,当配柴胡、麦芽、荷叶等降中有升,以顺气化。疏理脾胃之气的药物,多选用柔润和缓之品,如佛手柑、绿梅花、枳壳、大腹皮等,而对阴虚、气虚或兼火热者,理气药更宜"忌刚用柔"。胆为阳木,内寄相火,其病久最易化热,故治宜"清胆",多用苦寒清热之品,如栀子、龙胆、黄芩、栀子、金钱草、蒲公英、大黄等,处方多选用黄连温胆汤、蒿芩清胆汤等。腑以通为贵,胆随胃降,故"和降法"为胆胃同病之另一治法,多用枳实、青皮、陈皮、木香等理气导滞之品。

七、治胃要治肠

　　吴教授认为,腑气不通则胃气不降。《灵枢·本输》有"大肠、小肠皆属于胃,是足阳明也",《脾胃论》云:"大肠小肠五脏皆属于胃。"叶天士也"胃与肠"并提。现代名医陈亦人认为:"'胃家'并非专指胃,而是包括大肠在内……亦称'胃中'。"可见,对于胃的概念的外延,包括大、小肠已是一个不争的事实。胃与大小肠在现代解剖部位的重叠及经络上的关联,决定了三者在功能与特点上的一致性。

　　根据以上理论,吴教授遵循"六腑以通为用"之训,结合临床实践,提出"治胃要治肠"的观点,认为大肠的传导变化是胃降浊功能的延伸。大肠传导失职,腑气不通,可引起胃之功能失常,导致痞满、呕逆诸症,故治疗常使用承气汤类,如小承气汤、调胃承气汤等适时通腑导下,不仅可使大肠通降之性顺达,且使壅遏的胃气随之而平。临证中,通腑气与否,并非视存在便秘与否为前提,腑气通则胃气降,胃腑之气相承接,则胃脘痞满、胀闷、嗳气、呃逆、恶心、呕吐等迅速缓解。对实证者,治疗上尤其推重使用大黄之类,《瘟疫论》明确指出攻下法"本为逐邪而设,非专为结粪而设"。吴教授也常在治疗胃病药物基础上加润肠通腑之品,如白术、莱菔子、瓜蒌、苦杏仁等。

八、治胃要治膀胱

　　吴教授认为,膀胱不利则脾胃湿热难除。闽南地区常年空气湿度较高,湿气困脾,脾虚生湿,湿浊不化,积久化热,导致该地区脾胃病多为"脾虚湿热",故健脾利湿清热就成为其治疗脾胃病的基本方法。在用药上,祛湿需配白茅根、车前子、薏苡仁、茯苓、猪苓、泽泻等渗湿利水之品,使水湿下渗,经膀胱排出;清热要用黄连、黄芩、茵陈、栀子、黄柏、车前子等泄热之品,使热从下焦膀胱而出,以上均遵循"给邪以出路"的原则,使湿热之邪由下焦膀胱而排出。

九、治胃要治咽

　　吴教授认为,咽喉不利则脾胃气机不调。《灵枢·经脉》曰:"胃足阳明之脉……其支者,从大迎前下人迎,循喉咙,入缺盆。"表明咽与胃有密切的经络联系。《重楼玉钥》云:"咽者咽也,主通利水谷,为胃之系,乃胃气之通道也。"表明咽喉与胃相连接,故胃咽在生理上关系密切。吴教授认为,生理相关则病理必然相连,故临床上很多胃病患者常伴有咽部痒痛、咽似物梗、胸骨后梗阻感、声音嘶哑、咯痰等症状,其病机为脾胃受损,痰气交结,搏结于咽部,故咽部梗阻感是标,而脾胃受损、气机不利是本。临床常需联合治疗,多以六君子汤合半夏厚朴汤加减,或于辨证论治基础上加桔梗、木蝴蝶、夏枯草、射干、玄参、牛蒡子、山豆根、山油麻等利咽之品,咽利则胃气之道通畅。

十、治胃要治腰

吴教授在长期临床中发现,很多脾胃病患者常伴有腰背肌肉酸痛症状,其生理病理基础包括:①腰脊与脾胃五行均属土。《类经》曰:"脊居体中,故应土也。"脾胃属土,脾胃病之后,邪气从俞穴入侵,客于腰脊而发病。②脾胃的俞穴在腰背。《素问·金匮真言论篇》言:"中央为土,病在土,俞在脊。"③脾胃与腰脊经络相连。《灵枢·经筋》有"足阳明之筋……属脊","手阳明之筋骨……其支者,绕肩甲,挟脊",表明脾胃与腰脊关系密切。④胃与腰有筋膜相连,由带脉相穿。总之,在胃病治疗无效时,应考虑从腰入手,治腰可起辅助治胃的功效。吴教授对于合并有腰背酸痛的脾胃病患者,在辨证论治基础上常加舒筋活络、通痹止痛之品,常用穿山龙、青风藤。

(中国中医药信息杂志,2017,24(09):103-105)

吴耀南治疗脾胃病经验浅谈

陈一斌

吴耀南教授是厦门市中医院副院长,全国200名优秀中医临床人才,福建省第三批名老中医专家,从医30余载,擅长运用中医脾胃学说治疗各种内科疑难杂症,对脾胃病的诊治经验丰富,逐渐形成了健脾和胃、清化湿热、调理气机、活血化瘀、脏腑同治的学术思想。其针对不同的病症治法各有千秋,临证时辨证精准,用药灵活,变通治疗。主张有是证用是药,折断病机,防止传变是关键。笔者有幸师从吴耀南教授,现将其临床经验介绍如下。

一、健脾和胃

《灵枢》曰:"五脏六腑皆禀气于胃。""有胃气则生,无胃气则死。"《金匮要略方论》曰:"四季脾旺不受邪。"《景岳全书》曰:"胃可受纳,脾可运化,一纳一运,化生精微。"患者多因脾虚胃弱,运化失常,食积停滞,郁而生热,导致食滞湿热内停,瘀血内阻。"虚、滞、热、瘀"为脾胃病基本病机,本病多在脾胃虚弱的基础上而发,强调在诊病时应处处固护脾胃之本,根据《内经》"虚则补之"原则,脾胃虚弱者治以温补脾胃,方投黄芪建中汤加减,药用黄芪、桂枝、吴茱萸、莪术、白芍、鸡内金、生姜、大枣、甘草等药物,健脾与消食并举。重用黄芪为君,健脾益气。桂枝、吴茱萸、莪术、白芍是为臣药,温阳祛寒,活血缓急止痛,鸡内金消食、生姜温胃散寒、大枣补脾益气,是为佐使之用。甘草是健脾胃的必用之品,而且用量要大,并非仅为调和之品。诸药合用,温中止痛。

二、清化湿热

《冯氏锦囊秘录》曰:"湿热之原,因寒温饥饱失常,喜怒劳役过度,以伤脾胃,脾胃为水谷之海,伤则动火熏蒸水谷而为湿热,且胃司纳受,脾司运化。今脾既不能运化,则饮食停积,而湿热愈生矣。"《医门棒喝》言:"胃为戊土属阳,脾为己土属阴,湿土之气,同类相召,故湿热之邪,始虽外受,终归脾胃。"吴教授认为湿热外侵,或饮食不节,情志不遂,脾失健运,腐熟运化不及,水谷化为湿浊,蕴而化热,阻于中焦,升降失司而为病。湿为阴邪,其性黏腻,热为阳邪,性喜熏蒸,阴阳相合,难解难分。治疗上宜清热化湿,理气健脾为治,此即"利水渗湿清热即所以健脾"。采用热湿分治,使热湿分离。分别采用清热化湿法、清热燥湿法、清热利湿法或芳香化湿法等。吴教授结合脾升胃降的特点,喜用藿香、佩兰、陈皮、半夏、石菖蒲、厚朴、白术、苍术、苏叶、黄连等,藿香、佩兰主升,芳香化湿开胃,陈皮、半夏主降,理气和胃,燥湿化痰,若苔浊则伍以石菖蒲、厚朴,石菖蒲主升,开窍醒脾,厚朴主降,行气燥湿。白术苍术同用,取其健脾、燥湿、解郁、辟秽之功。通畅中焦气机,湿热自愈。此外,吴教授喜用芦根、白茅根、鱼腥草、淡竹叶、玉米须、车前子、薏苡仁、茯苓、猪苓、泽泻等渗湿利水之品;还喜用茵陈、蛇舌草,或金钱草、海金沙,或马蹄金、七寸金、鸭跖草等泄热利湿之品。

三、调理气机

脾胃为气机升降枢纽,脾气主升,胃气主降。《素问·藏气法时论》云:"饮入于胃,游溢精气,上输于脾,脾气散精,上归于肺……。"即指脾胃升降运化功能。清代医家叶天士则谓"脾宜升则健,胃宜降则和"。因此可见脾胃气机之升降正常才能保证机体正常的生理活动。在这方面,吴教授强调,固护脾胃的方法不应一味甘温益中,而应注意脾贵在运不在补。在调理升降时,除考虑上述脾胃本身的因素外,还要重点考虑由其他脏腑气机升降失调而影响脾胃的升降,比如肝失疏泄。《素问·宝命全角论篇》曰:"土得木而达之,木赖土以培之。"《血证论》云:"木之性主于疏泄,食气入胃,全赖肝木之气以疏泄之,而水谷乃化。设肝之清阳不升,则不能疏泄水谷,渗泄中满之症,在所难免。"肝气疏泄失常,一为疏泄不及,土失木疏,气壅而滞;二为疏泄太过,横逆脾胃,肝胃不和。正如叶天士所云:"肝为起病之源,胃为传病之所,凡醒胃必制肝",用药以"不伤胃,不破气,不滋腻,忌刚用柔"。吴教授认为芍药甘草汤为"忌刚用柔"的代表方。喜用白术与白芍相配,白术甘苦善补脾胃之气,除湿之要药也;白芍苦酸微寒,滋阴柔肝。术得芍补,补而不燥;芍得术滋,补而不腻。一刚一柔,刚柔相济。

四、活血化瘀

《灵枢》曰:"谷入于胃,脉道以通,血气乃行。"《张氏医通》曰:"谷入于胃,长气于阳,脉道乃行。"胃腑以通降为顺,又为多气多血之腑,所以无论内伤,抑或是外邪等诸多因素均易导致气滞血瘀,且脾胃病病程绵长,"久病入络","胃病久发,必有聚瘀",故论治脾胃病常从瘀治。吴教授在瘀证的诊断上在前人的经验基础上有所发挥,即在依据临床症状、病程等诊断外,还从舌下脉络迂曲的程度、胃镜下胃黏膜改变等综合判断,胃镜见胃黏膜凹凸不平、息肉,胃黏膜活检示不典型增生或肠腺化生,均属胃络瘀阻所致。治疗上应重视活血化瘀,常用郁金、延胡索、莪术、田七、赤芍等。郁金味辛、苦,性寒,归肝胆经,味辛能行能散,既能活血,又能行气,辛散苦泄,能解郁开窍,长于治疗肝郁气滞血瘀之痛证。延胡索味辛、苦,性温,归肝、脾经,辛散温通,为活血行气止痛之良品,《本草纲目》:"延胡索,能行血中气滞,气中血滞,故专治一身上下诸痛,用之中的,妙不可言。"

五、脏腑同治

吴教授根据中医整体观的理论,受到《素问·咳论篇》中"五脏六腑皆令人咳,非独肺也"的启发,提出了"五脏六腑皆令胃病,非独胃也"的见解,认为"治胃要治脾""治胃要治心""治胃要治肺""治胃要治肝""治胃要治肾""治胃要治胆""治胃要治肠""治胃要治膀胱""治胃要治咽""治胃要治腰"的系列理论,并提出了相应的治法和用药,用于临床。同时认为治胃病犹如行军打仗,如长驱直入不能奏效,可考虑迂回作战的方略。例如在临床上出现胃脘疼痛,痞满不适,呃逆嘈杂,恶心呕吐等脾胃病症状,同时兼有胸闷、心悸失眠,甚则心痛,重则彻背,面白汗出,头昏乏力等心阳虚的表现时,在治疗胃病药物的基础上加用心系药物,即"补火生土"。常用心胃同治方:黄芪、丹参、砂仁、檀香、藕节、郁金、枇杷叶、茯神、半夏、鸡内金、草珊瑚、甘草。或用丹参饮合小陷胸汤加味。

(陈一斌,收稿于 2019 年 5 月)

活血化瘀法在老年脾胃病中的应用

陈少玟　吴耀南

　　老年人随着年龄的上升,全身各个系统的各种退行性变、器质性病变时时困扰老年人的身心健康,威胁老年人的生命。传统医学认为老年病的根本病理是"以虚为本",故对老年病的治疗强调以补虚为多,随着对老年生理病理的深入研究,越来越多的结果表明,血瘀与老年病的发生发展密切相关,活血化瘀在老年病防治中有显著而肯定的地位。现综述如下。

一、血瘀与老年病的关系

　　中医认为,气血是构成和维持人体生命活动的基本物质。气血充沛,周流全身,运行不息是人体健康长寿的必要条件。随着年龄的增长,受到内外诸因素的影响,人体的气血由盛渐衰,运行由通畅而凝涩。老年人由于脏腑功能衰退,阴阳气血衰少,抗邪能力低下,外感与内伤发病的机会比青壮年多,因而形成血瘀的途径亦相应增多。如脏腑功能减退,气虚无力帅血而成瘀;或情志郁结,疏泄失常,气滞成瘀;或命门火衰,寒凝血瘀;或阴虚火旺,熬炼成瘀;或外邪留着,气机壅滞,血流不畅,停滞成瘀。因此,老年病都有不同程度的血瘀存在。武汉报告 929 例健康老人中的 55％有血瘀表现;西苑医院报告健康老人或中年人中有青紫舌分别占 46％和 18.9％。张伯礼等(1990)对 2251 例健康老人的调查显示,人一旦进入老年期,都有不同程度的血瘀存在,血瘀证的检出率和程度随年龄增加而呈递增趋势。现代研究表明:老年人存在着血液循环障碍,血液黏稠度增高,血管应力和微血管张力下降等;血小板黏附、聚集性增高,血浆纤维蛋白原增多,血栓素增高,微循环功能处于痉挛或瘀滞等状态,这些也是瘀血的客观表现,有些改变已成为中医瘀血证的辨证诊断标准。这些改变证实了老年人的血液具有黏、浓、凝、聚的病理生理特点,说明老年期确实具有天然形成的瘀滞质和兼瘀滞质存在,证明了血瘀是老年期潜在的病理状态,也是老年病重要的病理因素。因此,活血化瘀是防治老年病的重要途径。

二、活血化瘀法在老年脾胃病防治中的应用

(一)活血化瘀法治疗老年慢性萎缩性胃炎

中医认为"久病入络",老年慢性萎缩性胃炎的病程较长,决定了血瘀病理发生的必然,现代医学的研究也证明血瘀是老年慢性萎缩性胃炎的病理基础,该病患者的全血黏度、血浆黏度、全血还原黏度、红细胞电泳时间、纤维蛋白质、血沉方程 k 值均明显高于正常人,而且该病患者存在的高黏状态、血液流变学异常与萎缩病变的轻重程度呈正相关。研究发现,胃黏膜血流量(gastric mucosia blood flows,GMBF)随年龄增加而减低,老年人 GMBF 明显低于青年人($P < 0.05$),而慢性萎缩性胃炎患者的 GMBF 又比正常人低($P < 0.05$),尤以老年人为著。因此,活血化瘀,改善微循环,改变血液流变学的异常,是治疗老年慢性萎缩性胃炎的重要方法之一,可以增加胃黏膜血流量,供给较多的氧、葡萄糖等营养物质,可促进胃内产生黏液,保护胃黏膜屏障,促进胃黏膜基底细胞腺体的再生,从而提高疗效。

老年慢性萎缩性胃炎特点是虚实夹杂,实为瘀血内阻,虚为偏重气虚兼有胃阴虚、脾阳虚和肾气虚。因此,应用活血化瘀法治疗该病主要有 3 种方法:①补气温中活血法:董淑平等以黄芪 20 g,党参 10 g,吴茱萸 10 g,肉桂 10 g,丹参 30 g,赤芍 12 g,香附 10 g,三棱 10 g,莪术 10 g,王不留行 10 g,炮山甲 15 g,甘草为基本方,随症加减治疗 134 例老年慢性萎缩性胃炎,临床疗效为 94.67%,胃镜及病理疗效为 88.06%。②益气养阴活血法:余天智用太子参 18 g,黄芪 30 g,白术 10 g,山药 18 g,白芍 15 g,乌梅 15 g,沙参 15 g,茯苓 30 g,归尾 9 g,薏苡仁 30 g,莪术 12 g,三七粉(冲服)治疗 32 例,总有效率为 84.38%,明显优于服用维酶素对照组的 56.67%($P < 0.05$)。③益气补肾活血法:陈小忆用黄芪 30 g,白术、淮山、丝子、补骨脂、枸杞、白芍、麦冬、石斛各 15 g,丹参 18 g,莪术、田七各 10 g,治疗 46 例,总有效率为 87%。

(二)活血化瘀法治疗老年胃溃疡

黄小民认为老年人存在着微血管病变,其胃黏膜血流量明显降低,导致胃黏膜防御机制的减弱,在胃酸-胃蛋白酶的作用下,容易形成疡。梁乃津认为老年胃溃疡的病机为本虚标实,老年脾胃虚弱,本虚以脾气虚和胃阴虚为多,标实系气滞血瘀,重症则郁久化热,瘀久结毒,与现代医学认为年老机体免疫功能减退,胃黏膜血流量缓慢、胃黏膜屏障及胃动力功能减弱,幽门螺杆菌(Hp)感染,胃黏膜异型增生与肠上皮化生等病理机制相吻合。治疗大法为通补并用,主以健脾益气,养阴益胃,兼以行气活血,重症则结合祛瘀清热解毒。健脾益气以补中益气汤为主方,养阴益胃以沙参麦冬汤为主方,选活血化瘀药常用郁金、延胡、赤芍、田七、血竭、川芎等。若溃疡面积大、恐有癌变者,则要祛瘀清热解毒,加三棱、莪术、蒲公英、半边莲、白花蛇舌草等。从现代药理研究分析,这种通补并用法能提高机体免疫功能,改善胃黏膜血液循环,增强胃黏膜保护作用,调整胃肠运动及分泌功能,抑杀 Hp,逆转胃癌前病变等,故不失为治疗老年胃溃疡的重要法则。余文斌认为老年胃溃疡的特性为虚实兼见,证候往往不典型且变化多端,易郁瘀化火,损伤气阴。治疗宜在扶正之基础上应用

活血化瘀，清热解毒，采用紫雪散每服 1 g，每日 2 次，辅以中药失笑散水煎调服，20 d 为 1 个疗程，间隔 10 d 再行第 2 个疗程，病程长者可连服 3 个疗程，治疗 21 例老年性胃溃疡，痊愈 8 例，显效 7 例，好转 4 例，无效 2 例，总有效率为 90.48%。认为紫雪散的功能除了清热解毒、镇痉开窍外，还有明显的活血化瘀、消炎止痛等作用，并且对修复胃黏膜似有一定功效。

（三）活血化瘀法在老年大肠癌治疗中的应用

朱清海等分析 117 例老年大肠癌，认为老年大肠癌以管状腺癌为多，占 52.14%；深度浸润转移者多，占 75.21%；老年大肠癌的好发部位以直肠和乙状结肠为多，分别占 42.74% 和 21.37%。董来荣分析 122 例老年大肠癌，认为其临床特点为病期晚，属 Dukes C 及 D 期者占 72.1%；误诊多，高达 36.9%；并存病多和术后并发症发生率高，分别占 71.3% 和 63.1%。观察到因老年人血液呈高凝状态，近年来老年大肠癌手术后并发下肢深静脉血栓致肺栓塞的病例增多，主张术后对血液高凝状态的患者用抗凝疗法，以降低肺栓塞的发生率。实践证明，中药确有抗大肠癌作用，尤其中药在大肠癌的综合治疗中效果是肯定的，临床报道虽多，但以单用中医药者少，中西医结合治疗（如手术加中药，放、化疗加中药）的较多。大肠癌确有血瘀证，但老年大肠癌并发病多，证型复杂，因此，临床较少单用活血化瘀，主要以活血化瘀结合其他治法并用。常用的处方有血府逐瘀汤、桃红四物汤等。常用活血化瘀药有三七、大黄、虎杖、丹参、穿山甲、血竭、莪术、鸡血藤等。对于老年大肠癌早期属湿热毒邪蕴结者，多采用活血化瘀方药结合清热利湿、解毒散结方药，常用方有白头翁汤、葛根芩连汤、槐花散等，常用药有红藤、败酱草、龙葵、蒲公英、白花蛇舌草、半枝莲、藤梨根、马齿苋、山慈菇、苦参、七叶一枝花等。对于属气血两虚者，则常用活血化瘀方药结合八珍汤、补中益气汤、十全大补汤等补益气血的方药；对于属脾肾阳虚者，常用活血化瘀方药结合右归丸、附子理中丸或四神丸加减；对于属肝肾阴虚者，常以活血化瘀药结合知柏地黄汤、一贯煎、左归丸加减。临床研究表明中医活血化瘀法结合其他中医治法，配合西医的手术和放、化疗治疗老年大肠癌，具有保护免疫器官和骨髓功能的作用，能协同抑制肿瘤生长，改善化疗后的不良反应，如减轻消化道反应、提升或稳定外周血象白细胞等，可提高患者的生存率。

活血化瘀法在老年脾胃病防治中应用广泛，为其治疗开拓了一个新的领域，大大提高了治疗效果，上述资料表明，运用活血化瘀法治疗老年脾胃病，从中医学和现代医学来看，都有其理论基础和科学依据，能从多个环节发挥作用，因此，活血化瘀法可贯穿于老年脾胃病治疗的始终。

（中国中西医结合消化杂志，2004（06）：379-380）

胃圣袋泡剂治疗慢性胃炎 78 例临床观察

吴耀南

胃圣袋泡剂是厦门市中医院院长涂福音主任医师根据 30 多年的临床经验研制成的,用于治疗慢性胃炎。4 年多来共进行 78 例临床观察,取得满意疗效。现将有关资料整理报告如下。

一、临床资料

根据 1988 年"新药(中药)临床研究指导原则",选择痞满证(慢性胃炎)共 78 例,其中男 47 例,女 31 例;年龄 20~63 岁,平均为 40.7 岁;病程 1~24 年,平均为 8.82 年。

(一)诊断标准

(1)中医辨证全部病例均有胃脘胀满、疼痛、嗳气、反酸、食欲不振、大便不正常等症状中的一至数项,结合患者的舌象脉象进行辨证。78 例中,属脾虚证 10 例,脾虚肝郁证 18 例,脾虚湿热证 28 例,郁热伤阴证 8 例,脾虚血瘀证 14 例。

(2)西医诊断所有病例均经胃镜检查具有各型胃炎的特点,结合病理活检而确诊。78 例中,慢性浅表性胃炎 46 例,慢性萎缩性胃炎 32 例;其中伴胆汁反流者 16 例,伴十二指肠球炎 14 例,伴胃下垂 8 例。

(二)治疗方法

在治疗期间禁食刺激性食物,停服其他药物,口服胃圣袋泡剂,每次一包,3 次/日,饭前半小时用开水冲泡 5 min 后服。慢性浅表性胃炎治疗 8 周为一疗程,慢性萎缩性胃炎治疗 12 周为一疗程,必要时可连续治疗两个疗程。一个疗程结束后,由专人复查胃镜,每例胃镜在相同部位(胃窦、角、体及病灶处)钳取组织 4~8 块做病理活检,并复查三大常规及肝、肾功能。由专人按设计表格逐项填写观察情况,每周观察 1 次或 2 次。

(三)疗效标准

临床治愈:中医主、次症全部消失,胃镜和病理检查炎症消失,或萎缩性胃炎转变为浅表性胃炎;显效:中医主、次症有明显改善,胃镜和病理检查炎症明显好转,萎缩性胃炎中、重度者下降 1~2 级;有效:中医主、次症有改善,胃镜和病理检查炎症减轻;无效:中医主、次症无改善,胃镜和病理检查炎症无改善。

二、结果

(一)临床疗效(表1)

表1　78例临床症状体征改善情况[例(%)]

症状体征	例数	消失	减轻	无改善	总有效
腹胀	74	56(75.68)	15(20.27)	3(4.05)	71(95.95)
胃痛	70	58(82.85)	10(14.29)	2(2.86)	68(97.14)
上腹压痛	55	40(72.72)	13(23.64)	2(3.64)	53(96.36)
嗳气	51	36(70.59)	11(21.57)	4(7.84)	47(92.16)
反酸	23	16(69.57)	6(26.09)	1(4.34)	22(95.66)
食欲不振	62	47(75.81)	14(22.58)	1(1.61)	61(98.39)

(二)中医证型疗效(表2)

表2　78例中医证型疗效[例(%)]

辨证分型	临床治愈	显效	有效	无效	总有效
脾虚	0	5(50.00)	4(40.00)	1(10.00)	9(90.00)
脾虚肝郁	10(55.56)	5(27.28)	3(16.66)	0	18(100.00)
脾虚湿热	18(64.29)	7(25.00)	3(10.71)	0	28(100.00)
郁热伤阴	2(25.00)	3(37.50)	2(25.00)	1(12.50)	7(87.50)
脾虚血瘀	8(57.14)	3(21.43)	2(14.29)	1(7.14)	13(92.86)

(三)胃镜疗效(表3)

表3　78例的胃镜疗效[例(%)]

分类	临床治愈	显效	有效	无效	总有效
浅表性胃炎	19(41.30)	15(32.61)	8(13.04)	4(8.70)	42(91.31)
萎缩性胃炎	5(15.63)	12(37.50)	8(25.00)	7(21.87)	25(78.13)

(四)病理疗效(表4)

表4　78例的病理疗效[例(%)]

	胃黏膜病理	临床治愈	显效	有效	无效
浅表性	充血	19(41.30)	16(34.78)	6(13.05)	5(10.87)
	水肿	21(60.00)	9(25.71)	2(5.72)	3(8.57)
	出血	8(80.00)	1(10.00)	1(10.00)	0
	炎性细胞浸润	23(54.76)	13(30.95)	3(7.14)	3(7.14)

续表

萎缩性	胃黏膜萎缩	5(15.63)	13(40.63)	7(21.87)	7(21.87)
	肠上皮化生	6(27.27)	9(40.91)	4(18.18)	3(13.64)
	不典型增生	3(37.50)	3(37.50)	1(12.50)	1(12.50)

三、讨论

(一)疗效机理分析

慢性胃炎可归为中医痞满证的范畴,属于脾胃的病变,因其病程较长,绝大多数病例表现有"本虚标实"的证候。涂师认为其本为脾胃虚弱,其标可表现为湿热内阻;或寒邪郁久化热,或肝胃郁热,灼伤胃阴,或久病入络,气滞血瘀,故本病特点以"虚、热、滞、瘀"为主要病理。尤以"热"与"滞"为其关键。治宜攻补兼施,以清热、行滞化瘀为主,以益气健脾为辅。胃圣袋泡剂以九节茶、大黄等清热化湿解毒;莪术、两面针行气活血、化瘀止痛,枳实行气导滞;黄芪、白术等健脾益气;白芍柔肝止痛、养血敛阴。诸药合用能针对慢性胃炎的病因病机,充分发挥清热利湿、行气消滞、活血化瘀、益气健脾之功效,故能获得满意疗效。据临床观察,一般患者在服药后3~5 d内,各种临床症状都有不同程度的改善。

临床观察还表明,本药治疗虚实夹杂的病例疗效较好,如脾虚肝郁证,脾虚湿热证,脾虚血瘀证的治愈显效率分别为82.84%、89.29%、78.57%;而单纯脾虚证的显效率仅为50%,未见一例治愈,有4例在治疗期间出现便溏,说明用本药可能不适于脾胃虚寒证。

(二)对胃动力障碍的改善作用

慢性胃炎患者的临床症状,如腹胀、胃痛、嗳气、食欲不振等,以及胃镜检查存在的胆汁反流等均与胃动力障碍有关。用本药治疗后,对临床症状改善的总有效率为96.12%,另有14例并发胆汁反流的患者,治疗后其胆汁反流均消失,14例并十二指肠球炎的患者全部得到治愈,说明本药对增强胃的顺向蠕动,促进排空有良好的效果,而对十二指肠球炎有优良疗效。

(三)对胃黏膜的保护作用

临床观察表明,经本药治疗后,慢性浅表性胃炎患者胃黏膜的充血、水肿、炎性细胞浸润得到明显改善或恢复正常。慢性萎缩性胃炎患者的胃黏膜萎缩病变面积缩小,或由萎缩性病变转为浅表性病变、腺体肠化、增生部分消失或向轻度转化,显示本药有改善微循环、抑制炎症反应,促进胃黏膜修复的功效。对萎缩性病变有逆转作用。27例治疗后复查幽门螺杆菌(Hp)示由阳性转为阴性,说明本药还具有良好的抑菌作用,能减轻或消除损伤因素而起到保护胃黏膜作用。

(四)药理和毒理作用

经福建医学院(现为福建医科大学)药理教研室进行药理和毒理研究表明,"胃圣"对大鼠胃黏膜损伤有显著的保护性抑制作用,还具有较明显的镇痛和平滑肌解痉作用。抑菌试验表明:"胃圣"能显著地抑制Hp生长。急性毒性试验表明"胃圣"口服基本无毒,长期毒性试验揭示连续口服"胃圣"也是安全的。临床观察的 78 例在治疗后复查肝、肾功能均示正常。有 2 例在治疗前 GPT 分别为 65 U、48 U,治疗后都恢复正常。另外,实验研究还表明"胃圣"能调节胃肠运动,改善微循环,促进新陈代谢从而增强脏器功能,故能促进各类慢性胃炎的康复。

(中国中西医结合脾胃杂志,1996(04):233-234)

黄芪建中汤加味治疗慢性胃炎临床观察

李超群　苏晓芸　吴耀南

慢性胃炎是由不同病因所引起的一种胃黏膜慢性炎症。病情易反复发作,缠绵难愈,目前单纯西药治疗效果不够满意,其发病率居各种胃病之首。故对其治疗方法进行探讨,具有重要意义。自2007年6月—2008年6月,导师吴耀南教授治疗了63例慢性胃炎患者,经中医辨证属脾胃虚寒证,采用黄芪建中汤加味治疗,并与雷贝拉唑对照观察,取得了较好疗效,现报道如下。

一、临床资料

(一)一般资料

124例慢性胃炎患者均来自本院专家门诊,按随机原则分为两组。治疗组63例,男34例,女29例;年龄19～64岁;病程6个月～40年;其中慢性浅表性胃炎36例,慢性萎缩性胃炎21例,胆汁反流性胃炎6例。对照组61例,男36例,女25例;年龄18～65岁;病程6个月～34年;其中慢性浅表性胃炎33例、慢性萎缩性胃炎24例,胆汁反流性胃炎4例。两组年龄、性别、病程、疾病分类等比较,具有可比性($P>0.05$)。

(二)诊断标准

参照2003年中国中西医结合学会消化系统疾病专业委员会制订的《慢性胃炎的中西医结合诊治方案》。

(三)纳入标准

(1)年龄18～65岁。

(2)符合胃镜和病理诊断标准。

(3)符合脾胃虚寒证型。

(4)具有胃痛症状或合并有胃胀、烧心、泛酸、嗳气、纳呆、乏力等症状。

(四)排除标准

消化性溃疡、胃癌、心脑血管、肝肾和造血系统等严重疾病,慢性胃炎非脾胃虚寒证型者。

二、治疗方法

（一）治疗组

选用黄芪建中汤加减治疗。方用：黄芪 15 g，桂枝 10 g、白芍 15 g，香附 10 g，高良姜 7 g，九节茶 30 g，大枣 10 g，生姜、鸡内金 10 g。虚寒甚者加附子；肝火犯胃者加黄连、吴茱萸 3 g；瘀血明显者加蒲黄、莪术各 10 g；气滞明显者加枳实 10 g，郁金 12 g。每日 1 剂，水煎，头煎 2 碗水煎 8 分，次煎 1 碗半水煎 7 分，分早、晚 2 次温服。治疗 8 周，停药半个月观察疗效。

（二）对照组

雷贝拉唑 10 mg，每日 1 次，早餐前服用，服药 8 周，停药半个月观察疗效。Hp 感染者参照中华医学会消化病学分会制订的《2003 年幽门螺杆菌共识意见》进行抗 Hp 治疗，胆汁反流性胃炎加用莫沙必利治疗。

三、疗效观察

（一）疗效标准

参照 2003 年中国中西医结合学会消化系统疾病专业委员会制订的《慢性胃炎的中西医结合诊治方案》。近期临床治愈：临床主症消失，次症基本消失或消失；胃镜复查活动性炎症消失，慢性炎症好转达轻度；病理证实腺体萎缩、肠化和异型增生消退或消失；胃酸基本恢复正常。胆汁反流消失。显效：临床主症消失，次症基本消失；胃镜复查黏膜急性炎症基本消失，慢性炎症好转；病理证实腺体萎缩、肠化和异型增生恢复或减轻达两个级度以上（含两个级度）；胃酸分泌功能和胆汁反流改善，原异常值减少 2/3 以上。有效：主症明显减轻；胃镜检查黏膜病变范围缩小 1/2 以上，炎症有所减轻；病理证实急、慢性炎症减轻 1 个级度以上，腺体萎缩、肠化和异型增生减轻；胃酸分泌功能和胆汁反流改善，原异常值减少 1/2 以上。无效：未达到有效标准。

（二）治疗结果（表 1）

表 1　两组临床疗效比较

组别	n	痊愈	显效	有效	无效	总有效率/%
治疗组	63	31	17	11	4	93.6
对照组	61	20	15	15	11	82.0

两组疗效经秩和检验，治疗组优于对照组，且差异具有统计学意义（$P < 0.05$）。

四、讨论

慢性胃炎是胃黏膜损伤与修复的一种慢性过程,其病因主要是幽门螺杆菌感染、长期不良饮食习惯、吸烟、饮酒、十二指肠液反流、免疫因素、服用非甾体药物等,目前西医主要以对症治疗为主,如烧心反酸者予抑酸护胃,Hp 感染者予三联或四联抗 Hp,但仍有相当一部分患者治疗症状缓解不明显,且停药后复发率高。

慢性胃炎在祖国医学中属"胃痛""胃痞""呃逆""吐酸""嘈杂"等范畴,病因有外邪犯胃、饮食不节、情志失调、脾胃虚弱等,病位在胃,与肝、脾关系最为密切,辨证分寒、热、虚、实。病初为实,日久伤脾,脾气不足,阳气亏虚,阳损及阴(胃阴不足),则由实证转虚证。脾胃为后天之本,气血生化之源;胃病日久,气血必亏,脾阳必损。《内经》云:"劳者温之,损者益之。"导师以此为原则,结合多年临床经验,予黄芪建中汤加减治疗本病脾胃虚寒型患者,获得了良好疗效。方中黄芪,味甘微温,补中健脾益气;以辛温之桂枝温阳气,祛寒邪;酸甘之白芍养营阴,缓肝急,止腹痛;白芍、桂枝一凉一温,调和阴阳,阴阳相生则中气自生;生姜温胃散寒,大枣补脾益气。导师在此方基础上加高良姜温中散寒止痛,香附疏肝理气,鸡内金消食健胃,九节茶抗菌消炎、活血止痛;虚寒甚者加附子以增温阳散寒之功;肝火犯胃者加左金丸,其中黄连一来清泻肝火,肝火得清,自不横逆犯胃,二来可清胃火,胃火降则其气自降,吴茱萸可助黄连和胃降逆,且可制约黄连之苦寒,使泻火而无凉遏之弊,辛开苦降,肝火得清,胃气得降;瘀血明显者加蒲黄、莪术各 10 g;伴有气滞,腹胀明显者,加用枳实、郁金行气除胀。临床随症加减,诸药合用,则脾胃得养,病邪得驱,诸症自愈。

(辽宁中医药大学学报,2009,11(09):92-93)

柴胡疏肝散化裁治疗肝郁气滞型
胆汁反流性胃炎临床观察

涂志红　吴耀南　陈一斌

胆汁反流性胃炎(bile reflux gastritis,BRG)亦称碱性反流性胃炎,为慢性胃炎中的一种,是指由多种因素导致幽门括约肌功能失调,造成含有胆汁、胰液等十二指肠内容物流入胃,使胃黏膜产生炎症、糜烂和出血,减弱胃黏膜的屏障功能,引起 H^+ 弥散增加,而导致胃黏膜慢性病变。临床常表现为上腹胃脘部饱胀或疼痛、嘈杂、反酸、嗳气、烧心、呕吐胆汁等症状。祖国医学对该病的病因、病机及证治有着深刻的认识,治疗效果确切。本研究以柴胡疏肝散化裁治疗胆汁反流性胃炎,取得良好效果,现报道如下。

一、资料与方法

(一)一般资料

选取福建中医药大学附属厦门中医院在 2016 年 6 月至 2017 年 12 月门诊和住院收治的肝郁气滞型胆汁反流性胃炎患者作为研究对象,按照患者就诊顺序将其随机分成治疗组($n=60$)和对照组($n=60$)。治疗组男 32 例,女 28 例;年龄 21～64 岁,平均(38.6 ± 4.6)岁;病程 40 天～19 年,平均(4.6 ± 1.7)年。对照组男 31 例,女 29 例;年龄 21～62 岁,平均(38.3 ± 4.3)岁;病程 61 天～19 年,平均(4.6 ± 1.6)年。两组患者在性别、年龄及病程等方面比较均无统计学差异($P>0.05$)。

(二)诊断标准

1. 西医诊断标准

参考《中国慢性胃炎共识意见(2012)》制定胆汁反流性胃炎的诊断标准,具体如下:①内镜下可见含有胆汁的十二指肠液呈泡沫状或水流状从幽门口反流入胃,黏液糊,呈黄色或黄绿色,黏膜红斑,黏膜出血点或斑块,伴或不伴水肿及充血渗出等基本表现;②出现不规则上腹痛、早饱、嘈杂、反酸、嗳气、呕吐胆汁等症状;③病理切片下可见胃黏膜以慢性炎性细胞(单个核细胞,主要是淋巴细胞、浆细胞)浸润为主。其中,只要符合①即可诊断为胆汁反流性胃炎,其余项目存在则更加支持诊断。

2. 中医证候诊断标准

参考《慢性胃炎中西医结合诊疗共识意见(2011)》中肝郁气滞型的诊断标准。(1)主症:①胃脘胀痛或痛窜两胁;②每于情志因素而痛作;③脉弦。(2)次症:①嗳气频繁;②胸闷喜太息;③不思饮食;④精神抑郁;⑤舌质淡红,苔薄白。(3)胃镜象:①蠕动活跃或减慢;②胃黏膜红斑,呈点、片状或条状;③胆汁反流。

证型确定:具备主症 2 项加次症 1 项,或主症第 1 项加次症 2 项,并结合胃镜象。

(三)纳入标准

①符合中西医诊断标准;②年龄在 18～70 岁之间;③停止服用与本病相关的治疗药物 2 周以上,如质子泵抑制剂、黏膜保护剂、铋剂、促动力剂等;④愿意配合并签署知情同意书。

(四)排除标准

①病理见萎缩、异型增生等癌前病变及伴有胃部分切除手术史的患者;②妊娠或哺乳期的女性患者或合并其他系统严重疾病的患者;③其他原因引起的胃炎患者;④精神病患者。

(五)剔除和中止标准

①受试者不配合或者自动要求退出;②治疗期间出现严重不良反应或病情加重。

(六)治疗方法

1.治疗组

采用柴胡疏肝散化裁对患者进行治疗,方药如下:柴胡 10 g,白芍 15 g,枳壳 12 g,香附 12 g,郁金 12 g,陈皮 10 g,川芎 10 g,木香 12 g,海螵蛸 10 g,炙甘草。1 剂/天,3 次/天,饭后 30 min 温服,30 天为 1 个疗程,连服 3 个疗程。

2. 对照组

按照西医常规药物治疗,具体如下:艾司奥美拉唑肠溶胶囊,每次 20 mg,每日 1 次,于餐前半小时口服;铝碳酸镁,每次 1 g,每日 3 次,于餐后嚼服;枸橼酸莫沙必利片,每次 5 mg,每日 3 次,于餐前半小时口服。30 天为 1 个疗程,连服 3 个疗程。

(七)评价指标

1. 胃镜疗效

参照《慢性胃炎中西医结合诊疗共识意见(2011)》中胃镜疗效评价标准进行评价。①临床治愈:胃镜复查未见胆汁反流,胃黏膜红白相间,充血、水肿、糜烂等活动性炎症消失,慢性炎症好转达轻度;②显效:胃镜复查可见胆汁反流明显减轻,炎症好转;③有效:胃镜复查可见胆汁反流有所减轻,炎症减轻,病变范围缩小 1/2 以上;④无效:胃镜复查仍可见胆汁反流无明显改善,黏膜仍充血、水肿及糜烂等炎症反应。痊愈、显效及有效例数之和为总有效例数。

2. 症状积分

选取《胃肠疾病中医症状评分表》中具有代表意义的症状(胃脘痛、反酸、嘈杂、嗳气)进行评分:0 分(没有任何症状);1 分(临床症状较轻,但患者有感觉);2 分(临床症状较明显,但没有对患者的生活和工作带来严重影响);3分(临床症状给患者的生活和工作带来严重影响)。

(八)统计学方法

采用 SPSS 22.0 处理数据,计数资料以频数和率表示,采用 χ^2 检验;计量资料以($x \pm s$)表示,采用 t 检验。以 $P < 0.05$ 为差异有统计学意义。

二、结　果

(一)剔除和中止情况

治疗期间未有严重不良反应或病情加重情况,故未有剔除及中止病例。

(二)两组胃镜疗效比较情况

治疗组的总有效例数为 52 例,总有效率为 86.7%;对照组的总有效例数为 50 例,总有效率为 83.3%。治疗组和对照组的胃镜疗效评相比较,无统计学差异($P > 0.05$)。详见表 1。

表 1　两组胃镜疗效比较情况

组别	例数/n	治愈	显效	有效	无效	总有效率/%
治疗组	60	6	32	14	8	86.7%
对照组	60	4	20	26	10	83.3%

(三)两组症状积分比较情况

治疗前,治疗组和对照组各症状积分相比,均无统计学差异($P > 0.05$)。治疗后,治疗组各症状积分与治疗前相比,均有统计学差异($P < 0.01$);对照组在胃脘痛、反酸、嘈杂方面与治疗前比较有统计学差异($P < 0.01$),在嗳气方面与治疗前比较无统计学差异($P > 0.05$)。治疗后,治疗组各方面的症状积分与对照组相比,均有统计学差异($P < 0.01$),说明在改善胃脘痛、反酸、嘈杂、嗳气方面,治疗组优于对照组,详见表 2。

表 2　两组症状积分比较情况(分,$x \pm s$)

组别	时间	胃脘痛	反酸、嘈杂	嗳气
治疗组	治疗前	2.26±0.62	1.82±0.71	1.69±0.79
	治疗后	0.42±0.30*#	0.31±0.21*#	0.51±0.16*#
对照组	治疗前	2.21±0.76	1.79±0.72	1.66±0.78
	治疗后	0.96±0.56*	0.85±0.51*	1.41±0.56

注:与本组治疗前比较,* 为 $P < 0.01$;与对照组比较,# 为 $P < 0.01$。

三、讨论

BRG 是常见的消化系统疾病,随着生活压力的增大及节奏的加快,BRG 的发病率逐年上升。由于西医对病因、病理生理尚未完全明确,目前主要分为胆囊疾病、胃切除术后和非器质性原因三大类,故没有治疗 BRG 的特效药物。西医治疗上主要采取对症处理,常用促进胃肠道动力药物、抑酸和保护胃黏膜药物。

中医学将 BRG 归属于"胆瘅""痞满""胃脘痛"等范畴,常因情志失调、饮食内伤和脾胃虚弱等因素而发病,病位主要责之于脾胃,与肝胆密切相关。《医学求是》云:"肝木不升则克脾土,胆木不降则克胃土。"肝随脾升,胆随胃降。胆气、胆汁的正常疏泄有赖于肝的疏泄、胃的和降。情志失调、忧思恼怒等五志过极因素均可导致中焦气机不利,各脏腑升降失司,肝失疏泄,胃失和降。而木土相克,肝木失去疏泄之本性,胆失和降,则横逆来犯胃土。故曰:"木气郁塞,则胆病上逆。"针对肝郁气滞型胆汁反流性胃炎,本研究使用柴胡疏肝散化裁治疗。肝木本为将军之官,性刚强暴急,治宜疏肝、柔肝,故取柴胡以疏肝理气,白芍柔肝止痛;肝胃不和,肝木不能为胃土疏泄,不通则痛,气血不顺畅则见腹胀腹痛、嗳气频频,故取香附、枳壳、陈皮、川芎以理其滞,与柴、芍共调中焦气机顺畅;而郁金、木香专为胆汁不循常道而设,郁金入肝胆经,利胆气,木香入胆走肠,两者共引胆汁走循常道;海螵蛸制酸止痛,据现代化学成分分析主要含碳酸盐成分,能够较好地中和胃酸,降低胃蛋白酶活性,促进溃疡面愈合;炙甘草调和诸药并缓急止痛。全方共奏疏肝利胆、和胃止痛之效。在本研究中,运用柴胡疏肝散化裁治疗肝郁气滞型胆汁反流性胃炎与常规西药治疗相比,在胃镜疗效评价方面,两者效果相当;而在症状方面,柴胡疏肝散化裁能够明显改善临床症状,相比常规西药治疗,可取得更令人满意的效果。

(中医药通报,2018,17(04):61-63)

藿朴夏苓汤加减联合四联疗法治疗
幽门螺杆菌相关性胃炎
脾胃湿热证临床研究

张冬英　吴耀南

幽门螺杆菌($Helicobacter\ pylori$,Hp)是临床中常见的一种革兰氏阴性菌,该菌引起的疾病在消化道系统中较为多见,如慢性萎缩性胃炎、消化性溃疡、胃癌等,其中幽门螺杆菌相关性胃炎就是临床常见的一类疾病,它指的是与 Hp 感染相关的胃黏膜急慢性炎症或萎缩性病变;该病的发病机制相对复杂,因此在对患者进行治疗的过程中,常常需要采用多种药物联合应用的方式,才能达到较好的治疗效果,而由于西医在治疗的过程中会受到多种因素的影响,因此治疗效果常常不甚理想。中医认为该病属于"胃脘痛""痞满"等范畴,因此在治疗的过程中需要按照辨证分型的方法进行对症用药,从而提高患者的临床疗效。本次研究我们对我院 2013 年 5 月到 2015 年 10 月间接收的 105 例幽门螺杆菌相关性胃炎患者进行分组,对照组采用常规四联疗法治疗,观察组在对照组基础上联合使用藿朴夏苓汤加减治疗;旨在提高幽门螺杆菌相关性胃炎的临床治疗效果,现将详细情况进行分析,报道如下。

一、资料和方法

(一)一般资料

对我院 2013 年 5 月到 2015 年 10 月间接收的 105 例幽门螺杆菌相关性胃炎患者进行治疗,将 105 例患者随机分为对照组和观察组;对照组 52 例,观察组 53 例。对照组 52 例中男 31 例、女 21 例,年龄 20.5～64.5 岁,平均年龄 52.36±2.48 岁,观察组 53 例中男 32 例、女 21 例,年龄 21.5～64.5 岁,平均年龄 51.24±3.12 岁;将两组患者的性别、年龄等一般资料进行比较,未发现明显差异($P>0.05$),因而具有可比性。

(二)西医诊断

标准参照中华中西医结合学会消化系统疾病专业委员会于 2004 年制定的关于 Hp 相关性胃炎的诊断标准,胃镜检查及病理切片检查符合胃炎组织学改变,快速尿素酶试验或 C-13 呼气试验检测为 Hp 阳性,即可诊断为 Hp 相关性胃炎。

（三）中医诊断

标准按照《慢性胃炎中西医结合诊疗共识意见》中慢性胃炎中医诊疗关于幽门螺杆菌相关性胃炎脾胃湿热证的辨证诊断标准。主症：胃脘痞满或胃脘疼痛；舌质红，苔黄腻。次症：①胃脘灼热；②口苦口臭；③恶心呕吐；大便黏滞；④脉滑数。胃镜检查示：①黏液黏稠混浊；②胃黏膜充血、水肿和糜烂。具备2项主症加1项次症，或主症第1项加次症2项，并结合胃镜象，即可辨为脾胃湿热证。

（四）纳入标准

①符合 Hp 相关性胃炎西医诊断标准及中医脾胃湿热证辨证标准；②年龄 18～65 岁；③检查前 2 周内未使用质子泵抑制剂（PPI）、H_2 受体拮抗剂、铋剂、抗生素及其他任何有可能影响试验结果的药物；④患者签署知情同意书并愿意接受相应的治疗及随访观察。

（五）排除标准

①慢性萎缩性胃炎、不典型增生、肠上皮化生或病理诊断疑似恶性肿瘤者、上消化道出血、消化性溃疡及胃肠道恶性肿瘤者；②中医辨证不明确或合并过多兼夹证者；③合并严重的心肝肾疾病或精神病等可能对本次研究产生影响者；④6 个月内接受过相关治疗并治疗失败者；⑤妊娠或准备妊娠的妇女、哺乳期妇女；⑥过敏体质或对所用药物过敏者；⑦正在参加其他临床试验研究的受试者。

（六）方法

对照组采用常规四联疗法治疗，即泮托拉唑钠肠溶胶囊 40 毫克/次（餐前）＋复方铝酸铋颗粒 2 包/次（餐前）＋克拉霉素分散片 0.5 克/次（餐后）＋阿莫西林胶囊 1.0 克/次（餐后），青霉素钠皮试阴性后，均为一日两次，连续用药 14 d。在服药期间减少食用生冷刺激等可能对本次治疗效果产生影响的食物，同时停止服用其他与本病相关的药物。观察组在对照组基础上联合使用藿朴夏苓汤加减治疗。藿朴夏苓汤加减方药组成为：藿香 10 g、厚朴 10 g、紫苏梗 10 g、陈皮 10 g、茵陈 10 g、黄芩 10 g、黄连 10 g、木香 10 g、茯苓 15 g、栀子 10 g、法半夏 10 g、白花蛇舌草 15 g、白豆蔻 10 g、甘草 10 g；同时根据患者临床症状进行药材的加减，如果患者存在胃黏膜糜烂或严重充血的情况，可加入珍珠粉 1 g、三七粉 5 g、白及 10 g；如果舌苔黄而发腻较为严重可加入瓜蒌 15 g、薏苡仁 30 g、苍术 10 g；若大便秘结可加入决明子 30 g、炒莱菔子 15 g、生大黄；若口渴明显可加入石斛 15 g、天花粉 30 g；若呕吐严重可加入生姜、竹茹各 12 g；如果患者胃痛严重可加入白芍 30 g、川楝 12 g、延胡索 12 g；如果患者口臭明显可加入石膏 25 g、知母 15 g；若患者反酸明显则加入炒瓦楞子 30 g、煅乌贼骨 15 g、浙贝母 10 g；若患者嗳气、腹胀甚可加入青皮 10 g、大腹皮 10 g、槟榔 10 g。以上药物混合后加水浸泡 15 min 后进行熬制，每日两次，每次熬至 150～200 mL，早晚两次服用，连续用药 14 d；对两组患者治疗情况进行观察并比较。

二、观察指标

停药一个月后以 C-13 呼气试验检测 Hp 清除情况进行观察，同时计算 Hp 清除率（Hp

清除例数除以总例数,所得数据再乘百分之百即得);对患者治疗效果进行观察比较,同时对疗效进行评价,经治疗患者临床胃脘胀闷、胃脘痛等症状基本消失或得到明显改善,同时恢复良好定为显效;经治疗患者临床胃胀、胃痛等症状得到一定改善,同时恢复较好定为有效;经治疗患者临床胃胀、胃痛等症状基本未得到改善,同时较治疗前出现恢复的迹象定为无效;总有效率等于显效例数加有效例数除以总例数,将所得数据再乘以100%即可;同时对患者不良反应情况进行观察,将两组数据进行统计分析。

三、统计学处理

采用 SPSS19.0 软件进行实验数据分析,用 χ^2 检验计数资料,用 $(\overline{X})$ 表示计量资料,同时采用 t 检验,检验后 $P<0.05$,则表示差异具有统计学意义。

四、结果

(一)两组有效率比较

观察组患者 Hp 清除率为 94.3%,高于对照组的 76.9%,两组比较存在明显差异($P<0.05$)。

观察组总有效率高于对照组;观察组治疗总有效率为 96.2%,明显高于对照组的 75.0%,结果显示有显著性差异($P<0.05$)。详见表 1。

表 1 两组有效率比较[n(%)]

组别	n	显效	有效	无效	总有效率
观察组	53	30(56.6)	21(39.6)	2(3.8)	51(96.2)
对照组	52	26(50.0)	13(25.0)	13(25.0)	39(75.0)
χ^2	/	/	/	/	9.96
P	/	/	/	/	<0.05

(二)两组不良反应比较

观察组不良反应发生率为 1.9%,低于对照组(3.8%),结果不具有显著性差异($P>0.05$)。后不良反应未经特殊干预自行消失,未对患者产生较大的影响。详情见表 2。

表 2 两组不良反应比较[n(%)]

组别	n	呕吐	食欲不振	不良反应发生率
观察组	53	0(0.0)	1(0.0)	1(1.9)
对照组	52	1(1.9)	1(1.9)	2(3.8)
χ^2	/	/	/	0.00
P	/	/	/	>0.05

（三）两组 Hp 清除率比较

观察组患者 Hp 清除率为 94.3%,高于对照组的 76.9%,两组比较存在明显差异($P<0.05$)。详情见表 3。

表 3　两组 Hp 清除率比较

组别	n	Hp 清除	Hp 未清除	Hp 清除率/%
观察组	53	50	3	94.3
对照组	52	40	12	76.9
X^2	/	/	/	55.12
P	/	/	/	<0.05

五、讨论

幽门螺杆菌相关胃炎是临床中常见的一类疾病,患者在出现该病症后对健康会产生较大程度的影响,因此需要及时对患者进行有效的治疗。目前常用的治疗方法较多,包括不同种类的西药给予等,例如常用的三联疗法和四联疗法,但因为患者的症状表现多样化及细菌的耐药性,对其进行常规的西医治疗所采取的方法,很难再起到良好的效果。同时随着我国经济水平的不断发展,人们的生活方式也出现了很大程度的变化,喜好高热量饮食,不少人喜食辛辣及饮酒,日久容易酿生湿热,临床中接收的幽门螺杆菌相关性胃炎脾胃湿热证患者数量较往年呈现出明显增加的趋势,患者病情更加复杂,这无疑给临床的治疗带来了一定难度;同时随着人们生活水平的提高,患者对于疗效的要求也越来越高,常规的治疗很难满足临床的需求。此时探索更为有效的治疗方法就成为我们共同关注的问题。

我们对我院 2013 年 5 月到 2015 年 10 月间接收的 105 例幽门螺杆菌相关性胃炎脾胃湿热证患者进行分组,对照组采用常规四联疗法治疗,观察组在对照组基础上联合使用藿朴夏苓汤加减治疗;从结果中可以看出,观察组不良反应发生率为 1.9%,低于对照组(3.8%),结果不具有显著性差异($P>0.05$)。后不良反应未经特殊干预自行消失,未对患者产生较大的影响。但观察组总有效率高于对照组,观察组治疗总有效率为 96.2%,明显高于对照组的 75.0%,结果有显著性差异($P<0.05$)。观察组患者 Hp 清除率为 94.3%,高于对照组的 76.9%,两组比较存在明显差异($P<0.05$)。这说明幽门螺杆菌相关性胃炎脾胃湿热证患者在常规四联疗法治疗的基础上联合藿朴夏苓汤加减治疗,能够明显提高患者的治疗效果。因为该病的发生主要是幽门螺杆菌感染引起的,幽门螺杆菌感染的作用主要表现于人体的胃肠道系统,即胃部的溃疡、慢性胃部炎症甚至胃部的肿瘤等。相关研究指出,对于幽门螺杆菌感染引起的相关胃部疾病,在对患者进行治疗的过程中对其幽门螺杆菌进行干预,如果可以根治则能够明显提高病情的治疗效果,而这一观点在临床中逐步被证实,同时得到广泛的认可。近年来临床在对于患者进行治疗的过程中,幽门螺杆菌感染的基本情况也逐渐受到重视,因此常常给患者进行对症治疗和抗感染治疗等,本次我们对对照组患者采用的四联疗法,其中包括两种抗生素、一种铋剂和一种质子泵抑制剂,即泮托拉唑钠肠溶

胶囊、复方铝酸铋颗粒、克拉霉素分散片、阿莫西林胶囊，但该类方法使用后有效率也只能达到 80％左右，因此仍然很难成为临床的首选方案。

霍朴夏苓汤加减治疗幽门螺杆菌相关性胃炎脾胃湿热证，首先对患者进行辨证分型，然后根据患者症状在主方剂上酌情加减，从而改善患者临床症状，提高治疗效果。中医认为该病属于"胃脘痛""痞满"的范畴，疾病出现的主要原因就是邪气入侵，日久化热，且临床观察，喜食辛辣厚味者更易感染该细菌，故常见类型为脾胃湿热型。因此在治疗的过程中应该清热除湿、调脾理胃，改善患者不适情况，我们在治疗中使用的霍香、紫苏梗、白豆蔻、法半夏芳香化湿行气；茵陈、栀子、黄芩、黄连清热利湿；白花蛇舌草及黄芩、黄连、栀子还有清热解毒作用，幽门螺杆菌在中医角度看，属于邪毒之气，在此诸药具有类似于西医的抑菌杀菌作用；木香、陈皮、厚朴健脾行气；茯苓健脾、淡渗利湿；甘草健脾、调和诸药；全方共奏清热利湿、清热解毒之功。在此过程中我们对患者症状进行密切观察，根据其实际情况适时进行药材的加减，从而使药效深入病灶，达到理想的治疗效果。在本次治疗的过程中，观察组虽然在对照组的基础上用药，但不良反应却低于对照组，我们分析这很有可能是因为中药方剂配比较为温和，在服用的过程中不会对患者造成较大的刺激，同时能够较好地改善患者周身情况，因此避免患者出现不适，从而减低不良反应的发生率。多种药物联合使用后对于患者除菌抑菌等均具有较好的作用，因此可以提高 Hp 的根除率，从而提高临床治疗效果。

综上所述，霍朴夏苓汤加减联合四联疗法治疗幽门螺杆菌相关性胃炎脾胃湿热证临床效果良好，基本无明显不良反应，且能够明显提高患者的 Hp 根除率，同时提高治疗效果，因而值得临床借鉴使用。

（实用中西医结合临床，2016,16(07):7-9)

耳穴埋豆治疗肝气犯胃型胃痛临床观察

陈一斌　　连美珠　　吴耀南

胃痛是临床常见病、多发病,是消化系统疾病中发病率较高的疾病之一,病情反复发作,迁延难愈。我们探索采用耳穴埋豆治疗的治疗方法,治疗肝气犯胃型胃痛 120 例,取得较好的临床疗效。总结如下。

一、临床资料

全部病例均为 2010—2011 年本院门诊和住院患者,共 120 例,其中治疗组 60 例,男 27 例,女 33 例;对照组 60 例中,男 32 例,女 28 例;两组在性别、年龄、病程等资料经统计学处理,差异无显著性意义($P>0.05$)。肝气犯胃之胃痛临床表现:胃部胀满或胀痛,痛及两胁,症状因情绪因素诱发或加重,嗳气频作,胸闷不舒,夜寐不宁,舌苔薄白,脉弦。

二、治疗方法

(一)治疗组

耳穴埋豆治疗:①患者取端坐位,暴露双侧耳部。②向患者解释耳穴埋豆的目的、方法、操作过程、注意事项及配合要点。③一手持住患者耳轮后上方,暴露肝气犯胃型胃痛在耳郭的相应部位,另一手持探棒轻巧缓慢,用力均匀地按压,寻找耳穴压痛点,压痛最明显处即为治疗点。④取穴肝(耳甲庭后下部)、胃(耳轮角消失处)、脾(耳甲腔的后下方,耳轮脚消失处与轮屏切迹连线的中点)、神门(三角窝内,对耳轮脚上下脚分叉稍上方)、皮质下(对耳屏内侧面前下方),核对耳穴后,75%酒精消毒。⑤左手固定耳郭,右手取贴有籽的小方块,对准阳性点贴敷好,留埋期间,嘱患者用手反复按压,进行压迫刺激,每次 1~2 min,每日 2~3 次,留置 1~3 d,两周为 1 个疗程。

(二)对照组

口服胃苏颗粒(主要成分:陈皮、佛手、香附、香橼、枳壳、紫苏梗、槟榔、鸡内金等),成人每次 1 包,每日 3 次,开水冲服,两周 1 个疗程。

三、疗效标准与治疗结果

(一)疗效评定标准

参照中华全国中医学会内科学会《胃脘痛诊断、疗效评定标准》。

痊愈:症状全部消失,6个月至1年内不复发,相应的主要理化检查基本恢复正常或有好转,参考症状及体征恢复如常人。

显效:主要症候消除,6个月至1年内不复发,相应的主要理化检查好转,参考症状及体征好转。

好转:主要症候基本消除,6个月至1年内虽有复发,但疼痛程度减轻,持续时间缩短,相应的主要理化检查改变不大。

无效:主要症候无变化,相应的主要理化检查无改变。

(二)治疗结果

2组治疗临床疗效比较详见表1。

治疗组总有效率高于对照组,差异有显著性意义。

表1　组临床疗效比较[例(%)]

组别	n	显效	有效	无效	总有效率
治疗组	60	27(45.00)	28(46.66)	5(8.33)	91.66%
对照组	60	21(35.00)	24(40.00)	15(25.00)	75.00%

注:与对照组比较 $P > 0.05$。

四、讨论

肝气犯胃型胃痛属中医"胃脘痛"范畴。《素问》曰:"胃者水谷之海,六腑之大源也。五味入口,藏于胃以养五脏气。"《血证论》曰:"木之性疏泄,食气入胃,全赖木气以疏泄之,而谷气乃化。"胃为水谷之海。生理上,肝主疏泄,脾主运化升清,胃主受纳降浊。脾胃相辅相成,共同完成人体消化吸收及排泄功能。肝气犯胃型胃痛的病机是多由情志不畅,肝气郁结,横逆犯胃,运化失常,而致"不通则痛",正如《素问·六元正纪大论》曰:"木郁之病,民病胃脘当心而痛。"《临证指南医案》指出:"肝为病之源,胃为传病之所。"治疗上以疏肝理气和胃为主,达到"通则不痛"的治疗目的。

观察结果显示,耳穴埋豆治疗具有方法简便、使用范围广泛、患者无痛苦、无明显不良反应、经济高效的优点,减少了常规治疗带来的痛苦和潜在的危险,是一种值得推广和学习的方法。

(中华中医药学会脾胃病分会第二十五届全国脾胃病学术交流会论文汇编,2013年2月)

厦门地区慢性浅表性胃炎的中医证型与发病季节及 Hp 感染的关系探讨

吴耀南　黄墩煌

本研究采用临床流行病学调查方法,对就诊于厦门市中医院、厦门市中山医院、厦门市第一医院的慢性浅表性胃炎(chronic superficial gastritis,CSG)患者,进行中医证型与发病季节的幽门螺杆菌(Hp)感染之间的关系探讨,现报告如下:

一、临床资料

(一)一般资料

收集在厦门地区发病的 CSG 病例 309 例,其中男性 186 例,女性 123 例,年龄 18～60岁,平均 41.25±9.85 岁。各组间性别、年龄均无显著性差异($P>0.05$)。

(二)诊断标准

参照 2002 年第一版《中药新药临床研究指导原则》。

二、方法

(一)纳入病例标准

①符合 CSG 西医诊断标准者及中医辨证标准的其中一种证型者;②纳入观察前在厦门居住满 1 年及 1 年以上;③观察者年龄范围 18～60 岁。

(二)排除病例标准

①不符合 CSG 西医诊断标准及中医辨证标准者;②符合 CSG 西医诊断标准,但中医证型两型并见无主次之分或三型并见证型复杂者;③合并有心血管、脑血管、肝、肾和造血系统等严重原发性疾病,精神病患者;④不在厦门地区发病的 CSG 患者。

(三)观察方法

所观察的在厦门地区发病 CSG 患者不论初发或复发,均以本次就诊的发病时间定发病季节,根据发病季节分为春(立春至立夏前)、夏(立夏至立秋前)、秋(立秋至立冬前)、冬(立冬至立春前)四季；按有无 Hp 感染分为 Hp(＋)和 Hp(－)。

（四）Hp 感染的检测方法

对所有病例进行 C-13 呼气试验，或在胃镜检查时取胃黏膜进行快速尿素酶试验，或组织学检查，以上三项检查中，有两项阳性者即判断为 Hp 阳性(Hp 感染)。

（五）统计学分析

统计资料采用 SPSS12.0 统计软件进行处理，计量资料若符合正态分布，用单因素方差分析；若非正态分布，用秩和检验；计数资料之间比较采用卡方检验。

三、结果

（一）CSG 中医证型与发病季节的关系

在所收集的 309 个病例中，中医辨证为肝胃不和型者 66 例，脾胃虚弱型者 136 例，脾胃湿热型者 63 例，胃阴不足型者 12 例，胃络瘀血型者 32 例；春季发病者 88 例，夏季发病者 61 例，秋季发病者 46 例，冬季发病者 114 例；Hp 阳性者 216 例。详见下表。

表 1　CSG 中医证型与发病季节的关系[例(%)]

证型	n	春季	夏季	秋季	冬季
肝胃不和组	66(21.4)	30(45.5)	10(15.2)	9(13.6)	17(25.8)
脾胃虚弱组	136(44)	47(34.6)	9(6.6)	14(10.3)	66(48.5)
脾胃湿热组	63(20.4)	6(9.5)	39(61.9)	14(22.2)	4(6.3)
胃阴不足组	12(3.9)	1(8.3)	1(8.3)	7(58.3)	3(25)
胃络瘀血组	32(10.4)	4(12.5)	2(6.3)	2(6.3)	24(75)
合计	309	88(28.5)	61(19.7)	46(14.9)	114(36.9)

注：经 χ^2 检验，各证型总体有非常显著差异($P<0.01$)，各组两两比较，肝胃不和组与脾胃虚弱组、脾胃虚弱组与胃络瘀血组、胃阴不足组与胃络瘀血组之间具有显著差异($0.01<P<0.05$)，其余各组两两相比，均具有非常显著差异($P<0.01$)。

（二）CSG 中医证型与 Hp 感染的关系

详见表 1。

表 2　CSG 中医证型与 Hp 感染的关系[例(%)]

证型	n	Hp(＋)	Hp(－)
肝胃不和组	66	49(74.2)	17(25.8)
脾胃虚弱组	135	82(60.3)	54(39.7)

续表

证型	n	Hp(+)	Hp(-)
脾胃湿热组	63	54(85.7)	9(14.3)
胃阴不足组	12	6(50)	6(50)
胃络瘀血组	32	25(78.1)	7(21.9)

注：经 χ^2 检验，各证型总体有非常显著差异($P<0.01$)，两两比较，脾胃湿热组与脾胃虚弱组、脾胃湿热组与胃阴不足组有非常显著差异($P<0.01$)，其余各组间无显著差异($P>0.05$)；将肝胃不和组、脾胃湿热组和胃络瘀血组合并为实证组，脾胃虚弱组和胃阴不足组合并为虚证组，经 χ^2 检验，实证组和虚证组存在非常显著差异($P<0.01$)。

四、讨论

一般认为 CSG 的主要病机为肝胃失调、气滞郁热。因饮食偏嗜或不节，损伤脾胃，内生食滞，郁久化热；情志不遂，肝气郁结，木郁化火，横逆犯胃，胆火上乘，内扰于胃；外感六淫之邪，化热内传胃腑，或湿热交阻，困于中焦，均可引起胃黏膜充血、水肿，甚至糜烂。但在我们的临床观察中，厦门地区的 CSG 却以脾胃虚弱型发患者数最多(136/309，44.0%)，其次为肝胃不和型(66/309，21.4%)、脾胃湿热型(63/309，20.4%)、胃络瘀血型(12/309，10.4%)，胃阴不足型发病最少(32/309，3.9%)。李东垣将《内经》的理论与临床实际相结合，提出了"内伤脾胃，百病由生"，认为人赖天之阳气以生，而此阳气须并以脾胃。《脾胃论》曰："大抵脾胃虚弱，阳气不能生长。夫脾胃不足，皆为血病，是阳气不足，阴气有余，故九窍不通。"厦门乃祖国之经济特区，经济繁荣，生活水平提高，人们多食肥甘厚腻，饮食不节，日久损伤脾胃；另外，厦门人的生活节奏较快，工作紧张，饮食起居无规律，思虑劳倦过度，容易致肝气郁结，损伤脾胃，致脾胃虚弱，故 5 种证型中，以脾胃虚弱型发患者数最多。因此，中医治疗 CSG 要因人制宜，要重视温中健脾法和疏肝理气法的应用。本研究中，CSG 的肝胃不和型在春季发病率较高(45.5%)，脾胃湿热型在夏季发病率较高(61.9%)，脾胃虚弱型在冬季和春季发病率较高(83.1%)，胃阴不足型以秋季发病居多(58.3%)，胃络瘀血型以冬季发病居多(75%)。此结果与张氏的报道不尽一致。春天万物生发，一派勃勃生机，肝气疏泄条达，脾胃之气得以转输，共同完成清升浊降功能，肝与春在五行中均属木，若风气太过或肝火妄行，则克伐脾土，致中州失运，故肝胃不和型在春季发病较高；夏季气候炎热多雨，环境潮湿，湿邪热邪易夹杂致病，故脾胃湿热型发病以夏季最多；与其他季节相比，秋季胃阴不足的发病率有所上升，此与秋季气候干燥，燥邪易伤津液，津亏则致阴虚，故胃阴不足发病相对较高；冬季气候寒凉，脾失温煦，则中阳不振，春季之初，冬季之余寒犹在，故脾胃虚弱型以冬、春两季为多。冬季脾胃虚弱型多见，脾虚运化失司，气血生化不足，而致气虚，气虚无力推动血行，易致血瘀，加之冬季气候寒凉，寒凝则血瘀，故胃络瘀血型以冬季为多见。因此，治疗 CSG 要因时制宜，春季要注意温中健脾、疏肝理气，夏季、秋季要注意清热利湿，秋燥季节同时要注意养阴益胃，冬季要注意温中助阳，佐以活血通络。厦门地区的 CSG 病例中,Hp(＋)的发病情况为:脾胃湿热型＞胃络瘀血型＞肝胃不和型＞脾胃虚弱型＞胃阴不足型(实证＞虚证)。因为厦门为亚热带地区,地处东南沿海,夏季炎热,雨水绵绵,气候潮湿,湿、热之邪易夹杂致病,且因厦门特区,经济繁荣,人们多食肥甘厚腻,易酿生湿热,故脾胃湿热型多见。湿为阴邪,热为阳邪,湿性黏滞重浊,易阻遏气机,热易耗伤气阴及燔灼腐肉,在疾病表现为病情的缠绵反复;Hp 活动期胃镜下可见黏膜充血水肿,甚至糜烂,这些表现与湿热之性十分吻合。现代研究证实,人群中 Hp 的感染率高,不管症状表现与否,均不易根治,而且容易复发,此与脾胃湿热证胃病的临床表现极为相似,故认为湿热邪气、CSG、湿热证、Hp 阳性之间有一定的相互关系。"湿热"既是病因之一,又是病理类型,它适宜 Hp 的生长和繁殖。Hp 的致损伤机理:一方面产生高活性尿素,Hp 及其鞭毛破坏胃黏膜屏障而致胃黏膜损伤,此外 Hp 的感染可明显导致胃泌素释放增高,胃泌素可明显刺激壁细胞分泌盐酸,盐酸是典型的致黏膜损伤因子;另一方面可能是胃黏膜在其他致病因素的作用下发生的损害,微需氧环境有利于 Hp 的生长,而 Hp 感染又进一步加重胃黏膜损害,所以中医学上考虑 Hp 感染可归属"邪气"的范畴。脾胃湿热型湿热之邪较盛,正邪相争十分剧烈,是慢性胃病的早中期,胃黏膜常见充血,水肿、糜烂,Hp 感染率较高;胃络瘀血型为久病入络,正虚邪盛,正不胜邪;肝胃不和型是慢性胃病的较早期,正虚尚不明显,邪气侵犯不深,正邪相争不似脾胃湿热型剧烈,故胃络瘀血型与肝胃不和型 Hp 感染率居中。而脾胃虚弱、胃阴不足时多为疾病反复发作,迁延不愈,此时正气多虚,邪气不盛,邪正相争不剧烈,则 Hp 感染率较低,胃镜检查多为慢性胃炎静止期,故实证组(脾胃湿热型、胃络瘀血型、肝胃不和型)Hp 阳性率明显高于虚证组(脾胃虚寒型、胃阴不足型)($P < 0.01$)。因此,治疗 CSG 要因地制宜,治疗实证的 CSG,要注意酌情使用有抗 Hp 功效的中药,用中药抗 Hp 治疗时,可酌情采用健脾清热利湿药。

(光明中医,2009,24(12):2234-2236)

慢性浅表性胃炎与舌象的相关性研究

吴耀南　苏晓芸

CSG 是最常见的一种慢性胃黏膜浅表性炎症，Hp 在其发生和复发中起重要作用。西医对 CSG 尚无特效疗法，多采用对症治疗，Hp 感染者则用根除 Hp 疗法。西药虽然对 Hp 有较高的根除率，但复发率高，副作用较多，部分患者不能耐受。中医对 CSG 的治疗研究已有多年，并初步显示出它的优越性和广阔的发展前景。CSG 属于中医的"胃脘痛""腹胀""嘈杂""痞满"等范畴，通过辨证施治能有效改善 CSG 病情。中医治疗 CSG 能获得良好疗效的关键是辨证准确，才能对症下药，而舌象是中医能否辨证准确的关键因素之一。故研究本病的中医证型及伴 Hp 感染与中医舌象的关系，可指导临床医生更准确地辨证分型，采取更适当的中药治疗方案，以获得更好的疗效，阻止本病向慢性萎缩性胃炎、胃癌发展。

一、诊断标准

（1）西医诊断标准：参照 2003 年中国中西医结合学会消化系统疾病专业委员会所制定的慢性胃炎的中西医结合诊治方案。

（2）Hp 诊断标准：参照 2003 年安徽桐城中华全国 Hp 共识会议。

（3）中医辨证分型标准：参照 2003 年中国中西医结合学会消化系统疾病专业委员会所制定的慢性胃炎的中西医结合诊治方案。根据临床实际出现的证型分为肝胃不和证、脾胃虚弱（含虚寒）证、胃阴不足证、胃络瘀阻证、脾虚气滞证、脾虚湿热证、寒热错杂证、脾虚湿热血瘀证 8 个证型。

（4）中医舌象诊断标准：参照朱文锋主编，中国中医药出版社 2002 年出版的《中医诊断学》。主要观察对象：①舌质舌色；②舌下络脉；③舌苔（苔质、苔色）。

二、研究方法

（一）病例标准

1. 纳入病例标准

①第一次前来就诊的患者；②符合 CSG 西医诊断标准者及中医辨证标准的其中一种或兼夹几种证型的患者；③观察者年龄范围 18～60 岁。

2. 排除病例标准

①不符合 CSG 西医诊断标准;②CSG 合并有其他消化道疾病的患者;③合并有心血管、脑血管、肝、肾和造血系统等严重原发性疾病、精神病患者。

(二)病例选择

选取自 2009 年 1 月至 2010 年 7 月在厦门地区发病的部分 CSG 患者 600 例进行观察,其中男 272 例,女 328 例,年龄 19~60 岁,平均(40.01±10.13)岁。各组间性别、年龄均无显著性差异($P>0.05$)。

(三)临床研究方法

采用流行病学调查的方法,设计统一的临床观察表格进行观察填写,内容包括患者姓名、性别、年龄、胃镜诊断、病理诊断、Hp 感染证据、舌色、舌苔、中医辨证分型等。不论初发或复发,均以首次就诊作为研究的时间,由主治以上医师在自然光线下观察舌象,辨别证型,按患者的实际舌象及证型如实记录,不能任意涂改,最后进行统计学分析。

(四)统计方法

采用 SPSS13.0 版统计软件对研究数据进行检验,计量资料若符合正态分布,用 t 检验;若不符合正态分布,用秩和检验;计数资料之间采用卡方检验。

三、结果

600 例病例中,肝胃不和 40 例,脾胃虚弱(含虚寒)261 例,脾虚气滞 32 例,脾虚湿热 30 例,脾虚湿热血瘀 100 例,寒热错杂 72 例,胃阴不足 35 例,胃络瘀阻 30 例;Hp(+)者 320 例,Hp(−)者 280 例,它们与舌象的关系详见表 1~表 6。

表 1　中医证型与舌质的关系[$n(\%)$]

组别	淡红舌	淡白舌	红舌	紫舌(包括瘀斑)
肝胃不和	20(50.0)	5(12.5)	10(25.0)	5(12.5)
脾胃虚弱	150(57.5)	82(31.4)	24(9.2)	5(1.9)
胃阴不足	10(28.6)	6(17.1)	14(40.0)	5(14.3)
胃络瘀阻	5(16.7)	1(3.3)	10(33.3)	14(46.7)
脾虚气滞	15(46.9)	10(31.3)	6(18.8)	1(3.1)
脾虚湿热	8(26.7)	1(3.3)	13(43.3)	8(26.7)
寒热错杂	15(20.8)	8(11.1)	40(55.6)	9(12.5)
脾虚湿热血瘀	20(20.0)	3(3.0)	43(43.0)	34(34.0)
合计	243(40.5)	116(19.3)	160(26.7)	81(13.5)

注:经 χ^2 检验,各证型有非常显著差异($P=0.000<0.01$)。

表 2　中医证型与舌苔的关系[n(%)]

组别	薄白苔	薄黄苔	厚(腻)白苔	厚(腻)黄苔	剥苔
肝胃不和	18(45.0)	13(32.5)	4(10.0)	4(10.0)	1(2.5)
脾胃虚弱	121(46.4)	45(17.2)	60(23.0)	29(11.1)	6(2.3)
胃阴不足	6(17.1)	3(8.6)	2(5.7)	3(8.6)	21(60.0)
胃络瘀阻	10(33.3)	13(43.3)	3(10.0)	3(10.0)	1(3.3)
脾虚气滞	13(40.6)	10(31.3)	5(15.6)	3(9.4)	1(3.1)
脾虚湿热	2(6.7)	7(23.3)	8(26.7)	13(43.3)	0(0.0)
寒热错杂	10(13.9)	11(15.3)	22(30.6)	27(37.5)	2(2.8)
脾虚湿热血瘀	12(12.0)	22(22.0)	26(26.0)	40(40.0)	0(0.0)
合计	192(32.0)	124(20.7)	130(21.7)	122(20.3)	32(5.3)

注:经 χ^2 检验,各证型有非常显著差异($P=0.000<0.01$)。

表 3　Hp(+)和 Hp(一)与舌质的关系[n(%)]

组别	淡红舌	淡白舌	红舌	紫舌(包括瘀斑)
Hp(+)	90(28.1)	30(9.4)	135(42.2)	65(20.3)
Hp(一)	153(54.6)	86(30.7)	25(8.9)	16(5.7)
合计	243(40.5)	116(19.3)	160(26.7)	81(13.5)

注:经 χ^2 检验,各证型有非常显著差异($P=0.000<0.01$)。

表 4　Hp(+)和 Hp(一)与舌苔的关系[n(%)]

组别	薄白苔	薄黄苔	厚(腻)白苔	厚(腻)黄苔	剥苔
Hp(+)	65(20.3)	60(18.8)	88(27.5)	100(31.3)	7(2.2)
Hp(一)	127(45.4)	64(22.9)	42(15.0)	22(7.9)	25(8.9)
合计	192(32.0)	124(20.7)	130(21.7)	122(20.3)	32(5.3)

注:经 χ^2 检验,各证型有非常显著差异($P=0.000<0.01$)。

表 5　中医证型与舌下脉络的关系[n(%)]

组别	0 度	Ⅰ 度	Ⅱ 度	Ⅲ 度及以上
肝胃不和	15(37.5)	11(27.5)	9(22.5)	5(12.5)
脾胃虚弱	112(42.9)	56(21.5)	71(27.2)	22(8.4)
胃阴不足	12(34.3)	12(34.3)	9(25.7)	2(5.7)
胃络瘀阻	0(0.0)	6(20.0)	8(26.7)	16(53.3)
脾虚气滞	4(12.5)	16(50.0)	8(25.0)	4(12.5)
脾虚湿热	2(6.7)	7(23.3)	10(33.3)	11(36.7)
寒热错杂	17(23.6)	15(20.8)	31(43.1)	9(12.5)
脾虚湿热血瘀	0(0.0)	20(20.0)	35(35.0)	45(45.0)
合计	162(27.0)	143(23.8)	181(30.2)	114(19.0)

注:经 χ^2 检验,各证型有非常显著差异($P=0.000<0.01$)。

表 6　Hp(＋)和 Hp(－)与舌下脉络的关系[n(％)]

组别	0 度	Ⅰ 度	Ⅱ 度	Ⅲ 度
Hp(＋)	63(19.7)	83(25.9)	100(31.3)	74(23.1)
Hp(－)	99(35.4)	60(21.4)	81(28.9)	40(14.3)
合计	162(27.0)	143(23.8)	181(30.2)	114(19.0)

注:经 χ^2 检验,各证型有非常显著差异($P=0.000<0.01$)。

四、讨论

(一)舌象在中医诊疗的重要意义

辨证论治是中医学认识疾病和处理疾病的基本原则,辨证要准确才能更好地论治,而舌诊作为辨证的重要内容之一,具有悠久的历史。中医认为:舌在疾病的发展过程中变化迅速而又鲜明,犹如内脏的一面镜子,凡脏腑的虚实、气血的盛衰、津液的盈亏、病情的浅深、预后的好坏,都能较为客观地从舌象上反映出来;脾胃为后天之本,气血化生之源,舌为肌性器官,脾主肌肉,故有"舌为脾之外候"之说;舌苔为胃气熏蒸上潮而成,脾胃与舌象变化有密切的关系,故脾胃病变可直接而迅速地反映在患者舌象上,出现舌质、舌苔或舌体的异常。根据中医"司外揣内"的诊断学原理,通过观察舌象的动态性变化,可以及时反映患者脾胃功能及其病变的动态过程。

(二)Hp 在 CSG 发病过程中的重要性

目前研究显示:慢性活动性胃炎中 Hp 的检出率为 92.43％,Hp 在黏膜上皮黏附定居后可激活免疫系统,刺激局部免疫细胞释放肿瘤坏死因子、干扰素-γ、多种白细胞介素等参与炎症反应。这些细胞因子反过来又激活 T 淋巴细胞、中性粒细胞以及其他炎症细胞,亦可产生趋化因子,诱导炎性细胞在感染区域聚集,产生大量尿素酶,在胃中生成氨,诱发机体产生免疫反应。进而使胃酸分泌过多,使胃黏膜的疏水性下降,直接破坏上皮细胞,释放炎性介质,形成氧自由基等,引发胃黏膜局部炎症反应,破坏正常的胃黏膜屏障,从而诱发胃十二指肠溃疡。Hp 感染还可刺激胃黏膜腺体萎缩和肠化生的形成与发展,增加胃癌危险性。

(三)舌象与 CSG 中医证型的关系

虽然国内有较多学者对 CSG、Hp 感染与舌象进行研究,但其研究方法(包括 CSG 再分型及舌象的划分)皆不尽相同,难以得出一个较统一的结论。一般认为 CSG 的主要病机为肝胃失调、气滞郁热,临床以肝气犯胃或肝胃郁热证为多。

本研究结果发现,CSG 患者以脾胃虚弱型(含虚寒)最多(261/600,43.5％),其次为脾虚湿热血瘀型(100/600,16.7％)、寒热错杂型(72/600,12.0％)、肝胃不和型(40/600,6.7％)、胃阴不足型(35/600,5.8％)、脾虚气滞型(32/600,5.3％)、脾虚湿热型(30/600,5.0％)与胃络瘀阻型(30/600,5.0％)。

肝胃不和型以淡红舌多见(50.0％),其次为红舌(40.0％),淡白舌(5％)与紫舌(5％)

最少;薄苔(薄白苔、薄黄苔和剥苔)占 80.0%,明显多于厚苔(厚白苔和厚黄苔)的 20.0%,其中以薄白苔(45.0%)最为多见;舌下脉络迂曲的(62.5%)较不迂曲的(37.5%)多。

脾胃虚弱型以淡红舌多见(57.5%),其次为淡白舌(31.4%)、红舌(9.2%),紫舌(1.9%)最少;薄苔(薄白苔、薄黄苔和剥苔)占 65.9%,明显多于厚苔(厚白苔和厚黄苔)的 34.1%,其中以薄白苔(46.4%)最为多见;舌下脉络迂曲的(57.1%)较不迂曲的(42.9%)多。

胃阴不足型以红舌多见(40.0%),其次为淡红舌(28.6%)、淡白舌(17.1%),紫舌(14.3%)最少;薄苔(薄白苔、薄黄苔和剥苔)占 85.7%,明显多于厚苔(厚白苔和厚黄苔)的 14.3%,其中以剥苔(60.0%)最为多见;舌下脉络迂曲的(65.7%)较不迂曲的(34.3%)多。

胃络瘀阻型以紫舌(46.7%)居多,其次为红舌(33.3%)、淡红舌(16.7%),淡白舌(3.3%)最少;薄苔(薄白苔、薄黄苔和剥苔)占 79.9%,明显多于厚苔(厚白苔和厚黄苔)的 20.1%,其中以薄黄苔(43.3%)最为多见;舌下脉络均有不同程度的迂曲。

脾虚气滞型以淡红舌多见(46.9%),其次为淡白舌(31.3%)、红舌(18.8%),紫舌(3%)最少;薄苔(薄白苔、薄黄苔和剥苔)占 75.0%,明显多于厚苔(厚白苔和厚黄苔)的 25.0%,其中以薄白苔(40.6%)最为多见;舌下脉络迂曲的(87.5%)较不迂曲的(12.5%)多。

脾虚湿热型以红舌多见(43.3%),其次为淡红舌(26.7%)与紫舌(26.7%),淡白舌(3.3%)最少;厚苔(厚白苔和厚黄苔)占 70.0%,明显多于薄苔(薄白苔、薄黄苔和剥苔)的 30.0%,其中以厚黄苔(43.3%)最为多见;舌下脉络迂曲的(93.3%)较不迂曲的(6.7%)多。

寒热错杂型以红舌多见(55.6%),其次为淡红舌(20.8%)、紫舌(12.5%),淡白舌(11.1%)最少;从舌苔厚薄来看,厚苔(厚白苔和厚黄苔)占 68.0%,明显多于薄苔(薄白苔、薄黄苔和剥苔)的 32.0%,其中以厚黄苔(37.5%)最为多见;从舌下脉络的迂曲程度来看,迂曲的(76.4%)较不迂曲的(23.6%)多。

脾虚湿热血瘀型以红舌多见(43.0%),其次为紫舌(34.0%)、淡红舌(20.0%),淡白舌(3.0%)最少;厚苔(厚白苔和厚黄苔)占 66.0%,明显多于薄苔(薄白苔、薄黄苔和剥苔)的 34.0%,其中以厚黄苔(40.0%)最为多见;舌下脉络均有不同程度的迂曲。

由此可见,舌象能在一定程度上反映 CSG 病情与证候的变化规律。

厦门是祖国的经济特区之一,人们的生活节奏较快,工作紧张劳累,饮食无规律,容易损伤脾胃,致脾胃虚弱,故从观察舌象归纳出来的这些证型中,以脾胃虚弱型者为多。而且,本病绝大多数病例表现有中医"本虚标实"的特点,临床以脾虚湿热血瘀证较多见。究其原因,其一,当今生活水平提高,多食肥甘厚腻,饮食停滞,易酿生湿热,日久损伤脾胃,因此脾虚湿热是该病的主要特点;其二,本病病程较长,反复发作,"久病多虚""久病入络",久病故多虚多瘀。

(四)舌象与 Hp 感染的关系

Hp 的感染会对舌象产生较大的影响,一般认为 Hp 感染者多见红、紫舌,厚黄苔。

本研究结果表明：CSG 伴 Hp（＋）者（320/600,53.3％）多于 Hp（－）者（280/600,46.7％），其中 Hp（＋）者的舌质表现为红舌（42.2％）＞淡红舌（28.1％）＞紫舌（20.3％）＞淡白舌（9.4％）；舌苔为厚黄苔（31.3％）＞厚白苔（27.5％）＞薄白苔（20.2％）＞薄黄苔（18.8％）＞剥苔（2.2％）；舌下脉络迂曲程度为Ⅱ度（31.3％）＞Ⅰ度（25.9％）＞Ⅲ度（23.1％）＞0度（19.7％）。Hp（－）者的舌质为淡红舌（54.6％）＞淡白舌（30.8％）＞红舌（8.9％）＞紫舌（5.7％）；舌苔为薄白苔（45.4％）＞薄黄苔（22.8％）＞厚白苔（15.0％）＞剥苔（8.9％）＞厚黄苔（7.9％），舌下脉络迂曲程度为0度（35.4％）＞Ⅱ度（28.9％）＞Ⅰ度（21.4％）＞Ⅲ度（14.3％），Hp（＋）者舌下脉络迂曲者达 80.3％。我们认为：Hp（＋）患者胃镜下可见黏膜充血水肿，甚至糜烂者大多伴舌苔黄厚或黄腻，且见舌下脉络迂曲，这是湿热血瘀的临床表现。从舌象的表现情况来看，CSG 伴 Hp（＋）者以脾虚湿热血瘀证较多见。

综上所述，本研究结果提示：治疗 CSG 要注重健脾扶正，不宜单纯攻邪；扶正祛邪要重视清热利湿，活血化瘀；治疗 CSG 抗 Hp 要重视健脾清热、利湿活血。

（光明中医,2012,27(03):608-611）

慢性胃炎中医证型与胃黏膜活检
病理变化的关系

涂福音　聂　明　郑启忠　吴耀南　涂志红
章　亭　蒋丽清　吴　丽　魏　蕾

　　慢性胃炎为临床常见病、多发病。中医中药对慢性胃炎的治疗既能缓解发作期的症状,又能改善患者的胃黏膜的病理变化,在慢性胃炎的治疗中起重要作用。目前中医辨证分型主要依靠传统的四诊合参,使用胃黏膜活检病理观察指标对慢性胃炎的证型进行微观量化的研究还很少。为寻找慢性胃炎中医证型与胃黏膜活检病理观察指标变化的内在规律,进行微观诊断及量化,笔者采用 Logistic 回归数理统计方法,探讨证型与上述指标之间的相关性。现报告如下。

一、资料与方法

(一)临床资料

　　中医辨证标准根据《中药新药临床研究指导原则第二辑》(1995 年版),将慢性胃炎中医证型分为 5 型:肝胃不和型、脾胃虚弱型、脾胃湿热型、胃阴不足型、胃络瘀血型。若症状复杂,证型兼夹,则以症状偏明显者为主定型。病理诊断标准依据 1991 年悉尼会议胃炎新分类法:慢性浅表性胃炎(CSG),按炎细胞浸润的深度,分轻、中、重度,笔者合并为一组统计;慢性萎缩性胃炎(CAG),按腺体萎缩的程度,分轻、中、重度,笔者按轻度及中重度两组统计;幽门螺杆菌(Hp)确定,活检胃黏膜经碱性复红染色,可找到典型 Hp 菌体者为阳性,否则为阴性;在慢性胃炎病理组织学诊断中,还进行了是否为活动性、是否有淋巴组织增生、是否伴肠上皮化生的观察。1999—2003 年门诊及住院患者,行胃镜及胃黏膜活检病理检查,临床资料完整,并进行辨证分型者,计 1049 例,男 548 例,女 501 例;年龄 17~72 岁,平均 41.6 岁;病程 2 个月~40 年。

(二)方法

　　辨证分型:依据望(气色、舌苔、形体)、闻(语言)、切(脉象等)做出分型。病理诊断:常规胃镜检查,并取胃黏膜组织进行病理诊断,以胃窦部黏膜病变为主。胃黏膜活检标本以 10%甲醛固定,常规脱水、石蜡包埋、切片并进行常规苏木精—伊红染色。对所有标本同时加做碱性复红 Hp 染色,观察有无 Hp 感染。对伴有肠化生病例,加做黏液组化染色,包括 PAS 染色及 pH 值分别为 2.5 及 1.0 的 AB 染色,以确定肠化生腺体黏液亚型。

（三）统计学处理方法

所有病例各项资料编制成表格,进行统计学 Logistic 回归分析。

二、结果

（一）慢性胃炎各证型病理类型及病理改变的伴发病变（肠化生、Hp 感染、活动性、淋巴组织增生等）分布结果

详见表 1 和表 2。

表 1　各证型在胃炎病理类型中的分布[例(%)]

中医证型	例数	CSG	CAG		
			轻	重	总计
肝胃不和	343	228(66.5)	106	9	115(33.5)
脾胃虚弱	291	150(51.5)	117	24	141(48.5)
脾胃湿热	241	127(52.7)	95	19	114(47.3)
胃阴不足	96	36(37.5)	37	23	60(62.5)
胃络瘀血	78	23(29.5)	30	25	55(70.5)

表 2　各证型在胃炎肠化生、淋巴组织增生、Hp 感染、活动性中的分布[例(%)]

中医证型	例数	肠化生	淋巴增生	Hp 感染	活动性
肝胃不和 (33.5)	343	26(7.6)	71(20.7)	88(25.7)	115
脾胃虚弱 (37.8)	291	43(14.8)	64(22.0)	95(32.6)	110
脾胃湿热 (65.1)	241	22(9.1)	88(36.5)	110(45.6)	157
胃阴不足 (21.9)	96	33(34.4)	17(17.7)	16(16.7)	21
胃络瘀血 (43.6)	78	24(30.8)	25(32.1)	26(33.3)	34
合计 (41.7)	1049	158(15.1)	265(25.3)	335(31.9)	437

（二）各证型与病理类型的 Logistic 回归分析

中医证型与理化指标相关性的回归分析分别以是否为肝胃不和型、脾胃虚弱型、脾胃湿热型、胃阴不足型、胃络瘀血型作为因变量，是该型的值为 1，非该型的值为 0，以胃黏膜活检病理观察指标作为自变量，分别为淋巴细胞浸润、肠上皮化生、Hp 感染、活动性，进行 Logistic 回归分析，选入或剔除变量的标准为 $a = 0.5$。结果详见表 3。

表 3　慢性胃炎中医证型与胃黏膜活检 Logistic 回归分析

中医证型	变量	偏回归系数	回归系数的标准误	统计量	显著性	偏相关系数
肝胃不和	胃炎	−0.62	0.13	24.49	0.00	0.54
	肠化生	−0.49	0.25	3.99	0.05	0.61
	活动性	−0.38	0.19	3.99	0.05	0.69
脾胃湿热	肠化生	−0.60	0.25	5.66	0.02	0.55
	活动性	1.20	0.20	34.99	0.00	3.33
胃阴不足	胃炎	0.48	0.18	7.51	0.01	1.61
	肠化生	0.93	0.28	10.80	0.00	2.54
	活动性	−0.81	0.32	6.41	0.01	0.44
胃络瘀血	胃炎	0.91	0.19	24.31	0.00	2.49

三、讨论

慢性胃炎是不同病因引起的胃黏膜的慢性炎症继而形成萎缩性病变，目前认为 Hp 感染是最重要的病因。对慢性胃炎的治疗至今无特殊疗法，以对症治疗为主，抗生素杀灭 Hp，但总体疗效并不理想，特别是抗 Hp 中某些药物刺激胃黏膜，复发率较高，往往不能为广大患者接受。

脾胃虚弱型与表中各因变量均无关该病在祖国医学中属"胃痛""胃痞""呃逆""吐酸""嘈杂"等范畴，病因有外邪犯胃、饮食不节、情志失调、脾胃虚弱等，病位在胃，与肝、脾关系最为密切，辨证分寒、热、虚、实。病初为实，日久伤脾，脾气不足，阳气亏虚，阳损及阴（胃阴不足），则由实证转虚证。近年来中医工作者，对慢性胃炎的中西医结合研究取得明显进展，在许多方面找到了中西医诊疗方面的契合点，特别是在其湿热证的研究方面有较大突破，如研究显示其湿热型与 Hp 感染密切相关，且表现为机体免疫力增高等，对临床辨证治疗慢性胃炎提供了一定的理论依据。中医药治疗占有优势，需要把握住中医辨证的实质，准确地根据病情选药组方，这就要求从整体上把握慢性胃炎中医证型与病理改变之间的内在关系，以便对症下药。

该课题研究结果提示：慢性胃炎中医辨证分型与病理改变之间存在实质性联系。病理诊断为慢性浅表性胃炎者，中医辨证多为肝胃不和型或脾胃湿热型的实证；病理诊断为慢性萎缩性胃炎者,中医辨证多为脾胃虚弱型或胃阴不足型;病理诊断为慢性胃炎伴 Hp 感染者,中医辨证多为脾胃湿热,说明 Hp 在中医属湿热外邪;病理诊断其炎症为活动性者,中医辨证多为脾胃湿热型,并与 Hp 感染有密切关系;病理诊断伴肠上皮化生者,可发生于多种证型,但与胃阴不足型或兼有络脉瘀阻型有密切关系。慢性胃炎患者中医辨证为胃阴不足者,多见湿热日久伤阴或肝郁化热伤阴,但其病理改变多较重,多属萎缩性胃炎(占 62.5%,其中中度萎缩性胃炎占 38.33%),伴肠化生率亦很高(34.38%),可认为肝胃不和及湿热内蕴日久不愈的恶化转归;中医辨证为胃络瘀血者所占比例数较少(7.44%),其中萎缩性胃炎占 70.51%,但病变较重,55.55% 为慢性中重度萎缩性胃炎,伴肠化生率亦较高(30.77%),而且伴活动性亦较高(43.59%)。笔者认为肝胃不和、脾胃虚弱、脾胃湿热证涵盖了慢性浅表性或萎缩性胃炎的大多数病例(以上三证占该组 83.41%),且包含慢性胃炎的并发症,如 Hp 感染、活动性等,故可把补脾和胃、行气消滞、清热利湿作为治疗慢性胃炎的主要法则。值得注意的是胃阴不足一证,病变较重,从中医理论来讲,湿热蕴久可化燥伤阴;气郁日久亦可化热伤阴,且胃喜湿恶燥,故当以上二证伤阴尚未明显时,可表现出较明显的病情加重,所以胃阴不足危害大且难以治疗。至于胃络瘀血一证,虽较少见,或兼夹在他证中,所谓"久病入络",故在治疗时,不论何证,均可酌情加入活血通络之品以提高疗效。笔者针对其虚、热、滞、瘀等病机。治法应标本兼顾,以清热、导滞、化瘀为主,以益气健脾为辅,在临床上常用"康胃颗粒冲剂"清热化瘀、消滞祛湿、理气止痛、益气健脾等综合疗法。对缓解慢性胃炎的症状,消除炎症,杀灭 Hp,逆转肠化生等有非常显著的疗效。

(中国中西医结合消化杂志,2004,(06):323-325)

慢性浅表性胃炎证候研究进展

陈丽凤　吴耀南(指导)

慢性浅表性胃炎(chronic superficial gastritis, CSG)是消化系统的一种常见病,属慢性胃炎中的一种。该病是指胃黏膜呈慢性浅表性炎症,其发病原因不一,可因嗜酒、喝浓咖啡,或因胆汁反流,或因幽门螺杆菌感染等引起。

患者可有不同程度的消化不良症状,进食后上腹部不适,隐隐作痛,可伴嗳气,恶心,泛酸,偶有呕吐,一般症状轻微,有的甚至无明显症状,可在胃镜检查时发现。现代医学对慢性浅表性胃炎的治疗仍然没有特效方法,多为对症治疗。如保护胃黏膜,减少胃酸分泌,促进胃肠蠕动,抑制幽门螺杆菌感染等。中医学将其归于胃脘痛、痞证、反胃、呕吐等的范围,以辨证治疗为主。中医历代医家对其辨证论治均有论述,治疗上积累了丰富的经验。现将近几年我国对 CSG 的证候相关研究概况综述如下。

一、中医辨证分型

易显锋将 49 例 CSG 分为饮食停滞型、肝郁气滞型、脾胃虚寒型、胃阴不足型 4 型进行辨证论治;韩丽华等将 CSG 分为肝胃不和型、湿热中阻型、脾胃虚弱型、脾胃虚寒型、胃络瘀阻型 5 型;卢成孝将 80 例 CSG 分为脾胃虚寒型、肝胃不和型、脾胃湿热型、胃阴不足型 4 型进行辨证论治;黄雪萍将 54 例 CSG 分为肝胃不和型、脾胃虚弱型(包括虚寒型)、胃阴不足型、脾胃湿热型、胃络瘀血型 5 型进行辨证论治;卫永琪将 81 例 CSG 分为肝胃气滞型、脾胃气虚型、脾胃虚寒型、胃阴不足型、胃热内蕴型(或肝胃热蕴型、湿热中阻型)进行辨证论治;杨郎将 119 例 CSG 分为肝气犯胃型、脾胃虚弱型、寒热错杂型 3 型进行辨证论治。

二、中医证候分布研究

张声生等对 CSG 证候分布进行了相关研究,研究结果认为:960 例慢性浅表性胃炎中医证候的出现频率分别为肝胃不和证 490 例(51.04%)、肝郁脾虚证 180 例(18.75%)、脾胃虚弱证 112 例(11.67%)、脾胃湿热证 98 例(10.21%)、胃阴不足证 80 例(8.33%);不同的分类证候症状出现频次各不相同,具体为:肝胃不和证前 5 位症状的出现频次由高到低依次为呃逆嗳气、烦躁易怒、四肢倦怠、泛酸(嘈杂)、口干口渴;肝郁脾虚证前 5 位症状的出现频次由高到低依次为呃逆嗳气、四肢倦怠、烦躁易怒、食后腹胀、口干口渴;脾胃虚弱证前5位症状的出现频次由高到低依次为胃脘隐痛、四肢倦怠、大便稀或溏、食欲减退、食后腹胀;脾胃湿热证前5位症状的出现频次由高到低依次为大便稀或溏、呃逆嗳气、失眠多梦、胃脘隐痛、四肢倦怠或烦躁易怒或口干口渴;胃阴不足证前5位症状的出现率由高到低依次为口干口渴、呃逆嗳气、四肢倦怠、烦躁易怒、泛酸(嘈杂)。结论:与传统相比,慢性浅表性胃炎证候分布发生了变迁,以肝郁相关证候最为常见;5类证候症状出现频次各有不同模式特点,症状谱则与肝脾关系最为密切。

　　吴建一研究了372例CSG,将其分为胃热炽盛型、脾胃虚寒型、肝胃气滞型、胃阴亏虚型、寒邪犯胃型、瘀阻胃络型、食滞胃肠型等7型,进行分析后认为:本病男性发病率高于女性,年龄以青壮年为多见,病程较长,以慢性病为主,幽门螺杆菌感染率高(83.1%)。从中医证型来看,依肝胃气滞、脾胃虚寒、瘀阻胃络、胃热炽盛、胃阴亏虚、寒邪犯胃、食滞胃肠次序,所占比例依次递减。其中肝胃气滞、脾胃虚寒、瘀阻胃络3型共占87.9%。幽门螺杆菌感染率又以胃热炽盛、瘀阻胃络、脾胃虚寒、肝胃气滞、胃阴亏虚、寒邪犯胃依次递减,但差异不大。

三、各证型诊断标准的确立

　　周福生等对CSG脾气虚证诊断标准确立进行研究,结果:新建立慢性浅表性胃炎脾气虚证诊断标准包括4项主症和7项次症。主症:①食后脘胀;②舌胖大有齿痕;③舌质淡;④脉细或细弱。次症:苔薄白、胃脘疼痛、肢体倦怠、口淡、面色萎黄、大便溏、脉细弦。诊断标准:主症①为必不可少之症;具备4项主症可诊断;具备前3项主症中的2项加任何次症3项可诊断;具备3项主症加任何2项次症可诊断。结论:新建立的标准更符合慢性浅表性胃炎脾气虚证的诊断,更贴近于临床。

　　劳绍贤等观察CSG患者146例,其中脾胃湿热证81例,非脾胃湿热证65例。初步建立慢性浅表性胃炎脾胃湿热证诊断标准和简化标准。结果:慢性浅表性胃炎脾胃湿热证的初步诊断标准为:以舌苔黄腻、胃脘痞满或胀或痛、大便溏、纳呆为主要症状;口苦而黏、胸闷、口渴少饮、肢体困重、恶心为次要症状;只要具备舌苔黄腻,再同时具备其余两个主症,或具备其余1个主症和2个次症,或具备3个以上次症,即可诊断。简化诊断标准为:同时具备舌苔黄腻和胃脘痞满或胀或痛,即可诊断。结论:初步建立的慢性浅表性胃炎脾胃湿热证诊断标准具有一定的科学性、客观性和可行性。

　　梅武轩等对CSG脾胃湿热证量化标准的初步建立进行了研究,结果显示慢性浅表性胃炎脾胃湿热证量化诊断标准为49分;量化诊断标准的回顾性检验,其敏感度、特异度、准确度、阳性似然比分别为:90.91%、90.57%、90.72%、9.64。程度分级标准:轻度49~57分,中度58~65分,重度≥65分。结论:慢性浅表性胃炎脾胃湿热证量化标准统计严谨,相关因素赋分合理,值得进一步深入研究。

四、现代医学辅助检查与中医证候相关性的研究

梅武轩等对 CSG 不同证型与胃黏膜水通道蛋白（aquaporin，AQP）3、4 基因表达的相关性进行研究，结果：脾胃湿热证组 AQP3、AQP4 高于胃阴不足证组和正常人组；脾虚湿困证组、寒湿困脾证组 AQP3 均高于胃阴不足证组；脾胃湿热证组、脾虚湿困证组、寒湿困脾证组 3 组间 AQP3、AQP4 比较没有明显差异；胃阴不足证组和正常人组间 AQP3、AQP4 比较也没有明显差异。结论：慢性胃炎中医证型不同，胃黏膜 AQP3、AQP4 基因表达不同，AQP3、AQP4 可能成为脾虚湿困、寒湿困脾、脾胃湿热、胃阴不足等病证的发生机制之一。

刘卫红等对 CSG 中医证型与胃黏膜分泌功能的相关性分析，结果单纯型浅表性胃炎胃泌素、胃动素及胃蛋白酶原 Ⅰ、Ⅱ 水平与伴有出血、糜烂、反流的浅表性胃炎无显著性差异。不同证型胃泌素、胃动素含量具有显著性差异，其中脾胃虚弱型、肝郁脾虚型和胃阴不足型患者胃泌素、胃动素含量较低，表明虚证和虚实夹杂证胃黏膜分泌功能较弱。结论：虚证和虚实夹杂证胃黏膜分泌功能减弱。

张声生等对 CSG 不同证候胃黏膜神经内分泌免疫调节的研究，结果显示，与脾胃虚弱证比较，脾胃湿热证胃黏膜促胃液素（GAS）明显升高（$P < 0.05$），脾虚痰湿证也显示了升高的趋势；脾虚痰湿证降钙素基因相关肽（CGRP）明显升高（$P < 0.05$）；脾虚痰湿证和脾胃湿热证胃黏膜辅助 T 淋巴细胞（CD4）明显升高，该两组之间及其他各组之间抑制 T 淋巴细胞（CD8）无明显差异。结论：胃黏膜神经内分泌、T 淋巴细胞免疫在慢性胃病及其不同证候的发展形成演变过程中起着重要作用。

谢冰颖等对 CSG 胃黏膜增殖细胞核抗原和热休克蛋白与中医证型的关系的研究，结果显示，脾气虚证胃黏膜内的细胞分裂指数高于脾胃湿热证（$P < 0.05$）；脾胃湿热证胃黏膜内的 HSP60 在间质和腺体均高于脾气虚证（$P < 0.05$，< 0.01），而 2 种证型 HSP60 在胃黏膜上皮的表达比较差异无统计学意义（$P > 0.05$）。结论：中医的临床辨证分型与 PCNA 和 HSP60 表达有一定关系。

吴秀霞等对部分证型慢性胃炎患者胃黏膜组织中具有代表性的促凋亡基因 Fas 的蛋白质表达和抑制因 Bcl-2 蛋白质表达进行了检测，探讨从细胞凋亡的角度揭示慢性胃炎证候的实质。结果：脾胃湿热组 Bcl-2 阳性率显著高于肝胃不和组和对照组，肝胃不和组和对照组的 Bel-2 阳性率则没有显著差异，同时肝胃不和组的凋亡指数显著高于脾胃湿热组和对照组。

范妤等对 CSG 中医证候与幽门螺杆菌及抗凋亡蛋白的相关性研究，结果：脾胃湿热组 Hp 感染率显著高于脾胃气虚组和正常对照组，有显著性差异（$P < 0.01$）；Bcl-2 在脾胃气虚组的表达率略高于脾胃湿热组，二者无显著性差异，但与正常对照组相比差异显著（$P < 0.05$）。结论：慢性浅表性胃炎不同中医证型中，Hp 感染和抗凋亡蛋白 Bcl-2 表达存在差异，二者与证候的形成有关。

张玉峰等对 CSG 细胞凋亡指数与中医证型相关性研究，结果：脾胃湿热组和肝胃不和

组 Hp 感染率显著高于对照组,脾胃湿热组 Hp 感染率显著高于肝胃不和组,肝胃不和组的凋亡指数显著高于脾胃湿热组。结论:除了 Hp 感染的因素之外,机体气机阻滞也会导致细胞凋亡的发生加强。

刘利民等对 108 例慢 CSG 患者进行调查,Hp 的感染率从高到低依次为脾胃湿热(84.2%)、肝胃不和(78.2%)、脾虚夹热(58.3%)、脾胃虚寒(38.5%)、胃阴不足(31.3%)。实证(脾胃湿热和肝胃不和)型 Hp 的感染率和虚证(脾虚夹热、脾胃虚寒和胃阴不足)型比较,经 χ^2 检验,存在显著差异($P<0.01$)。

蔡子鸿等对 206 例 CSG 患者进行调查,病程在 10 年以下者各证型 Hp 感染的阳性率分别为脾胃虚寒型 63.33%、脾胃湿热型 87.1%、肝胃气滞型 48.89%、瘀阻胃络型 70%、胃阴亏虚型 40%,经比较差异非常显著($P<0.01$),说明病程在 10 年以下者主要以脾胃湿热型多见。

陈晴清对 85 例胃镜诊断慢性浅表性胃炎患者按中医辨证分为脾胃湿热型、肝胃不和型、脾气虚证型,观察其与 Hp 感染的状况。结果:慢性浅表性胃炎患者 Hp 阳性率以脾胃湿热型最高,占总感染 45.18%,与脾气虚证组 Hp 感染率有显著差异,而与肝胃不和组 Hp 感染率无显著差异。结论:慢性浅表性胃炎的中医分型有一定的科学性,脾胃湿热是本病的主要证型,且 Hp 感染率最高,提出湿热之邪与 Hp 在病因学上是相通的,为临床治疗提供依据。

五、各独立证型与现代医学辅助检查相关性研究

张诗军劳绍贤等对 CSG 脾胃湿热证与水通道蛋白 3 基因表达的相关性研究。结果:正常人与慢性浅表性胃炎患者 AQP3 阳性表达率差异有显著性($P<0.01$),正常人、脾胃湿热证患者 AQP3 阳性表达率差异有显著性($P<0.05$),脾胃湿热证、脾虚证患者 AQP3 阳性表达率差异无显著性($P>0.05$)。慢性浅表性胃炎脾胃湿热证中 AQP3 阳性患者出现口渴少饮、大便溏而不爽的比例要明显高于 AQP3 阴性患者($P<0.05$ 或 $P<0.01$),出现口干口苦、恶心、纳呆、腹胀或痛的比例两组无明显差异($P>0.05$)。慢性浅表性胃炎脾胃湿热证中 AQP3 阳性患者辨证为湿重于热的比例要明显高于 AQP3 阴性患者($P<0.05$)。结论:AQP3 与水液代谢关系密切,AQP3 在脾胃湿热证发生中起着某种作用。

周正等对 CSG(脾胃湿热证)与水通道蛋白 4 表达关系的研究,结果:脾胃湿热证胃黏膜的炎症明显要重于脾虚证和正常人组($P<0.05$,$P<0.01$);脾胃湿热证 AQP4 蛋白表达量强于脾虚证组($P<0.01$)和正常人组($P<0.05$);脾虚证蛋白表达量低于正常人组,但两组差异无显著性($P>0.05$)。结论:AQP 的异常表达可能是脾胃湿热证的发生机制之一。

梅武轩、劳绍贤等对 CSG 脾胃湿热证与胃黏膜水通道蛋白 3、4 基因表达的相关性研究,结果:脾胃湿热中度组、重度组 AQP3、AQP4 基因表达水平均高于对照组和脾胃湿热轻度组($P<0.05$,$P<0.01$);脾胃湿热重度组 AQP3 高于脾胃湿热中度组($P<0.05$)。结论:脾胃湿热程度不同,胃黏膜 AQP3、AQP4 基因表达不同,脾胃湿热程度与胃黏膜

AQP3、AQP4 基因表达相关,它随着湿热程度的加重而增加。

周凡等对 CSG 脾胃湿热证患者舌苔脱落细胞活动周期的研究,结果:脾胃湿热组患者 S 期细胞高于正常对照组和脾气虚组,差异均有显著性意义($P<0.01$,<0.05),经过清化饮治疗 1 个月后,脾胃湿热组患者 S 期细胞数目下降,而 G 期和 G 加 M 期细胞增加($P<0.05$)。凋亡细胞不论脾胃湿热组还是脾气虚组均高于正常对照组,经过治疗后的脾胃湿热组患者,虽然细胞周期有改变,但凋亡细胞无明显变化。结论:脾胃湿热证慢性浅表性胃炎患者的舌苔脱落细胞周期中,S 期细胞最多,治疗后 S 期细胞减少,G 期、G 加 M 期细胞增加;凋亡细胞脾胃湿热组和脾气虚组均高于正常对照组。

周凡等对 CSG 脾胃湿热证患者舌苔脱落细胞 CDK4 和 CDK6 的表达及意义,结果:脾胃湿热组患者舌苔脱落细胞 CDK4 和 CDK6 阳性细胞显著高于脾气虚组和正常对照组($P<0.01$)。结论:CDK4 和 CDK6 在脾胃湿热证舌苔脱落细胞保持高表达。可能与中医证型有关。

吴娟等对 CSG 湿热证胃黏膜 G、D 细胞变化及胃泌素、生长抑素的表达的研究,结果:与脾虚组比较,湿热组胃黏膜 G 细胞数目,D 细胞数目,G、D 细胞比值,G 细胞总面积 GAS 表达量,D 细胞总面积生长抑素(SS)的表达量有显著性差异。结论:G 细胞增多,胃黏膜 GAS 增多,D 细胞减少,胃黏膜 SS 减少,可能是湿热证的病理基础;而 D 细胞增多,胃黏膜 SS 分泌亢进,G 细胞减少,胃黏膜 GAS 水平低下,可能是脾虚证的病理基础。

武一曼等对胃泌素、生长抑素与脾胃湿热证 CSG 的相关性研究,结果:脾胃湿热组 G 细胞均高于脾气虚组($P<0.01$);脾胃湿热组 D 细胞显著低于其他两组($P<0.01$),G/D 细胞比值脾胃湿热组高于其他两组。脾胃湿热组的 Hp 感染率高于脾气虚组。脾气虚组患者年龄高于脾胃湿热组。结论:脾胃湿热组患者与 Hp 感染有密切关系,由于 Hp 介入导致 G 细胞增多,D 细胞减少,G/D 细胞比值增大。

冯春霞等对 CSG 脾胃湿热证胃黏膜病理、幽门螺杆菌感染及胃黏膜分泌特点研究,结果显示,脾胃湿热证患者的感染率、胃黏膜炎症程度要高于脾虚证组和正常组($P<0.05$ 或 $P<0.01$);脾胃湿热证胃黏膜组织中的 IL-8、TNF-α 要高于脾虚证组($P<0.05$ 或 $P<0.01$),而 SIgA 却低于脾虚证组($P<0.01$);在脾胃湿热证中,阳性者的胃黏膜炎症程度明显重于阴性者($P<0.01$),且阳性者胃黏膜组织中的 IL-8、TNF-α 要高于阴性者($P<0.05$),而 SIgA 在两组间无显著性差异($P>0.05$)。结论:脾胃湿热证的胃黏膜呈现一种活动性炎症改变,这可能与局部炎症因子(IL-8、TNF-a)分泌增加、防御因子分泌减少有关;而 Hp 感染可能是引起和加重脾胃湿热证内在病理变化的因素之一。

林传权等对 CSG 脾虚证消化吸收障碍亚型的临床分析,结果显示,脾虚证亚型出现频率超过 50% 的症状有舌淡苔白、脉细弱、体倦乏力、食后腹胀、纳呆食少、胃脘胀满、脘腹疼痛、神疲懒言、嗳气、口淡等;脾胃湿热证出现频率超过 50% 的症状有舌苔黄腻、脉滑或濡、胃脘胀满、脘腹疼痛、口干、嗳气、食后腹胀等。脾虚证亚型食后腹胀、纳呆食少、神疲懒言、消瘦的出现频率(分别为 82.5%、77.5%、52.5% 和 47.5%)明显高于脾胃湿热证(分别为 50.5%、46.6%、15.5% 和 18.4%),两组比较差异均有显著性意义($P<0.001$)。脾虚证亚

型以轻、中度慢性胃炎患者居多,重度较少。结论:脾虚证消化吸收障碍亚型临床上是客观存在的,脾虚亚型患者消化吸收功能不良、营养代谢障碍等有其特定的临床症状和基因背景。

六、问题与展望

目前我国对证的研究多为以上所述几类。

目前我国对 CSG 的证候的研究较多,分型不一,各有特色,但缺乏统一性,不利于临床教学及临床的实际应用,因此某些证型的诊断标准的相关研究崭露头角,以期能制定出一套比较固定可行的证型诊断标准,该类研究具有较好的前瞻性,继续扩展研究,有望获得预期目标,届时中医诊断方式上可望获得新的突破。

我国古代医家对 CSG 的治疗是通过望闻问切四诊对患者病情的收集,以达到辨病辨证相结合,法随证立,从而进一步拟订治疗方案,对疾病进行论治。随着现代医学以及现代科学技术的发展,诊断手法越来越多,当代医者除了运用中医旧有的四诊技术收集病情外,还运用了各形各色的现代诊疗技术来完善疾病资料的收集,因而近年来也逐步产生了各种现代诊疗技术与中医辨证相结合来治疗疾病,从而也逐步流行了对诊疗技术下所产生的各种指标与中医证型分类或形成因素关系的探讨,这是中医辨证上的一大进步,具有较高的前瞻性。目前相关的研究虽然不少,但研究的证型及种类较局限,有待进一步扩大研究其他类型证型。该类型研究亦是中医与西医相结合的切入点,值得进一步深入研究,为未来中西医结合事业做出更多的贡献。

(云南中医中药杂志,2010,31(02):62-64)

慢性浅表性胃炎中医证候分布与
Hp 关系的研究

陈丽凤　吴耀南

慢性浅表性胃炎（CSG）是一种慢性胃黏膜浅表性炎症，发病因素众多，近年来西医学发现幽门螺杆菌（Hp）感染与 CSG 的发病有着密切的关系，现代中医在此基础上认为 Hp 感染属中医"邪气"范畴，诸多学者相继开始了对 Hp 感染与中医证候关系的研究，但目前观点不一，各持已见，尚无统一。本研究通过流行病学调查的方法，对 730 例 CSG 中医证候的分布与 Hp 感染之间的关系进行了探讨，现将结果报道如下。

一、临床资料

（一）一般资料

选取 730 例厦门中医院消化内科已通过胃镜和病理检查确诊为 CSG 并已行 Hp 的检测的患者，不论初发或复发，均以首次就诊的时间作为本病发展过程中的某一阶段的开始，归纳其这一阶段的证候特点。由中医主治以上医师对所观察病例进行中医辨证，按患者实际表现证型结果如实记录。730 例患者中男性 345 例，占 47.3%，女性 385 例，占 52.7%，年龄 18～60 岁，平均 36.95±8.73 岁。

（二）诊断标准

CSG 西医诊断参照中华人民共和国卫生部《中药新药临床研究指导原则》1995 年第二辑发布的《中药新药治疗慢性浅表性胃炎的临床研究指导原则》；中医证候诊断参照该指导原则中的中医证候诊断标准，出现兼杂证者，以患者实际表现出来的证型为准；Hp 诊断标准参照 2003 年安徽桐城中华全国 Hp 共识会议中的科研诊断标准。

二、观察方法

（一）调查方法

参照中华人民共和国卫生部 1995 年版《中药新药临床研究指导原则》，设计统一的

CSG 中医证候研究表格进行观察,研究内容包括患者姓名、性别、年龄、病史、发病时间、中医证候、胃镜下胃黏膜表现、胃镜诊断、病理表现、病理诊断、Hp 感染及症状和体征的种类及评分等,采用流行病学调查方法对所有符合纳入标准且不符合排除标准任一项的患者收集资料进行观察。

(二)统计学方法

设计相应 EXCEL 表格,将观察所得初始数据输入表格,再使用 EXCEL 常用工具对初始数据进行简单的统计分析获得二次数据;然后将所得二次数据资料应用 SPSS17.0 统计软件进行数据分析,确定所得相关结果是否存在统计学意义,计量资料若符合正态分布,用单因素方差分析;若不符合正态分布,用秩和检验;计数资料之间比较采用卡方检验;等级资料之间比较使用秩和检验。

三、结果

各独立证候与 Hp 感染的关系:730 例纳入病例中 Hp 阳性的 195 例,每个独立证候出现 Hp 阳性的频率从高到低顺序为湿热中阻 96 次(48.0%)(为占湿热中阻总次数的比例)、脾胃虚弱 161 次(28.8%)、胃络瘀血 44 次(24.7%)、肝胃不和 58 次(15.5%)。详见表 1。

表 1　各独立证候与 Hp 感染的情况[次(%)]

证候	Hp 阳性	Hp 阴性
脾胃虚弱证	161(28.8)	399(71.2)
湿热中阻证	96(48.0)	104(52.0)
肝胃不和证	58(15.5)	315(84.5)
胃络瘀血证	44(24.7)	134(75.3)
总计次数	359(27.4)	952(72.6)
总计例数	195 例(26.7)	535 例(73.3)

四、讨论

Hp 是由澳大利亚学者 Marshall 和 Warren 在 1983 年从慢性胃炎患者的胃窦黏液层及上皮细胞中首次被分离发现,此后经众多学者大量研究发现在 60%～90% 慢性胃炎患者的胃黏膜中均能培养出 Hp,进而发现胃黏膜的炎症程度与 Hp 的感染程度之间存在正相关关系,并正式提出了 Hp 感染是慢性胃炎的重要原因之一。现代医学对 Hp 致病机理尚未完全明了,目前认为最可能的主要机理为通过使胃黏膜屏障破坏进而发生 H^+ 反向弥散,继而发生胃黏膜的炎症。诸多学者研究认为 Hp 感染与慢性胃炎、胃溃疡、胃癌的发病有着密切的关系,世界卫生组织(WHO)已把其列为胃癌的首要致病因子。

现代中医认为 Hp 感染当属中医学的"邪气"范畴,是胃病发生的重要因素。如《儒门事亲》说:"夫病一物,非人身素有之也,或自外而入,或由内而生,皆邪气也。"了解本病中医证候及其分类证候的症状与体征与 Hp 感染的关系,可以指导临床医生更好地综合诊断,以助更好地采取相应的治疗方案,以有效缓解病情,阻止本病向慢性萎缩性胃炎、胃溃疡、胃癌发展。

导师认为 Hp 感染具有隐匿性、渐进性、反复性的特点,而中医的"湿热邪气"的发病特点与 Hp 感染的胃病的临床表现也颇近似,表明湿热邪气、CSG、湿热证、Hp 阳性之间存在着一定的关系。"湿热"既是病因之一,又是 CSG 常见的病理类型,它适宜 Hp 的生长和繁殖。脾胃气虚者同样对 Hp 易感,因为脾胃虚弱、正气不足,正是容易导致 Hp 感染的重要因素,这与中医理论"邪之所凑,其气必虚"相吻合。Hp 感染后,使脾胃损伤加重导致脾胃虚弱更甚。从而使脾胃运化升降失常、血气不调而出现一系列气滞、血瘀、食积、郁热、湿阻等病理表现,即"百病皆由脾胃衰而生也",故虚证也可出现较高的 Hp 感染率。

本研究结果显示:730 例观察病例中 Hp 阳性的 195 例,每个独立证候出现 Hp 阳性的频率从高到低顺序为湿热中阻 96 次(48.0%)(为占湿热中阻总次数的比例)、脾胃虚弱 161 次(28.8%)、胃络瘀血 44 次(24.7%)、肝胃不和 58 次(15.5%)。上述结果表明 Hp 感染与湿热中阻关系极为密切,其次为脾胃虚弱,这与蔡子鸿等学者研究结果不谋而合(他们认为 Hp 感染以脾胃湿热及脾胃虚寒证最多见,脾胃湿热型>脾胃虚寒型),李宝山等学者研究结果亦显示 Hp 感染与脾胃虚弱及湿热中阻关系最为密切,但脾胃虚弱高于湿热中阻证。综上所述,可见众多学者均较认可 Hp 感染与脾胃湿热及脾胃虚弱两者皆存在密切相关的关系,但各学者在两者关系密切程度的高低上观点尚不一致,考虑可能与各地的气候、卫生、饮食习惯等不同相关,亦可能与各学者收集病例数仍较有限相关。本研究结果提示我们在临床上治疗 CSG 伴 Hp 感染患者时既要注重清热化湿,又要不忘健脾扶正,才能达到标本兼治,以防 Hp 感染的反复发作。

综上所述,Hp 感染与湿热中阻及脾胃虚弱密切相关,治疗 CSG 并 Hp 感染时要不忘健脾扶正与清热化湿,以达标本兼治。因为中医的证候是疾病过程中某一阶段或某一类型的病理概括,能揭示病变的机理和发展趋势,故中医学将其作为确定治法、处方遣药的依据。因此,本课题采用流行病学的调查方法,对到我院就诊的 CSG 患者进行中医辨证并统计分析其分布特点与 Hp 感染之间的相关性,具有重要临床指导意义。由于时间有限,观察的病例不多,不能代表厦门地区的全部 CSG 患者,更不能涵盖整个中国甚至是世界 CSG 的发患者群,因此,观察结果尚不能完全反映 CSG 证候与 Hp 感染之间的关系,有待于进一步深入观察研究。

(中华中医药学会脾胃病分会第二十三次全国脾胃病学术交流会论文汇编 2011 年 5 月)

慢性浅表性胃炎中医证候分布与病理分级及性别、年龄关系的研究

陈丽凤 吴耀南

慢性浅表性胃炎（CSG）是一种慢性胃黏膜浅表性炎症，它是慢性胃炎中最常见的一种类型，本病 15～60 岁均可发病，男性发病多于女性，且发病率有随年龄增长而升高的趋势。CSG 病理分级是胃黏膜炎症轻、中、重的具体表现，目前尚未有人深入探讨其与中医辨证的内在关系。本研究通过流行病学调查的方法，对 730 例 CSG 中医证候的分布与病理分级及性别、年龄之间的关系进行了探讨，现将结果报道如下。

一、临床资料

（一）一般资料

选取 730 例厦门中医院消化内科已通过胃镜和病理检查确诊为 CSG 的患者，不论初发或复发，均以首次就诊的时间作为本病发展过程中的某一阶段的开始，归纳其这一阶段的证候特点。由中医主治以上医师对所观察病例进行中医辨证，按患者实际表现证型结果如实记录。730 例患者中男性 345 例，占 47.3%；女性 385 例，占 52.7%。年龄 18～60 岁，平均 36.95±8.73 岁。

（二）诊断标准

CSG 西医内镜诊断和病理诊断均参照中华人民共和国卫生部《中药新药临床研究指导原则》1995 年第二辑发布的《中药新药治疗慢性浅表性胃炎的临床研究指导原则》；中医证候诊断参照该指导原则中的中医证候诊断标准，出现兼杂证者，以患者实际表现出来的证型为准。

二、观察方法

（一）调查方法

参照中华人民共和国卫生部 1995 年版《中药新药临床研究指导原则》，设计统一的CSG 中医证候研究表格进行观察，研究内容包括患者姓名、性别、年龄、病史、发病时间、中

医证候、胃镜下胃黏膜表现、胃镜诊断、病理表现、病理诊断、Hp 感染及症状和体征的种类及评分等,采用流行病学调查方法对所有符合纳入标准且不符合排除标准任一项的患者收集资料进行观察。

（二）统计学方法

设计相应 EXCEL 表格,将观察所得初始数据输入表格,再使用 EXCEL 常用工具对初始数据进行简单的统计分析获得二次数据;然后将所得二次数据资料应用 SPSS17.0 统计软件进行数据分析,确定所得相关结果是否存在统计学意义,计量资料若符合正态分布,用单因素方差分析;若不符合正态分布,用秩和检验;计数资料之间比较采用卡方检验;等级资料之间比较使用秩和检验。

三、结果

（一）各独立证候与病理组织学分级的关系

CSG 病理分级轻、中、重度中各独立证候出现频率最高的分别为脾胃虚弱证 174 次（31.1%）、肝胃不和证 189 次（50.7%）、湿热中阻证 112 次（56.0%）。详见表 1。

表 1　各独立证候与病理分级（轻、中、重）的关系[次（%）]

证候	轻度	中度	重度
脾胃虚弱证	174(31.1)	211(37.7)	175(31.3)
肝胃不和证	91(24.4)	189(50.7)	93(24.9)
湿热中阻证	23(11.5)	65(32.5)	112(56.0)
胃络瘀血证	21(11.8)	86(48.3)	71(39.9)
总计次数	309(23.6)	551(42.0)	451(34.4)
总计例数	197 例(27.0)	297 例(40.7)	236 例(32.3)

（二）各独立证候与性别的关系

女性发病以肝胃不和 236 次（63.3%）及脾胃虚弱证 319 次（57.0%）为主,男性发病则以湿热中阻 151 次（75.5%）及胃络瘀血证 102 次（57.3%）为主。详见表 2。

表 2　各独立证候与性别的关系[次（%）]

证候	男性	女性
脾胃虚弱证	241(43.0)	319(57.0)
肝胃不和证	137(36.7)	236(63.3)
湿热中阻证	151(75.5)	49(24.5)
胃络瘀血证	102(57.3)	76(42.7)
总计次数	631(48.1)	680(51.9)
总计例数	345 例(47.3)	385 例(52.7)

（三）发病年龄分布及比例情况

该病发病年龄以 31～40 岁 320 例（43.8％）为好发人群，其次为 18～30 岁人群 188 例（25.8％），18～40 岁人群共计 508 例（69.6％），可见该病以青年人群为主要发病对象。详见表 3。

表 3　发病年龄分布及比例[n(%)]

18～30 岁	31～40 岁	41～50 岁	51～60 岁
188(25.8)	320(43.8)	153(20.9)	69(9.5)

四、讨论

（一）CSG 病理分级与证候关系的探讨

CSG 的基本病变是上皮细胞变性，小凹上皮增生与固有膜内炎性细胞浸润。炎性细胞浸润仅限于胃黏膜的上 1/3 者为轻度，炎性细胞浸润胃黏膜超过 1/3 至 2/3 者为中度，浸润达全层者为重度。现代中医对 CSG 病理分级与中医证候关系的研究尚较缺乏，导师根据多年的临床经验认为，轻、中、重度 CSG 与证候类型存在一定的相关性，本研究亦提示 CSG 病理分级与证候确实存在一定的关系：轻度的以脾胃虚弱证 174 次（31.1％）最为常见，中度的以肝胃不和证 189 次（50.7％）最为常见，重度的以湿热中阻证 112 次（56.0％）最为常见。该结果说明 CSG 病理分级与证候的虚实相关，虚证多表现为轻度，实证则更多地表现为重度，表明实证尤其是邪实证时对胃黏膜的损伤程度最大。因此，在治疗轻度 CSG 时可配合健脾扶正加以治疗，在治疗中度 CSG 时可加用调肝和胃之品治疗，在治疗重度 CSG 时则可适当辅佐清热化湿之品。

另外，本研究结果显示胃络瘀血型以中度及重度 CSG 患者更多见，说明在治疗中度及重度 CSG 患者时要注重活血化瘀。中医认为"久病入络"，瘀血证常见于疾病的后期、重症阶段，但该研究结果显示中度患者比重度患者出现胃络瘀血频次更多，与既往大家常规所认识的结果较不一致，考虑可能由于胃络瘀血证患者样本量不够大所产生的误差所致，有待进一步深入研究。

（二）CSG 性别与证候分布关系的探讨

该样本研究结果显示：女性发病以肝胃不和 236 次（63.3％）及脾胃虚弱证 319 次（57.0％）为主，男性发病则以湿热中阻 151 次（75.5％）及胃络瘀血证 102 次（57.3％）为主。笔者认为该研究结果具有一定的社会科学依据及临床指导意义，分析如下：

（1）肝胃不和多因长期精神紧张、焦虑以及思虑过多而致肝气不畅。中医学认为肝五行属木，性喜条达而恶抑郁，肝气条达则精神放松、情志愉悦，肝气抑郁则精神紧张、情志不畅、急躁易怒，甚则诱发精神失常，反之，精神对肝气的条达与否亦存在反作用，可起到调节作用。众所周知，随着生活水平的提高，当代人的精神压力有增无减，从频繁的大学生自杀、轻生,以及精神病患者的逐年增多都可以看出精神压力、情志不调已成为当代社会不可忽视的一大新生问题,从上述调查结果可见女性患者存在情志不畅的较男性为多,因此在辨证治疗女性 CSG 患者时,尤其要注意是否并有肝脾不和,有则须加强疏肝和胃的治疗,有时可适当加用解郁、安神等药以辅佐治疗,并应从心理上开导患者,让其认识到精神、情绪的主动作用。

(2)脾胃湿热往往是由于长期饮酒、偏食辛辣炙煿油腻之物以及感染 Hp 等所致。在我国,目前以男性饮酒为多,经相关调查显示:海淀区居民饮酒率为 27.33%,其中男性饮酒率为 57.11%,女性饮酒率为 11.28%,男性约为女性的 5 倍,男女性别饮酒率具有显著差异。周旭辉等曾于 1993 年、2001 年在全国五地区进行过第一次、第二次全国性酒精消费现状调查,结果均显示:改革开放后,随着我国经济的快速发展和人民生活水平的提高,中国的酒精消费量呈上升趋势,酒精所导致的公共卫生问题日益突出。由此可见男性湿热中阻证更为多见,有其社会科学依据,同时该数据亦提示我们在辨证治疗男性 CSG 患者时,应注意清热化湿治疗的重要性。

(3)本研究结果还提示脾胃虚弱患者多见于女性,胃络瘀血多见于男性。导师根据临床多年经验认为脾胃湿热与胃络瘀血间存在一定的因果关系,脾胃湿热患者往往容易导致胃络瘀血的发生,可能与脾胃湿热病势缠绵,病程往往较长,久病入络而致瘀血内阻有关,故在治疗脾胃湿热时应同时注意佐以活血化瘀之品。而女性患者则肝胃不和及脾胃虚弱证多见,导师根据临床多年经验认为木郁克土,皆因脾土偏弱,肝气偏旺所致,故在治疗女性肝胃不和时,疏肝还要健脾,则可加强疗效。

(三)CSG 年龄分布特点

本研究结果显示:CSG 发病年龄以 31～40 岁 320 例(43.8%)为好发人群,其次为 18～30 岁人群 188 例(25.8%),18～40 岁人群共计 508 例(69.6%),占据将近 2/3 的例数,可见该病以青年人群为主要发病对象。笔者认为该研究结果具有一定的社会科学理论依据及临床指导意义,表现在:①慢性胃炎分两大类:CSG 及 CAG,CSG 是慢性胃黏膜浅表性炎症,CAG 则是胃黏膜呈慢性炎变和固有腺萎缩,CSG 长期反复发作不愈可进一步转化为CAG,而 CAG 经过积极治疗有时亦可逆转为 CSG,并且随着年龄的增大,尤其是老年人可存在生理性的 CAG,不列为病态,故从理论上讲 CSG 更多好发于年轻人,而 CAG 则更多好发于中老年人;②经研究发现众多因素都可诱发 CSG,如细菌、病毒及毒素,鼻腔、口腔、咽部的慢性感染,吸烟,刺激性食物、饮食不规律,药物损害,胆汁或十二指肠液反流,循环及代谢功能障碍,Hp 感染以及长期处于精神紧张、忧虑或抑郁状态等因素,而经调查发现饮食不规律、偏食辛辣炙煿等刺激性食物、生活作息不规律、吸烟、精神紧张、焦虑等多见于青年人,而老年人则往往饮食较规律且清淡、生活作息规律,故年轻人发病机会更大;③该研究结果提示我们面对 CSG 时,不仅要重视治疗,更要注重及早预防,尤其是从青年时期即要开始预防。

综上所述,CSG 病理分级与证候间亦存在相关,说明在治疗相应病理分级的患者时可借鉴各相应证候的治疗方法;男性 CSG 患者以湿热中阻和胃络瘀血多见,女性 CSG 患者以肝胃不和及脾胃虚弱多见,故在临证时可起到指导治疗的作用;CSG 好发于青年人,故在诊治该病的同时,应不忘从青年时期就要及早预防。因为中医的证候是疾病过程中某一阶段或某一类型的病理概括,能揭示病变的机理和发展趋势,故中医学将其作为确定治法、处方遣药的依据。因此,本课题采用流行病学的调查方法,对到我院就诊的 CSG 患者进行中医辨证并统计分析其分布特点与西医病理分级及患者性别、年龄之间的相关性,具有重要临床指导意义。由于时间有限,观察的病例不多,不能代表全部厦门地区的 CSG 患者,更不能涵盖整个中国甚至是世界 CSG 的发患者群,因此,观察结果尚不能完全反映 CSG 证候与各因素间的关系,有待于进一步深入观察研究。

(中华中医药学会脾胃病分会第二十三次全国脾胃病学术交流会论文汇编,2011 年 5 月)

慢性浅表性胃炎中医证候分布的研究

陈丽凤　吴耀南

慢性浅表性胃炎(CSG)是一种慢性胃黏膜浅表性炎症,它是一种常见病、多发病,病程缠绵,易反复发作,若失治误治,易进展为慢性萎缩性胃炎(CAG),甚至导致胃癌的发生。西医治疗该病远期疗效欠佳,中医对本病的认识久已,通过辨证施治往往能取得满意的疗效。本研究通过流行病学调查的方法,对730例CSG中医证候的分布规律进行了探讨,现将结果报道如下。

一、临床资料

(一)一般资料

选取730例厦门中医院消化内科已通过胃镜和病理检查确诊为CSG的患者,不论初发或复发,均以首次就诊的时间作为本病发展过程中的某一阶段的开始,归纳其这一阶段的证候特点。由中医主治以上医师对所观察病例进行中医辨证,按患者实际表现证型结果如实记录。730例患者中男性345例,占47.3%;女性385例,占52.7%。年龄18~60岁,平均36.95±8.73岁。

(二)诊断标准

CSG西医诊断参照中华人民共和国卫生部《中药新药临床研究指导原则》1995年第二辑发布的《中药新药治疗慢性浅表性胃炎的临床研究指导原则》,中医证候诊断参照该指导原则中的中医证候诊断标准,出现兼杂证者,以患者实际表现出来的证型为准。

二、观察方法

(一)调查方法

参照中华人民共和国卫生部1995年版《中药新药临床研究指导原则》,设计统一的CSG中医证候研究表格进行观察,研究内容包括患者姓名、性别、年龄、病史、发病时间、中医证候、胃镜下胃黏膜表现、胃镜诊断、病理表现、病理诊断、Hp感染及症状和体征的种类及评分等,采用流行病学调查方法对所有符合纳入标准且不符合排除标准任一项的患者收集资料进行观察。

(二)统计学方法

设计相应 EXCEL 表格,将观察所得初始数据输入表格,再使用 EXCEL 常用工具对初始数据进行简单的统计分析获得二次数据;然后将所得二次数据资料应用 SPSS17.0 统计软件,进行数据分析,确定所得相关结果是否存在统计学意义,计量资料若符合正态分布,用单因素方差分析;若不符合正态分布,用秩和检验;计数资料之间比较采用卡方检验;等级资料之间比较使用秩和检验。

三、结果

(一)各独立证候出现频次

各独立证候的出现频次(包括兼夹证中出现的)分别为脾胃虚弱证 560 次(42.7%)、肝胃不和证 373 次(28.4%)、湿热中阻证 200 次(15.3%)、胃络瘀血证 178 次(13.6%)。详见表 1。

表 1　各独立证候出现频次(包括兼夹证型中出现的)

证候	出现次数	百分比
脾胃虚弱证	560	42.7
肝胃不和证	373	28.4
湿热中阻证	200	15.3
胃络瘀血证	178	13.6
总计	1311	100

(二)各实际表现证型分布情况

730 例观察病例中,实际表现的证候出现频次分别为脾胃虚弱兼肝胃不和型 219 例(30%)、脾胃虚弱兼湿热中阻型 110 例(15.1%)、肝胃不和型 106 例(14.5%)、脾胃虚弱兼胃络瘀血型 79 例(10.8%)、脾胃虚弱型 78 例(10.7%)、脾胃虚弱兼湿热中阻及胃络瘀血型 51 例(7.0%)、湿热中阻型 39 例(5.3%)、肝胃不和兼胃络瘀血型 25 例(3.4%)、脾胃虚弱兼肝胃不和及胃络瘀血型 23 例(3.2%)。详见表 2。

表 2　各实际表现证型分布情况

证型	病例数/n	百分比/%
脾胃虚弱兼肝胃不和型	219	30
脾胃虚弱兼湿热中阻型	110	15.0
肝胃不和型	106	14.5
脾胃虚弱兼胃络瘀血型	79	10.8

续表

证型	病例数/n	百分比/%
脾胃虚弱型	78	10.6
脾胃虚弱兼湿热中阻及胃络瘀血型	51	6.9
湿热中阻型	39	5.3
肝胃不和兼胃络瘀血型	25	3.4
脾胃虚弱兼肝胃不和及胃络瘀血型	23	3.1

四、讨论

(一)CSG 中医各独立证候分布特点

本研究结果主要特点有:①脾胃虚弱证出现频次显著高于其他证型,超过一半的患者具有该证型表现;②肝胃不和出现频率为其次,与其他证型出现频率均存在显著的差异;③纳入病例中未见胃阴不足型患者。

本研究结果具有一定的理论依据和临床意义,表现在:①CSG 多为急性胃炎反复发作,慢性迁延不愈,病情反复所致,中医学认为"邪之所凑,其气必虚",且久病多虚,因此脾胃虚弱证往往贯穿于 CSG 的整个疾病过程,其出现频率最高有其基础理论依据,同时对临床治疗有重大的意义,提示在辨证治疗该病的同时要重视健脾扶正,以期获得更好的临床治疗效果。②我国目前处于发展中国家,正是发展建设、创造财富的关键时期,广大人民的工作、精神压力均处于较紧张的状态,尤其是中青年人群,随着社会的发展,温饱、卫生问题已不再是广大人民的基本问题,精神、工作压力已跃居人民的重要问题之中,研究表明,精神过度紧张,可使大脑皮层受到抑制,以致胃的神经反射性调节能力减弱,对胃的保护功能降低,致使胃黏膜发生炎症性变化,如《沈氏尊生书·胃痛》所说:"胃痛,邪干胃脘病也……唯肝气相乘为尤甚,以木性暴,且正克也。"因此,肝胃不和证出现频率较高亦有一定的社会科学依据,同时也提示在治疗 CSG 患者尤其是合并精神压力较大患者时要着重疏肝和胃及从心理学角度开导患者,以提高远期临床疗效。③胃阴不足证多由于胃内郁热或湿热内阻日久伤津耗液所致,由于收集的 CSG 患者病例中未发现有属于该证型的,故笔者认为胃阴不足证虽可见于"胃痛""痞满"等疾病范畴中,但也许与 CSG 的发病并无密切关系,根据导师多年临床经验认为胃阴不足证则更多见于慢性萎缩性胃炎患者,这与邓铁涛、张文尧、唐旭东等学者的观点不谋而合,他们亦认为脾胃阴虚是 CAG 的主要病机之一。但本研究病例中未发现有胃阴不足证,也许与观察病例的样本量不够大有关。

(二)CSG 中医各实际表现证型分布特点

本研究结果表明 CSG 临床实际表现的证型以脾胃虚弱兼肝胃不和型为主,该证型与其他证型相比具有显著的统计学意义,提示脾胃虚弱兼肝胃不和为 CSG 最常见的病机之一,而且两者往往互为因果、错杂相兼,说明 CSG 的发病与肝、脾关系极为密切,该结果既验证了千百年来中医各家对该病病因病机的认识，又提示我们在临床上治疗该病的关键是运用健脾、疏肝这两个大法。目前国内外尚较缺乏对 CSG 兼证分布的研究，有待业内学者进一步行相关的统计研究。

综上所述，从 CSG 证候分布的特点来看，CSG 的发病与病机特点主要是脾虚与肝郁，治疗 CSG 时尤其要注重健脾与调肝。因为中医的证候是疾病过程中某一阶段或某一类型的病理概括，能揭示病变的机理和发展趋势，故中医学将其作为确定治法、处方遣药的依据。因此，本课题采用流行病学的调查方法，对到我院就诊的 CSG 患者进行中医辨证并统计分析其分布特点具有重要临床指导意义。由于时间有限，观察的病例不多，不能代表全部厦门地区的 CSG 患者，更不能涵盖整个中国甚至是世界 CSG 的发患者群，因此，观察结果尚不能完全反映 CSG 证候分布的客观规律，有待于进一步深入观察研究。

（中华中医药学会脾胃病分会第二十四次全国脾胃病学术交流会论文汇编，2012 年 2 月）

第二篇

慢性萎缩性胃炎的诊治经验

吴耀南治疗慢性萎缩性胃炎的临床经验

徐清喜

福建省名中医吴耀南教授从医近 20 载,学识渊博,善于融汇古今,造诣精深,有丰富的临床经验。吴教授在治疗萎缩性胃炎方面理论独特,治疗独具匠心。笔者师从左右,受益匪浅,兹将吴教授治疗慢性萎缩性胃炎经验总结如下。

一、辨证为主,与辨病相结合

吴教授指出胃病诊治大要,当首辨虚实寒热,次以辨病施治,虚实夹杂,治宜兼顾。认为本病以肝郁脾虚,湿热邪毒,瘀血入络,阴亏胃络失养为主要病机。在治疗上强调了健脾,清热解毒,活血通络为主,在此基础上,吴教授临证将本病分为 6 型进行辨证施治。①脾胃虚寒型:症见胃脘部隐痛,得温则减,空腹痛甚,得食痛减,多食后胃脘不舒,嗳气,大便溏,小便清长,舌淡,苔薄白,脉沉细,治宜温补脾胃。常用黄芪、桂枝、白芍、吴茱萸、乌药、党参、砂仁、白豆蔻等药物。②胃阴亏虚型:症见胃脘部疼痛不甚,以胀痛为主,餐后尤甚,欲得嗳气则缓和,胃脘部间发挛急感,大便干,舌淡暗,苔薄白,或少苔,脉细。此系胃阴不足,故纳后难以腐熟而胀痛尤甚,胃阴亏虚,胃络失养,久病入络,久病必瘀,不通则痛。治宜甘平养胃或甘寒养胃佐通络止痛及益气活血。常用百合、乌药、白芍、甘草、乌梅、麦冬、丹参、威灵仙、扁豆等药物。③肝胃郁热型:症见胃脘部灼痛,嗳气,口干口苦,大便干结,小便黄,舌红,苔薄黄,脉弦细。治宜疏肝清热,和胃止痛。常用药物:柴胡、黄芩、蒲公英、佛手、青皮、栀子、黄连、苏叶等。④湿热内蕴型:症见胃脘部隐痛或胀,嗳气,口干不多饮,口苦,大便溏黏,小便黄,舌红,苔薄腻,脉弦滑。治宜清热化湿、清热燥湿、清热利湿或芳香化湿佐清热,常用药物:藿香、佩兰、蒲公英、木香、黄连、薏苡仁、苏叶等。⑤寒热错杂型:症见胃脘胀,嗳气,口淡无味,纳呆,大便干结,小便黄,舌淡红,苔薄,脉弦细。常用药物:半夏、黄连、干姜、桂枝、甘草、大黄、九结茶等。⑥瘀血阻络型:症见胃脘刺痛,夜间尤甚,嗳气,大小便调,舌暗红,舌下青筋瘀曲,苔薄,脉涩。常用药物:丹参、当归、川芎、木香、姜黄、甘松、莪术、威灵仙等药物。

二、治胃不忘肝、肺、命门

(一)治痛多责于肝

吴教授引用叶天士:“肝为起病之源,胃为传病之所,凡醒胃必制肝。”认为肝胃相通,一荣俱荣,一伤俱伤,病理上相互影响。另外根据肝胃虚实不同,将肝胃不和分为:"木不疏土、木横克土、土壅木郁、土虚木贼。"用药以"不伤胃,不破气,不滋腻,忌刚用柔"。认为芍药甘草汤为"忌刚用柔"的代表方。导师喜用白术与白芍相配,白术甘苦善补脾胃之气,除湿之要药也;白芍苦酸微寒,滋阴柔肝。术得芍补,补而不燥;芍得术滋,补而不腻。一刚一柔,刚柔相济,对肝胃不和型萎缩性胃炎有一定的疗效。

（二）治痞勿忘肺

本病临床上常常表现为胃脘胀闷,治疗上往往用疏肝理气、健脾理气之品,时有效时无效。吴教授常常在无效时加以宣肺或泄肺之品,如葶苈子、桔梗、瓜蒌、枇杷叶、苏叶等。认为宣肺泄肺之品可以佐金以平木以免木旺克土,另外在大便干结时用葶苈子、枇杷叶可以宣泄肺胃壅滞之气,使上焦得通,津液得下,胃气因和,腹气得通,不但大便通畅,痞亦消也。可见古语云"脾为生气之源,肺为气之枢,肺为水之上源",果不虚也。

（三）治脾胃虚寒勿忘补命门

吴教授认为本病之脾胃虚寒常用黄芪健中汤加减,但应切记"脾阳根于肾,命火生脾土"的理论,强调温补脾胃勿忘补肾阳,认为"鼎炉无火,水焉能沸也",常在黄芪健中汤中加入巴戟天、淫羊藿以温补命门之火,使火旺鼎沸。

三、治湿热因证而施

湿邪有内外之分,内湿外湿常相互联系,外湿困脾,必致脾失健运;内湿停滞又常招外湿侵袭。湿土之气,同气相召,故湿热之气,总归脾胃。湿浊侵袭人体,因体质不同或治疗失当,可以寒化或热化。另外,湿浊日久可以化热,热久可以炼液成痰,痰热胶着,使本病更加迁延。故吴教授临床治湿热,常分清是湿重于热,还是热重于湿,还是湿热并重。采用热湿分治,使热湿分离。分别采用清热化湿法、清热燥湿法、清热利湿法或芳香化湿法等。导师结合脾升胃降的特点,喜用枳壳、白术、苏叶、黄连等,通畅中焦气机,湿热自愈。

四、提倡药食同用

因本病易反复发作。因此,在临床症状缓解期间,吴教授强调调节情志外,还注重饮食治疗。让患者多食新鲜水果、蔬菜,常吃一些对本病有逆转作用的药膳,如薏苡仁、枸杞子、百合、萝卜等。时以西洋参、三七、冬虫夏草、桑椹子共为粉剂口服,以增强体质,改善生活质量。

（福建中医药,2004,02:23）

慢性萎缩性胃炎中医分型证治探讨

——附 64 例临床分析

吴耀南

　　慢性萎缩性胃炎(简称慢萎)是一种较难治的消化道疾病,祖国医学古典文献中并无慢萎这个病名记载,但一些经典著作里所描述的"胃痞"却有类似的症状。我院两年来共治疗慢萎 64 例,大致上可归纳为肝胃不和、脾虚痰湿、脾胃虚寒、胃阴亏虚、瘀血内阻 5 个证型,现将 64 例慢萎的中医分型证治分析与探讨如下。

一、临床资料

(一)病例选择

　　64 例中,门诊患者 8 例,住院患者 56 例,所有患者均于治疗前经纤维胃镜及病理活检明确诊断为慢性萎缩性胃炎。其中伴慢性浅表性胃炎 27 例,伴胃下垂 15 例,伴胃、十二指肠球部溃疡 18 例,伴十二指肠球炎 2 例,伴胃息肉 1 例,伴胃癌 1 例。

(二)一般情况

　　(1)性别:64 例中,男 37 例,女 27 例。男女之比为 1.37∶1。

　　(2)职业:工人 37 例,干部 15 例,农民 5 例,家庭妇女 3 例,医护人员 2 例,教师 1 例,船员 1 例。

　　(3)年龄:详见表 1。

表 1　本组各证型年龄分布

证型	例数	23~30 岁	31~40 岁	41~50 岁	51~60 岁	60 岁以上	平均/岁
肝胃不和	12	3	2	2	3	2	44.8
脾虚痰湿	10	1	0	0	5	4	56.2
脾胃虚寒	16	2	3	3	6	2	47.56
胃阴亏虚	7	1	1	1	3	1	48.7
瘀血内阻	19	3	3	5	4	4	46.95
合计	64	10	9	11	21	13	48.84

　　从表 1 来看,慢萎患者的发病年龄较大,平均为 48.84 岁,多发年龄在 30~60 岁之间,

共 41 例,占 64.06%,但 23～30 岁组有 10 例,占 15.62%。

(4)病程:详见表 2。

表 2　本组各证型病程分布

证型	例数	1 年以下	1～<3 年	3～<5 年	5～<10 年	10～<15 年	15～<20 年	20 年以上	平均
肝胃不和	12	2	0	4	4	0	2	0	7.5
脾虚痰湿	10	0	1	3	0	4	1	1	12.9
脾胃虚寒	16	1	0	3	7	2	1	2	9.18
胃阴亏虚	7	1	0	3	2	0	0	1	7.71
瘀血内阻	19	2	2	0	1	7	2	5	13.95
合计	64	6	3	13	14	13	6	8	10.24

从表 2 可知,慢萎的病程较长,平均病程为 10.24 年,其中瘀血内阻患者的病程最长,平均为 13.95 年,符合中医"久病入络"之说。

表 3　各证型胃痛诱因分布

	例数	情志不畅	饮食不节	劳累过度	感冒	无明显诱因
肝胃不和	12	7	3	1	1	0
脾虚痰湿	10	0	6	3	0	1
脾胃虚寒	16	1	4	8	2	1
胃阴亏虚	7	1	2	2	1	1
瘀血内阻	19	4	6	5	2	2
合　计	64	13(20.31%)	21(32.81%)	19(29.66%)	6(9.37%)	5(7.81%)

从表 3 可知慢萎胃痛的诱因主要有饮食不节(占 32.81%),劳累过度(占 29.66%),情志不畅(占 20.31%)和感冒(占 9.37%),这说明调养摄生失常是诱发本病的重要因素。

二、分型证治

中医对慢萎分型,国内尚无统一标准,我们根据 64 例慢萎患者的临床表现,初步归纳为下例五型进行论治。

(一)肝胃不和

(1)主症:胃脘胀痛,胸胁胀满,郁怒诱发或加重,神疲纳少。

(2)次症:嗳气呃逆,嘈杂泛酸,心烦口苦,苔白脉弦。

(3)诊断:有三项主症或两项主症加两项次症,诊断即可成立。

(4)辨证:肝气郁结,横逆犯胃。

(5)治法:柴胡疏肝散加减:柴胡、白芍、香附、枳壳、佛手柑、茯苓、鸡内金、苏梗、朴花。

（二）脾虚痰湿

（1）主症：胃脘闷痛，呕吐清水痰涎，胸腹痞满，苔腻，脉弦滑。

（2）次症：肢体困重，头晕心悸，纳少便溏，食入则吐。

（3）诊断：有三项主症或两项主症加两项次症即可诊断。

（4）辨证：脾胃虚弱、痰湿内阻。

（5）治法：健脾和胃，化痰利湿。

（6）方药：苓桂术甘汤合二陈汤加减：茯苓、桂枝、白术、半夏、陈皮、枳实、九里香、甘草。

（三）脾胃虚寒

（1）主症：胃脘隐痛，遇冷痛甚，喜温喜按，舌淡苔白。

（2）次症：倦怠乏力，形寒肢冷，面色㿠白，脉沉细缓。

（3）诊断：有三项主症或两项主症加两项次症即可诊断。

（4）辨证：脾胃虚寒。

（5）治法：温中健脾，益气止痛。

（6）方药：黄芪建中汤：黄芪、白芍、桂枝、大枣、党参、白术、良姜、香附、砂仁、炙草。

（四）胃阴亏虚

（1）主症：胃脘灼痛，口干舌燥，舌红苔少或花剥。

（2）次症：五心烦热，小溲短赤，大便干结，脉细数。

（3）诊断：有两项主症或一项主症加两项次症即可诊断。

（4）辨证：热灼胃阴，津液亏虚。

（5）治法：健脾润胃，益气养阴。

（6）方药：益胃汤合芍药甘草汤加减：沙参、麦冬、石斛、太子参、木瓜、乌梅、佛手柑、扁豆、白芍、甘草。

（五）瘀血内阻

（1）主症：胃痛拒按，痛如刺割，痛有定处，呕血或黑便，舌晦暗或有瘀斑或舌下青筋毕露。

（2）次症：胁胀烦闷，呕吐痰涎，形寒肢冷，苔少或花剥，脉细涩。

（3）诊断：有三项主症或两项兼一项次症即可诊断。

（4）辨证：胃络损伤，瘀血内阻。

（5）治法：活血化瘀，理气止痛。

（6）方药：丹参饮合金铃子散加味：丹参、砂仁、檀香、川楝子、延胡索、黄芪、莪术、全蝎、两面针、内金。

三、体会

（一）病因病机以脏腑虚损为关键

慢萎的临床证候特点，可概括为中医的"胃痞病"。如《伤寒论》曰："若心下……但满而不痛者,此为痞。"《丹溪心法》云:"脾土之脏受伤,转输之官失职,胃难纳谷,脾不运化,精浊浑淆,隧道壅塞,郁而不行,气留血滞,促气内停,遂成胀满。"《医宗金鉴》又有"热痞""寒热痞""虚热水气痞""虚热客气上逆之痞"等区分。中医历代文献对"胃痞"的主症和病因病机的论述与我们临床观察的慢萎证型基本相符。

1. 肝胃不和型

因情志失调,忧思恼怒,气郁伤肝,肝失疏泄,横逆犯胃,气机受限而痛。如《素问·至真要大论篇》说:"木郁之发,民病胃脘当心而痛。"《沈氏尊生书·胃痛》亦指出:"胃痛,邪干胃脘病也……唯肝气相乘为尤甚,以木性暴,且正克也。"

2. 脾虚痰湿型

日久病脾,中阳不振,运化失司,水谷精微内停而为湿;或饮食不节,损伤脾胃,肥甘厚味,酿湿生热,聚而成湿,痰湿夹杂,内阻中焦,气机不畅而发胃痛,如《张氏医通·诸气门》所说"肥人心下痞闷,内有湿痰也"。《临证指南医案·胃脘痛》说:"胃痛久而屡发,必有凝痰聚瘀也。"

3. 脾胃虚寒型

因素体脾胃虚弱,或饥饱失宜,劳倦过度或久病脾胃受伤,阳气亏损,则中焦虚寒致络失于温养而发胃痛。如《素问·举痛论》云:"寒邪客于肠胃之间,膜原之下,血不得散,小络引急,故痛。"《诸病源候论·腹痛病诸候》亦有"腹痛者,由府藏虚,寒冷之气客于肠胃募原之间,结聚不散,正气与邪气交争相击,故痛"之说。

4. 胃阴亏虚型

因燥湿失常所致。尤在泾云:"湿土宜燥,燥土宜湿,便归于乎。"故中焦燥湿相济则运化正常,若燥湿不济,则运化失调,燥土过盛则脾胃阴伤,如过服辛热之品,或胃痛日久,郁热伤阴等,则胃络失于濡养,脉络拘急而作痛。

5. 瘀血内阻型

瘀血的形成多由其他证型迁延而致,如气滞日久,则血脉凝涩,瘀血内结,脾虚生痰。痰凝成瘀而痰瘀互结,中焦虚寒,寒凝脉络,气血流通受阻,滞而成瘀;脾气虚弱,血失统摄,离经之血,不得消散,积而成瘀;阴虚内热,灼伤津液,血质黏稠而成瘀;瘀血即成,脉络阻滞,"不通则痛",如叶天士也有"久痛入络"之说。

据我们临床观察到,本组瘀血内阻型 19 例中兼气滞 8 例,占 12.10%;兼痰湿 2 例,占 10.53%;阴虚 7 例,占 36.84%。没有一例为单纯性的瘀血证。

在临床施治的观察中,我们认为肝胃不和型和脾虚痰湿型多见于轻度慢萎,脾胃虚寒型和胃阴亏虚型多见于中度慢萎,瘀血内阻型多见于重度慢萎。

(二)临床施治以扶正祛邪为大法

根据临床观察,本病主要证候特点是本虚标实,虚则气虚、血虚、阴虚、阳虚;实则气滞、痰湿、血瘀。但临床各型往往错杂互见,虚中有实,寒热夹杂,故治疗慢萎宜以扶正祛邪为大法。须时时顾护胃气。至于采用补虚泻实,或先攻后补,或先补后攻,或寓攻于补,或寓补于攻,或寒热并行等具体治法应辨明主次,先后有序,遵照"急则治其际,缓则治其本""间者并行,甚者独行"的原则,辨证论治,灵活运用。

(三)应重视调养摄生

根据本组 64 例临床观察统计,慢萎的主要诱因有饮食不节(占 33.81%)、劳累过度(占 31.2%)、情志不畅(20.31%)、感冒(占 9.37%)。这说明调养摄生失常是诱发和加重本病的重要因素,而且调养摄生对慢萎的治疗和预后有明显的影响,如只顾治病,不顾其人,忽略患者的主观能动性,不注意情绪、饮食、起居等因徒恃药石,将事倍功半。因此我们认为慢萎患者在治疗中还应做到以下几点:

1. 怡情放怀

慢萎患者常因思忧郁克土而胃痛。故其在治疗过程中宜保持心情舒畅,正确对待客观事物,解除思想忧虑,实有助于疗效的提高,正如《内经》所说"精神内守,病安从来"。

2. 饮食有节

慢萎是一种消化道的顽疾,过饮暴食,或饥饱不定,或偏嗜酸辣、辛燥、生冷及油腻之品,均是导致本病的重要因素。如《医学正传·胃脘痛》所说:"致病之由多因纵恣口腹,喜好辛酸,恣饮热酒煎煿,复餐生冷,朝伤暮损。日积月深……故曰胃脘疼痛。"因此,饮食有节,重视后天脾胃的自我护理十分重要。

3. 起居有常

李东垣说:"苍天之气贵清净,阳气恶烦劳,病从脾胃生。"慢萎患者应保障足够的睡眠时间,使精神体力得到改善,避免劳累过度,则有利于疾病的逐步康复。慢萎患者发病后,机体抵抗力下降,临床上有不少患者因感冒而诱发或加重胃痛。故注意地域气候的变化,适时增减衣物,避免感冒,并适当参加体育锻炼,如气功、太极拳及其他有益身心的文体活动。如《内经》所说"虚邪贼风,避之有时","和于阴阳,调于四时"。

总之,调养摄生是慢萎患者配合治疗自我调理,取得疗效的重要步骤。

四、典型病例

(一)肝胃不和型

李某,女,56 岁。家庭妇女,住厦门市北门外街 25 号,病历号 7257,初诊日期 1986 年 8 月 1 日。

病史:患者以胃脘痛 7 年,加剧 1 周为主诉入院。症见:胃脘胀痛,攻撑连胁,痛无定处,嗳气呃逆,心烦易怒,神疲纳呆,溲赤便溏,舌淡红苔薄白,脉弦细。1986 年 8 月 7 日于本院查胃镜(胃镜号 No.0351)诊为:①慢性浅表萎缩性胃炎;②胃下垂。证属木郁克土,肝火犯胃,治拟疏肝健脾,理气清热,方用逍遥散合柴胡疏肝散加减。柴胡 6 g,白芍 10 g,香附 10 g,枳壳 10 g,茯苓 15 g,白术 10 g,佛手 15 g,莓梅 45 g,朴花 6 g,内金 10 g。

服药 3 剂后胃脘痛明显减轻,嗳气呃逆消失,照原方连服 12 剂。病已痊愈,精神好转,纳增便调。后以香砂六君子汤善后调理,于 1989 年 8 月 23 日病愈出院,共住院 23 天。

（二）脾虚痰湿型

洪某，女，65 岁，退休助产士，住厦门市盐溪街 50 号，病历号 69281，初诊日期 1986 年 6 月 17 日。

患者以反复胃脘痛共 5 年，加剧伴呕吐 2 天为主诉入院。症见：胃脘闷痛，辗转反侧，胸痞腹胀，呕吐痰涎，食入则吐，神疲乏力，面色苍白，尿少便溏，舌淡晦苔白腻，脉细而滑。1986 年 6 月 6 日于本院查胃镜（胃镜号 No.0299）诊为：①慢性萎缩性胃炎；②幽门区溃疡活动期；③胃下垂。证属脾胃虚弱，痰饮内停。治拟健脾化痰，和胃降逆。方用茯苓桂术甘汤合二陈汤加减：茯苓 30 g，桂枝 6 g，白术 10 g，半夏 15 g，陈皮 10 g，枳实 10 g，生姜 3 片，竹茹 10 g，薏苡仁 30 g，旋覆花 10 g（包），代赭石 30 g，甘草 3 g。服药 2 剂后呕吐瘥；胃痛减，照原方去旋覆花、代赭石加砂仁 6 g，内金 10 g，再进 2 剂诸症消失，于 1986 年 6 月 20 日出院，共住院 4 天。

（三）脾胃虚寒型

郭某，男，39 岁，厦门市第二塑料厂干部，住厦门市镇海路 31 号，病历号 4297，就诊日期 1985 年 5 月 18 日。

患者以胃脘痛 10 余年，加剧 1 个月为主诉入院。症见：胃脘隐痛，遇冷痛甚，喜温喜按，四肢不温，疲乏无力，纳少便溏，小溲清少，面色浮白，舌淡胖边有齿痕，苔薄白，脉沉细。1985 年 5 月 23 日于本院查胃镜（胃镜号 107）。诊为：①慢性浅表萎缩性胃炎；②胃下垂。证属脾胃虚寒，治以温中健脾，益气止痛，方用附子理中汤合黄芪建中汤化裁：炮附子 6 g，党参 15 g，良姜 6 g，白术 10 g，黄芪 15 g，白芍 15 g，桂枝 6 g，砂仁 6 g，大枣 15 g，炙草 6 g。服药 5 剂后胃痛减轻，余症均减，遂以黄芪建中汤为主，随症略有加减，治疗 2 个多月，病情痊愈，于 1985 年 7 月 29 日出院，共住院 73 天。嘱其出院后续服中成药补中益气丸以巩固疗效。

（四）胃阴亏虚型

刘某，男，60 岁，厦门市运输公司退休工人，住厦门市升平路 33 号，病历号 6187，就诊日期 1986 年 2 月 22 日。

患者以反复胃脘痛 20 年，加剧 1 个月为主诉入院。症见胃脘烧灼而痛，口干咽燥。咳嗽痰黏难咯，心烦寐差，形体消瘦，纳少脘胀大便秘结，舌红苔根黄腻中剥，脉细数重按无力。1986 年 5 月 2 日于本院查胃镜（胃镜号 No.297）。诊为：①慢性浅表萎缩性胃炎；②胃下垂。证属脾虚胃阴亏损，治以健脾养阴益胃，方用益胃汤合芍药甘草汤加减：沙参 15 g，麦冬 12 g，玉竹 10 g，石斛 10 g。白芍 15 g，乌梅 10 g，扁豆 10 g，佛手 15 g，枳实 10 g，甘草 3 g。服药 5 剂后症状减轻，继服 5 剂后胃痛止。心烦除，夜寐安，但尚有纳少口干，大便不畅，仍按上法随症加减，治疗 2 个多月诸症消失，舌脉正常。后以参苓白术散善后调理，于 1986 年 6 月 15 日病愈出院，共住院 113 天。

（五）瘀血内阻型

案 1：李某，男，57 岁，厦门市仙岳医院医生，病历号 7273，就诊日期 1986 年 8 月 4 日。

患者以反复胃痛 20 年,加剧 10 天为主诉入院。症见:胃脘刺痛,胸胁胀闷,心烦易怒,纳少神疲。口干口苦,舌暗红,苔腻微黄,舌下青筋毕露(舌下静脉Ⅱ度曲张),脉细弦。1986 年 7 月 15 日于厦门市第一医院查胃镜(胃镜号 0866)。诊为:慢性浅表萎缩性胃炎。证属气滞血瘀,治以理气活血止痛,方用柴胡疏肝散合丹参饮加味:柴胡 6 g,黄芩 10 g,香附 10 g,枳壳 10 g,朴花 10 g,丹参 15 g,内金 10 g。服药 4 剂胃痛减轻,心烦易怒消除,余症仍然,后以丹参饮加味为主,分别合用丹栀逍遥散、五味异功散等,随症加减,治疗 3 个多月,于 1986 年 11 月 25 日病愈出院,共住院 11 天。

案 2:郑某,男,42 岁,工人,住厦门市思明南路 121 号,病历号 3002,就诊日期 1981 年 10 月 19 日。

患者以反复胃脘闷胀刺痛近 2 个月,加剧 1 周为主诉入院。症见:胃脘刺痛,痛处固定。纳少腹胀,口干咽燥,大便干结,舌暗红边有瘀点,苔少,脉弦细而数。1984 年 11 月 24 日于本院查胃镜(胃镜号 001),诊为:①慢性浅表性胃炎;②胃窦部萎缩性胃炎。证属胃阴亏虚,瘀血内阻,治拟健脾润胃行气活血。方用益胃汤合丹参饮加减:沙参 15 g,麦冬 10 g,玉竹 10 g,石斛 10 g,丹参 15 g,砂仁 6 g,黄芪 15 g,莪术 10 g,两面针 12 g,全蝎 3 g,内金 10 g。服药 3 剂后胃痛明显减轻,守原方略有加减,再进 15 剂,胃痛基本告愈,口干咽燥消除,但仍神疲,纳少,腹胀,大便干结,舌淡暗,苔薄白,脉细弦,乃以丹参饮合六君子汤、参苓白术散等为主,随症加减用药,治疗 3 个月,诸症消失,舌淡红苔薄白,脉弦,于 1985 年 2 月 14 日出院,共住院 119 天。

五、小结

(1)慢萎的发病诱因以饮食不节(21 例)和劳累过度(20 例)居多,分别占本文所观察 64 例的 32.81% 和 31.26%。

(2)慢萎的中医分型可概括为肝胃不和,脾虚痰湿,脾胃虚寒,胃阴亏虚和血瘀内阻五个证型进行论治。

(3)肝胃不和型与脾虚痰湿型多见于轻度慢萎,脾胃虚寒型和胃阴亏虚型多见于中度慢萎,瘀血内阻型多见于重度慢萎。

(4)慢萎的证候特点总是本虚标实,错杂互见,治疗以扶正祛邪为大法,须时时注意顾护胃气,但补虚法实应辨明主次,先后有序。

治疗慢萎应重视怡情放怀,饮食有节,起居有常等调养摄生。

(本文参与全国第四次脾胃病学术交流会并在大会宣读)

(中医内科通讯,1989 年 1 月)

康胃颗粒治疗慢性萎缩性胃炎
胃癌前病变的疗效观察

吴耀南　　陈一斌　　王文凡　　涂志红

慢性萎缩性胃炎(CAG)伴有大肠不完全型肠化生(intestinal metaplasia, IM)和不典型增生(atypical hyperplasia, ATP)属胃癌前病变(gastric precancerous lesion, GPL),前西医对此尚无特效疗法,我们采用康胃颗粒治疗本病,观察其疗效并探讨疗效机制,现将结果报告如下。

一、临床资料

(一)病例选择

CAG 的胃镜、病理、中医证候诊断标准、中医症状分级量化标准、纳入标准和排除标准参照国家药品监督管理局于 2002 年 5 月发布的第 1 版《中药新药临床研究指导原则(试行)》制定的标准;Hp 分度标准参照中华医学会消化病学分会于 2000 年在井冈山会议制定的标准。

(二)一般资料

68 例患者均为我院 2002 年 7 月—2004 年 6 月门诊及住院患者,其中门诊 54 例,住院 14 例,所有患者均经胃镜及病理检查确诊为 CAG 且伴有大肠不完全型 IM 和(或)ATP,中医辨证均属脾虚湿热血瘀证。按随机数字表法将 68 例患者随机分为两组。治疗组 36 例,男性 24 例,女性 12 例;年龄 31~60 岁,平均(45.20±8.68)岁;病程 1~22 年,平均(7.34±4.12)年;CAG 轻度 9 例,中度 22 例,重度 5 例;其中伴大肠不完全型 IM 32 例,属轻度 8 例,中度 20 例,重度 4 例;伴 ATP15 例,轻度 4 例,中度 9 例,重度 2 例。对照组 32 例,男性 21 例,女性 11 例;年龄 30~58 岁,平均(43.60±19.18)岁;病程 1~18 年,平均(6.82±4.56)年;CAG 轻度 8 例,中度 21 例,重度 3 例;其中伴大肠不完全型 IM 28 例,属轻度 7 例,中度 19 例,重度 2 例;伴 ATP 13 例,轻度 5 例,中度 7 例,重度 1 例。两组一般资料比较差异无显著性($P>0.05$),具有可比性。

二、方法

(一)治疗方法

治疗组予康胃颗粒(由九节茶、黄芪、白芍、枳实、莪术、酒大黄、甘草等组成,由厦门中药厂生产,每袋10 g)治疗,每次口服1袋,1日3次,12周为1个疗程,共2个疗程。对照组予中成药胃复春[由红参、香茶菜、枳壳(炒)等组成,由杭州胡庆余堂药业有限公司生产,每片重0.359 g]治疗,每次口服4片,1日3次,疗程同治疗组。两组患者在治疗期间停服一切影响本研究的药物。

(二)观察指标与方法

每周记录1次症状、体征的改善情况,疗程结束后由专人复查胃镜和病理,每例胃镜在相同部位(胃窦、角、体及病灶处)取5块活体组织标本做病理组织学检查。安全性观测项目和Hp检测,分别在治疗前和治疗后1个月各查1次。

(三)统计学处理

计数资料用χ^2检验,计量资料用t检验,疗效分析用Ridit检验。

三、结果

(一)疗效标准

临床疗效、中医症状分级量化疗效、胃镜、病理疗效标准参照2002年5月发布的第一版《中药新药临床研究指导原则(试行)》制定的标准;Hp疗效标准参照中华医学会消化病学分会2000年在井冈山会议制定的标准。

(二)两组临床疗效比较

治疗组36例中治愈11例,显效14例,有效9例,无效2例,总有效率94.44%;对照组32例中治愈7例,显效13例,有效7例,无效5例,总有效率84.38%。两组临床疗效比较差异无显著性($P>0.05$)。

(三)两组主要症状疗效比较

详见表1,两组对胃痛、痞满、嗳气、食欲不振、嘈杂、乏力等症状均有明显改善作用,但两组比较差异无显著性($P>0.05$)。

表1 两组主要症状疗效比较

组别	症状	例数	治愈	显效	有效	无效	总有效率/%
				例数			
治疗	胃痛	28	9	12	7	1	96.55
	痞满	32	10	13	8	1	96.88
	嗳气	27	8	9	7	3	88.89
	食欲不振	26	8	10	5	3	88.46
	嘈杂	19	6	8	3	2	89.47
	乏力	28	8	13	5	2	92.86
对照	胃痛	26	5	10	7	4	84.62
	痞满	25	4	9	8	4	84.00
	嗳气	22	3	8	5	6	72.72
	食欲不振	23	3	9	6	5	78.26
	嘈杂	17	3	6	4	4	76.47
	乏力	24	4	10	5	5	79.17

（四）两组胃镜疗效比较

详见表2,治疗组胃镜疗效优于对照组,差异有显著性($P<0.05$ 或 $P<0.01$)。

（五）两组病理疗效比较

详见表3,治疗组胃黏膜病理疗效优于对照组,差异有显著性($P<0.05$ 或 $P<0.01$)。

表2 两组胃镜疗效比较

组别	项目	例数	治愈	显效	有效	无效	总有效率/%
				例数			
治疗	充血	28	9	11	4	4	85.71*
	水肿	22	7	8	4	3	86.36
	糜烂	16	5	6	3	2	87.50
	黏膜白相	30	4	10	5	11	63.33*
	颗粒增生	20	2	6	4	8	60.00*
	血管透见	21	3	7	2	9	57.14*
	胆汁反流	14	12	1	0	1	92.85**

续表

组别	项目	例数	治愈	显效	有效	无效	总有效率/%
			例数				
对照	充血	23	4	7	3	9	60.87
	水肿	15	3	6	2	4	73.33
	糜烂	13	2	5	3	3	76.92
	黏膜白相	26	2	5	2	17	34.62
	颗粒增生	18	1	2	2	13	27.78
	血管透见	19	1	3	2	13	31.58
	胆汁反流	10	1	2	1	6	40.00

注：与对照组比较，$^*P<0.05$，$^{**}P<0.01$。

表3　两组病理疗效比较

组别	项目	例数	治愈	显效	有效	无效	总有效率/%
			例数				
治疗	萎缩	36	9	13	5	9	75*
	肠化	32	13	7	6	6	81.25**
	异性增生	15	7	4	2	2	86.67*
对照	萎缩	32	4	7	5	16	50
	肠化	28	3	7	6	12	57.14
	异性增生	13	1	3	3	6	53.85

注：与对照组比较，$^*P<0.05$，$^{**}P<0.01$。

（六）两组抗 Hp 感染疗效比较

治疗组 Hp 感染 24 例，治疗后 Hp 消失 11 例，有效 5 例，无效 8 例，根除率45.83%，总有效率 66.67%；对照组 Hp 感染 2 例，治疗后 Hp 消失 9 例，有效 2 例，无效 10 例，根除率42.86%，总有效率 52.38%。两组抗 Hp 感染的根除率和总有效率比较，差异均无显著性（均 $P>0.05$）。治疗组患者治前属重度 CAG 的 5 例有 3 例无效，属重度 IM 的 4 例有 3 例无效，属重度 ATP 的 2 例抗 Hp 均无效。

（七）药物不良反应

治疗组所有患者在治疗中均未发现有毒副反应，治疗后复查血尿粪常规、心电图、肝肾功能等均未见异常改变。

四、讨论

根据 GPL 的临床特征，可归中医学"胃痞""胃脘痛"等范畴，其病因病机多由饮食不节,劳倦过度,损伤脾胃;或肝郁气滞,胃失和降,胆汁反流;或先天不足,脾胃素虚;致运化失司,湿热内蕴,灼伤胃膜;生化乏源,胃失荣养,渐而黏膜萎缩;久病入络,气滞血瘀,出现肠化生、异型增生。绝大多数病例表现有中医学本虚标实的特点,临床以脾虚湿热瘀血证为多,其本为脾胃虚弱,其标为滞、热、瘀,故"滞、热、瘀、虚"为其主要病机,尤以"热"与"滞"为其关键。治疗宜攻补兼施,以清热、化瘀、行滞、祛湿为主,以益气健脾为辅,据此立法组成康胃颗粒治疗GPL,故能取得良好疗效。

康胃颗粒由九节茶、黄芪、白芍、枳实、莪术、酒大黄、甘草等组成。方中九节茶等为君药,以清热化湿解毒;酒大黄、白芍、枳实、莪术等活血化瘀,理气止痛,消积祛湿,共为臣药,协助君药以消除本病之"滞、热、瘀";黄芪等健脾益气,共为佐药,治脾胃虚弱之本,以扶正祛邪,攻邪不伤正;甘草为使药,调和诸药,制约方中攻伐之品的烈性。全方君臣佐使相互协调,共奏清热化瘀,行滞祛湿,理气止痛,益气健脾之功,故适合脾虚湿热瘀血之证。Hp感染被公认是导致或加重慢性胃炎,诱发胃黏膜癌前期病变的主要病因之一。Hp感染的本病患者在胃镜下多见胃黏膜炎症,如充血、水肿、糜烂,症状都有湿热证的特征。康胃颗粒有清热祛湿解毒等作用,方中的九节茶、白芍、枳实、莪术、酒大黄等对多种病菌有抑制或清除作用,对Hp也有杀灭和抑制作用,还有抗炎等作用。刘万义等认为CAG患者的胃平滑肌张力及蠕动功能减弱,这些动力学的变化可能是CAG患者有上腹胀满、嗳气、食欲不振等症状的病理基础。康胃颗粒有理气行滞等作用,方中的黄芪、白芍、甘草等有调节胃肠道蠕动、缓解平滑肌痉挛的作用;大黄、枳壳、莪术能使胃壁平滑肌的电活动明显增强,电节律趋于规律,有调节胃肠运动、增强胃的顺向蠕动、促进胃排空,有利于胀满、嗳气及胆汁反流引起的上腹烧灼性疼痛、恶心、呕吐等症状的缓解。李圣亮等认为:本病胃镜所见黏膜变薄,色泽苍白,颗粒增生,黏膜下血管显露,以及患者血流动力学异常和微循环障碍,说明GPL重要的病理改变是胃黏膜瘀血。本药方中酒大黄、莪术等有活血祛瘀作用,能改善血流动力学异常和微循环障碍。本药方中的九节茶、酒大黄、莪术、甘草等对多种肿瘤有抑制作用,能直接杀伤肿瘤细胞,诱导细胞凋亡。黄芪等能增强网状内皮系统的吞噬功能,提高淋巴细胞转化率,还能促进蛋白质的合成和能量代谢,营养胃黏膜,保护胃腺体,促进癌前细胞的凋亡和抗肿瘤的作用。枳实、白芍能增强细胞免疫和非特异性免疫,提高淋巴细胞转化率。因此,康胃颗粒可能通过抗Hp、抗炎,改善局部微循环,增加供血供氧,帮助胃黏膜细胞的修复和再生以及增生性病变的软化吸收,有利于萎缩腺体的转变,阻断胃癌前病变;同时增强胃黏膜的免疫力、诱导癌前细胞凋亡和抑杀肿瘤细胞来逆转胃黏膜癌前期病变的肠化生和异形增生,但由于胃黏膜病理活检难以做到治疗前后取材部位完全一致,故其确切疗效及机理有待于进一步观察和探讨。

(中国中西医结合杂志,2005,25(9):836-839)

养阴活血合剂治疗慢性萎缩性胃炎 64 例临床观察

张冬英　吴耀南

一、资料与方法

(一)一般资料选取

2013 年 4 月至 2015 年 5 月我院收治的慢性萎缩性胃炎患者 128 例,根据治疗方法不同分为对照组和观察组。对照组 64 例,其中男性 35 例,女性 29 例;年龄 18～65 岁,平均年龄(43.5±2.4)岁;病程 1～5 年,平均病程(2.3±0.5)年。观察组 64 例,其中男性 38 例,女性 26 例,年龄 19～67 岁,平均年龄(45.0±2.7)岁;病程 1～6 年,平均病程(2.5±0.9)年。两组一般资料比较差异无统计学意义($P>0.05$),具有可比性。

(二)纳入与排除标准

西医诊断参照中华医学会消化病学分会《中国慢性胃炎共识意见》制定的标准。中医证候诊断及症状分级量化标准参照《中药新药临床研究指导原则(试行)》制定的标准。本次临床研究均经患者及其家属同意,研究通过医院伦理会批准,排除妊娠期、哺乳期及经期妇女。

(三)治疗方法

对照组采用常规西药治疗方法:胃蛋白酶口服溶液(规格:500 毫升/瓶),20 毫升/次,餐前口服,每日 3 次;维酶素片(规格:0.2 g×100 片/瓶),0.6 克/次,餐后口服,每日 3 次;果胶铋(规格:50 mg×36 s),100 毫克/次,餐后口服,每天 3 次,连续服用 30 d(1 个疗程)。观察组采用养阴活血合剂治疗,方药:太子参 30 g,百合 15 g,乌药 10 g,石斛 9 g,黄精 9 g,枸杞 12 g,丹参 9 g,地鳖虫 6 g,桃仁 9 g,莪术 9 g,蛇舌草 30 g,红藤 30 g,蒲公英 30 g,黄芪 15 g,炒白术 9 g,甘草 6 g。取上述中药 1 剂,加水搅拌后浸泡 15～30 min 再进行煎煮。首次煎煮先武火煮沸,再用文火煎煮约 30 min。每剂分早晚 2 次煎煮,每次取药汁 100～150 mL,于餐后服用,每日 1 剂,连续服用 30 d(1 个疗程)。

(四)观察指标

①观察两组治疗 30 d 后的疗效;②观察两组治疗前、后临床症状,包括胃脘胀满、胃脘

痛、胃中嘈杂、嗳气反酸、疲倦乏力、口干、食欲不振等,并按症状轻、中、重分别计 1、2、3 分,比较两组积分。

（五）疗效标准参考

《慢性胃炎中西医结合诊疗共识意见》中相关标准进行评定:显效:症状、体征明显改善,疗效指数＞70％;好转:症状得到改善,70％≤疗效指数＞30％;无效:症状变化无明显变化,疗效指数不足 30％或需要调整治疗方案。总有效率＝(显效例数＋好转例数)/总例数×100％。

（六）统计学分析

应用 SPSS17.0 统计软件进行数据处理。计量资料采用均数加减标准差($x \pm s$)表示,比较采用 t 检验;计数资料以百分率(％)表示,比较采用 χ^2 检验。以 $P < 0.05$ 为差异具有统计学意义。

二、结果

（一）两组临床疗效比较

观察组患者治疗 30 d 后总有效率为 95.3％,高于对照组的 78.1％,差异具有统计学意义($P < 0.05$),详见表 1。

表 1　两组疗效比较[例(％)]

组别	例数	显效	好转	无效	疗效率
观察组	64	37(57.8)	24(37.5)	3(4.7)	61(95.3)
对照组	64	29(45.3)	21(32.8)	14(21.9)	50(78.1)

注:与对照组比较,* $P < 0.05$。

（二）两组临床症状积分比较

两组治疗后胃脘胀满、胃脘痛、胃中嘈杂、嗳气反酸、疲倦乏力、口干、食欲不振评分较治疗前均有所改善,且观察组评分优于对照组,差异具有统计学意义($P < 0.05$),详见表 2。

表 2　两组临床症状积分比较

症状	观察组		对照组	
	治疗前	治疗后	治疗前	治疗后
胃脘胀满	2.43±0.38	0.61±0.15	2.51±0.37	1.23±0.31
胃脘痛	1.94±0.44	0.52±0.19	2.01±0.35	1.05±0.28
胃中嘈杂	1.95±0.43	0.82±0.21	1.93±0.35	0.96±0.28
嗳气反酸	2.15±0.45	0.72±0.16	2.08±0.34	1.28±0.43
疲倦乏力	2.14±0.33	0.65±0.22	2.08±0.38	1.03±0.33

续表

症状	观察组		对照组	
	治疗前	治疗后	治疗前	治疗后
口干	2.23±0.35	0.58±0.33	2.25±0.44	1.51±0.48
食欲不振	2.08±0.32	0.43±0.21	2.35±0.33	0.62±0.25

注：与对照组治疗后比较，$^*P<0.05$；与同组治疗前比较，$^{\#}P<0.05$。

(三)两组患者药物不良反应发生率比较

观察组患者药物不良反应发生率为 6.25%，显著低于对照组的 17.2%（$P<0.05$），详见表 3。

表 3   两组患者药物不良反应发生率比较[例(%)]

组别	例数	口干加重	肝功能异常	呕吐加重	发生率
观察组	64	1(1.6)	2(3.1)	1(1.7)	4(6.25)
对照组	64	3(4.7)	6(9.4)	2(3.1)	11(17.2)

三、讨论

慢性萎缩性胃炎是临床常见病，其中合并大肠不完全型肠上皮化生或中、重度异型增生者被世界卫生组织（World Health Organization，WHO）列为癌前疾病。慢性萎缩性胃炎发生率随着患者年龄的增长，其发生率呈现上升趋势。现代医学研究显示：慢性萎缩性胃炎主要是由于幽门螺杆菌感染、胆汁或十二指肠液反流等引起，再加上患者营养缺乏，机械、化学及生物等因子损伤所致。而中医认为：胃体阳而用阴，以降为和，脾体阴而用阳，以升为平，长期饮食不节、情志失调或先天禀赋不足导致脾胃功能受损。丁成华等研究认为：慢性萎缩性胃炎的证候出现频率大小依次为：脾胃虚弱、肝胃不和、脾胃湿热、胃阴不足、胃络瘀血，即胃阴不足及胃络瘀血是萎缩性胃炎的后期，也是比较严重时的常见类型，这与我们临床判断一致。现代医学常规治疗主要以西药治疗为主，该方法虽然能改善患者症状，清除幽门螺杆菌，促进胃动力药物，但是长期疗效欠佳，难以逆转病情，改变预后，从而达不到预期疗效。

本研究中，观察组患者治疗 30 d 后总有效率为 95.3%，优于对照组 78.1%，差异具有统计学意义（$P<0.05$）。养阴活血合剂是我科治疗慢性萎缩性胃炎的经验方剂，方中太子参味甘、微苦，性平，入心、脾、肺三经，能补气益脾、养阴生津；黄芪味甘，性微温，归肺、脾、肝、肾经，有益气固表、补气养血等功效，两药相须为用，共奏补气养阴之功。百合归心、脾、肺经，润肺止咳、清心安神；乌药入胃、肾经，味辛性温，有行气止痛、温肾散寒功效，两者为一药对，主要用于健脾养阴、行气止痛。枸杞味甘，性平，入肝、肾经，有滋肾、润肺、补肝、明目功效；黄精补气养阴、健脾、润肺、益肾功能，两药也为一药对，为养阴补肾之圣药；石斛性甘、微寒，入胃经，善于滋养胃阴，生津止渴，兼能清胃热。此三药合用大补阴液、滋养肾精。

丹参味苦、微辛,性微寒,归心、脾、肝、肾经,有活血祛瘀、养血安神、凉血消肿的功效;土鳖虫性寒、味咸,入心肝脾三经,有逐瘀、破积、通络以及接骨续筋、消肿止痛、下乳通经功效,适用于癥瘕积聚、血滞经闭、产后瘀血腹痛、跌打损伤等病症;桃仁性味微苦、微甘,微寒,归心、肝、脾经,有清热解毒、消痈散结、利水消肿之功;莪术辛、苦、温,归肝、脾经,有行气破血、消积止痛之功,用于癥瘕痞块、瘀血经闭、食积胀痛、早期宫颈癌等。此四药合用,活血化瘀之功效明显。白花蛇舌草微苦、微甘,性微寒。归心、肝、脾经,有清热解毒、消痈散结、利水消肿功效;红藤味苦,性平,具有清热解毒,活血祛瘀的功效;蒲公英具有清热解毒、消痈散结等功效;炒白术具有燥湿利水、健脾益气功效。此三药相须为用,有良好的清热解毒、消痈散结作用。甘草则能调和诸药。全方合用共奏益气养阴、活血化瘀、清热解毒之功。

本研究中,观察组治疗后胃脘胀满、胃痛、胃中嘈杂、嗳气反酸、疲倦乏力、口干、食欲不振评分,优于对照组,差异具有统计学意义($P<0.05$)。可见,养阴活血合剂的使用能发挥活血化瘀,使得胃黏膜血液循环得到改善,促进萎缩腺体再生,且药物不良反应发生率较低,能提高临床治疗效果,促进患者早期恢复。本研究中,观察组患者药物不良反应发生率为 6.25%,低于对照组的 17.2%,差异具有统计学意义($P<0.05$)。

综上所述,与常规西药治疗相比,慢性萎缩性胃炎患者采用养阴活血合剂治疗效果理想,值得推广应用。

(中国民族民间医药,2016,25(19):43-45)

慢性萎缩性胃炎 103 例中医证型与血清胃泌素、尿胃蛋白酶关系探讨

涂福音　曾志德　吴耀南　吴健朗　张琼英　常　虹

慢性萎缩性胃炎(慢萎)可归属于中医的"胃脘痛""胃痞"范畴。我们用现代核医学放射免疫法,对 103 例慢萎的中医辨证分型患者,进行空腹血清胃泌素和尿胃蛋白酶测定,并对慢萎中医辨证分型与血清胃泌素、尿胃蛋白酶测定的关系进行探讨。

一、资料与方法

(一)病例选择

本文观察组 103 例,正常对照组 33 例。观察组中门诊患者 39 例,住院患者 61 例,其中男性 67 例,女性 36 例,年龄 25～52 岁,平均 38 岁。观察组均经纤维胃镜和胃黏膜活检确诊为慢性萎缩性胃炎患者。对照组 33 例是我院保健科进行例行体检、无消化道或其他系统疾病的饮食服务行业健康职工,其中男性 20 例。女性 13 例,年龄 20～35 岁,平均 33 岁。

(二)中医辨证分型

(1)气滞湿热:胃脘胀闷疼痛,痛窜两胁,嗳气或矢气则舒。口苦纳少,泛酸嘈杂,排便不爽,便溏或便秘,溲赤,舌红苔黄或腻,脉弦滑或弦数。

(2)脾胃虚寒:胃痛隐隐,遇冷痛甚,喜按喜暖,口淡多涎或呕吐清水,四肢不温,少气乏力,大便溏薄,舌淡或边有齿痕,苔白或腻,脉沉细或迟。

(3)胃阴亏虚:胃脘灼痛,嘈杂似饥,口干咽燥,五心烦热,溲赤便秘,舌红绛而干,无苔或少苔,脉细数或虚数。

(4)瘀血内阻:胃痛拒按,久痛不愈,痛如刺割,痛有定处,呕血或黑便,舌暗红或有瘀斑,苔白或黄,舌下静脉曲张,脉细而涩。

(三)检测方法

(1)血清胃泌素检测:用中国科学院原子能研究所提供的胃泌素放射免疫药箱,以 RI 法(双抗体法)放射免疫测定空腹血清胃泌素(pg/mL)。

(2)尿胃蛋白酶测定:按 Anson 和 Mirsky 方法,测定日间晨起 2 h 的尿胃蛋白酶,然后计算其平均值(mg/h)。

二、观察结果

（1）正常对照组 33 例空腹血清胃泌素平均值为 77 ± 39.6 pg/mL，慢萎中医辨证分型患者 103 例空腹血清胃泌素值显著升高，为 161.84 ± 105.78 pg/mL，与正常对照组相比，差异非常显著（$P < 0.001$）。

（2）正常对照组与各型相比较也见显著差异（$P < 0.01$）。气滞湿热型 57 例胃泌素值为（138.98 ± 88.97）pg/mg，显著高于正常对照组（$P < 0.01$）。脾胃虚寒 20 例胃泌素值为（145.45 ± 111.75）pg/mL，显著高于对照组（$P < 0.05$）。胃阴亏虚型 6 例胃泌素值为（152.16 ± 61.23）pg/mL，也显著高于正常对照组（$P < 0.01$）。瘀血内阻型 20 例胃泌素值为（246.3 ± 161.1）pg/mL，非常显著高于正常对照组（$P < 0.01$）。

（3）瘀血内阻型患者胃泌素值显著高于其他 3 型（$P < 0.01$），但其他 3 型胃泌素值之比却没有显著差异（$P > 0.05$）。

（4）正常对照组尿胃蛋白酶值为 8.48 ± 4.58 mg/h，慢萎中医辨证分型患者的尿胃蛋白酶值为 21.2 ± 16.01 mg/h。二者相比有非常显著的差异（$P < 0.01$）。中医辨证四型中，气滞湿热型 57 例尿胃蛋白酶值为 20.57 ± 16.18 mg/h，脾胃虚寒型 20 例测尿胃蛋白酶值为 24.79 ± 16.49 mg/h，胃阴亏虚型 6 例尿胃蛋白酶值为 16.97 ± 12.43 mg/h，瘀血内阻型 31 例尿胃蛋白酶值为 21.8 ± 16.26 mg/h。除了胃阴亏虚型与对照组相比较，经统计学处理无差异（$P > 0.05$），其余三型均显著高于对照组（$P < 0.01$）。中医分型有脾胃虚寒与胃阴亏虚相比，有显著差异（$P < 0.05$）。其余各型相比，在统计学上均没有明显差异（$P > 0.05$）。

三、讨论

胃泌素是一种重要的胃肠道激素，有促进胃黏膜血流量增多，黏膜上皮细胞 DNA 和 RNA 合成加速，细胞代谢增快和增强泌酸泌酶的功能，还可以促进胃肠蠕动，松弛幽门括约肌，血清胃泌素浓度的变化是反映消化系统分泌和蠕动功能的重要指标之一，因此，笔者认为选用胃泌素作为判断慢萎患者诊治效果的一项客观指标有其重要意义。我们测定正常空腹血清胃泌素值为（77 ± 39.6）pg/mL，慢萎中医辨证分型患者的平均胃泌素值为（161.94 ± 105.78）pg/mL，非常显著高于对照组（$P < 0.01$），而且中医辨证分型患者的胃泌素值均显著高于对照组（$P < 0.001$）。根据我们的临床观察，气滞湿热型多见于初期慢萎，脾胃虚寒型和胃阴亏虚型多见中期慢萎，瘀血内阻型多见慢萎的严重阶段。在我们检测中，从气滞湿热到脾胃虚寒，胃阴亏虚，到瘀血内阻，患者胃泌素值呈递增现象。由此可见，慢萎中医辨证分型的病变由轻到重，与胃泌素含量的动态变化相一致，提示中医的辨证分型是有科学根据的。不过气滞湿热、脾胃虚寒、胃阴亏虚这三型患者的胃泌素值虽然呈递增变化，但在统计学上却未见差异（$P > 0.05$），而瘀血内阻型与上述三型比，胃泌素均有显著差异（$P < 0.01$）。因为本型患者大多病程长，久痛不愈，且疼痛较剧烈，痛如刺割，或有

黑便或有呕血病史,已演变为血络损伤之证,即中医所说的"久病入络"。一般病情较严重,炎症病灶多以弥漫性为主,胃的壁细胞受损严重,泌酸能力降低,胃酸缺乏,使胃黏膜 G 细胞失去抑酸作用,致使胃泌素释放显著增高。根据这个观察结果,我们设想如果慢萎患者被检测的胃泌素值显著增高到一定程度,即可以认为有瘀血内阻,可在辨证施治的基础上酌加活血化瘀药以提高疗效。当然,这有待于在临床中进一步观察和检验。

正常人尿胃蛋白酶的多少取决于血清胃蛋白酶的含量,而血清胃蛋白酶的含量高低直接与胃主细胞的分泌能力有关,故其含量同样能反映出人体的消化功能。从检验结果来看慢萎中医辨证分型患者病情由轻到重,其尿胃蛋白酶或增加或减少,这种现象的内在因素有待进一步探讨和研究。

(福建中医药,1990(02):11-12)

慢性萎缩性胃炎癌前病变的中医药
临床和实验研究综述

徐清喜　金冠羽　吴耀南(指导)

慢性萎缩性胃炎癌前病变一般认为是指慢性萎缩性胃炎伴胃黏膜上皮中、重度不典型增生及不完全肠化生。目前,西医对此病尚缺乏理想的治疗手段。大量的文献报道认为中药对慢性萎缩性胃炎伴肠化生及不典型增生具有明显的逆转作用。近年中医对本病的病因病机及临床治疗等方面的研究与报道逐渐增多,现综述如下。

一、病名和病因病机

研究根据本病的临床特征,多数人将其列入"胃痞""胃脘痛""症结"等范畴。胡玲认为胃癌前病变是中医"痞满"之范畴,乔樵认为萎缩性胃炎癌前病变既有别于慢性萎缩性胃炎之"胃痞",又不同于胃癌,归属于"症结"比较合理。李玉奇认为本病与《圣济总录》描述的"胃脘痛"相吻合。

在病因病机方面,胡玲认为其病因主要有饮食不节、七情失调、脾胃虚弱。病机是本虚标实,本虚为脾气阴两虚,标实则有气滞、血瘀、热毒蕴胃。乔樵认为其病因是饮食不洁、精神抑郁、外邪诱发和脾胃虚弱,病机为虚中夹实、寒热错杂、气滞血瘀。崔儒涛将本病之病因归纳为饮食不洁、饥饱不均、损伤脾胃;肝失疏泄或木郁化火,横逆犯胃;忧思劳倦,脾失健运,水湿内生;禀赋不足,脾胃虚弱。病机夹虚夹实,本以气阴两虚多见,本病为久病,因邪致虚,因虚生邪,故其实皆脏腑功能失调所产生的病理产物,可有"气滞、血瘀、湿阻、痰滞",是胃癌前病变的重要病机。总之,本病病因主要与饮食不洁或不节、情志失调、脾胃虚弱、邪毒内犯有关,病机为本虚标实,本虚以脾胃气阴两虚为主,标实以气滞、血瘀、湿阻、痰凝及热毒为主。病位涉及脾胃肝胆等脏腑。

二、中医药治疗胃癌前病变的临床研究

(一)辨证分型治疗

关于慢性萎缩性胃炎的癌前病变的辨证分型目前尚无统一标准。乔樵将胃癌前病变分为四型进行治疗:①肝胃气滞型:治宜疏肝和胃、理气祛瘀,以柴胡疏肝散加减;②脾胃湿

热型：治宜清热和胃、化湿祛瘀，连朴饮合藿朴夏苓汤加减；③胃阴不足型：治宜养阴生津、和胃理血，麦门冬汤加减；④脾胃虚寒型：治宜益气健脾、理血和胃，方用养胃冲剂加减。同时根据"久病必虚""正气存内，邪不可干"等理论在中医辨证的基础上，注重益气养阴，以提高机体抵抗力，使正能胜邪，促使癌前病变的逆转。并认为活血化瘀的中药可以改善局部微循环、建立侧支循环、增加血流量，使局部缺血缺氧得到改善，促使局部炎症的吸收和腺体的营养供应，帮助其再生。张文尧等将胃癌前病变分为肝郁脾虚型、脾胃阳虚气虚型、脾胃阴虚型、脾虚湿热型，分别制定基本方进行治疗，结果显示中医辨证论治系列复方对慢性萎缩性胃炎癌前病变临床总有效率为96.6％；胃镜病理检查病变改善率达81.6％。张子理选择慢性萎缩性胃炎合并中度以上不典型增生和肠化生患者68例辨证分为脾胃虚寒、肝胃不和、脾虚气滞三型，分别给予黄芪建中汤、四逆散、香橼枳术汤加减治疗，并根据中医"久病入络""虚久则瘀"的理论及胃癌前病变的病理特点，在辨证的基础上加入活血化瘀及解毒抗癌之品，临床有效率达94.12％，不典型增生有效率58.14％，肠化生有效率64％。董建华对慢性萎缩性胃炎伴有肠化生者根据辨证分为气阴两虚、虚火灼胃、脾胃虚热三型，分别以甘平养胃方、酸甘益胃方、甘温健胃方治疗，临床总有效率达96.15％。其中癌前病变征象改善率达95.12％。

（二）基本方加减治疗

李恩复经过长期临床观察，创立了清润通络法，以木香、麦冬、花粉、玉竹、威灵仙、败酱草、蒲黄、灵脂、三棱、仙鹤草、荔枝核、黄连、公英、三七、白芍为基本方，随症加减，经临床、胃镜、病理观察均证实该法对胃癌前病变有明显的逆转作用。朱生梁以平萎汤（藿梗、苏梗、白术、枳壳、桂枝、黄连、黄芩、川芎、莪术、白蔻仁、党参、黄芪、大枣、生姜、甘草、地榆）为基本方随症加减，治疗胃黏膜轻度肠化生、不典型增生50例，临床有效率达90％。其中轻度不典型增生9例，显效7例，有效1例，无效1例；重度肠化生11例，显效8例，有效3例。

（三）专方治疗

樊冬香等将慢性萎缩性胃炎伴有肠化生及不典型增生80例，随机分为两组，采用自拟方芪夏连棱汤（黄芪15 g、太子参15 g、薏苡仁15 g、半夏12 g、莪术12 g、三棱12 g等）治疗40例并设三九胃泰冲剂治疗40例作对照，结果治疗组总有效率90％，对萎缩性胃炎伴有肠化生、不典型增生及Hp阳性有效率分别为77.5％、75％、87.5％，与对照组比较有显著性差异。芪夏连棱汤可以促进机体的体液免疫，增强胃黏膜的免疫力，阻断癌前病变的发展，促进肠化生和不典型增生的逆转。李克峻、郝保军用肝胃止痛胶囊治疗胃癌前病变70例，对照组40例给予猴头胃灵，疗程均为两个月，结果治疗组总有效率92.9％，显效82.9％，有效10％，无效7.1％；而对照组分别为32.5％、45％、9％，两组有显著差别。该中药制剂对胃癌前病变的肠化生及不典型增生既有抗癌之效，又不伤胃气。尹光耀等将115例脾虚型慢性胃炎伴肠化生后不典型增生分为脾气虚、脾阳虚、脾血虚、脾阴虚四证，分别给予胃康复1、2、3、4号治疗，15天为一个疗程，3～6个疗程后，分别测cAMP、SOD及微量元素、血清脂质过氧化物（lipid peroxide，LPO）和淋巴细胞转化率，结果显示临床有效率90.1％，肠化生有效率51.85％。提示该系列方通过改善胃黏膜Zn、Cu、cAMP、SOD的水平,促进细胞分化,提高细胞免疫功能,降低氧自由基和 LPO 来逆转肠化生。李春婷以仁术健胃颗粒治疗胃癌前病变患者 20 例,并与胃复春作对照,结果治疗组总有效率为91.25%,对照组为 75%,两者比较,差异有显著性意义。胃镜检查结果显示治疗组对萎缩、肠化生、异型增生的疗效分别为 71.25%、79.49%、87.40%,而对照组则分别为 60.50%、62.50%、66.67%,提示该药具有较好的抗氧化、清除自由基、抗细胞过度增殖、诱导细胞分化成熟作用。

(四)单味中药逆转胃癌前病变的实验研究

徐盘元用 100 μg 的甲基硝基胍(MNNG)溶液和标准颗粒联合饲养 Wistar 大鼠共 28周,诱发胃黏膜癌前病变,随即分为对照组继服 MNNG,而治疗组同时加服大蒜素 600 μg满 36 周。对照组和治疗组肠化生、异型增生及胃癌发生率分别为 100%、73%、20% 和67%、23%、0,两组差异显著。实验结果表明大蒜素对大鼠实验性胃黏膜肠化生、异型增生及癌变具有逆转及阻断作用。有人认为大蒜素具有阻断 MNNG 致癌变作用,还可消除胃液的 NO_2,防止致癌物质的形成与活化,保护宿主正常细胞不发生癌变;另有人认为大蒜素可刺激免疫反应,增强抗肿瘤的免疫调节作用。高泽立等用猴菇多糖治疗慢性萎缩性胃炎伴肠化生 20 例、伴异型增生 20 例,治疗 6 个月后进行治疗前后形态对比观察,并进行 DNA含量分析及 BD-2 蛋白含量测定,结果:治疗后 20 例慢性萎缩性胃炎伴肠化生组 12 例肠化生消失,20 例伴异型增生组 8 例异型增生消失,BD-2 表达减少,表明猴菇多糖对胃黏膜上皮细胞增生有抑制及逆转作用,猴菇多糖含有丰富的多糖和多肽类,具有调节机体免疫功能,增强胃黏膜屏障功能。总之,一些单味中药及其单体成分对逆转胃癌前病变有一定的疗效,但作用机理不十分清楚。目前尚缺少临床试验的报道。

(五)胃黏膜癌前病变的动物造模

陆为民等把 25 只大鼠随机分为两组,对照组不造模,造模组采用甲硝基亚硝溶液自由饮用、雷尼替丁洗胃、饥饱失常的综合法造模 20 周,观察两组大鼠全身状况、血液、红细胞、LPO、SOD 及胃黏膜病理变化等,结果显示该动物与临床慢性萎缩性胃炎癌前病变气虚血瘀证表现有较好的一致性,稳定可靠,重复性好,为中药研究治疗胃癌前病变提供了较为合理的动物模型。

(六)中医药治疗胃黏膜癌前病变的作用机制探讨

柴可夫将中药逆转胃癌前病变的作用归纳为以下几个方面:①替代治疗作用,即用中药代替稀盐酸、胃蛋白酶等;②增强胃肠道运动功能、阻止胆汁反流作用;③抗幽门螺杆菌的作用;④增加血浆和胃黏膜组织 cAMP 的浓度;⑤免疫调节作用;⑥制酸解痉作用;⑦增强胃黏膜屏障作用;⑧纠正维生素微量元素缺乏等。

孙志广等研究发现,中药益气清热活血方治疗慢性萎缩性胃炎癌前病变的作用机制可能有:①抗突变;②抗氧化;③抑制幽门螺杆菌;④抗促癌,如抑制蛋白激酶 C 和鸟氨酸脱羟酶的活化;⑤诱导促进细胞分化;⑥改善黏膜血流供应,增强胃黏膜保护等。

综上所述,近年来,中医药治疗胃癌前病变显示出独特优势,取得较好的近期疗效,并使胃癌前病变出现不同程度的逆转。近年将胃镜和胃黏膜活检视为中医望诊的延伸而加以利用,采用宏观辨证与微观辨证相结合的方法以提高中医诊治效果,并且建立动物模型结合临床开展实验研究和基础研究,这是中医治疗胃癌前病变的可喜进展。但是也应认识到中医对此病的辨证、治疗尚缺乏统一的辨证、诊断及疗效评价标准,缺乏大宗病例系统观察,且目前多数临床报道还仅限于近期疗效,尚未有远期疗效的临床报道。此外,其疗效亦有待提高。

(中医药通讯,2002(06):37-39)

慢性萎缩性胃炎伴肠上皮化生
中医辨证论治研究进展

傅阿芬　吴耀南

慢性萎缩性胃炎(chronic atrophic gastritis,CAG)伴肠上皮化生(intestinal metaplasia,IM)是胃黏膜上皮遭到各种致病因子的长期侵袭而发生的持续性慢性炎症性改变,由于黏膜的再生改造,最后导致黏膜新生腺体向小肠腺上皮或大肠腺上皮化生,形成杯状细胞、潘氏细胞和小肠绒毛等。胃黏膜的肠化生用组织化学和酶学方法将其分为4型,其中Ⅳ型为大肠型不完全肠化生,主要由柱状细胞及杯状细胞组成,无成熟的吸收细胞及潘氏细胞,Ⅳ型肠化生与胃癌密切相关,被认为是胃癌的癌前期病变。目前,西医对CAG伴IM尚无特效疗法。因其临床以胃脘痞满、痛或不痛、胃中嘈杂、食纳减少等为主要表现,故可归属于中医"痞满""痞证""胃脘痛"等范畴。中医药治疗本病已初步取得成效,具有明显的优势,现将近年来中医辨证论治本病的有关文献综述如下。

一、病因病机

吕乐远统计1172例CAG的发病原因,其相关因素由高到低依次为:饮食不当(84.81%)(以进食热烫辛辣最多,占31.79%)、精神刺激(67.24%)、吸烟饮酒(51.74%)、气候改变(51.19%)、药物(25.34%)。李氏等认为本病病机不外热(胃热)、虚(胃阴虚)、气(气滞、气逆)、湿(内湿)、瘀(瘀血阻络)五个方面,本病多实证热证或虚(阴虚)中夹实(湿热中阻、瘀血阻络)证。何绍奇认为本病多因饮食不节、情志所伤或由脾胃素虚兼夹外邪,导致脾胃升降失调、气机紊乱而致,是一种本虚标实的病理状态。脾胃失调,生化无权,气血营阴俱虚,加之肝气横逆,或夹湿,或夹食,或热,或寒,或瘀滞为病,胃络瘀阻而生症结(肠上皮化生和/或不典型增生),此即前人所说的"久病入络"。杨聪玲等认为本病在脾胃气阴虚的基础上,瘀毒为患,或毒腐成疡,或瘀结成积,或气滞湿聚痰结而成。何颖认为本病的发生,一是饮食不节、饥饱失常、嗜食肥甘酒食所致;二是七情所伤,忧思恼怒,情绪紧张,致使肝气郁结,横逆犯胃,气机壅塞,血行不畅,瘀血阻络,发展为本病;三是感受外邪,失治误治,邪热内陷,病邪结于中焦,脾胃升降失职而致;四是脾胃素虚,先天禀赋不足;五是久病延及脾胃;六是用药不当,致中阳不运,精微不化,升降失职,气机阻滞而成。刘启泉等认为本病的主要病机为气(气机郁滞)、湿(湿浊中阻)、热(热毒蕴结)、瘀(瘀血停滞)、虚(气阴两虚),其间可相互转变,瘀血内阻是胃病发展的重要阶段,瘀热互结是造成胃络损伤、组织增生的根本原因。邓铁涛认为CAG为本虚标实的虚损病。本虚,主要为脾胃亏虚。标实,一为气虚血瘀;二为脾虚湿聚;三为湿郁化热伤阴,虚火妄动。其中脾胃亏损是本病突出的病理表现;胃阴亏损加胃络瘀阻,胃失于滋润濡养,是导致胃腺体萎缩的重要病机。蔡淦等认为脾胃虚弱为主,逐步发展,生痰成瘀,积久蕴热成毒,逐渐产生肠化而成本病。总之,一般认为该病以虚、湿、热、痰、瘀五方面为主,但又各有侧重,且因人、因地、因时而不同,可再深入探讨其病因病机,以更有效地指导临床治疗。

二、治疗

(一)辨证分型治疗

李琦等将CAG伴IM 108例分为4型,脾胃虚弱型予香砂六君子汤加减,肝胃不和型予柴胡疏肝散加减,脾胃湿热型予二陈汤合甘露消毒丹加减,胃阴不足型予一贯煎合左金丸加减,临床治愈72例,显效24例,有效12例,无效0例。张子理等将本病分为脾胃虚寒、肝胃不和、脾虚气滞3型,分别予黄芪建中汤、四逆散加味、香橼枳术丸为基础加活血化瘀药、解毒抗癌药治疗,临床总有效率为94.12%,其中IM总有效率为58.14%。郑逢民等将本病随机分为两组,治疗组40例用郑氏胃药基本方(实痞:党参、半夏、黄连、黄芩、干姜、大枣、炙甘草、鸡内金、厚朴、薏苡仁、白花蛇舌草;虚痞:党参、炙黄芪、桂枝、白芍、炙甘草、生姜、大枣、饴糖、鸡内金、薏苡仁、白花蛇舌草;胀痛加延胡索、甘松、佛手;嗳气加丁香、降香;苔厚加草豆蔻、砂仁)治疗,对照组40例采用猴头菌片治疗,疗程均为1~3个月,治疗组总有效率为95.0%,显著优于对照组的75.0%(P<0.05)。

(二)基本方加减治疗

吴燕敏等用香砂六君子汤加味(木香、炒白术、陈皮、砂仁、猪苓、法半夏、党参、白花蛇舌草等,腹痛甚加延胡索;腹胀甚木香、砂仁加量;反酸甚加瓦楞子;食欲不振加焦山楂;阴虚舌红少者加山药、麦冬;贫血加当归;嗳气加降香;伴瘀血舌面紫暗加丹参)治疗IM 50例,总有效率为90%;治疗后各症状均较治疗前有显著性或非常显著性改善(P<0.05或0.01)。田芸等将本病随机分为两组,治疗组78例用治化汤(炙黄芪、太子参、北沙参、莪术、丹参、桃仁、蒲公英、芙蓉叶、生地榆、生山楂;腹痛甚加延胡、白芍;反酸加乌贼骨、浙贝;口苦、胆汁反流加柴胡、枳壳;便秘加莱菔子、决明子);对照组30例用胃复春治疗。治疗组改善IM总有效率为63.33%;对照组为47.37%,两组无显著性差异(P>0.05)。舒继承用健脾益气活血解毒方(党参、黄芪、山药、炒白术、炙甘草、枳壳、丹参、三棱、莪术、白花蛇舌草、半枝莲、蒲公英等。肝胃不和加柴胡、白芍、半夏;胃阴虚加生地、太子参、麦冬;湿热加藿香、佩兰、黄芩)治疗,临床治愈14例,有效8例,总有效率为91.7%。芮其根用玉女煎加味(生地黄、煅石膏、肥知母、麦冬、川牛膝、川石斛、蒲公英、徐长卿等;阴虚甚加天冬、鳖甲;气虚甚加太子参、淮山、炒白术等;便干不畅加天花粉、火麻仁等)治疗63例患者,总有效率为96.82%。陈英用补脾益胃活血化瘀汤(炙黄芪、白术、三棱、莪术、茯苓、木瓜、柴胡、紫苏、蒲黄、桃仁、陈皮、丹参,痰湿甚加厚朴、苍术;湿热重加黄芩、砂仁、藿香、泽泻;寒热错杂加半夏泻心汤及蒲公英;阴虚胃热加沙参、玄参;痰瘀互结加蜈蚣、田七、牡蛎;病程长,久耗正气者隔日配红参炖服)治疗100例患者,总有效率为88%。

(三)固定方治疗

车建平等用谷神冲剂(石菖蒲、茯苓、泽泻、败酱草、仙鹤草、五灵脂、郁金、麦门冬、三七粉等)治疗CAG伴IM 42例,总有效率为92.19%。缪锦将105例患者随机分为治疗组65例和对照组40例,治疗组用平萎汤(党参、白术、茯苓、炙甘草、白芍、丹参、莪术、土茯苓、白花蛇舌草、补骨脂、枸杞子),对照组用胃复春,治疗组总有效率为90.8%,显著优于对照组的70.0%(P<0105)。白海燕等将患者随机分为两组,治疗组119例用活血解毒方(当归、赤芍、莪术、三七粉、郁金、八月札、冬凌草、连翘、胡黄连、重楼、僵蚕等),对照组86例用胃复春片,治疗组和对照组总有效率分别为91.60%、61.63%,两组在临床证候、萎缩、肠化生的疗效比较均具有显著性差异(均P<0.01)。雷胜举等将70例患者随机分为治疗组35例和对照组35例,治疗组用自拟消溃异功散(党参、白术、茯苓、蚕沙、陈皮、黄连、白及、黄芪等),对照组用胃复春片,治疗组总有效率为74.29%,显著优于对照组51.43%(P<0.01)。庞莎莎用益胃冲剂(党参、黄芪、川芎、白花蛇舌草、茯苓、厚朴、五灵脂、当归、薏苡仁、败酱草等)治疗本病,IM疗效:显效25例(IM消失:Ⅳ型IM 16例,Ⅲ型IM 3例,Ⅱ型IM 1例),好转5例,无效2例。

(四)中西医结合治疗

王洪斌等将CAG患者65例随机分为治疗组35例和对照组30例,治疗组予果胶铋、阿莫西林、呋喃唑酮加中药萎复煎剂治疗,对照组单用上述西药治疗,4周后复查,治疗组IM好转75.0%,显著优于对照组的22.2%(P<0.05)。李圣亮等将85例患者随机分为对照组37例和治疗组48例,对照组给予呋喃唑酮、甲硝唑、果胶铋口服;治疗组西药同对照组,并加用自拟消萎汤(党参、白术、法半夏、木香、延胡索、黄连、黄芩、甘草、莪术)治疗,治疗组总有效率为91.7%,显著优于对照组的70.13%(P<0.01);治疗组抗IM总有效率81.5%,显著优于对照组的51.7%(P<0.05)。幸军等将182例患者随机分为对照组89例和治疗组93例,对照组采用枸橼酸铋钾、克拉霉素、甲硝唑治疗,抗生素7 d后停用,单服枸橼酸铋钾治疗,疗程为3个月;治疗组在对照组治疗的基础上,加用自制中成药胃特安片5片,3次/日;治疗组逆转IM的总有效率为77.4%,显著优于对照组的37.1%(P<0.05)。

(五)其他疗法

卢泳等将CAG伴IM患者随机分为两组,单纯中药组25例以四君子汤加减;针药结合组26例以四君子汤加减并加中脘、足三里、内关、公孙为主穴针刺,肝胃气滞加行间,瘀阻胃络加血海,胃阴亏虚加太溪,脾胃虚寒加脾俞、胃俞,采用徐疾补泻法,寒证加灸。针药结合组的IM疗效为84.62%,显著优于单纯中药组的64%(P<0.05)。

(六)实验研究

许钟等从分子水平研究,发现蛋白类(如尾型同源盒转录因子、黏蛋白13、Glycoprotein87、Claudin-4、MKK4 和 stratifin)、酶类(如鸟苷酸环化酶 C、环氧合酶-2)、基因类(增殖诱导配体、基因多态性)等多种相关分子在 IM 中的表达上调,这在胃癌前病变临床诊治中具有实用价值。郭小红等认为 CAG 伴 IM 病变中存在 P16 缺失、突变及失活,蛋白表达水平显著下降,而 P16 蛋白表达低下是胃癌发生过程中的早期事件之一,故对 CAG 伴 IM 者进行 P16 蛋白的检测有助于胃癌的早期发现和早期诊断。

三、问题和展望

综上所述,目前认为 CAG 伴 IM 的病因病机为本虚标实,寒热错杂,本虚为脾胃肾虚,标实为气滞、血瘀、湿热;治疗强调以健脾益胃为主,结合理气、活血、清热、祛湿等治法。目前中医治疗本病的疗效较肯定,能使 CAG、IM 得到不同程度的逆转,但还存在一些急需解决的问题,如病因病机、辨证分型、疗程长短、疗效判断缺乏统一标准;科研设计欠严谨,缺少大样本的随机对照、双盲研究,疗效的可重复性差;中医药效的作用机制不明等,有待于进一步研究。

(云南中医中药杂志,2010,31(02):65-67)

活血化瘀法治疗慢性萎缩性胃炎的进展

涂志红　吴耀南

慢性萎缩性胃炎(chronic atrophic gastritis,CAG)是危害人类健康的常见病、多发病之一。目前西医尚无理想的治疗方法,多采用对症治疗为主,在伴有重度异型增生有癌变危险或可疑为癌变时给予外科手术。近年来中医药治疗本病已初步取得成效,具有明显的优势,中医对 CAG 的病因、病机及治疗等方面的研究与报道日益增多,从中发现瘀血证与 CAG 的发生有密切关系,现将近年来中医用活血化瘀法治疗 CAG 情况综述如下。

一、中医临床研究

(一)辨证分型治疗

赵燕将 61 例 CAG 患者分为 4 型论治:①脾虚血瘀型。药用:黄芪、肉桂、桃仁、红花、枳壳、赤芍、白芍、川芎、三棱、莪术、大枣。②肝郁血瘀型。药用:生地、桃仁、红花、赤芍、枳壳、柴胡、当归、桔梗、青皮、延胡、川楝、甘草、三棱、莪术、半夏、陈皮。③阴虚血瘀型。药用:当归、生地、桃仁、红花、枳壳、赤芍、麦冬、天花粉、山药、麦芽、陈皮、石斛、乌梅、丹参、白芍、沙参。④湿热血瘀型。药用:黄芩、黄连、当归、生地、牛膝、丹参、桃仁、红花、龙胆草、苍术、厚朴、半夏、三棱、莪术、川芎。以气滞胃痛冲剂为对照组治疗 27 例;治疗组总有效率 88.5%,显著高于对照组的 59.2%($P<0.05$)。李云将 80 例 CAG 分为 4 型论治:①脾胃湿热,兼夹血瘀型。药用:王氏连朴饮加大黄、丹参、虎杖、三棱、莪术等。②肝胃不和,气滞血瘀型,药用:柴胡疏肝散合郁金、赤芍、当归、乳香、没药等。③脾胃虚弱,寒凝血瘀型。药用:五味异功散合丹参、川芎、红花、莪术等。④胃阴不足,气虚血滞型。药用:益胃汤合赤芍、川芎、丹参、桃仁、红花等。总有效率为 95%。王知佳等将 CAG 分为 6 型论治:①气滞血瘀型。药用:柴胡、香附、川芎、陈皮、枳壳、郁金、延胡、苏梗、赤芍、当归、桃仁、红花、莪术、乳香、没药、内金等。②痰热瘀阻型。药用:黄芩、黄连、苍术、厚朴、陈皮、枳壳、白豆蔻、茯苓、猪苓、泽泻、半夏、川芎、丹参、虎杖、牛膝、半枝莲等。③脾虚血瘀型。药用:党参、白术、茯苓、半夏、木香、砂仁、陈皮、黄芪、白芍、甘草、当归、丹参、桃仁、红花、鸡血藤、刘寄奴等。④阴虚血瘀型。药用:沙参、生地、麦冬、玉竹、玄参、石斛、山药、枳壳、佛手、当归、白芍、丹皮、丹参、郁金、桃仁、乌梅等。⑤阳虚血瘀型。药用:黄芪、桂枝、党参、干姜、白术、白芍、茯苓、陈皮、木香、香附、白芍、当归、红花、乳香、五灵脂、炙甘草等。⑥胃络瘀血型。药

用:丹参、檀香、砂仁、当归、川芎、赤芍、桃仁、红花、延胡、香附、三七、白及、蒲黄、五灵脂、白术、沙参、半枝莲等。杨丽华等将 CAG 分为 5 型论治:①肝郁血瘀型:用柴胡疏肝散加减;②脾虚血瘀型:用八珍汤加减;③虚寒血瘀型:用黄芪建中汤加减;④阴虚血瘀型:用一贯煎加减;⑤胃热血瘀型:用平胃消异汤加减,临床疗效显著。

(二)基本方加减治疗

王秋生拟活血化瘀汤:黄芪 20 g、当归 15 g、川芎 15 g、良姜 10 g、枳实 15 g、乳香 10 g、没药 10 g、炙甘草 10 g,治疗 CAG 32 例,痛甚加玄胡 15 g,胀甚加厚朴 10 g、青皮 10 g,食滞加炒麦芽 15 g、炒神曲 15 g、炒山楂 15 g;对照组 24 例以奥美拉唑 20 mg,每日 2 次,阿莫西林 0.5 g、甲硝唑 0.4 g,每日 3 次,两组均连服 4 周。治疗组有效率 90.63%,显著优于对照组的 62.5%($P<0.05$)。王晓红拟益气活血复萎汤:党参 15 g、白术 15 g、茯苓 15 g、丹参 20 g、三七粉 2 g、延胡 12 g、陈皮 6 g、厚朴 12 g、砂仁 5 g、白芍 12 g、白花蛇舌草 30 g、炙甘草 6 g,治疗 CAG 34 例,痛剧加制乳香、制没药;嗳气加旋覆花、代赭石;泛酸加海螵蛸、煅瓦楞;便溏加山药、扁豆;纳呆加炒神曲、炒谷麦芽;中、重度肠化加三棱、莪术、土贝母、山慈菇等;对照组 29 例口服维酶素片 1.0 g,3 次/日。治疗组总有效率 70.6%,显著优于对照组的 44.8%($P<0.05$)。李德宽用沙参麦冬汤合失笑散:沙参 20 g、麦冬 20 g、生地 15 g、白芍 15 g、五灵脂 12 g、蒲黄 10 g、三七 3 g(冲服)、丹参 30 g、当归 20 g、仙鹤草 15 g、木香 6 g、延胡 12 g、甘草 6 g,治疗 CAG 38 例,肝郁加柴胡、香附,湿热加黄芩、黄连、蒲公英,虚寒加肉桂、干姜、附子。对照组 38 例:①用"三联疗法"抗 Hp 2 周。②维酶素 1 g,多潘立酮片 10 mg,3 次/日,疗程均 4 周。治疗组总有效率 92.11%,显著优于对照组的 73.69%($P<0.05$)。梁广生用参苓白术散合桃红四物汤:黄芪 30 g、党参 15 g、茯苓 15 g、炒白术 20 g、淮山药 20 g、扁豆 15 g、莲肉 10 g、砂仁 6 g、熟地 15 g、白芍 20 g、当归 20 g、川芎 12 g、桃仁 12 g、红花 10 g,治疗 CAG 32 例,腹胀加柴胡、香附、枳壳,寒盛加肉桂、干姜、附子,湿热加黄芩、黄连、蒲公英。对照组 31 例,用多潘立酮片 10 mg 加维酶素片 1 g,口服,每日 3 次。治疗组总有效率 87.5%,显著优于对照组的 58.07%($P<0.05$)。孙晓民等拟健脾活血方:党参、白术、茯苓、厚朴、半夏、木香、枳壳、佛手、灵脂、延胡索、徐长卿、百合、内金各 10 g,乌梅 15 g,治疗 CAG 伴肠化增生 55 例,虚寒加吴茱萸 3 g,阴虚加太子参 30 g、白芍 15 g、石斛 10 g,肝郁加青皮、川楝各 10 g,湿重加藿香、白蔻各 10 g;对照组给予雷贝拉唑每日 1 粒口服;3 个月为 1 个疗程;治疗组总有效率 96.36%,显著优于对照组的 87.50%($P<0.01$)。张太坤等拟消萎汤:三七粉 12 g,蒲黄 9 g,三棱 9 g,莪术 9 g,白及 12 g,党参 12 g,治疗 CAG 62 例,脾虚加黄芪、炙甘草、大枣、砂仁、白术、川椒、良姜;肝郁加柴胡、香附、陈皮、枳壳、川楝等,湿热加黄连、吴茱萸、竹茹、枳实、瓦楞子、乌贼骨、浙贝,阴虚加沙参、麦冬、生地、枸杞、甘草;总有效率为 93.55%。

(三)专方治疗

马洁用膈下逐瘀汤化裁:当归 15 g、山楂 12 g、香附 10 g、红花 10 g、乌药 10 g、青皮 10 g、木香 10 g、泽泻 12 g、黄芪 20 g、佛手 10 g、槟榔 10 g、丹参 10 g,治疗 CAG 患者 68 例。对照组 56 例口服多潘立酮片 10 mg,3 次/日。治疗组总有效率 83.8%,显著优于对照组的

64.3%（$P<0.01$）。叶惠宁等自拟活血益胃方：黄芪、白术、山药、沙参、丹参、三七、莪术各15 g，川芎、蒲黄、延胡、香附、枳壳各 10 g，白芍 12 g，甘草 6 g，治疗 CAG 60 例。对照组 30 例口服胃复春 4 片，3 次／日。治疗组总有效率为 96.67%，显著优于对照组的 70%（$P<0.01$）。李敏等用益胃活血汤：黄芪 30 g，当归 15 g，桃仁 15 g，知母 15 g，石斛 15 g，蒲公英 10 g，内金 15 g，枳实 15 g，白花蛇舌草 15 g，白芍 15 g，甘草 10 g，治疗 CAG 30 例。对照组 30 例口服叶酸 5 mg、多潘立酮片 10 mg，3 次／日。治疗组总有效率 83.3%，显著优于对照组的 60.5%（$P<0.05$）。颜振旗等自拟化瘀健胃汤：丹参、三七、蒲黄、白芍、麦冬、半夏、大黄、白术、枳实、厚朴、甘草，治疗 CAG 60 例；对照组 60 例用猴头健胃灵胶囊 4 粒，3 次／日。治疗组总有效率 86.7%，显著优于对照组的 76.7%（$P<0.05$）。凌霄等用参苓白术口服液合复方田七胃痛胶囊治疗 CAG 42 例，对照组 42 例用法莫替丁片治疗；治疗组总有效率 85.71%，显著优于对照组的 57.14%（$P<0.05$）。黄开英用自拟方：黄芪 30 g，党参、白术、麦门冬、沙参各 15 g，砂仁 6 g，扁豆 30 g，赤芍、白芍各 12 g，丹参、延胡各 12 g，川楝子 9 g，桃仁、红花、当归各 6 g，甘草 3 g，治疗 CAG 患者 46 例。对照组 31 例，用维酶素 5 片、猴头菌片 3 片，一日 3 次口服。治疗组总有效率为 89.1%，显著高于对照组的 61.3%（$P<0.05$）。

二、现代医学研究

（一）胃镜所示胃黏膜的病理变化

周慎研究表明 CAG 的镜下见胃黏膜灰暗无光泽，黏膜皱襞细小，黏膜下血管网络显现，黏膜呈颗粒状增生隆起、结节、糜烂、溃疡等；王晓瑜所做病理研究显示，胃黏膜固有腺体减少，包括幽门腺减少或由肠化腺体替代，胃底（体）腺假幽门腺化生或肠上皮化生。郑东升提出以上变化均为瘀血所致，这使胃黏膜腺体血运障碍，营养匮乏，促使 CAG 的发生及腺体萎缩的逐步加重。

（二）胃黏膜血液循环的研究

杜群等提出 CAG 患者的胃黏膜血管扭曲，管腔狭窄，血流灌注不足，血流量明显低于正常，血管内红细胞和微血栓聚集成形，导致血瘀而供血不足，是腺体萎缩和黏膜变薄的关键。

（三）血流动力学及末梢微循环研究

血流动力学异常和微循环障碍均是血瘀证的客观指标。王茵萍等研究显示 CAG 患者红细胞聚集及变形能力降低，血液呈明显的高黏状态，全血黏度、血浆黏度、红细胞比积、红细胞电泳时间等与健康人相比均有显著差异，且萎缩程度越高，血流动力学异常程度越高。柴可夫对甲皱微循环及舌尖微循环观察显示，CAG 患者畸形毛细血管襻增加，管襻扩张瘀血，渗出明显，血液流态异常。

（四）活血化瘀中药治疗 CAG 的机理研究

林秀萍等研究显示活血化瘀药物可改善 CAG 胃黏膜微循环灌注,建立侧支循环,使局部缺血缺氧得到改善,增加胃黏膜血流量,清除微循环红细胞瘀滞聚集,促进局部炎症吸收,使萎缩腺体再生,其研究发现川芎可扩张细动脉,疏通微循环,防止全血比黏度上升,改善处于缺血状态的胃黏膜血液和氧的供给;祁宏等研究显示丹参、当归可明显降低黏膜损伤指数,缩小细胞间隙,恢复细胞的正常能量代谢,通过加强胃黏膜与黏膜屏障功能防治CAG;柯莹玲等研究显示丹参还可清除超氧自由基,减轻或阻断组织脂质过氧化反应,同时提高超氧化物歧化酶和谷胱甘肽过氧化物酶的活性,从而保护胃黏膜免受损伤;葛文松等研究显示田七、白芍、延胡、川楝等可改善胃黏膜微循环、增加血流量,使局部缺血缺氧得到改善,促进局部炎症吸收及萎缩腺体复生等;孙茂峰等研究显示足三里注射黄芪、当归注射液可明显提高胃黏膜氨基己糖及磷脂值,缩小细胞间隙,通过加强胃黏液与黏膜屏障功能防止 CAG,且药物的选择有一定的特异性。张喜奎在实验中发现,CAG 造模大鼠胃黏膜血流量明显低于正常组,而中药胃萎灵胶囊可明显提高胃黏膜血流量,认为此可能是该方逆转 CAG 病理变化的机理之一。

以上证明在 CAG 的发生发展过程中存在血瘀这一病理状态,且贯穿于 CAG 病变的全过程,并随病情进展而加重,这为用活血化瘀法治疗 CAG 提供了充分的依据。

三、结语

综上所述,实验研究从多方位证实了血瘀这一病理状态贯穿于 CAG 的全过程,且随病情进展而加重;临床治疗 CAG 时大多以活血化瘀法为主要治法,或在辨证论治的基础上加用活血化瘀药,都能取得良效。但目前还存在一些问题需要解决。

在临床研究方面:①辨证标准、疗效标准尚不统一,统计方法有待提高。临床疗效的判断以近期疗效为主,较少进行远期疗效的研究;今后可在中西医双重理论指导下处方用药,以微观病理和宏观症状的改善为目标,制定 CAG 统一的辨证分型标准和疗效标准。②目前治疗 CAG 大多以汤剂口服为主,且疗程长,患者依从性较差,故开发疗效确切、使用方便、作用迅速的中药新剂型迫在眉睫。

在实验研究方面:①目前尚缺乏从活血化瘀法本身的作用特点入手,系统、深入地研究其治疗 CAG 的机理。②要加强在中医理论指导下的 CAG 血瘀证动物模型的研制,最大限度地真实体现活血化瘀药治疗 CAG 的疗效。

随着现代科学和中医药学的研究不断深入,活血化瘀法治疗 CAG 的临床和实验研究将日益深入,相信在不远的将来,活血化瘀法治疗本病将得到越来越广泛的应用,并且取得更好的疗效。

（辽宁中医药大学学报,2010,12(09):203-206）

胃萎方治疗胃癌前病变的疗效及其
干预相关癌基因表达的研究

陈丽凤　吴耀南

胃癌是起源于胃黏膜上皮的恶性肿瘤,而胃癌前病变(GPL)是从正常胃黏膜向胃癌转化过程中的一个重要阶段,其发病机制十分复杂,至今仍未能完全阐明,因此,积极探讨GPL的发病机制并设法减缓,甚至逆转其发展趋势,成为胃癌二级防治的重点内容。目前西医对GPL尚无特效疗法,中医药对本病的治疗有着较大的优越性和广阔的发展前景,众多临床报道及病理检查证实,中医药可使部分慢性萎缩性胃炎伴肠上皮化生及异型增生发生明显的逆转,使胃癌的预防成为可能。

胃复春是第一个被国家食品药品监督管理总局(State Food and Drug Administration, SFDA)批准用于治疗胃癌前病变的国家中药保护品种,临床研究发现胃复春对胃癌前病变具有良好的治疗作用。本研究以胃复春作为对照,以胃萎方治疗治疗GPL,取得满意效果,现将研究结果报道如下。

一、资料与方法

(一)一般资料

选取2013年1月—2015年9月厦门市中医院符合纳入标准的门诊及住院患者60例,随机分为治疗组和对照组,每组各30例。治疗组男性16例,女性14例;年龄26~60岁,平均48±8.73岁;病程3~26年,平均8±4.23年。对照组男性15例,女性15例;年龄29~60岁,平均49±6.82岁;病程2~23年,平均7±4.89年。两组患者在性别、年龄、病程等方面比较,差异无统计学意义($P > 0.05$),具有可比性。

(二)诊断标准

参照《实用内科学》中胃癌前病变的诊断标准:慢性萎缩性胃炎伴大肠不完全型肠化(ⅡB型)和/或异型增生。

(三)纳入标准

①符合诊断标准;②纳入试验前1个月内需行胃镜及病理检查;③年龄18~65岁;④受试者知情同意,并签署相关知情同意书。

（四）排除标准

①已确诊为胃癌的患者；②其他脏器系统有严重病变或确诊有癌变者、精神病者；③妊娠或正准备妊娠的妇女，哺乳期妇女；④过敏体质或对多种药物过敏者。

（五）治疗方法

①治疗组：予自拟方"胃萎方"治疗，药用：黄芪 15 g，炒白术 12 g，薏苡仁 30 g，九节茶 30 g，黄芩 10 g，栀子 10 g，青风藤 15 g，红藤 20 g，莪术 15 g，菝葜 15 g。水煎内服，每日 1 剂，加水 500 mL 煎至 150 mL，由厦门中医院煎药室统一代煎装包，每剂煎 2 次，分 2 次口服。②对照组：予中成药"胃复春"（杭州胡庆余堂药业有限公司生产，批号：120825）治疗，每次口服 4 片，1 日 3 次。两组均以 12 周为 1 个疗程，均治疗 2 个疗程。治疗期间停服一切影响本研究的药物。

（六）观察指标

（1）症状积分：参照《中药新药临床研究指导原则》中的慢性萎缩性胃炎症状分级量化标准，观察胃痛、痞满、嗳气、食欲不振、嘈杂、乏力、大便的改善情况，每一种症状分轻、中、重三级，分别记 1、2、3 分，治疗前记录一次，治疗后每天观察记录一次。

（2）癌基因检测：治疗前后均进行胃镜检查，并取胃窦、胃角、胃体部及病灶明显处胃黏膜组织进行病理组织活检，新鲜标本用 10% 中性福尔马林溶液固定，石蜡包埋，4 μm 厚度切片，HE 染色，并进一步行免疫组化检查，应用计算机病理图像分析系统对 $p53$、$CerbB-2$ 和 $PCNA$ 的表达进行多参数测量，定量分析及量化评判。

（七）疗效判定标准

根据《中药新药临床研究指导原则》中规定的慢性萎缩性胃炎疗效评定标准。

（八）统计学方法

采用 SPSS13.0 统计软件，计量资料用均数±标准差（$\bar{x}±s$）表示，采用 t 检验；计数资料采用 χ^2 检验。$P<0.05$ 为差异有统计学意义。

二、结果

（一）症状积分比较

两组治疗后症状积分均较治疗前明显降低（$P<0.05$），其中治疗组比对照组降低更明显（$P<0.05$），详见表 1。

表 1　症状积分比较情况（$\bar{x}±s$）

组别	例数	治疗前	治疗后
治疗组	30	27.52±3.43	4.39±1.67*△
对照组	30	27.36±4.2	10.58±3.29*△

注：与治疗前比较，* $P<0.05$；与对照组比较，△$P<0.05$。

（二）临床疗效比较

治疗组总有效率为 86.7%，对照组总有效率为 63.3%，治疗组疗效优于对照组（$P<0.05$）。详见表 2。

表 2　治疗前后临床疗效对比情况[n(%)]

组别	例数	显效	有效	无效	总有效率
治疗组	30	12(40.0)	14(46.7)	4(13.3)	26(86.7)*
对照组	30	9(30.0)	10(33.3)	11(36.7)	19(63.3)

注：与治疗前比较，* $P<0.05$。

（三）癌基因 *p53* 的表达水平比较

治疗后两组患者胃黏膜 *p53* 阳性率均较治疗前明显降低（$P<0.05$），治疗组阴性率高于对照组（$P<0.05$）。详见表 3。

表 3　癌基因 p53 的表达水平对比情况[n(%)]

p53	治疗组		对照组	
	治疗前	治疗后	治疗前	治疗后
阳性	17(56.67)	5(16.67)*	18(60.00)	8(26.67)*
阴性	13(43.33)	25(83.33)△	12(40.00)	22(73.33)

注：与治疗前比较，* $P<0.05$；与对照组比较，△$P<0.05$。

（四）癌基因 *PCNA* 的表达水平比较

治疗后两组患者胃黏膜 *PCNA* 阳性率均较治疗前明显降低（$P<0.05$），治疗组转阴率高于对照组（$P<0.05$）。详见表 4。

表 4　癌基因 PCNA 的表达水平对比情况[n(%)]

PCNA	治疗组		对照组	
	治疗前	治疗后	治疗前	治疗后
阳性	22(73.33)	6(20.00)*	21(70.00)	9(30.00)*
阴性	8(26.67)	24(80.00)△	9(30.00)	21(70.00)

注：与治疗前比较，* $P<0.05$；与对照组比较，△$P<0.05$。

（五）癌基因 *CerbB-2* 的表达水平比较

治疗后两组患者胃黏膜 *CerbB-2* 阳性率均较治疗前明显降低（$P<0.05$），治疗组转阴率高于对照组（$P<0.05$）。详见表 5。

表 5 癌基因 *CerbB-2* 的表达水平对比情况表[n(%)]

CerbB-2	治疗组		对照组	
	治疗前	治疗后	治疗前	治疗后
阳性	12(40.00)	7(23.33)*	11(36.67)	8(26.67)*
阴性	18(60.00)	23(83.33)△	19(63.33)	22(73.33))

注:与治疗前比较,*$P<0.05$;与对照组比较,△$P<0.05$。

三、讨论

根据 GPL 的临床特征,本病可归属中医"胃痞""胃脘痛""痞满"等范畴。白长川等认为其病位在胃,脾胃虚弱,因虚而郁滞成症结,形成了 GPL 之标证、变证,标本互为因果,最终导致虚、滞、湿、热、瘀夹杂的本虚标实之病理。杨炳初认为本病为一种虚实夹杂、寒热错杂、本虚标实的病证,涉及脾胃肝等脏腑功能失调,尤以"气虚血瘀,湿热内结"为主要病理特点。张子理认为 GPL 因病时日久,常虚实相兼,以脾胃虚弱为本,气滞血瘀、湿热邪毒为标。李圣亮等认为 GPL 的病机就是脾虚、湿热、血瘀。杜艳茹等认为 GPL 病因是由于长期饮食不节,情志不畅,导致气机郁滞,湿热内阻,瘀血停滞,胃黏膜受损而致肠化生及异型增生,湿热瘀血为其发病及病机的关键所在,运用清热利湿、活血化瘀法治疗 GPL 乃治病求本之法。

GPL 常由慢性浅表性胃炎病久迁延而致,久病则虚,故胃病日久必致脾"虚";脾虚失运,则湿停中焦;而各种致病因素均可致滞,如食积中焦则气阻,肝郁不疏则气滞,寒邪内留则气凝;而阻滞日久必然导致化"热",如食滞中焦可以酿生湿热,肝气郁滞可以化火,寒邪郁久亦可化热;滞重久病入络则成"瘀",瘀则胃失荣养,而致黏膜灰白,黏膜下血管显露,渐致黏膜萎缩,出现肠化生或异型增生。故本病特点为因邪致虚,因虚邪恋,因虚生邪,以"虚、湿、热、瘀"为其主要病机。另外,近年临床 GPL 以脾虚湿热血瘀证多见亦有两个原因:其一,当今生活水平提高,多食肥甘厚腻,易酿生湿热,而饮食不节,日久则损伤脾胃致脾虚;其二,现代人们生活节奏加快,工作紧张,起居无常,思虑焦躁,易致气郁气滞,气滞日久则血行不畅,导致血瘀内阻。这与近年国内一些中医脾胃病专家的看法基本一致。

因此,本课题组采用健脾利湿清热活血法,予自拟"胃萎方"进行治疗。方中黄芪有补气升阳、行水消肿、托毒生肌之功,《珍珠囊》谓其"益胃气,去肌热";白术健脾益气,燥湿利水,《医学启源》谓其"除湿益燥,和中益气。其用有九:温中,一也;去脾胃中湿,二也;除胃热,三也强脾胃;进饮食,四也;和胃生津液,五也;去肌热,六也……";九节茶清热解毒,通络,活血散结,《闽东本草》曰其"健脾,活血";莪术破血行气,消积止痛,《医学入门·本草》言其"能逐水,治心脾病,破气痞",《日华子》谓其"治一切气,开胃消食……下血及内损恶血等";红藤清热解毒,活血止痛,祛风除湿;青风藤祛风利湿,活血解毒;栀子泻火除烦,清热利湿,凉血止血,消肿解毒,《本经》言其"主五内邪气,胃中热气";黄芩清热燥湿,泻火解毒,《别录》曰其"疗痰热,胃中热,小腹绞痛,消谷,利小肠";菝葜祛风利湿,解毒消痈,《品汇精要》谓其"散肿毒";薏苡仁健脾渗湿,舒筋除痹,消痛,《本草再新》言其"补脾土,泻脾火……追风去湿,下气宽中",《神农本草经百种录》曰其"专除阳明之湿热"。

方中黄芪、白术共为君药,治脾胃虚弱之本,起扶正祛邪之功;红藤、栀子、莪术、黄芩等合用以清热解毒,活血化瘀,消积祛湿,共为臣药,协助君药以消除本病之"滞、热、瘀";九节茶、青风藤、菝葜等共为佐药加强清热解毒利湿之效;薏苡仁为阳明药,能健脾益胃,专除阳明之湿热为使药。全方君臣佐使相互协调,共奏清热祛湿,活血化瘀,益气健脾之功。

胃癌居消化系肿瘤之首,其发生、发展机制颇为复杂,涉及一系列遗传学改变,包括癌基因的激活和抑癌基因的失活,研究亦表明肿瘤的形成不仅是细胞增殖增强,也是细胞凋亡受到抑制的结果。$p53$、$CerbB-2$、$PCNA$ 的异常表达与 GPL 的关系引起了高度重视。其中 $p53$ 基因是至今为止发现的与人类肿瘤关系最为密切的抑癌基因,其缺失或突变,可导致细胞向恶性转化。野生型 $p53$ 基因是细胞生长的负调节因子,其能够监视细胞基因组的完整性,修复各种因素导致的 DNA 损伤及清除各种有癌变倾向的细胞等作用而起抑癌作用。当 $p53$ 基因发生突变时,便失去了对细胞生长、凋亡、DNA 修复等的调控作用,由抑癌基因转变成癌基因,引起细胞的转化和癌变。PCNA 是高度保守的细胞核内表达蛋白,对 DNA 复制是必需物质,是重要的调节蛋白,在细胞复制和 DNA 修复的过程中表达,在胃癌方面,Isozaki 等研究发现,$PCNA$ 在淋巴结转移的患者中表达阳性率显著高于无淋巴结转移的患者,在晚期胃癌组织中 $PCNA$ 的阳性率也远远高于早期胃癌患者。此外 $PCNA$ 的高表达还与肿瘤大小、浸润深度等相关。由此可见,$PCNA$ 可以反映胃癌细胞的增殖能力,且具有较高肿瘤增殖能力的胃癌患者淋巴结转移率也越高。原癌基因 $CerbB-2$ 为 EGF 受体,具酪氨酸激酶活性,可与表皮生长因子样物质结合,促进细胞分裂、增生和转化,该基因可通过扩增和蛋白产物的过表达参与肿瘤的发生、发展,并与预后有关。$CerbB-2$ 过度表达与分化较好的胃癌呈正相关,在少量分化程度较差的胃癌中也有表达。

现代药理学研究证实本方中的黄芪、白术、九节茶、莪术、薏苡仁、菝葜等多种中药均对多种肿瘤有明显的抑制作用,本课题研究两组患者治疗前后 $p53$、$PCNA$、$CerbB-2$ 基因阳性细胞的表达率,结果提示,两组治疗后的各基因蛋白的表达率均较治疗前明显降低,尤其以胃萎方治疗后各基因表达减少均更明显。由此说明,胃萎方对 $p53$、$PCNA$、$CerbB-2$ 基因均有调控作用。胃萎方健脾益气可增加机体抵御邪气的能力,清热利湿可促进胃黏膜细胞代谢废物的清除,活血通络还可促进胃黏膜的微循环,增强机体对胃黏膜的自我调控以及促进胃黏膜的新陈代谢,胃萎方可能通过多渠道、多因素干预了 $p53$、$PCNA$、$CerbB-2$ 基因的表达,从而抑制胃黏膜组织的过度增殖,增加了胃黏膜细胞凋亡,逆转肠化及异型增生,防止细胞失控性生长,阻断其向胃癌的转化,从临床疗效及基因表达情况观察来看胃萎方对临床症状的改善与 $p53$、$PCNA$、$CerbB-2$ 基因蛋白表达的降低具有统一性,可有效防治 GPL 进一步进展为胃癌。

(中医药通报,2016,15(05):47-50)

胃癌前病变的中医药研究进展

吴耀南　陈少玫

胃癌在胃恶性肿瘤中约占 95% 以上,其发病率及死亡率位居我国恶性肿瘤之首。胃癌前期分为癌前疾病和癌前病变,如何阻断该环节是胃癌二级防治的重要内容之一。目前西医对该病尚缺乏理想的治疗手段,近年来中医对本病的治疗已取得较满意的疗效,现将有关文献综述如下。

一、临床研究

(一)辨证分型

治疗关于胃癌前病变的辨证分型目前尚无统一标准。尹光耀等将 61 例胃癌前病变患者分为 4 型,以胃康复(黄芪、茯苓、白术、甘草、延胡、黄连、白芍)为主方治疗:①脾气虚型,方选胃康复;②脾阳虚型,胃康复加高良姜、吴茱萸;③脾阴虚型,胃康复加玄参、麦门冬;④脾虚气滞型,胃康复加陈皮、沉香;并与不辨证混用的胃苏冲剂为对照组进行对照观察。结果:治疗组显效率 52.46%,总有效率 90.16%;对照组显效率 37.04%,总有效率 85.15%;胃康复的疗效优于胃苏冲剂。张子理将慢性萎缩性胃炎合并中度以上不典型增生和肠化生患者 68 例,分为脾胃虚寒、肝胃不和、脾虚气滞 3 型,分别以黄芪建中汤、四逆散、香橼枳术汤加减治疗,同时各型都加入化瘀抗癌药,临床症状有效率 94.12%,不典型增生有效率 58.14%,肠化生有效率 64%。田养年把胃癌前病变分为 2 型:①痰瘀气滞型,用防变灵 1 号(瓜蒌、橘皮、香附、清半夏、青木香、黄连、柴胡、炒枳实、炒白芍、甘草、木瓜、当归、莪术)治疗 78 例,显效率 51.2%,好转率 48.2%;②血瘀脾虚型,用防变灵 2 号(桃仁、五灵脂、草果、黄芪、土白术、升麻、炒白芍、甘草、高良姜、吴茱萸、香附、白扁豆、白及)治疗 42 例,显效率 50%,好转率 45%。代二庆等将胃癌前病变分为 3 型:①血瘀热毒型:用善胃 1 号方(丹参、三棱、莪术、姜黄、地鳖虫、半枝莲、白花蛇舌草、蜂房等)治疗 34 例,总有效率 85.29%;②阴虚有热型:用善胃 2 号方(天花粉、玉竹、女贞子、旱莲草、重楼、赤芍、蒲公英、夏枯草等)治疗 43 例,总有效率 86.05%;③气阴两虚型:用善胃 3 号方(白人参、太子参、黄芪、黄精、石斛、玄参、鳖甲、山慈菇)治疗 29 例,总有效率 79.31%。3 组分别与对照组用猴头菌片治疗 48 例的总有效率 29.17% 相比,均有非常显著性差异($P < 0.005$)。

（二）基本方加减

李恩复以木香、麦冬、花粉、玉竹、灵仙、败酱草、蒲黄、灵脂、三棱、仙鹤草、荔枝核、黄连、公英、三七、白芍为主方,随症加减,临床、胃镜、病理均证实对胃癌前病变有明显的逆转作用。夏绍军用四君子汤为基本方治疗胃癌前病变 56 例,瘀血重加丹参、川芎、当归、三棱;伴阴虚加沙参、麦冬、当归、大枣;并与西药(硫糖铝、复合维生素 B 液加庆大霉素)对比。结果:治疗组有效率 86.7%,对照组有效率 19.29%,有非常显著性差异($P<0.01$)。方雅君等用胃炎方(黄芪、当归、丹参、白芍、蒲公英、黄连、莪术、徐长卿)为基本方治疗胃癌前病变 104 例,气虚乏力加党参、白术、甘草;脘腹胀满加苏梗、枳壳、佛手;腹痛便溏加桂枝、吴茱萸、防风、炮姜;呕吐嘈杂加柴胡、黄芩、半夏、瓦楞子。结果:临床治疗总有效率 95.19%,胃镜和病理有效率 81.7%。余瑞英等以玉竹黄精汤(玉竹、黄精、石斛、当归、白芍、川芎、绿梅花、玫瑰花、乌梅、五味子、炙甘草)为主加味治疗慢性萎缩性胃炎合并肠上皮化生和异型增生患者 48 例,气虚加生黄芪、淮山药;湿热加黄芩、川连、生甘草;肝郁气滞加柴胡、郁金;设三九胃泰冲剂加叶酸片为对照组 42 例,疗程 3 个月,结果:治疗组临床总有效率为 89.5%,对照组为 61.9%,有显著性差异($P<0.05$);治疗组肠上皮化生治愈率为 50%,对照组为 24.3%,有显著性差异($P<0.05$);治疗组不典型增生治愈率为 42.1%,对照组为 33.3%,无显著性差异($P>0.05$)。

（三）专方治疗

杜艳茹等以胃康饮(黄连、当归、生苡仁、连翘、郁金、茵陈、生蒲黄、白蔻仁、五灵脂、川芎、败酱草、菖蒲、三七粉)治疗胃癌前病变 98 例,设胃复春对照组 58 例,结果:治疗组总有效率 91.8%,对照组总有效率 74.1%,有显著性差异($P<0.05$)。蔡锦莲等用莪胃散(黄芪、党参、白术、莪术、枳壳、白花蛇舌草、枸杞、黄精、山楂、天花粉、鸡内金)治疗胃癌前病变 135 例,设胃复春对照组 65 例,结果:治疗组总有效率 77.04%,对照组总有效率 66.15%,有非常显著性差异($P<0.01$)。梅建强等以胃痞汤(柴胡、黄芪、当归、白芍、蒲黄、五灵脂、瓜蒌、蒲公英、仙鹤草、半夏、茵陈、鸡内金、三棱、败酱草、苦参、白花蛇舌草、茯苓、麦冬、荔枝核、半枝莲、三七粉等)治疗胃癌前病变 43 例,以中医辨证分型用药作对照组 43 例,结果:治疗组总有效率 97.67%,对照组总有效率 90.70%,无显著性差异($P>0.05$);不典型增生的有效率,治疗组为 86.05%,对照组为 65.12%,有非常显著性差异($P<0.01$)。裴林等将慢性萎缩性胃炎伴肠化生及不典型增生 86 例,随机分为两组,治疗组 66 例,用增生消胶囊(红景天、绞股蓝、田基黄、蛇莓、薏苡仁、枳实、白术、川芎、当归等)治疗;对照组 20 例,用三九胃泰冲剂治疗,3 个月为 1 个疗程,共 2 个疗程。结果:①总有效率,治疗组为 93.9%,对照组为 68.0%,有显著性差异($P<0.05$);②肠上皮化生的治愈率,治疗组为 47.0%,对照组为 20.0%,有显著性差异($P<0.05$)。曹志群等用芪莲舒痞颗粒治疗胃癌前病变患者 61 例,设维酶素对照组 36 例,结果:①综合疗效:治疗组为 80.3%,对照组为 47.2%,差异有显著性($P<0.05$);②治疗组治疗前后自身及与对照组比较,临床症状积分、胃镜像、病理积分均有显著差异($P<0.05$)。莫剑波等以枳实消痞丸(枳实、厚朴、党参、白术、茯苓、麦芽、郁金、白芍、半边莲、黄连、制大黄、桃仁、红花、木鳖子、甘草,研末,炼蜜为

丸），治疗胃癌前病变 30 例，用香砂养胃丸作对照组 30 例。结果：治疗组总有效率 86.70％；对照组总有效率 66.6％，有显著性差异（$P < 0.05$）。

二、实验研究

（一）单味中药抗胃癌前病变的实验研究

徐盘元等用 100 μg 的甲基亚硝基胍（MNNG）溶液和标准颗粒联合饲养 wistar 大鼠共 28 周，诱发胃黏膜癌前病变，从第 29 周起，对照组继服 MNNG 而治疗组同时服大蒜素 600 μg 满 36 周。对照组和治疗组肠化生、异型增生及胃癌发生率分别为 100％、73％、20％ 和 67％、23％、0％，两组差异显著（$P < 0.05$）。表明大蒜素对大鼠实验性胃黏膜肠化生、异型增生及癌变具有逆转及阻断作用。石雪迎等用幽门弹簧插入加热糊法复制大鼠慢性萎缩性胃炎胃癌前病变模型，观察三七和维 A 酸对胃黏膜形态学改变的影响。结果表明三七对慢性萎缩性胃炎有较好的治疗作用，并能逆转肠上皮化生及不典型增生；维 A 酸对胃黏膜病变亦有明显的改善作用，但大鼠的全身状态较差，提示中药三七治疗慢性萎缩性胃炎胃癌前病变具有一定优势。高泽立等用猴菇多糖治疗慢性萎缩性胃炎伴肠化生 20 例、伴异型增生 20 例，治疗 6 个月后进行治疗前后形态对比观察，并测定 DNA 及 BD-2 蛋白含量。结果：20 例伴肠化生有 12 例肠化生消失，20 例伴异型增生有 8 例异型增生消失，BD-2 表达减少，表明猴菇多糖对胃黏膜上皮细胞增生有抑制及逆转作用。

（二）复方中药治疗胃癌前病变的实验研究

黄晋红等利用真彩色图像分析仪及高清晰度彩色病理图文报告分析系统，监测、观察消萎灵 1 号胶囊（丹参、黄芪、黄芩等 9 味中药）治疗胃癌前病变 26 例与对照组维酶素 18 例治疗前后胃黏膜病变组织的 DNA 含量变化。结果：治疗组病变胃黏膜细胞 DNA 含量减少，二倍体细胞增多，多倍体及异倍体细胞减少（$P < 0.01$）。结论：消萎灵 1 号胶囊可能通过抑制病变组织的增殖活性达到治疗效果。蔡淦等用胃乐煎（党参、白术、陈皮、半夏、莪术、黄连、白花蛇舌草等）治疗大鼠胃癌前病变（GPL）模型 12 周，结果胃黏膜上皮细胞 DNA 含量和多倍体比率显著低于模型对照组（$P < 0.01$），与维 A 酸比较，胃乐煎能更有效地降低胃黏膜细胞 DNA 含量。结论：胃乐煎可能通过影响胃黏膜上皮细胞动力学而阻断 GPL 的发展。王松坡等建立大鼠 CPL 模型应用益气、活血、解毒中药复方及三者合方治疗 12 周后，统计各组大鼠 GPL 的发生率，同时测定血清及胃黏膜超氧化物歧化酶（SOD）、丙二醛（MDA）水平。结果：益气组、活血组、益气活血解毒组大鼠的中、重度 GPL 及肿瘤发生率明显低于模型组（$P < 0.05$），益气组及益气活血解毒组血清及胃黏膜 SOD 含量显著高于模型组（$P < 0.01$），益气组、活血组、益气活血解毒组胃黏膜 MDA 含量显著低于模型组（$P < 0.01$）。结论：中药复方能有效改善实验性大鼠胃癌前病变，抗氧化损伤作用可能是中药复方治疗实验性 GPL 取效的因素之一。柴可夫将中药逆转胃癌前病变的作用归为以下几个方面：①替代治疗作用，即用中药代替稀盐酸、胃蛋白酶等；②增强胃肠道运动功能，阻止胆汁反流作用；③抗幽门螺杆菌的作用；④增加血浆和胃黏膜组 cAMP 的浓度；⑤免疫调节作

用;⑥制酸解痉作用;⑦增强胃黏膜屏障作用;⑧纠正维生素微量元素缺乏等。孙志广等经实验研究发现,中药益气清热活血方治疗胃癌前病变的作用机制可能有:①抗突变;②抗氧化;③抑制幽门螺杆菌;④抗促癌,如抑制蛋白激酶C和鸟氨酸脱羧酶的活化;⑤诱导促进细胞分化;⑥改善黏膜血流供应,增强胃黏膜保护等。

(三)其他研究

甘爱华等采用免疫组织化学方法,研究20例慢性浅表性胃炎、16例萎缩性胃炎、15例肠上皮化生、19例不典型增生、12例早期胃癌、28例进展期胃癌患者的环氧合酶-2蛋白的表达情况。结果:环氧合酶-2蛋白在浅表性胃炎、萎缩性胃炎、肠上皮化生、不典型增生、早期胃癌及进展期胃癌中的表达逐渐增强;其中肠上皮化生、不典型增生、早期胃癌及进展期胃癌与慢性胃炎相比有显著差异(P 均<0.01);不典型增生与早期胃癌相比没有显著差异(P>0.05)、与进展期胃癌相比有显著差异(P<0.01)。结论:环氧合酶-2蛋白可能参与胃癌的发生发展过程。胡玲等采用幽门弹簧插入配合灌胃10%氯化钠溶液及65 ℃热糊复制大鼠胃癌前病变模型,观察中药胃炎消对其胃液 pH 值、胆酸含量及组织病理学变化的影响,结果显示:大、小剂量的胃炎消都能降低模型大鼠胃液 pH 值和胆酸含量,并使其组织病理形态学得以明显改善。

三、结语

综上所述,目前中医药治疗胃癌前病变主要采用辨证分型治疗、基本方加减治疗和专方治疗等方法,均已取得较好的近期疗效,使胃癌前病变有不同程度的逆转,显示其独特优势,并建立动物模型,结合临床开展实验研究和基础研究,探讨中药疗效的作用机制,这是中医药治疗胃癌前病变的可喜进展。但是也应认识到目前中医对本病的辨证、治疗尚缺乏统一的分级量化诊疗标准;以科研设计、衡量、评价(DME)方法学为指导、按照循证医学方法系统观察研究的大宗病例不多;缺乏远期疗效的临床报道;对中药疗效的作用机制尚未探明。如果这些问题能得到解决,将为中医事业的发展做出新贡献。

(云南中医中药杂志,2005(03):47-49)

胃黏膜癌前病变与癌基因表达、DNA 含量及其中医证型关系的研究进展

吴耀南 张冬英 涂福音

胃癌是严重危害人类健康的恶性肿瘤之一,其死亡率在我国居恶性肿瘤之首。自从 1972 年 WHO 提出肠上皮化生(IM)、不典型增生(ATP)为癌前病变的概念以来,国内外学者研究证明从正常胃黏膜到黏膜癌变是一个渐进的过程,其中涉及多种基因表达的异常及细胞核 DNA 含量的改变。尽管胃癌前病变的发病机理日趋明晰,但治疗方面仍不尽如人意,西医目前多采用对症治疗为主,必要时予外科手术治疗(即重度 ATP 有癌变危险或可疑为癌时)。中医药对本病的病因、病机及临床治疗等研究,被列入国家八五攻关课题,近年来大量的文献报道显示中医药对慢性萎缩性胃炎(CAG)伴 IM 及 ATP 具有明显的逆转作用。由此可见,中、西医对胃黏膜癌前期病变的研究各有所长,将两者有效地结合起来不失为攻克本病的良好契合点。现将近年来中医药工作者针对本病及其中医证型与癌基因表达方面研究的文献做一综述。

一、癌基因表达及 DNA 含量与胃黏膜癌前病变关系

(一) *p53* 与胃癌及胃黏膜癌前期病变的关系

胃癌与特异性癌基因变化关系至今尚无明确定论,但近年来抑癌基因 p53 突变或缺失与胃癌的关系引起高度重视。正常(野生型) *p53* 基因是一种广谱的抑癌基因,对细胞生长起负调节作用,它在正常细胞转化为癌细胞的过程中突变而失活。野生型 *p53* 基因产物的半衰期短(<30 min),用免疫组化难以检测,但突变型 p53 蛋白稳定性增高,因此在组织中有 p53 蛋白的高表达,即表明有 *p53* 基因的突变。

1992 年 Rugge 等首次报告了在 ATP 的胃黏膜中存在 p53 蛋白阳性表达,提示 p53 蛋白的异常表达在胃癌前病变的晚期阶段及胃癌发展阶段逐渐增强,导致了对细胞分裂过程抑制作用的失败。刘天卿等在研究中发现随着 ATP 程度的加重,p53 表达量逐渐增加,即在 ATP 和癌间 p53 表达强度是有规律递增的,这一结果支持 ATP—癌的序列模式。Ranzanietal 在 12/19 的 ATP 中检测到 p53 蛋白阳性表达,而肠化区域仅有小灶性阳性,认为 p53 异常是肠型胃癌发生早期的重要事件,可能发生在某些类型的 IM 向 ATP 转变阶段。古聪敏等研究表明突变型 p53 蛋白的积聚在胃黏膜 ATP 阶段已经开始,随着 ATP 程

度的加重逐渐增加,重度病变中 p53 表达率与胃癌组相似,提示 *p53* 基因突变是胃癌发生过程中的早期事件。吴丽华等采用免疫组化染色对 206 例胃黏膜活检组织,包括正常胃黏膜、慢性浅表性胃炎(CSG)、IM、ATP 及胃癌,进行 p53 蛋白表达的分析。结果发现正常胃黏膜和 CSG 中未见 p53 蛋白的表达;IM 的 p53 蛋白表达阳性率显著高于正常胃黏膜和 CSG;ATP 的 p53 蛋白表达阳性率高于 IM,而显著低于胃癌组织,说明在胃黏膜癌变过程中 *p53* 基因的作用与突变量和表达量的积累有关。张忠等研究发现在胃癌发生的过程中,Hp 可明显地促进胃黏膜上皮细胞增殖;Hp 在 IM 阶段诱导细胞凋亡,而在 ATP 阶段呈现抑制细胞凋亡的倾向;另外,Hp 感染可促进突变型 *p53* 基因表达增强。董来华研究发现 p53 蛋白在正常胃黏膜中无表达,从低度 ATP 到高度 ATP 阳性率逐渐增加,到胃癌达高峰,低度 ATP 中 p53 蛋白阳性组癌变率高于阴性组,而高度 ATP p53 蛋白阳性表达与胃癌较接近,支持 ATP-癌变的序列模式。另外,Hp 阳性组 p53 蛋白表达率均高于 Hp 阴性组。

以上研究说明,*p53* 基因突变在胃黏膜癌变过程中起着非常重要的作用,可能是细胞生物学行为改变的标志之一,检测其突变的发生有助于对胃癌的早期诊断。另外,Hp 感染在 *p53* 基因的突变中可能起着促进作用。

(二)*CerbB-2* 与胃癌及胃黏膜癌前病变的关系

原癌基因 *CerbB-2* 位于染色体 17q21,是编码分子量为 185KD 的 p185 跨膜蛋白,为 EGF 样受体,具酪氨酸激酶活性,可与表皮生长因子样物质结合,促进细胞分裂、增生和转化,多数研究认为 *CerbB-2* 基因的异常改变是胃癌进展的晚期事件。

石雪迎等发现 p185 蛋白在 ATP 黏膜中也有表达,主要定位于胞浆,分布具一定极性,一般在腔缘侧胞浆中,而癌细胞的 p185 蛋白表达主要出现在胞膜上,且分布无极性,因而提出 *CerbB-2* 基因异常表达不仅与胃癌预后有关,而且与胃黏膜癌变过程相关,可作为 ATP 进展的监测指标。王仲坤等观察 *p53*、*Bcl-2* 和 *CerbB-2* 基因表达时发现 p53 蛋白棕色颗粒位于胞核内,炎性增生中无阳性表达,腺管区域性 ATP 中阳性表达 9.1%,胃腺癌 53.3%。*Bcl-2* 癌基因蛋白棕色颗粒以胞质型合并核膜型为主,炎性增生中有部分病例部分细胞阳性表达,而区域性 ATP 阳性表达明显增多、增强,胃腺癌阳性表达可见减少、减弱。*CerbB-2* 基因蛋白棕色颗粒位于细胞膜上,少数位于胞质内。炎性增生中亦可见较少的细胞阳性表达,多为散在性弱阳性,而区域性 ATP 阳性表达明显增强,与胃腺癌比较无明显差异($P > 0.05$)。研究表明:两种以上基因蛋白同时阳性表达 19 例,其中炎性增生中未见两种以上基因同时阳性表达。在轻、中、重度区域性 ATP 中,两种以上基因同时阳性表达分别为 25%(5/20)、33.3%(5/15)和 66.7%(6/9),提示基因蛋白联合表达的阳性率随 ATP 程度增加而递增。

以上研究表明,CerbB-2 蛋白可通过扩增和蛋白产物的过度表达参与肿瘤的发生、发展,并与预后有关,它随 ATP 程度的增加而增加,在 ATP 中有较高的阳性表达,这对胃癌前病变细胞的鉴别和 ATP 程度的判断有重要价值。

(三)*PCNA* 与胃癌及胃黏膜癌前期病变的关系

增殖细胞核抗原(proliferating cell nuclear antigen,PCNA)是一种与细胞增殖状态有

关的 36KD 的核蛋白,它的出现与细胞周期中的 DNA 合成期(S 期)有密切的相关性,表示细胞正处于活跃的增殖状态。近年来被广泛用于肿瘤增殖活性的研究,它能有效地反映细胞生长的生物学特性,较方便准确地判断组织的增殖状况,对于判断肿瘤患者的预后有重要价值,目前已成为研究肿瘤细胞动力学评估肿瘤恶性潜能的良好指标之一。

王宁等研究发现 PCNA 的阳性表达,在胃炎、ATP、早期胃癌和中晚期胃癌中呈明显递增趋势,并与 CEA 的表达成正相关。靳文生采用 ABC 免疫组化方法检测了正常胃黏膜—肠化—异型增生—腺胃癌过程中 PCNA、p53 基因的表达情况,结果显示胃癌变过程中均可见 PCNA 的阳性表达,随病变程度的加重,PCNA 增殖指数亦逐渐上升,各组间差异显著($P < 0.05$),但重度 ATP 与胃癌组织相比较,无显著性差异($P > 0.05$)。在重度 ATP 组织中发现 p53 蛋白表达,而胃癌 p53 蛋白的表达阳性率明显增高,与重度 ATP 组织相比较,有显著性差异($P < 0.05$),说明在胃癌变过程中细胞增殖活性逐渐增高。p53 蛋白表达出现较晚,可能表明细胞已有明显的恶性转化。阳泽彬等研究发现胃癌与 ATP 比较,PCNA 表达无显著性差异($P > 0.05$);与 IM 和 CAG 比较,PCNA 的表达有高度显著性差异($P < 0.01$);与正常胃黏膜比较,PCNA 的表达有高度显著性差异($P < 0.01$)。耿明等研究发现 PCNA 在细胞核内表达,从 IM、ATP 到胃癌呈递增趋势,在 IM 表现为轻度表达,ATP 以中度为主,而胃癌多呈重度和过度表达。王波研究表明 PCNA 在 IM、ATP 和胃癌中的表达呈依次递增趋势。与 IM 相比,PCNA 表达程度更趋明显。说明其上皮细胞增殖已相当活跃,其表达强度已与胃癌有一定的重叠性。王承芳应用 LSAB 免疫组化方法对 80 例胃黏膜进行了检测,结果显示:胃癌中 p53、PCNA(+++)强阳性表达率(80%、93.3%)明显高于 ATP(46.7%、53.3%);ATP 中 p53、PCNA(+++)强阳性表达率明显高于 CAG 及 CSG。

以上研究表明 PCNA 的表达在胃黏膜的恶性转化过程中起着重要作用,是一项反映细胞增殖状态的重要指标。检测 PCNA 在胃黏膜中的表达,且联合检测 CEA、EGFR、Bcl-2 等多项指标有助于癌前病变和早期胃癌的诊断。

(四)DNA 含量与胃黏膜癌前病变的关系

细胞核 DNA 之所以能进行定量研究,主要是由于细胞周期中不同时相的细胞有不同的但可预知的 DNA 含量;正常细胞是整倍体细胞,而肿瘤细胞倾向于形成非整倍体细胞。通过与相应的正常组织细胞核 DNA 含量相比较,可了解其 DNA 含量的变化幅度并计算其染色体倍数。DNA 含量增高、增殖期细胞比例增多和出现非整倍体细胞群是恶性肿瘤的主要特点。

张军等用流式细胞仪对正常胃黏膜,CSG,CAG 不伴 IM、伴 IM,CAG 伴轻度 ATP、伴中度 ATP、伴重度 ATP,胃溃疡,胃癌的细胞核 DNA 含量进行检测,结果发现细胞核 DNA 异倍体检出率分别为 0、0、0、10.81%、0、8.70%、55.56%、4.00%、44.44%。细胞核 DNA 异倍体检出率在 CAG 伴重度 ATP 及胃癌中最高,但两者相比较,差异无显著性($P > 0.05$)。从而得出 DNA 异倍体的出现可能是胃癌前病变发生癌变的一个重要标志物。凌贤龙等采用原位杂交方法对胃黏膜细胞核内 mtDNA 序列进行检测。研究发现胃癌细胞核内 mtDNA 序列的检出率为 20%、癌旁黏膜为 16.7%、ATP 为 20%、IM 黏膜为 10%、CAG 为 10%，CSG 未发现有 mtDNA 序列整合。据此得出胃黏膜细胞 mtDNA 序列核内整合可能参与胃癌的发生。林一帆等应用图像分析方法对 114 例胃黏膜 ATP 标本的细胞核 DNA 含量及核形态参数进行了定量分析，同时进行 DNA 含量直方图分型。研究显示其 DNA 含量直方图呈整倍体型者（Ⅰ、Ⅱ 型）73 例（64%），非整倍体型者（Ⅲ、Ⅳ 型）41 例（36%）。非整倍体型组的 DNA 相对含量、超二倍体细胞、超四倍体细胞百分数及核平均面积、周长、体积均较整倍体型组高（均 $P < 0.05$），对其中 44 例患者进行了 6～72 个月（平均 24 个月）的随访，结果为 21 例整倍体型 ATP 中有 1 例癌变，23 例非整倍体型患者中有 8 例癌变（$P < 0.01$）。此外，整倍体型组中有 6 例病变减轻，而非整倍体组中仅 1 例病变减轻（$P < 0.05$）。提示细胞核 DNA 定量分析及倍体分型对胃癌前病变的临床监测具有实用价值，非整倍体核型的出现是细胞具有癌变潜能的重要指标。

总之，随着胃黏膜 ATP 程度的加重，其 DNA 含量、非整体的出现率及增殖期细胞的比率越接近于胃癌。对病变组织 DNA 变化进行动态观察，有利于及早发现癌变，故 DNA 的变化可作为判断胃癌前病变癌变趋向性的一种客观标记。

二、基因表达及 DNA 含量与胃黏膜癌前病变中医证型的关系

近年来，众多中医药工作者对胃黏膜癌前期病变做了大量的深入探讨，其中以临床治疗尤为活跃。目前中医药防治此病以中医辨证、西医辨病为主要模式，因此许多学者尝试探讨中医辨证分型与西医机理方面有无一定的相关性。

涂福音等对 1049 例慢性胃炎患者进行中医辨证分型及病理组织活检，研究发现中医分型与病理类型存在相关性。病理诊断为 CSG，中医辨证多为肝胃不和型或脾胃湿热型；病理诊断为 CAG 者，中医辨证多为胃阴不足型或脾胃虚弱型。刘晓颖通过实验结合现代医学分子生物学的研究成果及中医辨证施治的特点，在动物模型上探讨脾气虚证与胃黏膜癌前期病变癌基因异常表达的关系，结果显示脾气虚能加重 CAG 的程度，胃黏膜癌前期病变属脾气虚证有 $p53$ 基因的较强表达。说明 $p53$ 基因的异常表达与胃癌前病变属脾气虚证有一定的关系，有利于中医对胃黏膜癌前病变的辨证施治。张万岱等根据中医理论将胃癌、ATP、IM、慢性胃炎各 30 例进行中医分型，分别为寒热夹杂 21 例、肝胃不和 22 例、胃阴不足 29 例、脾胃虚寒 48 例。应用 ABC 免疫组化法检测上述病例标本的 c-myc、p2kp53，以改良 Giemsa 法检测幽门螺杆菌（Hp）。结果表明，脾胃虚寒型 Hp 阳性率（72.9%）与寒热夹杂型阳性率（38.1%）、肝胃不和型阳性率（40.9%）比较有非常显著性差异（$P < 0.01$），而 $c\text{-}myc$、$p21$、$p53$ 阳性表达与 Hp 感染、胃黏膜病变程度呈平行关系，各证型依次为脾胃虚寒＞胃阴不足＞肝胃不和＞寒热夹杂。提示 Hp 感染、癌基因及抑癌基因表达与胃癌及癌前病变中医分型有一定关系，有利于辨证辨病分型诊断和防治。胡玲等研究发现在胃癌前病变（precancerous lesions of gastric cancer，PLGC）中，$Bcl\text{-}2$ 癌基因和 $p53$ 抑癌基因在转录水平均有过度表达，并随病变的进展而表达逐渐增高。在不同的兼症中，$Bcl\text{-}2$ 癌基因和

p53 抑癌基因 mRNA 的表达强度依次为兼气滞证＜兼胃热证＜兼血瘀证。张万岱等研究发现在病理诊断为 CSG 中以寒热夹杂型为主,显著高于其他各组,而在胃癌中以脾胃虚寒型为主。并发现从 CSG 到 ATP 寒热夹杂型逐渐减少,而脾胃虚寒型逐渐增加。同时采用 PC10 单克隆抗体检测对照组(CSG)、CAG、IM 和 ATP 患者的胃黏膜 PCNA 表达情况,结果表明 PCNALI 随着病变程度的加重而增高,特别是在 IM 及 ATP 组 PCNALI 显著高于对照组及 CAG 组($P < 0.01$)。另外,在 IM 组及 ATP 组 PCNA 阳性细胞的部分模式不同于对照组及 CAG 组,后两组 PCNA 阳性细胞主要分布于腺颈部,而前两组的细胞增殖区扩大,其结果与国外对胃癌旁组织的研究结果一致。林一凡等参考詹氏微观辨证分型标准,根据镜下黏膜组织相,将其分为胃寒型、胃热型、胃络瘀滞型、胃络灼伤型四型,应用中医脏腑辨证理论与图像分析的方法对 120 例胃黏膜 ATP 进行内镜下微观辨证分型与细胞核 DNA 含量及倍体定量分析,同时进行临床随访研究。结果发现胃络瘀滞型与胃络灼伤型胃黏膜 DNA 含量、超 2 倍体、超 4 倍体细胞百分数及核平均面积、周长、体积均较胃热型与胃寒型明显增高,有显著意义($P < 0.01$),DNA 含量直方图非整倍体型组中胃络瘀滞型黏膜明显高于整倍体型组($P < 0.01$)。对其中 63 例进行了 6~72 个月的随访,癌变组中胃络瘀滞型黏膜明显高于未癌变组,差异有显著意义($P < 0.01$)。表明胃络瘀滞型胃黏膜 ATP 与癌变关系密切,在辨证施治中应给予重视。

以上研究说明中医辨证分型有其一定的病理基础,对于判断胃癌患者的预后可能有一定价值。从多角度深入探讨中医证型与病理组织学之间的关系,对于早期诊断、早期治疗甚至逆转胃黏膜癌前期病变,具有深远的意义。

三、存在的问题与展望

(一)规范中医"证型"的诊断标准

迄今为止,尚未完全证实胃黏膜 ATP 中医的"证"与其病理生理及免疫学改变有必然的相关性,在临床上,"证"的改变与某些客观指标的疗效常常出现分离现象,我们认为确立"证型"的规范化诊断标准势在必行。可根据患者主症、次症、兼症、体质状况及客观检测指标等数项内容明确临床"证型"标准,"证型"不仅要有量的指标,又要有质的分析,不仅要体现胃黏膜 ATP 的临床规律,又要最大程度上反映其病变的实质。

(二)完善科研设计

中医药治疗胃黏膜癌前期病变取得了明显的进展,但目前多为临床疗效观察,且例数较少,大多缺乏有说服力的对照组和大宗病例的前瞻性研究。今后应尽量严格按照随机、对照、双盲、重复等原则来设计。在临床疗效观察的同时,建立符合中医证型的胃黏膜癌前期病变的动物模型,借助现代医学手段阐明中医药对本病的作用机理。

(三)宏观辨证与微观辨证相结合

辨证论治作为中医治疗胃黏膜癌前期病变的主要方法,其优势已为大量的临床实践所证实,但本病的诊断是建立在细胞学、组织学等现代医学微观研究的基础上,而中医辨证所采用的宏观观察方法尚难以对这些病理变化做出确切的分析和判断。因此,必须坚持宏观辨证与微观研究相结合,以宏观辨证为主,即以症候、舌脉象及体质状况等作为辨证的主要依据,同时又要找出胃镜征象、胃黏膜显微组织病理以及基因检测的辨证规律,作为辨证参考。另外,目前中医治疗本病多以临床辨证为主,进行胃镜下微观辨证者甚少,而胃镜下的直接胃黏膜辨证似乎更直观、更接近病变的本质。宏观与微观辨证相结合对中医诊断学的发展及指导临床治疗具有重要意义,希望能得到普遍重视。

(四)治疗机理研究尚待深入

晚近的研究表明,胃癌的异常基因表达较之于细胞的代谢变化更早一步,因此,随着认识的不断深入,对胃黏膜癌前期病变的认识不能只停留于胃黏膜的显微镜下认识,而应更深一步。因为有些胃黏膜癌前期病变以细胞代谢或者是基因水平分析,已经属于"癌"而不是"癌前",加强这方面的认识,将会有益于中医药防治的研究。开展对本病的分子生物学研究,进一步明确癌前病变的本质,弄清胃黏膜癌变的分子机理,应用免疫组化、分子生物学、图像分析等新技术,结合组织形态和随访研究去发现尚未认识的癌前病变,继续寻找有实用价值的判断本病癌变趋向性的客观指标应为我们共同努力的方向。

若能较好地解决上述几个关键的技术环节与问题,在临床与实验研究力求新的突破,相信中医药治疗本病将有可喜的前景,会有更大的作为。

(中华中医药学会脾胃病分会第十八次学术交流会论文汇编,2006 年 5 月)

p53、*CerbB-2* 在慢性萎缩性胃炎伴异型增生中医证型中的表达及其意义

张冬英　吴耀南　张玉凤

胃黏膜癌变是一个复杂漫长的过程,常经历数年的癌前病变阶段。胃癌前病变(precancerous lesions of gastric cancer,PLGC)是指慢性萎缩性胃炎(CAG)伴大肠不完全型肠化(ⅡB型)和/或中、重度不典型增生(DYS)。本研究主要探讨胃癌前病变中慢性萎缩性胃炎伴异型增生者。尽管目前普遍认为慢性萎缩性胃炎伴中、重度异型增生属胃癌前病变,但临床发现轻度异型增生亦常有癌基因的阳性表达,所以本研究将轻度异型增生同样纳入研究范围。近年来研究表明,胃癌的发生、发展与癌基因激活、抑癌基因失活、抗凋亡基因过度表达、抑制细胞凋亡、刺激细胞分化和增殖密切有关。特别是 *p53*、*CerbB-2* 的异常表达与胃癌前病变的关系引起了高度重视,其中包括它们在慢性萎缩性胃炎伴异型增生中的表达。本研究旨在对 *p53*、*CerbB-2* 在慢性萎缩性胃炎伴异型增生中医各证型中的表达进行分析比较,探讨各证型在病理组织学及分子生物学水平上有无显著性差异,探索中医辨证分型的客观指标,以期更好地协助指导中医药防治胃癌前病变,阻断病情的进展和恶化。

一、材料与方法

(一)材料

所有入选病例均来自厦门市中医院 2010 年 1 月—2014 年 1 月门诊及住院患者,经电子胃镜检查及胃黏膜病理组织活检证实为慢性萎缩性胃炎伴异型增生,并经我院富有经验的消化内科专家根据 2002 年中国医药科技出版社出版的《中药新药临床研究指导原则》第一版中的中医证候诊断标准进行辨证分型。观察对象共 146 人,其中男性 78 人,女性 68 人,年龄 24~85 岁,平均 54.86±14.02 岁。病程 2~40 年,平均 8.58±4.27 年。中医辨证为肝胃不和型 22 例,脾胃虚弱型 26 例,脾胃湿热型 32 例,胃阴不足型 39 例,胃络瘀血型 27 例;属轻度萎缩性胃炎者 55 例,中度 48 例,重度 43 例;异型增生属轻度 95 例,中度 30 例,重度 21 例。上述各证型间性别、年龄经齐同性检验无显著性差异($P>0.05$)。

(二)方法

对此 146 例患者进行常规胃镜检查,并按常规取胃窦、胃体部或病灶处胃黏膜组织进

行病理组织活检,新鲜标本用10％中性福尔马林溶液固定,石蜡包埋,4 μm 厚度切片,HE 染色。病理检查依照上述标准证实为慢性萎缩性胃炎伴异型增生者,进一步行免疫组化检查,测定 *p53*、*CerbB-2* 的表达水平。

1. *p53* 表达的检测

采用 S-P 免疫组化标记。染色前切片于 0.05 mol/L 柠檬酸液中进行高压抗原修复,DAB 显色,苏木紫对比复染。以 PBS 替代一抗做阴性对照。试剂盒:购自福州迈新公司。以所观察目标细胞核内出现棕黄色颗粒,且着色强度明显高于背景的非特异性着色为阳性。对 p53 着色强度做以下规定:未见阳性细胞者为(-);染色淡或阳性细胞小于 25％为(+);染色适中或阳性细胞占 25％～50％者为(++);染色深或阳性细胞大于 50％者为(+++)。

2. *CerbB-2* 表达的测定

采用 S-P 法,抗 CerbB-2 抗体为鼠抗人单克隆抗体,试剂盒购于福州迈新公司,DAB 显色,苏木素衬染,用 PBS 液代替第一抗体做阴性对照,用已知的阳性标本切片做阳性对照,并将染色强度分为:阴性(-):无棕色反应;弱阳性(+):部分细胞显示棕色;强阳性(++):绝大部分细胞显示棕色。

(三)统计方法学处理

应用 SPSS17.0 统计软件包进行数据处理,计数资料采用 t 检验及四格表 χ^2 检验进行两样本率的比较;计量资料采用 F 检验,两两之间比较采用 q 检验。

二、结果

(一)*p53*、*CerbB-2* 在各级异型增生中的阳性表达(表1)

表1 各级异型增生中 *p53*、*CerbB-2* 的阳性表达率[n(％)]

异型增生	n(例数)	p53	CerbB-2
轻度	95	38(40.0)	20(21.1)
中度	30	18(60.0)	11(36.7)
重度	21	13(61.9)	13(61.9)

注:经检验 p53 在轻、中、重度异型增生之间的阳性表达无显著性差异(均 $P > 0.05$),CerbB-2 在轻、中、重度异型增生各组之间的阳性表达除轻、重度之间呈非常显著性差异($P < 0.01$)外,其余各组之间均无显著性差异(P 均 > 0.05)。

(二)证型类别与异型增生的关系(表2)

表2　证型类别与异型增生的关系[n(%)]

证型类别	n(例数)	异型增生		
		轻度	中度	重度
肝胃不和	22	21(95.5)	1(4.5)	0(0)
脾胃湿热	32	26(81.2)	3(9.4)	3(9.4)
脾胃虚弱	26	18(69.2)	5(19.2)	3(11.6)
胃阴不足	39	21(53.8)	10(25.6)	8(20.6)
胃络瘀血	27	9(33.3)	11(40.7)	7(26.0)

注:经 t 检验, $t=24.645$, $df=8$, $P=0.002<0.01$,各证型在轻、中、重度异型增生分布上具有非常显著性差异,且肝胃不和、脾胃湿热、脾胃虚弱、胃阴不足、胃络瘀血的轻度异型增生百分率逐渐下降,而中、重度异型增生的百分率依次上升。

(三)p53、CerbB-2 在慢性萎缩性胃炎伴异型增生中医各证型中的阳性表达情况(表3)

表3　p53、CerbB-2 在慢性萎缩性胃炎伴异型增生中医各证型中的阳性表达情况[n(%)]

证型类别	n(例数)	p53	CerbB-2
肝胃不和	22	3(13.6)	1(4.5)
脾胃湿热	32	10(31.3)	7(21.9)
脾胃虚弱	26	14(53.8)	6(23.1)
胃阴不足	39	23(59.0)	14(35.9)
胃络瘀血	27	19(70.4)	16(59.3)

注:①五组证型间 p53 的阳性表达应用 t 检验,得出 $P=0.003<0.01$,表明这五种证型在 p53 的表达上具有非常显著性差异。各证型之间进一步以四格表公式或其校正公式进行 χ^2 检验,结果显示 p53 在肝胃不和与脾胃虚弱、胃阴不足、胃络瘀血之间,脾胃湿热与胃络瘀血之间的阳性表达均存在非常显著性差异(均 $P<0.01$);脾胃湿热与胃阴不足之间差异显著 $P<0.05$,其余两两之间比较差异性均不显著(均 $P>0.05$),而且 p53 的阳性表达率胃络瘀血型＞胃阴不足型＞脾胃虚弱型＞脾胃湿热型＞肝胃不和型。

②五组证型间 CerbB-2 的阳性表达应用 t 检验,得出 $P=0.014<0.05$,表明这五种证型在 CerbB-2 的表达上具有非常显著性差异。各证型之间进一步以四格表公式或其校正公式进行 χ^2 检验,可得出 CerbB-2 在肝胃不和与胃阴不足、胃络瘀血之间,脾胃湿热与胃络瘀血之间的阳性表达均呈非常显著性差异(均 $P<0.01$),脾胃虚弱与胃络瘀血之间呈显著性差异($P<0.05$),其余两两之间均无显著性差异(均 $P>0.05$)。而且 CerbB-2 的阳性表达率胃络瘀血型＞胃阴不足型＞脾胃虚弱型＞脾胃湿热型＞肝胃不和型。

三、讨论

胃黏膜上皮异型增生系指胃黏膜腺管及上皮的生长偏离了正常的组织结构和细胞分化。根据分化程度和范围将异型增生分为Ⅰ～Ⅲ或轻、中、重度三级,其中重度异型增生被国际病理学专家认为是一种明确的上皮性肿瘤性增生,代表肿瘤生长的起始阶段。

胃癌的发生、发展中,既有抑癌基因的突变,又有原癌基因的激活。研究表明 $p53$ 基因是胃癌中最常突变的抑癌基因,野生型 $p53$ 作为一种抑癌基因,通过调控细胞生长和促进凋亡而发挥作用,突变后的 $p53$ 基因不仅失去了上述作用,反具有促进细胞恶化的功能,野生型 $p53$ 基因产物半衰期短,用免疫组化方法难以检测,而突变型 $p53$ 基因产物的稳定性高,用免疫组化方法检测出的 p53 蛋白,皆为突变型基因产物,因此,可作为一种辅助诊断胃癌的标志物。张凤艳等研究发现胃癌组织 p53 蛋白阳性表达率明显高于胃黏膜正常组织,且随着胃癌的进展,其表达逐渐升高,提示 p53 蛋白的异常表达与胃癌发生密切相关。并且发现 p53 表达水平与患者的年龄、性别、胃癌的类型和患者的生存率相关。

$CerbB-2$ 基因是 1985 年被 Semba 等发现的一种原癌基因,它位于 17q21 上,其基因表达产物是一种具有酪氨酸酶活性的糖蛋白,由大约 1255 个氨基酸构成,相对分子量为 1.85×105,故称 p185。多数研究认为 $CerbB-2$ 基因的异常改变是胃癌进展的晚期事件,但也有学者发现 p185 蛋白在不典型增生黏膜中也有表达,主要定位于胞浆,分布具一定极性,一般在腔缘侧胞浆中,而癌细胞的 p185 蛋白表达主要出现在胞膜,且分布无极性。原癌基因 $CerbB-2$ 被激活后,表现为基因的扩增和产物的高表达,具有致癌变活性,因而 $CerbB-2$ 基因异常表达不仅与胃癌预后有关,而且与胃黏膜癌变过程相关,可作为异型增生进展的监测指标。贾振军等研究结果显示 $CerbB-2$ 在正常胃黏膜、胃炎组织中无表达,在胃黏膜癌前病变组织中过度表达,认为可以作为判断胃黏膜癌变的重要指标。

据本研究的表 1 可见,轻度异型增生即有癌基因的阳性表达,其 $p53$、$CerbB-2$ 的阳性表达率分别为 40.2%、21.6%,且随着异型增生程度的加重 $p53$、$CerbB-2$ 的阳性表达率逐渐上升,其中 $p53$ 的阳性表达率在各级异型增生之间非常接近,无显著性差异,说明在轻度异型增生中抑癌基因的突变就已非常活跃,且与中、重异型增生有一定的重叠性。表明轻度异型增生与中、重度异型增生同样存在癌变的可能。而 $CerbB-2$ 阳性表达率随着异型增生程度的加重逐渐上升,其中轻、重度之间有非常显著性差异($P < 0.01$),说明在胃黏膜癌变过程中 $CerbB-2$ 的作用与突变量和表达量的积累密切相关,是一个由量变到质变的渐进过程。因此不同程度的异型增生均有一定的癌变能力,其中以重度异型增生的癌变率为最高,与上述诸观点基本一致。所以对不同程度的异型增生的治疗均要积极,但同时要区别对待。

祖国医学中并没有"慢性萎缩性胃炎伴异型增生"这一病名,但根据其临床症状特征,可将其归于中医"胃痛""痞证""嘈杂""反胃"等范畴。对于其病机目前国内已较一致地认为是以脾胃气阴两虚为本,兼有气滞,或胃热,或血瘀的本虚标实之证;因虚挟邪,因实致虚是其主要的病机转化规律。在古代医籍中已有详尽论述。叶天士云"胃痛久而屡发,必有凝痰聚瘀"。《证治汇补》曰:"饮食不下,心胃作痛,此痰凝血瘀。"《古今医统大全》亦指出:"凡食下有碍,觉屈曲而下,微作痛,此必有死血而痰然。"归纳起来病机不外乎"滞""热""虚""瘀"几点,故认为本病属本虚标实,本虚以脾胃气阴两虚为主,标实则有气滞、血瘀、湿阻、热毒蕴胃等,且多呈兼夹之势。本研究在所观察的病例中发现轻度异型增生以肝胃不和型、脾胃湿热型为多见,中度异型增生以脾胃虚弱型和胃阴不足型多见,至重度异型增生则以胃络瘀血型多见(详见表2)。可见胃络瘀血是癌前病变的晚阶段事情,整个过程与"因邪致虚,因虚生邪"及"久病入络""久病必瘀"的观点是相一致的。

通过检索可知中医对本病的认识主要集中于对病因病机方面的阐述和以中医药治疗此病的经验,而就中医证型与癌基因表达之间的关系探讨不多。涂福音等对1049例慢性胃炎患者进行中医辨证分型及病理组织活检,发现病理诊断为浅表性胃炎者,中医辨证分型多为肝胃不和或脾胃湿热;病理诊断为萎缩性胃炎者,中医辨证分型多为胃阴不足或脾胃虚弱。由此可知,中医证型与病理组织学之间存在一定的相关性。本研究结果显示:慢性萎缩性胃炎伴异型增生中医各证型间 $p53$、$CerbB-2$ 阳性表达率均为胃络瘀血＞胃阴不足＞脾胃虚弱＞脾胃湿热＞肝胃不和,经检验各证型间均存在显著性差异(均 $P<0.05$)(详见表3)。以上这些结果从病理组织学及分子生物学角度证实了本病从中医证型的肝胃不和型→脾胃湿热型→脾胃虚弱型→胃阴不足型→胃络瘀血型是一个病情由轻到重的渐进过程。此与祖国医学的观点是相一致的,祖国医学认为本病发病初期以实证为主,故临床以肝胃不和型、脾胃湿热型多见;病久则"因邪致虚",出现气虚、阴虚等证候,以脾胃虚弱型、胃阴不足型多见;后期则"因虚生邪",虚实夹杂,以胃络瘀血型多见。

因此慢性萎缩性胃炎伴异型增生中医辨证分型确实有其一定的病理组织学及分子生物学基础,通过对本病的中医证型与癌基因表达相关性的研究,不仅为揭示本病的中医证型的客观化提供了帮助,也为深入研究其病理实质及对临床上的合理组方、提高临床疗效提供了必要的前提条件,对于指导中医药诊治胃黏膜癌前期病变具有一定的意义。

(实用中西医结合临床,2015,15(07):4-6)

细胞核 DNA 含量在慢性萎缩性胃炎伴异型增生中医证型中的比较及其意义

张冬英　吴耀南　张玉凤

胃黏膜上皮异型增生是国内外公认的癌前病变,代表肿瘤性生长的起始阶段,属于浸润前阶段,若不及时治疗可能发展为浸润性癌。胃癌的发生发展与癌基因激活、抑癌基因失活、抗凋亡基因过度表达、抑制细胞凋亡、刺激细胞分化和增殖密切有关。特别是 DNA 含量的异常与胃黏膜癌前期病变的关系引起了高度重视。多种癌基因被激活而抑癌基因被抑制,使增殖加快,胃黏膜上皮细胞增殖和凋亡之间的动态平衡被破坏,并由此增加 DNA 损伤却得不到及时修复,产生非整倍体,而又启动不了凋亡机制使之自行死亡,则可能逐渐进展为癌。本研究旨在观察细胞核 DNA 含量在慢性萎缩性胃炎伴异型增生的中医各证型中的变化情况,探讨各证型之间在分子生物学水平上有无一定的差异,探索中医辨证分型的客观指标,更好地协助指导中医药防治慢性萎缩性胃炎及胃癌前病变。

一、材料与方法

(一)材料

所有入选病例均来自厦门市中医院 2011 年 1 月—2014 年 2 月门诊及住院患者,均经电子胃镜检查及胃黏膜病理组织活检证实为慢性萎缩性胃炎伴异型增生、并经我院富有经验的消化内科专家根据 2002 年中国医药科技出版社出版的《中药新药临床研究指导原则》第一版中的中医证候诊断标准进行辨证分型。观察对象共 146 人,其中男性 78 人,女性 68 人,年龄为 24~85 岁,平均 54.86±14.02 岁。病程 2~40 年,平均 8.58±4.27 年。中医辨证为肝胃不和型 22 例,脾胃虚弱型 26 例,脾胃湿热型 32 例,胃阴不足型 39 例,胃络瘀血型 27 例。属轻度萎缩性胃炎者 55 例,中度 48 例,重度 43 例;属轻度异型增生 95 例,中度 30 例,重度 21 例。上述各证型间性别、年龄经检验无显著性差异($P>0.05$)。

(二)方法

对此 146 例患者进行常规胃镜检查,并按常规取胃窦、胃体部或病灶处胃黏膜组织进行病理组织活检,新鲜标本用 10%中性福尔马林溶液固定,石蜡包埋,4 μm 厚度切片,苏木精-伊红(hematoxylin-eosin,HE)染色。病理检查依照上述标准证实为慢性萎缩性胃炎伴异型增生者,进一步检测细胞核 DNA 倍体含量。

（三）DNA 含量的测定

取备用的石蜡块作厚度为 4 μm 的切片,行常规 Feulgen 染色。在 MDIAS-500 型彩色病理图像分析系统下对 Feulgen 染色切片作细胞核 DNA 原位定位测量,切片放大 400 倍（40×10）,每例随机检测 100～200 个细胞及 50 个以上淋巴细胞,取其均值作为 2C 对照值。由主计算机对细胞核积分光密度值进行运算,得出细胞核 DNA 的相对含量,用 DI 表示。

（四）统计方法学处理

计数资料:应用 SPSS 17.0 统计软件,采用 t 检验及四格表 χ^2 检验进行两样本率的比较。
计量资料:采用 F 检验,两两之间比较采用 q 检验。

二、结果

（一）各级异型增生与 DNA 含量（DI 值）的关系（表 1）

表 1　各级异型增生中 DNA 含量（DI 值）情况

异型增生	n（例数）	平均值	标准差	标准误	最大值	最小值
轻度	95	1.2215	0.1560	1.601E−02	1.41	0.00
中度	30	1.3857	0.1264	2.307E−02	1.77	1.13
重度	21	1.5471	0.1396	3.046E−02	1.86	1.32

注:经 F 检验,$P=0.00<0.01$,说明三组间 DNA 倍体含量存在非常显著性差异。进一步以 q 检验进行多重比较,得出两两之间均存在非常显著性差异（均 $P<0.01$）,而且 DNA 含量重度异型增生＞中度异型增生＞轻度异型增生。

（二）证型类别与异型增生的关系（表 2）

表 2　证型类别与异型增生的关系 [n（%）]

证型类别	n（例数）	异型增生		
		轻度	中度	重度
肝胃不和	22	21(95.5)	1(4.5)	0(0)
脾胃湿热	32	26(81.2)	3(9.4)	3(9.4)
脾胃虚弱	26	18(69.2)	5(19.2)	3(11.6)
胃阴不足	39	21(53.8)	10(25.6)	8(20.6)
胃络瘀血	27	9(33.3)	11(40.7)	7(26.0)

注:经 χ^2 检验,$P=0.002<0.01$,可认为各证型在轻、中、重度异型增生分布上具有非常显著性差异,且肝胃不和型、脾胃湿热型、脾胃虚弱型、胃阴不足型、胃络瘀血型的轻度异型增生百分率依次逐渐下降,而中、重度异型增生的百分率依次上升。

（三）慢性萎缩性胃炎伴异型增生中医各证型与 DNA 含量（DI 值）的关系（表 3）

表 3　各证型中 DNA 倍体含量（DI 值）情况

证型类别	n（例数）	平均值	标准差	标准误	最大值	最小值
肝胃不和	22	1.2308	0.2830	6.034E－02	1.63	0.00
脾胃湿热	32	1.2510	9.272E－02	1.639E－02	1.42	1.11
脾胃虚弱	26	1.2716	0.1353	2.653E－02	1.66	1.07
胃阴不足	39	1.3503	0.1934	3.097E－02	1.86	1.04
胃络瘀血	27	1.3781	0.1509	2.905E－02	1.75	1.08

注：经 F 检验，$P=0.010$，表明不同证型间 DNA 倍体含量具有非常显著性差异，进一步以 q 检验进行多重比较，可得出脾胃湿热与胃阴不足、胃络瘀血之间，肝胃不和与胃阴不足、胃络瘀血之间，脾胃虚弱与胃络瘀血之间 DNA 含量均有显著性差异（均 $P<0.05$），其余各证型之间无显著性差异（均 $P>0.05$），而且 DNA 非整倍体含量胃络瘀血型＞胃阴不足型＞脾胃虚弱型＞脾胃湿热型＞肝胃不和型。

三、讨论

正常体细胞是 DNA 含量比较恒定的二倍体细胞，不随性别、种族和年龄而改变。少数组织如肝、肾、心肌等可有少量多倍体细胞，其 DNA 含量直方图呈整倍多倍体分布，如 2C、4C、8C 等。受到致癌因素刺激时，DNA 受到损伤，细胞基因突变与染色体畸形或断裂，细胞在分裂增殖过程中出现 DNA 量的丢失、扩增或染色体移位、不分离等，导致细胞 DNA 的质和量异常，基因排列顺序发生改变，使原有的细胞生物学特征发生改变，成为 DNA 含量异常（增多或减少）的肿瘤细胞，即 DNA 非整倍体细胞，亦称异倍体细胞。张军研究显示从正常胃黏膜、慢性浅表性胃炎、慢性萎缩性胃炎伴肠化、伴不典型增生，直至发生胃癌，随着胃黏膜病变的逐渐加重，DNA 异倍体的出现率逐渐升高。这可能是细胞染色体组发生某些不稳定性改变的结果，一旦这些不稳定性的改变积累到一定程度，出现优势细胞克隆时，必然发生细胞癌变。说明 DNA 异倍体的出现可能是胃癌前病变发生癌变的一个重要标志物。国内外研究均表明，肿瘤细胞 DNA 非整倍体是恶性肿瘤的特征性标志之一，随着 DNA 含量上升，异倍体或非整倍体的发生率也随之升高。因此，测定细胞核 DNA 含量与倍体可以了解细胞增殖状态，从而判断细胞有无恶变倾向或恶性程度，其对恶性肿瘤的早期诊断具有重要价值。

本研究发现所选病例标本的细胞核 DNA 相对含量均为非整倍体，且随异型增生的程度加重，DNA 含量逐渐增加，经检验各组间存在非常显著性差异（均 $P<0.01$），详见表 1。由此可知随着胃黏膜异型增生程度的加重，其 DNA 含量越接近于胃癌。因此 DNA 含量检测对胃癌前病变的临床监测具有实用价值，可作为检测胃黏膜癌变潜能的一个重要参考指标。

祖国医学中并没有"慢性萎缩性胃炎伴异型增生"这一病名，但根据其临床症状特征，可将其归于中医"胃痛""痞证""嘈杂""反胃"等范畴。病因主要与饮食不节、喜进热烫粗糙或刺激性食物、嗜好烟酒、情志不节、郁思恼怒、素体虚弱、劳倦内伤,或用药不当、久病体虚等有关。对于其病机目前国内已较一致地认为是以脾胃气阴两虚为本,兼有气滞,或胃热,或血瘀的本虚标实之证;因虚挟邪,因实致虚是其主要的病机转化规律。本研究在所观察的病例中发现轻度异型增生期以肝胃不和型、脾胃湿热型为多见,中度异型增生期以脾胃虚弱型和胃阴不足型多见,至重度异型增生则以胃络瘀血型多见(详见表2)。可见胃络瘀血是癌前病变的晚阶段事情,整个过程与"因邪致虚,因虚生邪"及"久病入络""久病必瘀"的观点是相一致的。

通过检索可知中医对本病的认识主要集中于对病因病机方面的阐述及中医药治疗的经验,而就中医证型与DNA含量的关系探讨为之甚少。涂福音等研究发现中医分型与病理类型存在相关性,病理诊断为浅表性胃炎者,中医辨证多为肝胃不和型或脾胃湿热型;病理诊断为萎缩性胃炎者,中医辨证多为胃阴不足型或脾胃虚弱型。林一凡研究表明胃络瘀滞型与胃络灼伤型胃黏膜DNA含量、超2倍体、超4倍体细胞百分数及核平均面积、周长、体积均较胃热型与胃寒型明显增高,DNA含量直方图非整倍体型组中胃络瘀滞型黏膜明显高于整倍体型组。对其中63例进行了6～72个月的随访,癌变组中胃络瘀滞型黏膜明显高于未癌变组,差异均有显著意义。表明胃络瘀滞型胃黏膜异型增生与癌变关系密切。本研究结果显示:慢性萎缩性胃炎伴异型增生中医各证型间DNA含量胃络瘀血型＞胃阴不足型＞脾胃虚弱型＞脾胃湿热型＞肝胃不和型,经检验各证型间存在非常显著性差异($P=0.010$),详见表3。此与祖国医学的观点是相一致的,祖国医学认为本病发病初期以实证为主,故临床以肝胃不和型、脾胃湿热型多见;病久则"因邪致虚",出现气虚、阴虚等证候,以脾胃虚弱型、胃阴不足型多见;后期则"因虚生邪",虚实夹杂,以胃络瘀血型多见。

以上这些结果从分子生物学角度证实了慢性萎缩性胃炎伴异型增生从中医证型的肝胃不和型→脾胃湿热型→脾胃虚弱型→胃阴不足型→胃络瘀血型是一个病情由轻到重的渐进过程,说明中医的辨证分型不是笼统的、主观的概念,而是由量化的、客观的病理组织学及分子生物学的改变延伸到外的投射。通过对本病中医各证型中细胞核DNA含量的变化分析比较,不仅为揭示本病的中医证型的客观化提供了帮助,也为深入研究其病理实质及对临床上的合理组方、提高临床疗效提供了必要的条件,对于指导中医药诊治胃黏膜癌前病变具有一定的意义。

(实用中西医结合临床,2016,16(01):7-9)

胃癌前病变中医综合治疗效果评估

陈一斌　　陈丽凤　　吴耀南

胃癌前病变(PLGC)是从正常胃黏膜向胃癌转化过程中的一个重要阶段,但是其发病机制至今仍未能完全阐明。中医药可使部分慢性萎缩性胃炎伴肠上皮化生及异型增生发生明显的逆转,使胃癌的预防成为可能。该研究观察 180 例来自 2011 年 3 月—2013 年 9 月就诊于厦门市中医院的 PLGC 患者的临床疗效,现报道如下。

一、资料与方法

(一)一般资料

随机选取 180 例患者,其中男性 102 例,女性 78 例;年龄 32~63 岁,平均 47.5 岁。根据辨证分为肝胃不和、脾胃湿热、脾胃虚寒、胃阴不足、胃络瘀血、脾虚湿热血瘀 6 个中医证型组,每个治疗组 30 例,病程 3~15 年。西药对照组 23 例,病程 3.5~12 年。6 个治疗组和对照组两两之间在样本资料的数量、年龄、性别、病情轻重方面比较差异无统计学意义($P>0.05$)。

1. 诊断标准

①西医诊断标准:胃癌前病变诊断标准(参照《实用内科学》第 12 版．陈灏珠主编．北京:人民卫生出版社,2005:1882)。②中医症候诊断标准:慢性萎缩性胃炎诊断标准及慢性萎缩性胃炎症状分级量化标准(均参照《中药新药临床研究指导原则》第一版,郑筱萸主编,北京:中国医药科技出版社,2002:124-129)。

2. 纳入病例标准

①符合 PLGC 的西医诊断标准和中医症候诊断标准;②纳入试验前 3 个月内检查证实诊断;③受试者年龄范围 18~65 岁;④受试者知情同意,并签署相关文件,并经过伦理委员会批准。

3. 排除病例标准

①合并消化性溃疡,或确诊为胃癌的患者;②其他脏器系统有严重病变或有癌变者;③妊娠或哺乳期妇女;④资料不全者。

(二)治疗方法

中医综合治疗组除予药物治疗外,根据不同证型辨证予外治、食疗、护理治疗,西药对照组仅给予药物治疗。

1. 药物治疗

(1)中医综合治疗组：①肝胃不和：予理胃方为主方(柴胡、白芍、佛手、徐长卿、郁金、香附、莪术)，偏寒者加高良姜；偏热者加川黄连；胀甚者加广木香；吞酸者加煅乌贼骨、浙贝母；痛甚者加川楝子；伴幽门螺旋杆菌感染，加枳实、玫瑰花。②脾胃湿热：予清胃方为主方(炒白术、苍术、莪术、茯苓、白蔻仁、厚朴、半夏、九节茶)，酌情对症加减：胃痛甚者加延胡索、川楝子、郁金；大便不爽者加大黄、枳实；恶心、呕吐者加竹茹、生姜；纳呆者加鸡内金、谷芽；伴幽门螺旋杆菌感染，加黄芩、黄连。③脾胃虚寒：予温胃方为主方(黄芪、党参、桂枝、白芍、白术、鸡内金、甘草)，酌情对症加减：腹胀便溏者加炒扁豆、薏苡仁；食后腹胀、嗳气者加香橼、炒三仙；泛吐清水者加姜半夏、草豆蔻；寒气盛者加良附丸；伴幽门螺旋杆菌感染，加高良姜。④胃阴不足：予益胃方为主方(沙参、百合、台乌、白芍、佛手、甘草)，酌情对症加减：口干甚舌红赤者加天花粉；大便干结者加玄参；纳呆者加谷芽、麦芽；伴幽门螺旋杆菌感染，加乌梅。⑤胃络瘀血：予通胃方为主方(丹参、砂仁、檀香、元胡、蒲黄、莪术、炒白术)，酌情对症加减：偏实热者可加大黄；偏寒者加肉桂；兼气虚者加黄芪；阴虚者加生地、百合；黑便者加血余炭、阿胶(烊化)；伴幽门螺旋杆菌感染，加没药。⑥脾虚湿热血瘀：予康胃方为主方(黄芪、炒白术、茯苓、制大黄、黄芩、九节茶、两面针)，酌情对症加减：偏实热者可加大黄；偏寒者加乌药；兼气虚者加黄芪；阴虚者加生地、百合；黑便者加血余炭、阿胶(烊化)；伴幽门螺旋杆菌感染，加黄芩、茵陈。

(2)西药对照组：叶酸片。研究采用叶酸片(国药准字 H32023302)为对照。用法用量：叶酸片,5 mg,tid po。伴幽门螺旋杆菌予加用奥美拉唑肠溶片(国药准字 J20080096)20 mg,bid,阿莫西林胶囊(国药准字 H20044605)1.0 g,bid,甲硝唑(国药准字 H44024120)0.4 g,bid,连续口服 7 d。

2. 外治法

①肝胃不和：纳米穴位敷贴肝俞、胃俞、中脘。②脾胃湿热：纳米穴位敷贴胃俞、中脘、三焦俞。③脾胃虚寒：纳米穴位敷贴脾俞、肾俞、中脘、足三里，或神灯照射、艾条灸,2 次/日,10～20 分/次。④胃阴不足：纳米穴位敷贴胃俞、中脘、三阴交。⑤胃络瘀血：纳米穴位敷贴胃俞、中脘、足三里，或神灯照射，或微波照射、艾条灸。⑥脾虚湿热血瘀：纳米穴位敷贴胃俞、脾俞、中脘、足三里；神灯照射或微波照射,2 次/日,20～30 分/次。

3. 食疗

根据病情指导患者酌情选用食疗：①肝胃不和：橙子煎、麦芽青皮饮。②脾胃湿热：银花莲子粥、赤小豆山药粥。③脾胃虚寒：姜糖饮、吴萸粥。④胃阴不足：阿胶粥、天门冬粥。⑤胃络瘀血：桃仁粥、山楂煎。⑥脾虚湿热血瘀：指导患者酌情参照上述各证型的食疗法。

4. 护理

各种不同的证型均应指导患者生活规律,合理安排工作和休息,注意劳逸结合,积极配合治疗。教育患者保持良好的心理状态,介绍该病的病因,指导患者避免诱发因素等。

5. 疗程

12 周为 1 个疗程,共 2 个疗程(24 周)。

（三）疗效标准

根据国家药品监督管理局 2002 年 5 月版《中药新药临床研究指导原则》中的《中药新药治疗慢性萎缩性胃炎的临床研究指导原则》规定的疗效判定标准，包括临床疗效判定标准、中医主要症状疗效标准。

（四）统计方法

应用 SPSS 19.0 统计学软件分析数据，计量资料用$(x \pm s)$表示，进行 t 检验，计数资料用$[n(\%)]$表示，进行 χ^2 检验，疗效分析用 Ridit 检验。$P < 0.05$ 为差异有统计学意义。

二、结果

（一）各组治疗前后症状积分比较

各组中医综合治疗症状积分较治疗前有明显的改善，差异有统计学意义（$P < 0.05$），对照组治疗前及治疗后症状积分差异无统计学意义（$P > 0.05$）。详见表 1。

表 1　各组治疗前后症状积分比较$[(x \pm s)，分]$

组别	治疗前症状积分	治疗后症状积分	治疗前后积分差值
脾胃湿热证	11.27 ± 2.89	4.83 ± 1.89	5.40 ± 2.69
脾胃虚寒证	12.73 ± 2.65	5.27 ± 2.06	7.76 ± 4.05
胃阴不足证	12.02 ± 2.67	5.35 ± 3.62	5.86 ± 2.95
胃络瘀血证	12.07 ± 2.70	5.12 ± 1.94	6.43 ± 3.22
脾虚湿热血瘀证	12.58 ± 2.65	4.68 ± 1.97	8.33 ± 3.60
对照组	12.62 ± 2.47	7.75 ± 3.52	5.56 ± 3.25

（二）各组临床疗效比较

采用尼莫地平法分析，中医综合治疗组总有效率为 88.33%，对照组有效率为 52.17%。中医诊疗组各证型间有效率差异无统计学意义（$\chi^2 = 2.405，P > 0.05$），治疗组与对照组有效率比较差异有统计学意义（$\chi^2 = 20.081，P < 0.05$）。详见表 2。

表 2　中医综合治疗组与对照组疗效分析

组别	临床治愈	显效	有效	无效	总有效率/$n(\%)$
肝胃不和证	2	9	16	3	27(90.00)
脾胃湿热证	1	6	20	3	27(90.00)
脾胃虚寒证	0	7	18	5	25(83.33)
胃阴不足证	0	4	21	5	25(83.33)
胃络瘀血证	0	8	19	3	27(90.00)
脾虚湿热血瘀证	1	11	16	2	28(93.33)
对照组	0	4	8	11	12(52.17)

三、讨论

西医学在临床治疗 PLGC 方面仍然缺乏逆转此类病症的有效方法。中医药则体现着比较明显的优势,研究表明中医药辨证治疗慢性萎缩性胃炎、肠化生及胃黏膜异型增生安全性好、疗效显著。近年来,中医界普遍认为其病因多为饮食不节,嗜食肥甘厚味,烟酒辛辣等刺激性食物,以及情志失调,劳倦内伤,药毒久积等。其基本病机为本虚标实,本虚以脾胃虚弱为主,包括脾气虚、脾阳虚、胃阴虚等;标实则有气滞、血瘀、湿热、痰湿、浊毒等。中医药以整体观念为核心,在辨证论治的基础上,采用辛开苦降、活血化瘀、益气养阴、清热祛湿、疏肝和胃等方法辨证治疗 CAG 及癌前病变,较之西医在个体化诊疗方面更为灵活,变化更为突出。对改善该病的临床症状、抑制其发展、逆转慢性萎缩性胃炎的萎缩腺体,甚至肠化生及异型增生逆转,有确切疗效。

该课题通过对 PLGC 患者进行随机分组和辨证分组,分为肝胃不和证、脾胃湿热证、脾胃虚寒证、胃阴不足证、胃络瘀血证、脾虚湿热血瘀证 6 个治疗组和 1 个西药对照组,6 个治疗组给予中医综合治疗(内服、外治、食疗、护理),西药对照组给予叶酸口服治疗,Hp 阳性者西药组加用三联疗法抗 Hp 治疗,对 PLGC 治疗前后的临床症状改善情况进行临床观察。结果:治疗组各证型临床疗效有效率分别为:肝胃不和证 90.00%、脾胃湿热证 90.00%、脾胃虚寒证 83.33%、胃阴不足证 83.33%、胃络瘀血证 90.00%、脾虚湿热血瘀证 93.33%,故治疗组临床疗效总有效率为 88.33%,对照组临床疗效有效率为 52.17%,治疗前后症状积分均差异有统计学意义($P<0.05$),治疗组与对照组有效率比较差异有统计学意义($P<0.05$),故认为该课题运用中医综合治疗方案在改善患者症状和生活质量方面具有明显优于西药治疗组的疗效。

王捷虹等治疗 PLGC 患者 60 例,辨证为毒瘀交阻并/兼气阴两虚、毒瘀交阻并/兼脾胃虚弱(虚寒)两型,运用中药治疗 6 个月后,治疗组总有效率为 85.0%。袁红霞等将该病辨证分为 3 型:血瘀热毒型、阴虚有热型、气阴两虚型,分别给予善胃Ⅰ～Ⅲ号中药,治疗组总有效率为 84.0%。该课题运用中医综合治疗,其临床疗效明显优于上述其他课题组的单纯辨证论治类。该研究认为中医综合治疗组对比西药组和其他单纯辨证论治类能取得更好的临床疗效,关键在于辨证论治和多种手段结合,且注重辨证和辨病的结合;同时还注重与现代检查方法相结合,比如把胃镜下观察到的胃黏膜信息加入望诊中来,发现一些宏观望诊采集不到的信息,把宏观辨证和微观辨证相结合,把中医和西医相结合。李灿东亦认为中医无论对癌前病变抑或是肿瘤的认识都是从整体审查的角度出发,认为局部病变是全身状态在局部的反映,治疗立足于调整全身状态,提高人体自身正气,而不是局限于局部的病理变化。王鲜庭等认为疾病的发生重在预防,胃癌前病变和暴饮暴食、吸烟酗酒、不良情绪等密切相关,因此改变不良的生活方式是预防的关键。该课题治疗组还配合了平素的饮食调摄的指导和患者情志的疏导,故而能收到更好的临床疗效。

该课题研究表明中医综合治疗方法对胃癌前病变临床疗效佳,值得大力推广应用,并可深入研究开展配合更多种或更有效的其他外治疗法,如刮痧、拔罐、针刺、气功导引、音乐疗法等。同时可进一步研究其对胃黏膜和病理学方面的改变情况和起效机制。

(中外医疗,2018,37(18):19-22)

第三篇

胃食管反流病的诊治经验

半夏泻心汤加减治疗反流性食管炎
60 例临床观察

黄墩煌　吴耀南

反流性食管炎(reflux esophagitis,RE)是消化系统常见疾病,近年来患病率有逐年上升的趋势,我国人群患病率为 1.92%,故对其治疗方法进行探讨具有重要意义。2005 年 3月—2007 年 4 月,笔者导师吴耀南教授用半夏泻心汤加减治疗该病患者 60 例,并与奥美拉唑加莫沙必利进行对照观察,取得了较好疗效,现报道如下。

一、资料与方法

(一)诊断及排除标准

经 24 h 食管 pH 值动态监测已明确证实有异常酸反流的患者,具有下列任意 1 项或多项者可作为研究对象:①胃食管反流的典型症状或不典型症状;②胃镜检查有 Ⅰ～Ⅲ 级食管炎症状表现(Ⅰ级,内镜积分为 1 分;Ⅱ级,内镜积分为 2 分;Ⅲ级,内镜积分为 3 分);③排除妊娠、贲门失弛缓症、幽门梗阻、滑动型食管裂孔疝。

(二)一般资料

120 例反流性食管炎患者均来自我院专家门诊,按随机原则分为两组。治疗组 60 例,男性 35 例,女性 25 例;年龄 20～61 岁;病程 2 个月～30 年。对照组 60 例,男性 38 例,女性 22 例;年龄 18～60 岁;病程 2 个月～29 年。两组年龄、性别、病程等比较,无显著性差异($P>0.05$),具有可比性。

(三)治疗方法

治疗组:选用半夏泻心汤加减治疗。基本方:半夏 10 g、黄芩 10 g、黄连 3 g、干姜 7 g、党参 12 g、炙甘草 6 g、乌贼骨 12 g、旋覆花 9 g、代赭石 15 g。肝火犯胃者黄连加量为 9 g,加用吴茱萸 1.5 g;热证明显者加黄芩 10 g、栀子 10 g;寒证明显者加桂枝 10 g、黄芪 12 g;气滞明显者加玫瑰花 10 g、绿萼梅 10 g、郁金 12 g。每日 1 剂,水煎,头煎两碗水煎 8 分,次煎一碗半水煎 7 分,于进食后 30 min 以上,分早、晚两次温服。治疗 8 周,停药 3 个月观察疗效。

对照组:奥美拉唑 20 mg,每日一次;莫沙必利 5 mg,每日 3 次。饭后服,服药 8 周,停药 3 个月后观察疗效。

二、疗效观察

(一)疗效标准

治愈:症状消失,内镜积分为 0;显效:主要症状消失,内镜积分减少 2 分;有效:症状减轻或部分改善,内镜积分减少 1 分;无效:症状无改善,内镜积分无变化或增加 1 分以上。

(二)治疗结果(表 1)

表 1 两组临床疗效比较[例(%)]

组别	总数	痊愈	显效	有效	无效	总有效率(%)	P 值
治疗组	60	30(50.0)	18(30.0)	6(10.0)	6(10.0)	90.0	0.038
对照组	60	18(30.0)	16(26.7)	15(25.0)	11(18.3)	81.7	

由表 1 可见,治疗组总有效率与对照组比较,有显著性差异($P<0.05$)。

三、讨论

反流性食管炎是由多种因素造成的消化道动力障碍性疾病。主要发病机制是抗反流机制减弱(食管下括约肌松弛)、食管防御性机制下降或破坏(食管手术)、反流物对食管黏膜的攻击(胃酸与胃蛋白酶),老年人的发病因素中还有唾液分泌减少,贲门松弛等。以上因素导致胃、十二指肠内容物反流入食管,引起食管炎症、糜烂、溃疡而产生的一组症状,目前西医药物治疗反流性食管炎主要以抑酸和促进胃肠动力为主。

反流性食管炎属祖国医学"胃痛""痞满""吐酸"等范畴。祖国医学认为本病常因饮食不节、劳倦过度损伤脾胃;情志不遂,肝气不疏,横逆犯胃诱发加重。脾虚无以运化水湿,湿阻中焦,郁久化热,终致寒热错杂其中,肝气犯胃,胃失和降,胃气不降而上逆。故治疗应以和胃降逆为本,胃气安和,通降功能正常,则有助于改善胃排空与食管括约肌功能,防止胃十二指肠内容物反流入食管。笔者导师根据多年临床经验,予半夏泻心汤加减治疗本病,获得了良好疗效。方中君药半夏,味辛苦,性燥,功能散结除痞,降逆和胃;臣药有三:干姜,味辛,性热,功能温中散寒除痞,此为辛开;黄连、黄芩,味苦,性寒,功能清降泄热开痞,此为苦降,寒热平调,辛开苦降。佐药人参,甘温补脾气以和中、生津液,既可防黄芩、黄连之苦寒伤阳,又可制约半夏、干姜之辛热伤阴。使药炙甘草,补脾和中,调和诸药。该方散结除痞＋辛开(恢复脾的升清)＋苦降(恢复胃的降浊),是《伤寒论》中少有的君、臣、佐、使配合如此完整而严密的方剂。笔者导师在此方基础上,加用乌贼骨制酸,旋覆花下气降逆止噫,代赭石甘寒质重,降逆下气,增强旋覆花降逆止噫之效。肝火犯胃者加大黄连用量,一来清泻肝火,肝火得清,自不横逆犯胃;二来可清胃火,胃火降则其气自降;吴茱萸可助黄连和胃降逆,且可制约黄连之苦寒,使泻火而无凉遏之弊。热证明显者加黄芩清热开痞,栀子清泻三焦之火,火去则气自降。《证治汇补·吞酸》云:"若客寒犯胃,顷刻成酸,本无郁热,因寒所化者,酸之寒也。"故寒证明显者加黄芪、桂枝温中散寒,寒去则酸自除。伴有气滞,腹胀明显者,加用玫瑰花、绿萼梅、郁金行气除胀,气顺则噫自止。

(中国医药导报,2007(33):58-59)

清风降逆汤治疗寒热错杂型
反流性食管炎临床疗效研究

吴耀南　　洪玉双

反流性食管炎(reflux esophagitis,RE)是最常见的消化道动力障碍性疾病,属胃食管反流病(gestro esophageal reflux disease,GERD)的一种。GERD 患者中约有 30% 表现为RE。本病的发病年龄以 40～60 岁多见,男性多于女性(2～3∶1),北京、上海两市的发病率达 1.92%。RE 的主要发病机制是抗反流防御机制减弱和反流物对食管黏膜攻击作用的结果;主要的病理表现为鳞状上皮增生、黏膜固有层乳头延伸、上皮细胞层内炎细胞浸润、黏膜糜烂、溃疡形成、Barrett 食管改变。本病是一种常见病,病程缠绵,易反复发作,深为患者所苦。部分 RE 若失于治疗或不注意生活调摄,易发展为 Barrett 食管,甚至可导致食管腺癌发生,故 RE 的防治应引起重视。近年来,中医药对 RE 的研究逐渐深入,运用中医药治疗 RE 积累了一定的经验。2014 年 1 月—2015 年 3 月,笔者采用随机对照的临床设计方法,以自拟清风降逆方治疗 35 例 RE 患者并进行了疗效观察,现将结果报道如下。

一、临床资料

(一)诊断标准

1. 西医诊断标准

按 2006 年《中国胃食管反流病共识意见》推荐使用的 1994 年洛杉矶反流性食管炎诊断和分级标准。其中,胃镜检查分级标准为:0 级:正常食管黏膜;A 级:一个或一个以上的黏膜破损,长径小于 5 mm;B 级:一个或一个以上的黏膜破损,长径大于 5 mm,但没有融合性病变;C 级:黏膜破损有融合,但小于 75% 食管周径;D 级:黏膜破损融合,至少达到 75%的食管周径。达 A 级及以上者即可诊断为 RE。

2. 中医证候诊断标准

参照 2002 年《中药新药临床研究指导原则》中《中药新药治疗反流性食管炎的临床研究指导原则》所制定的诊断标准,患者出现"肝郁化热""脾虚胃热"主证,并见有怕冷肢凉、喜热饮食、嗳气,纳呆,舌淡或红,苔薄白或薄黄而腻,脉沉或弦细等症状可诊断为寒热错杂证。

3. 中医症状分级量化标准

参照国家药品监督管理局发布的中国医药科技出版社 2002 年 5 月第一版的《中药新药临床研究指导原则》中"反流性食管炎的症状分级量化标准"。

(二)纳入标准

①年龄 18～65 岁;②经内镜诊断为 RE;③符合 RE 之寒热错杂证候诊断标准。

(三)排除标准

①凡不符合纳入标准的患者;②有消化道肿瘤、消化道出血、食管狭窄、胃食管手术史等消化系统疾病者;③合并脑、心、肝、肺、肾疾病和造血系统等严重疾病、精神病患者;④妊娠或准备妊娠的妇女、哺乳期妇女;⑤有相关药物过敏史者;⑥不能坚持用药者。

(四)一般资料观察

病例来源于本院门诊及住院患者,共 69 例。采用随机数字表法,按 1:1 比例,将纳入病例随机分为 2 组。治疗组 35 例,男 19 例,女 16 例;年龄 19～64 岁,平均(42.94±10.649)岁;病程最短 3 个月,最长 16 个月,平均(7.80±3.513)月;治疗前症状总积分:(9.09±3.15)分;胃镜分级:A 级:7 例;B 级:21 例;C 级:6 例;D 级:1 例。对照组 34 例,男 18 例,女 16 例;年龄 18～65 岁,平均(42.65±11.252)岁;病程最短 3 个月,最长 15 个月,平均(7.56±2.956)个月;治疗前症状总积分:(8.38±3.03)分;胃镜分级:A 级 8 例,B 级 20 例,C 级 5 例,D 级 1 例。2 组患者性别、年龄、病程、治疗前症状总积分、胃镜分级比较差异无统计学意义($P>0.05$)。

二、方法

(一)治疗方法

治疗组采用中药自拟方"清风降逆汤"加减口服,基本药物组成:青风藤(鸡矢藤)15 g,半夏 10 g,黄连 5 g,黄芩 10 g,干姜 10 g,黄芪 15 g,浙贝 10 g,吴茱萸 3 g,海螵蛸 15 g,生蒲黄 10 g,草珊瑚 30 g,莪术 10 g,甘草 10 g 为基本方治疗。胸痛明显者加郁金 10 g,延胡索 10 g;痞满呕吐加厚朴 10 g,代赭石 30 g(打碎先煎);咽干明显者加牛蒡子 10 g,桔梗 10 g;瘀血明显加丹参 15 g,三七 6 g(冲服);食积者加鸡内金 10 g,炒麦芽 15 g;心烦、失眠加夜交藤 15 g,合欢花 15 g。日 1 剂,加水 500 mL 煎至 150 mL,煎 2 次,分早晚 2 次饭后温服。对照组采用西药雷贝拉唑钠肠溶片(上海信谊药厂有限公司)10 mg,每日两次(早、晚饭前服),枸橼酸莫沙必利(江苏豪森药业股份有限公司委托江苏恒瑞医药股份有限公司)5 mg,每日 3 次(三餐饭前服)。2 组均用药 8 周。治疗期间停用其他一切治疗 RE 的药物。

(二)观察指标与方法

(1)通过症状积分的改善情况,评定患者主要临床症状如反酸、烧心、胸骨痛、胃脘痛、嘈杂、胀满、食欲不振、便溏、口干口苦等改善情况,按照无、轻、中、重分别记为 0、1、2、3 分。

(2)通过复查电子胃镜,观察内镜下患者食管黏膜的改善情况。根据内镜分级标准

（1994 年洛杉矶分级标准）将 RE 分为正常、A、B、C、D 级,分别记为 0、1、2、3、4 分。

（三）疗效标准

（1）症状疗效判定效标准:参照 2002 年《中药新药临床研究指导原则》,采用尼莫地平法计算症状改善百分率,即(治疗前积分－治疗后积分)/治疗前积分×100%。痊愈:症状消失;显效:症状改善百分率 80%;有效:50%<症状改善百分率<80%;无效:症状改善百分率<50%。

（2）内镜疗效评价标准:痊愈:内镜下食管黏膜正常;显效:炎症未消失,治疗前后积分减少 2 分;有效:炎症未消失,治疗前后积分减少 1 分;无效:炎症未消失,治疗前后积分无变化。

（四）统计学方法

采用 SPSS17.0 软件进行统计学分析。计量资料用均数±标准差($\bar{x}\pm s$)来表示,首先进行正态分布检验,符合正态分布的采用 t 检验,等级资料采用秩和检验,计数资料采用卡方检验。$P<0.05$ 为差异具有统计学意义。

三、结果

（一）两组症状积分比较（表 1）

表 1 两组治疗前后症状总积分对比($\bar{x}\pm s$)

组别	例数(n)	治疗前	治疗后
治疗组	35	9.09±3.15	4.06±2.15★
对照组	34	8.38±3.02△	5.18±2.29★▲

注:与治疗组对比,治疗前△$P>0.05$;与治疗前对比,治疗后★$P<0.05$;与治疗组对比,治疗后▲$P<0.05$(组内及组间比较结果)。

（二）两组症状疗效比较（表 2）

表 2 两组症状疗效比较(例)

分组	例数	治愈数	显效数	有效数	无效	有效率
治疗组	35	15	12	3	5	85.71%
对照组	34	8	9	9	8	76.47%

注:经秩和检验,$P=0.033<0.05$,两组差异有统计学意义。

（三）两组胃镜下疗效比较（表 3）

表 3 两组内镜下疗效比较

分组	例数	治愈数	显效数	有效数	无效数	有效率
治疗组	35	9	15	4	7	80.00%
对照组	34	5	7	13	9	73.52%

注:经秩和检验,$P=0.041<0.05$,两组差异有统计学意义。

（四）不良反应

两组中虽有个别患者出现不良事件，但休息或对症处理后可恢复正常，未发现有严重不良反应。患者治疗前后的一般体检项目如血常规、肝肾功能、心电图等均未见明显异常，说明"清风降逆汤"是安全可靠的，可以用于临床上寒热错杂证反流性食管炎的治疗。

四、讨论

本病无中医病名，但根据其临床表现可归入"痞满""吐酸""翻胃""噫醋"等范畴。脾为阴脏，胃为阳腑，脾主运化，胃主受纳，两者相互协调，共同完成饮食水谷精微的消化和吸收。脾病多见虚证，有"阴道虚""虚则太阴"之论，脾气虚衰，虚则易寒；胃病多见实证，有"阳道实""实则阳明"之说，胃气壅实，实则易热。脾胃同病，易表现为寒热症状交互错杂的复杂局面，即寒热错杂证。因此治疗上，须用寒热并用的方法治疗，如《医碥》所言："寒热并用者，因其人有寒热之邪夹杂于内，不得不用寒热夹杂之剂。"《温病条辨》又云"治中焦如衡，非平不安"，应以寒热并调，以平为期。寒热并用是阴阳互根原理在中药配伍中的具体运用。

本课题从中医医理出发，抓住发病的关键，根据辨病辨证结合原则，以寒热并调，标本兼治为法，以清风藤（鸡矢藤）加《伤寒论》中治疗上热下寒，脾胃气机阻滞成痞之半夏泻心汤化裁，拟定"清风降逆方"治疗本病从而达到调理气机，制酸止呕，益气化瘀的目的。方中清风藤（鸡矢藤）功善清热祛湿，消滞，止痛，清热解毒，为君药；半夏，味辛苦，性燥，功能散结除痞，降逆和胃亦为君药；干姜，味辛，性热，功能温中散寒除痞，此为辛开；黄连、黄芩，味苦性寒，功能清降泄热开痞，此为苦降，三药寒热平调，辛开苦降，合用为臣；黄芪温中健脾，益气补虚亦为臣药；吴茱萸与黄连配伍，即左金丸，功善清泄肝火，降逆止呕，吴茱萸既可助黄连和胃降逆，又可制约黄连之苦寒，使泻火而不凉遏，温通而不助热；久病入络，瘀血内生，以生蒲黄、莪术活血化瘀，《本草汇言》指出："蒲黄，行止之药也……，血之滞者可行，血之行者可止，凡生用则性凉，行血而兼消"，而莪术性温，既能破血行气，又能消积止痛，且《本草图经》有云："治积聚诸气，为最要之药。"因此，生蒲黄与莪术，性味一凉一温，共奏活血行气止痛之功；草珊瑚性平，功善清热解毒、抗菌消炎，亦能活血止痛；海螵蛸制酸和胃，且与浙贝母合用，即乌贝散，既能制酸和胃，又能化痰散结，以上几味共为佐药；甘草调和众药为使。诸药配合，为寒温并用，标本兼治之法，既能清热化痰，又能去瘀补虚，从而达到调理气机，制酸止呕，益气化瘀的目的。

本观察结果显示：自拟中药"清风降逆汤"治疗反流性食管炎疗效优于西药治疗。"清风降逆汤"在改善患者反酸、烧心、胃脘痛、口干口苦、胀满、胸骨后疼痛、食欲不振、怕冷肢凉等症状上优于西药治疗。"清风降逆汤"治疗反流性食管炎疗效确切，安全可靠。

（中医药通报，2016，15（02）：40-42）

半夏泻心汤化裁治疗寒热错杂型
胃食管反流病41例

黄墩煌　吴耀南　陈一斌　曹　健

　　胃食管反流病以反酸、烧心为主症；可伴随有消化道之外的症状，如胸骨后疼痛、咳嗽、胸闷气喘、咽喉部异物感等症状。目前西医治疗该病主要从三方面入手：一为抑制胃酸分泌，二为保护食管黏膜，三为促进胃动力，但治疗效果仍不甚理想，且容易反复。中药治疗该病在改善患者临床症状、减少复发方面具有独特的优势。寒热错杂、脾胃升降失常是该病的常见病机，笔者近1年来使用半夏泻心汤化裁治疗寒热错杂型胃食管反流病患者41例，取得了良好的临床疗效，现报道如下。

一、资料与方法

（一）一般资料

　　选择2016年7月1日至2017年6月30日就诊于厦门市中医院脾胃病科门诊的胃食管反流病患者82例，年龄为30～60岁，其中女性42例，男性40例，随机分为治疗组和对照组，其中对照组41例，男性20例，女性21例，年龄平均（42.21±11.30）岁，病程平均（56.84±31.15）个月；治疗组41例，男性19例，女性22例，年龄平均（43.05±11.98）岁，病程平均（56.45±31.25）个月。两组患者在年龄、性别、病程上无统计学差异（$P>0.05$），具有可比性。

（二）病例选择标准

1. 诊断标准

　　西医诊断标准参照《2014年中国胃食管反流病专家共识意见》，具有反酸、烧心、胸骨后疼痛、咽喉不适、吞咽困难、慢性咳嗽、支气管哮喘等临床表现。内镜检查可明确有反流性食管炎（RE）及Barrett食管（BE），RE的分级参照1994年美国洛杉矶世界胃肠病大会制定的LA分级法，分为A、B、C、D四级。若有上述临床症状，但胃镜下食管黏膜未见破损，则可诊断为非糜烂性反流病（non-erosive reflux disease，NERD）。

　　中医诊断标准参照《胃食管反流病中西医结合诊疗共识意见（2010）》中寒热错杂证的证候标准：主症：胸骨后或胃脘部烧灼不适；反酸或泛吐清水；胃脘隐痛，喜温喜按；空腹胃痛，得食痛减；次症：食欲不振；神疲乏力；大便溏薄；手足不温。舌脉象：舌质红，苔白，脉虚弱。舌脉象符合,具备主症 2 项和次症 1 项者可辨为该证型。

2. 纳入标准

①符合上述中医及西医诊断标准,且年龄在 30～60 岁者;②患者实验前 1 个月内未服用过针对该病的相关治疗药物;③患者及其家属签署知情同意书;④对本实验所用药物无过敏及存在用药禁忌者。

3. 排除标准

①合并有心、肝、肺、肾、血液系统严重疾病、精神病患者;②妊娠、哺乳期妇女;③食管黏膜有重度异型增生或病理检查疑为恶变者;④不愿配合者,未签署知情同意书者,不能坚持服药者。

(三)治疗方法

1. 注意事项

两组患者治疗期间均嘱其应注意生活作息及饮食规律调整,禁食辛辣刺激酸甜之品,戒浓茶咖啡,勿进食过饱,进食后不能立即平躺,睡觉时可适当抬高床头;要保证充足的睡眠。

2. 治疗用药

治疗组予半夏泻心汤化裁:半夏 12 g,黄连 3 g,黄芩 9 g,干姜 6 g,甘草 3 g,党参 12 g,大枣 12 g,枳壳 12 g,桔梗 12 g,木香 12 g,竹茹 15 g,浙贝母 10 g,海螵蛸 30 g,败酱草 20 g。每日 1 剂,代煎,分早晚 2 次饭后 30 min 温服。对照组予艾司奥美拉唑(由阿斯利康制药有限公司生产,规格:20 mg×7 片/板/盒,国药准字:H20046379)20 mg bid(餐前服用),多潘立酮(由江苏豪森药业集团有限公司生产,规格:10 mg×30 片/板/盒,国药准字:H19990107)10 mg tid(餐前服用),铝碳酸镁(由拜耳医药保健有限公司生产,规格:0.5 g×20 片/盒)1.0 g tid(餐后服用)。

3. 疗程

两组疗程均为 8 周,治疗结束后观察其临床效果。

(四)疗效标准

1. 综合疗效评定标准

治愈:临床症状完全消失和/或复查胃镜示食管黏膜完全恢复正常;显效:临床症状明显减轻和/或复查胃镜示食管黏膜病变明显减轻;无效:临床症状及复查胃镜食管黏膜病变均无改善。

2. 胃镜疗效评定标准

参照《胃食管反流病中西医结合诊疗共识意见(2010)》中的内镜疗效标准,治疗后内镜积分为 0 分为痊愈,内镜积分减少 2 分为显效,积分减少 1 分为有效,积分无变化或者增加者为无效。

3. 临床症状评分标准

治疗前后临床症状(反酸、烧心、胸骨后疼痛)评分标准:0 分:没有任何症状;1 分:临床症状较轻,但患者有感觉;2 分:临床症状较明显,但没有对患者的生活和工作带来影响;3 分:临床症状给患者的生活和工作带来严重影响。

（五）统计学方法

采用 SPSS19.0 软件进行统计学处理,计量资料以 $\bar{x}\pm s$ 表示,采用 t 检验;计数资料用率、构成比表示,采用 χ^2 检验,$P<0.05$ 为有统计学差异;等级资料采用 Ridit 分析。

二、结 果

（一）两组患者治疗效果比较

治疗组总有效率为 92.7%,对照组总有效率为 80.5%,两组比较差异有统计学意义($P<0.05$)。详见表1。

表 1　两组患者临床疗效比较[n(%)]

组别	例数	治愈	显效	无效	总有效率/%
治疗组	41	17(41.5)	21(51.2)	3(7.3)	92.7*
对照组	41	15(36.6)	18(43.9)	8(19.5)	80.5

注:与对照组比较,*$P<0.05$,差异有统计学意义。

（二）两组患者治疗后内镜疗效比较

治疗组内镜总有效率为 80.5%,对照组内镜总有效率为 75.6%,两组比较差异无统计学意义($P>0.05$)。详见表2。

表 2　两组治疗后内镜疗效比较[n(%)]

组别	例数	痊愈	显效	有效	无效	总有效率/%
治疗组	41	12(29.3)	11(26.8)	10(24.4)	8(19.5)	80.5*
对照组	41	11(26.8)	11(26.8)	9(22.0)	10(24.4)	75.6

注:经 Ridit 检验,*$P>0.05$,治疗组与对照组在内镜疗效方面差异无统计学意义。

（三）两组主要症状积分比较（表3）

两组患者治疗前主要症状积分相比,差异无统计学意义($P>0.05$);两组患者治疗后主要症状积分相比,差异有统计学意义($P<0.05$);两组患者治疗后中医症状积分较治疗前均有降低,差异有统计学意义($P<0.05$)。

表 3　两组主要症状积分比较($\bar{x}\pm s$,分)

组别	时间	反酸	烧心	胸骨后疼痛	总评分
治疗组	治疗前	2.99±0.53	2.87±0.62	2.94±0.63	8.46±1.23
	治疗后	1.35±0.14	1.31±0.12	1.32±0.15	3.62±0.21①
	差值	1.82±0.41	1.73±0.56	1.85±0.59	5.05±1.11②

续表

组别	时间	反酸	烧心	胸骨后疼痛	总评分
对照组	治疗前	2.98±0.54	2.89±0.61	2.93±0.65	8.45±1.24
	治疗后	2.35±0.22	2.33±0.19	2.25±0.25	6.45±0.45^c
	差值	0.88±0.39	0.89±0.54	0.95±0.49	2.35±1.04

注：与本组治疗前比较，$^①P<0.05$，两组差异具有统计学意义。与对照组治疗前后差值比较，$^②P<0.05$，差异具有统计学意义。

三、讨论

胃食管反流病属祖国医学"吐酸""食管瘅""吞酸""呕苦""嘈杂"等范畴。《证治汇补·吞酸》曰："大凡积滞中焦，久郁成热，则木从火化，因而作酸者，酸之热也；若客寒犯胃，顷刻成酸，本无郁热，因寒所化者，酸之寒也"；《简明医彀》卷之三吞酸吐酸云"经曰：诸呕吐酸，皆属于热，或以吐酸为寒者，盖胃伤生冷硬物则发"。可见吐酸可见热证，亦可见寒证，病久者以寒热夹杂者多见。

方中以半夏泻心汤为主方，起辛开苦降，寒热并调之功。半夏燥湿消痞，降逆止呕，引上逆之气下行；干姜温中散寒，黄芩、黄连苦寒以泻热，三药合用，起寒热并调之功，可清上热温下寒；人参、大枣甘温益气，可补脾胃之虚，与半夏合用，升降相合，暗合脾升胃降之理；甘草作用有二：一为健脾温中，二为调和诸药；枳壳功能破气消痞，引气下行；桔梗功能宣肺利咽，其气上行，可治疗咽中物阻不适之症；木香行气之力强，能宣畅三焦之气机；枳壳、桔梗、木香三药合用，能疏畅全身上下之气机；竹茹能清热除烦止呕，与枳壳合用可降胆胃之气，吐酸之根本病机为胃气上逆，因此枳壳与竹茹能从根本上降逆下气；浙贝母、海螵蛸为乌贝散的主要成分，具有明显的制酸止痛作用；败酱草有清热化湿解毒功效，能缓解反酸烧心症状。全方共奏寒热并调、调畅气机、制酸止痛之功。

现代药理学研究表明，半夏能降低胃酸浓度，抑制胃蛋白酶活性，保护胃黏膜；黄连对大鼠实验性胃溃疡具有良好的防治作用；干姜可增强胃黏膜的防御能力；甘草能抑制胃酸分泌，具有抗消化性溃疡的作用；党参能抑制胃酸分泌，促进胃黏液分泌，增加内源性前列腺素含量，具有抗溃疡的作用；枳壳能使胃肠道的收缩运动节律增加，促进胃肠道正向蠕动；木香能促进小肠的运动，对胃黏膜有保护作用；浙贝母具有抗溃疡和镇痛作用；海螵蛸的主要成分为碳酸钙，具有中和胃酸、保护消化道黏膜、抗溃疡的作用。

该研究结果显示，用半夏泻心汤化裁治疗寒热错杂型胃食管反流病患者，其临床疗效显著优于单纯用西药治疗者。但仍有部分患者症状不能得到有效的缓解，故仍应进一步探索能进一步提高临床疗效的方法，今后可进行更大样本量的研究，观察中西药合用能否进一步提高临床疗效。

中医治疗反流性食管炎的研究进展

洪玉双　吴耀南

反流性食管炎（reflux esophagitis，RE）是最常见的消化道动力障碍性疾病，属胃食管反流病（GERD）的一种。GERD 患者中约有 30% 表现为反流性食管炎。据调查，北京、上海两市 RE 的发病率达 1.92%。临床上多表现为灼热、疼痛、反酸、烧心、嗳气、恶心呕吐等症状，可归属于中医"胃痞""反胃""嘈杂""吞酸""呕吐""胸痹""梅核气"等范畴。目前西医对本病尚无特效疗法，仍局限于抑酸药加胃动力药，西药价格昂贵，停药后复发率高，手术治疗则术后并发症多，而中医药治疗本病疗效好，不良反应少，显示出中医药治疗本病的优越性和广阔的前景。现将近年来中医药治疗 RE 的研究进展综述如下。

一、中医治疗

（一）辨证分型治疗

朱临江等将 53 例 RE 辨证分为肝胃不和、脾胃湿热、脾胃虚寒、胃阴不足 4 型，分别采用柴胡疏肝散、竹茹汤、香砂六君子汤合旋覆代赭汤、益胃汤加味治疗，总有效率 81.9%，明显高于西药组（莫沙必利、雷贝拉唑）53 例的 50.9%（$P < 0.05$）。徐超将 28 例 RE 辨证分为胃阴不足、脾胃虚寒、邪热壅滞、肝胃郁热 4 型，分别采用叶氏养胃汤合麦门冬汤、黄芪建中汤合附子理中丸、泻心汤合左金丸、化肝煎合旋覆代赭汤加味治疗，总有效率 96.4%，高于西药组（兰索拉唑）的 82.1%（$P < 0.05$）。张燕梅将 33 例 RE 分为气郁痰阻、肝胃郁热、瘀血阻络 3 型，分别以半夏厚朴汤、左金丸、血府逐瘀汤加减治疗，总有效率 93.54%，显著高于西药组（西咪替丁）33 例的 72.73%（$P < 0.05$）。杜昕等将 60 例 RE 患者辨证以胃虚为本，分胃虚气逆、少阳不和、肝胃郁热、痰瘀交阻、寒热错杂、胃阴不足 6 型，以旋覆代赭汤为主方，各型分别加黄芪建中汤、小柴胡汤、丹栀逍遥散、左金丸、启膈散、半夏泻心汤、麦门冬汤，有效率 93.33%，显著高于西药组（奥美拉唑、多潘立酮）60 例的 85.00%（$P < 0.05$）。李泉晶将 86 例 RE 患者按肝胃不和、肝胃郁热、胃阴不足、气郁痰热 4 型，分别以柴胡疏肝散、丹栀逍遥散合左金丸、一贯煎、五磨饮子合温胆汤加减治疗，有效率 86.0%，显著高于西药组（雷贝拉唑）65 例的 69.2%（$P < 0.05$）。

（二）基本方加减治疗

郝锡财以半夏厚朴汤为主方，肝胃郁热加牡丹皮、栀子；胆热犯胃加黄连、竹茹；中虚气逆加升麻、白术、茯苓;痰气中阻加陈皮、紫苏叶;治疗 RE 43 例,治愈率为 61.4%,高于西药组(吗丁啉、雷尼替丁)40 例的 42.9%(P<0.05)。杨思林用柴胡疏肝散为主方:痛甚加延胡索、川楝;恶心呕吐加竹茹、法半夏、生姜;嗳气加旋覆花;便秘加火麻仁、厚朴;食欲不振加砂仁、鸡内金;治疗 RE 65 例,治愈率为 88.1%,高于西药组(苹果酸氯波必利)53 例的 67.3%(P<0.05)。金虎兵用半夏泻心汤为主方,气滞加苏梗、香附、佛手、香橼皮;肝胃郁热加黄连、吴茱萸、连翘、蒲公英、白及;痰气交阻加厚朴、苏梗、炒竹茹、橘皮;气滞血瘀加当归、川芎、丹参、三七粉;治疗 RE 36 例,治愈率为 91.6%,高于西药组(奥美拉唑、吗丁啉)36 例的 71.9%(P<0.05)。苏成霞以四逆散合小半夏汤为主方,吐酸加乌贼骨、浙贝母;嗳气加沉香、白蔻仁;心烦易怒加合欢皮、炒山栀;呕吐加代赭石、柿蒂;烧心加黄连、蒲公英;治疗 RE 42 例,治愈率为 88.10%,高于西药组(奥美拉唑、吗丁啉)36 例的 83.33%(P<0.05)。赵建辉以半夏泻心汤合左金丸为主方,泛酸加海螵蛸;嗳气加苏梗、川楝子;胸痛加浙贝母、地龙;食欲不振加鸡内金、谷麦芽;治疗 RE 50 例,治愈率 96%,高于西药组(奥美拉唑、硫糖铝片、吗丁啉)20 例的 80%(P<0.05)。臧东静等以加减血府逐瘀汤为主方,湿热盛去当归、白芍,加黄连、藿香;脾虚加山药、白术;失眠加酸枣仁、合欢皮,治疗伴抑郁症的 RE 30 例,治愈率 86.7%,高于西药组(奥美拉唑、多潘立酮、黛力新)30 例的 83.3%(P<0.05)。

(三)专方治疗

林益群用黄连温胆汤加味(法半夏、茯苓、浙贝、海螵蛸各 15g,炙甘草、竹茹、枳实、黄连各 10g,陈皮 6g)治疗 RE 32 例,复发率 20.69%,显著少于对照组(奥美拉唑)30 例的 66.67%(P<0.05)。许凤莲用一贯煎加味(生地黄 20 g,枸杞子、煅瓦楞子各 15 g,沙参、麦冬、当归、炒莱菔子、代赭石、海螵蛸各 10 g,川楝子 5 g)治疗 RE 患者 60 例,总有效率为 93.3%,优于西药组(奥美拉唑、吗丁啉)60 例的 75.0%(P<0.05)。王亚平等以加味四逆散(柴胡 10 g,白芍 15 g,枳实 10 g,丹皮 10 g,黄连 6 g,半夏 10 g,党参 10 g,炙甘草 8 g)治疗 RE 40 例,总有效率 87.15%,优于西药组(雷尼替丁、吗丁啉)40 例的 80%。陆永妮以黄芪建中汤(芍药 18 g,桂枝 9 g,生姜 9 g,炙甘草 6 g,大枣 4 枚,饴糖 30 g)治疗老年脾胃虚寒型 RE 患者 44 例,总有效率 86.40%,高于西药组(法莫替丁、吗丁啉)44 例的 63.60%(P<0.05)。王振民等自拟三行汤[柴胡 12 g,桂枝 12 g,酒大黄 6 g,紫苏子 12 g,蒲公英 20 g,黄连 9 g,冬凌草 12 g,三七粉(冲)2 g,柴胡 12 g,枳实 20 g,半夏 12 g,陈皮 20 g,生牡蛎 20 g,煅瓦楞子 15 g]治疗 RE 79 例,总有效率 91.1%,优于西药组(奥美拉唑)63 例的 77.8%。张禹等自拟升清降浊法汤(代赭石 30 g,旋覆花 20 g,柴胡 15 g,白芍 15 g,白术 15 g,栀子 15 g,桔梗 10 g)治疗 RE 31 例,总有效率 87.1%,优于西药组(奥美拉唑)31 例的 70.0%。

二、中西医结合治疗

沈彩英以四磨汤联合奥美拉唑治疗 RE 60 例,总有效率 90.00%,显著优于纯西药组(奥美拉唑)60 例的 76.67%(P<0.01)。张晓园等以竹叶石膏汤联合兰索拉唑治疗 RE 48 例,对照组予兰索拉唑口服 46 例,临床症状有效率分别为 93.75%、86.96%,胃镜下黏膜炎

症改善有效率分别为 83.33％、71.74％（P 均＜0.05）。陈锦辉等以中药乌贝建中汤联合西药治疗 RE 30 例,治疗组有效率 95％,优于对照组（奥美拉唑、多潘立酮片）30 例的 86.7％（P＜0.05）。白书才用半夏泻心汤联合奥美拉唑及莫沙必利治疗 RE 60 例,总有效率 91.7％,优于西药组（奥美拉唑、莫沙必利）60 例的 65.0％（P＜0.01）。和秋芬用舒胃降浊汤［柴胡 10 g,旋覆花 8 g（包）,半夏 10 g,黄芩 10 g,黄连 5 g,甘草 3 g,大枣 12 枚,呕吐呃逆加代赭石 24 g,反酸烧心加瓦楞子 10 g,嗳气频加沉香 6 g。胸骨后痛加延胡 15 g,出血加白及 10 g］联合雷贝拉唑治疗 RE 40 例,总有效率为 92.5％,优于西药组（雷贝拉唑）40 例的 75％（P＜0.05）。

三、其他疗法

刘炳辉等以六君疏肝方（人参、香附、紫苏梗各 10 g,白术、茯苓、陈皮各 9 g,炙甘草、砂仁、木香各 6 g,半夏 12 g,泛酸加黄连 5 g、吴茱萸 3 g、海螵蛸 15 g、煅牡蛎 20 g）联合针刺（天突、上脘、中脘、下脘、双侧脾俞、胃俞、肝俞、足三里、上巨虚、太冲）治疗 RE 41 例,总有效率 90.24％,显著优于对照组（西咪替丁、吗丁啉）40 例的 52.50％（P＜0.01）。刘晓辉等用注线法穴位埋线（穴位：足三里、中脘、心俞、胃俞、肝俞、脾俞、天枢）治疗 RE 126 例,结果注线组总有效率 92％,显著优于对照组（奥美拉唑）120 例的 78％（P＜0.01）。张瑞明等运用穴位按摩（脾俞、胃俞、足三里、公孙、肝俞、胆俞、上巨虚、太冲等）配合西沙必利治疗 RE 50 例,有效率达 100％,明显优于对照组（西沙必利）50 例的 76％（P＜0.05）。

四、试验研究

王宏伟等比较三组 LES 环行肌各通道阻断前后张力幅度的差异,研究疏肝和胃中药对酸和胆汁混合 RE 家兔 LES 钙通道的调控机制,得出增加 LES 环行肌张力可能是疏肝和胃中药治疗酸和胆汁混合 RE 的作用机制。刘晓霓等研究发现半夏泻心汤可减轻 RE 模型大鼠食管黏膜的损伤程度,改善组织病理,降低食管系数,抑制食管黏膜的增生,减轻食管局部炎症细胞的浸润,有良好的抗炎及增加食管平滑肌收缩能力,从而起到防治 RE 的作用。杨幼新等研究发现旋覆代赭汤可明显降低混合性 RE 食管黏膜 CyclinD1 的表达,从而起到治疗混合性 RE 的作用。

五、小结

综上所述,中医药治疗 RE 不仅可以改善临床症状,且副作用较少,可以长期服药,具有巩固疗效、防止复发以及全身调整等综合作用,但还存在一些急需解决的问题,如病因病机、辨证分型、疗程长短、疗效判断等,缺乏统一标准;科研设计欠严谨,缺少大样本的随机对照、双盲研究,疗效的可重复性差,观察近期疗效较多,观察远期疗效较少,中医药效的作用机制不明等等,有待于进一步研究。

（云南中医中药杂志,2014,35(07):74-76）

反流性食管炎的中医研究进展

陈雪萍　吴耀南

　　反流性食管炎(reflux esophagitis,RE)是胃(或)十二指肠内容物反流入食管,引起的食管黏膜炎症、糜烂、溃疡和纤维化等病变的一种胃食管反流病,其主要临床表现为烧心、反酸、胸骨后烧灼痛、嗳气、恶心、呕吐等。中医学无 RE 病名,根据临床特征,可归属于中医学"反胃""胃痞""吐酸""噎膈""呕吐""梅核气""食管瘅"等范畴。西医治疗 RE 主要是采用抑酸药和促胃肠动力药,中医药辨证论治 RE,临床疗效满意,并能延缓并发症的发生,降低复发率。本文试从近年来对 RE 的中医病机及中医药治疗做一综述。

一、反流性食管炎的中医病因病机

　　目前对 RE 的病因病机尚未形成统一认识,较多数学者认为饮食不节、情志失调、外邪入侵、起居劳逸不当、素体禀赋不足或久病体虚是本病的重要病因,尤以饮食不节和情志失调最为常见。认为本病的病位在食管和胃,与肝胆脾肺关系密切,正虚为本,以脾胃虚损为主,邪实为标,以气郁、火热、痰瘀为主。

　　基于传统中医理论指导,结合临床实践,现代医家就本病的病因病机提出许多见解。袁红霞教授从虚论治,认为本病病位在食管,提出"脾胃虚弱为发病基础,胃虚气逆为病机关键"的病因病机。指出本病多由患者素体禀赋不足、后天失养;饮食不节、情志失调;久病不愈,劳倦内伤等,引起脾胃虚弱,中气不足,则脾气不升,胃气不降,中焦气机升降失常,导致胃气因虚上逆而发病。牛兴东从肝论治,认为本病病位在食管、重点在胃,但与肝、胆、脾、肺等脏腑密切相关,提出"肝胃不和,胃失和降"是其基本病机。指出本病病因多为情志不畅,肝气郁结,气机郁滞,或饮食不节,损伤脾胃,蕴湿成痰,或过食辛辣,助热生火,导致气、火、湿、痰、血、瘀互结,形成本病。病变初起多实证,以肝气犯胃或肝胃郁热为多,中期多为痰(湿)热阻滞,后期以胃阴亏损或痰瘀互结为主。艾华教授从火热立论,提出"火热炎上,胃失和降"为基本病机,认为本病多因肝失疏泄,气郁化火,火性炎上所致;饮食不节,酿生湿热,湿热熏灼食管,热盛肉腐成痈疮;虚火上炎,常为手术及久病伤阴,阴虚内热,熏灼食管所致。于鹰等从肝胃两脏着手,认为木郁土壅是本病的基础,痰瘀互结是本病发展的结果。指出 RE 多因肝气犯胃,日久气滞血瘀。久病伤脾,健运失职,脾不化湿,聚湿生痰,痰浊壅滞,阻于食道。痰浊与瘀血互结,更加重气机郁滞,三种邪气阻滞食道,渐致食管狭窄不通,变证从生。赵荣莱教授认为本病病因、病机为虚中夹实和气逆。虚是脾气阳或气阴虚,胸阳不运或胸阳失展,实是气、食、湿、痰、浊、瘀、寒、热等,滞于胸膈,膈气不降,胃气上逆。

二、反流性食管炎的中医治疗

中医治疗本病主要采用辨证论治、专方专药、基本方加减、中西医结合及针灸、护膜等其他治疗方法。

(一)辨证分型治疗

辨证论治是中医学的特色与精华,是中医在诊治疾病时应当遵循的原则。现代医家根据《中药新药临床研究指导原则》,结合本病的病因、相关脏腑以及病机演变过程,将 RE 的临床常见证型概括为肝胃不和证、脾虚气滞证、脾虚胃热证、肝胃郁热证、气虚血瘀证,寒热错杂证 6 型,上述 6 种证候类型基本可涵盖临床绝大多数病例,而其中以肝胃不和证和肝胃郁热证所占比例最大。但各医家根据自身临床实践又有不同认识。张燕梅将 66 例 RE患者辨证论治:①气郁痰阻型,治以半夏厚朴汤加减;②肝胃郁热型,治以左金丸加味;③瘀血阻络型,治以血府逐瘀汤加减。对照组予西咪替丁治疗。治疗组总有效率 93.54%,显著高于对照组的 72.73%(P<0.05)。朱临江等将 106 例 RE 患者辨证分为:①肝胃不和型,治以柴胡疏肝散加减;②脾胃湿热型,治以竹茹汤加减;③脾胃虚寒型,治以香砂六君子汤合旋覆代赭汤加减;④胃阴不足型,治以益胃汤加减。对照组予促动力药莫沙必利和抑酸药雷贝拉唑口服 8 周。治疗结束时总有效率治疗组 93.7%、对照组 88.1%,两组没有显著差异(P>0.05),但在治疗结束后 3 个月时,治疗组总有效率 81.9%,显著高于对照组的50.9%(P<0.05)。治疗组在巩固疗效、防止复发方面要明显优于对照组。郑全福将 90 例RE 患者随机分为两组,治疗组予中药辨证论治:①肝胃不和型,治以清降饮;②脾胃湿热型,治以竹叶石膏汤加减;③胃阴不足型,治以麦门冬汤加减;④脾胃虚弱型,治以参苓白术散加减。对照组采用奥美拉唑和吗丁啉治疗。治疗组总有效率 95.56%,显著高于对照组的 73.33%(P<0.05)。

(二)专方治疗

经方以其用药精炼,方证明确,疗效确切被广泛应用于中医临床。基于目前大多数医家认为疏肝理气、和胃降逆在 RE 的治疗中占据重要地位的认识,临床上以经方治疗 RE,屡获良效。陈冬梅等将 180 例 RE 患者随机分为两组,治疗组予口服柴胡桂枝干姜汤(柴胡10 g,桂枝 10 g,干姜 6 g,天花粉 12 g,黄芩 10 g,生牡蛎 20 g,炙甘草 6 g,枳壳 10 g)治疗,对照组予口服吗丁啉治疗;治疗组总有效率 95.0%,显著优于对照组的 62.5%(P<0.05)。张运高将 240 例 RE 患者随机分为两组,治疗组予旋覆代赭汤(旋覆花 9 g,人参 12 g,代赭石 15 g,炙甘草 5 g,制半夏 9 g,生姜 12 g,大枣 4 枚)治疗,对照组予注射泮托拉唑治疗;治疗组总有效率 95.0%,显著优于对照组的 76.67%(P<0.05)。且治疗组头晕不良反应发生率为 1.67%,显著低于对照组(恶心、腹泻、皮疹、肌肉疼痛)的 10%(P<0.05)。沈艳莉

将83例反流性食管炎患者随机分为两组,治疗组口服半夏泻心汤(法半夏9 g,黄芩6～9 g,黄连3～6 g,太子参9～15 g,干姜6 g,炙甘草6 g,大枣4枚)治疗,对照组采用奥美拉唑＋多潘立酮治疗;治疗组总有效率93.0％,显著优于对照组的80.0％($P < 0.05$)。

(三)基本方加减治疗

中医讲求四诊合参,病证结合,临床医师通过大量的治疗经验总结,以经验方作为治疗RE的基本处方,随症加减,灵活运用,疗效确切。何恽晔等以疏肝和胃汤(柴胡12 g,白芍15 g,枳壳12 g,黄芩10 g,姜半夏12 g,陈皮、乌贼骨各10 g,郁金12 g,木香8 g,甘草5 g)为主方,情志不畅加元胡10 g,柴胡改为15 g,白芍改为18 g;肝郁化热去郁金、木香,加大黄8 g,瓜蒌18 g,丹皮、栀子各6 g;脾虚气滞去陈皮、枳壳、乌贼骨,加丁香3 g,柿蒂18 g,元胡10 g;气虚血瘀加丹参、茯苓、元胡各10 g,治疗51例RE患者,对照组予奥美拉唑、硫糖铝、多潘立酮治疗。治疗组总有效率为98.04％,显著高于对照组的84.0％($P < 0.05$)。陈楚华将164例RE患者随机分为2组,对照组口服奥美拉唑、伊托必利,治疗组在对照组治疗的基础上,加用自拟通膈润降汤[旋覆花(包煎)10 g,代赭石15 g,党参15 g,焦三仙各30 g,瓜蒌15 g,薤白10 g,当归10 g,麦冬10 g,天冬10 g,白术15 g,枳实10 g,茜草根10 g,蒲公英15 g]为主方,反酸烧心明显,加海螵蛸10 g、煅牡蛎20 g;胃胀明显,加香附10 g、枳壳10 g;治疗组总有效率92.69％,显著优于对照组的81.71％($P < 0.05$)。陈建锋以清胃饮加减(人参10 g,青皮10 g,郁金15 g,丹皮15 g,栀子10 g,黄连8 g,蒲公英15 g,吴茱萸4 g,浙贝母15 g,泽泻10 g,白芍15 g,陈皮12 g,大枣3枚,甘草5 g)为主方,恶心呕吐、头身困重减青皮、白芍、浙贝母,加佩兰、竹茹、石菖蒲;纳呆加鸡内金、麦芽;大便不畅加槟榔、枳实;胃痛甚加川楝子、延胡索,治疗35例本病患者,对照组予口服埃索美拉唑。结果:治疗组总有效率91.42％,显著优于对照组的74.28％($P < 0.05$)。

(四)中西医结合疗法

上消化道的动力障碍包括食管下段括约肌张力低下及食管廓清能力下降等导致胃酸胃蛋白酶和胆汁反流入食管破坏黏膜屏障功能导致RE的形成是中西医的共同认识,也是中西医结合治疗的基础。近年来,一些医院采用中西结合的方式来治疗反流性食管炎,并取得了非常好的疗效,不良反应也较少,不易复发,受到了人们及各类医院的好评。幸军等将120例RE患者随机分为两组,治疗组予兰索拉唑胶囊联合枳术宽中胶囊口服治疗,对照组予口服兰索拉唑胶囊、莫沙必利片治疗;结果两组患者临床症状均明显缓解,治疗总有效率差异无统计学意义($P > 0.05$),但随访后治疗组复发率明显低于对照组,两组比较差异有统计学意义($P < 0.05$)。试验中枳术宽中胶囊能充分发挥中医药的整体调节效应,不仅能提高患者血浆胃动素水平,与西药促胃肠动力药一样能促进胃肠排空,而且具有显著改善患者精神状态,协调全身脏器功能等作用,在防止患者停药后复发方面确有西药不及之处,从而得出结论:中医药结合不仅能明显改善反流性食管炎患者的临床症状,而且能有效地防止患者停药后症状复发,值得临床推广应用。牛虎强将200例RE患者随机分为两组,治疗组予清肝调胃汤联合多潘立酮与奥美拉唑的中西医结合治疗,对照组仅给予西医常规治疗,结果:治疗组总有效率86.00％,显著优于对照组的74.00％($P < 0.05$)。

（五）其他疗法

1. 针灸疗法

目前普遍认为针灸对人体具有多途径调节、双向平衡调节等作用,更有研究表明针灸可使幽门括约肌收缩振幅和频率升高,加强胃运动的强度频率,从而促进胃排空,同时可促进黏膜血流量,加快黏膜的修复,改善 RE 症状。张友发等将 100 例 RE 患者随机分为 2 组,观察组采用电针刺双足三里穴同时口服泮托拉唑,对照组单纯口服泮托拉唑,观察组内镜下的治愈率 98%,显著优于对照组的 80%($P<0.01$),半年后复查,观察组复发率 18.37%,显著低于对照组的 76.92%($P<0.01$)。王雪莲等将 90 例 RE 患者随机分为 2 组,对照组予枸橼酸莫沙必利片＋西咪替丁片口服,治疗组在对照组基础上加用甲氧氯普胺穴位注射胃俞、膈俞、足三里、中脘;治疗组有效率 91.11%,显著优于对照组的 86.67% ($P<0.05$)。卢岱静等采用针刺结合中药治疗 RE,治疗后检测患者血浆胃泌素和胃动素,亦取得良好疗效。将 120 例子 RE 患者随机分为针药组、中药组、针刺组、西药组 4 组,针药组采用针刺和降逆中药,中药组服用降逆中药,针刺组采用针刺治疗,西药组口服奥美拉唑肠溶胶囊治疗,治疗前各组患者血浆胃泌素和胃动素水平差异无统计学意义($P>0.05$),治疗 60 d 后检测指标发现:与治疗前比较,治疗后各组患者血浆胃泌素和胃动素水平明显升高($P<0.01$),且针药组明显高于西药组和中药组($P<0.05$)。

2. 护膜疗法

护膜法是单兆伟教授根据其师徐景藩老中医的经验发展而成。临证中常用藕粉、三七粉、白及粉调糊服用。藕有清热凉血之功,藕粉调成糊状能充分护膜,三七粉止血行瘀定痛,白及粉收敛止血生肌,可明显加快食管损害黏膜修复,在藕粉糊的作用下,作用时间长,充分发挥护膜生肌、宁络止血、祛瘀止痛之功效。服药法亦十分关键,藕粉卧位服下,需变换体位使药物充分作用食管糜烂或溃疡之处,在糊剂黏性的作用下便于较长时间发挥作用。如病者卧位服药感不方便,亦可采取小口频频咽服,但不可一饮而尽。时乐等以单氏护膜法治疗 RE,以 30 d 为 1 个疗程,连续治疗 3 个疗程观察疗效,发现护膜法在烧心、反酸、胸骨后痛或不适的症状改善方面均有较好疗效,且治疗后 26 例患者胃镜复查,显效 8 例,有效 16 例,无效 2 例,总有效率 92%～31%。

三、问题与展望

中医学理论体系的主要特点,一是整体观念,二是辨证论治。人是一个整体,又是不同的独立个体,中医治病根据不同个体四诊合参,辨证论治,依证选方,整体把握。正是基于这种认识,中医药治疗反流性食管炎在缓解症状、降低复发率上凸显极大的优势,临床疗效甚佳。虽是如此,金无足赤,中医药治疗 RE 仍存在不少问题:①近年来对本病的中医专方、经验方不胜枚举,各医家根据自身经验各执己见,对其辨证分型尚缺乏统一的规范标准,且具体的药理证据缺乏进一步实验室观察研究,需重视循证医学的方法,以期建立科学的、规范的辨证治疗标准;②目前大多数临床研究所采用的诊断标准和疗效评价标准不统一,且样本量偏小,可信度亦受质疑,难以分析和评价整体疗效;③目前中医治疗 RE 仍以中药汤剂为主,因汤剂口感、煎药时间等问题,患者不易坚持,现仍缺乏可以供患者长期服用的简单剂型,虽有颗粒剂、全成分等新剂型,但相关研究较少;④现今中医药治疗往往根据现有症状辨证施治,中医学讲究治未病,目前缺少早期诊断、早期治疗的相关研究。相信如果能遵循询证医学,从微观上更透彻地研究中医疗效的机制,勇于创新研发新剂型,且做到未病先防,中医的优势与潜力将更好地发挥出来从而造福整个社会。

(中医药通报,2015,14(06):69-72)

第四篇

消化性溃疡的诊治经验

消化性溃疡的中医药临床和实验研究进展

于昊新　吴耀南（指导）

消化性溃疡（peptic ulcer，PU）是以局部有局限性的黏膜缺损，其深度超过黏膜肌层，治愈后留有斑痕为主要特征的一种常见病、多发病，其发生部位包括食管下端、胃、十二指肠、胃和肠吻合术吻合口附近的小肠以及含有胃腺组织的 Meckel 室。最常见的是十二指肠溃疡（duodenal ulcer，DU）和胃溃疡（gastric ulcer，GU）。据估计，约 10% 的人口在其一生中患过本病。任何年龄均可发病，本病男性多于女性，DU 较 GU 多见。PU 属于中医的"胃脘痛"范畴，大量研究表明，中医对 PU 有良好的治疗作用，现将近年来有关这方面的研究情况概述如下。

一、临床研究

（一）辨证分型治疗

（1）阮玉东将 68 例消化性溃疡分为六型：

①脾胃虚寒型（25 例）：治拟温中散寒。处方：当归 10 g，桂枝、甘松各 6 g，炒白芍、煅瓦楞子各 20 g，山药 30 g，甘草 5 g，生姜 3 片，大枣 3 个。

②肝胃不和型（12 例）：治拟舒肝和胃。处方：柴胡、甘草各 5 g，白芍 30 g，佛手、郁金各 9 g，枳壳、白芍、延胡索各 6 g。

③寒热夹杂型（12 例）：治拟辛开苦降。处方：干姜、黄芩、甘草各 6 g，黄连、法半夏、白术、党参各 10 g，无花果、佛手各 9 g，柴胡、枳壳、桔梗各 5 g。

④痰湿内盛型（8 例）：治拟燥湿化痰。处方：枳壳、竹茹、陈皮、苍术、厚朴各 6 g，茯苓、法半夏、杏仁各 10 g，甘草 3 g，蔻仁 2 g（冲）。

⑤肝胃阴虚型（6 例）：治拟养阴益胃。处方：北沙参、麦冬、枸杞子、当归各 10 g，白芍 30 g，佛手片、绿萼梅、玫瑰花各 6 g，山楂 15 g。

⑥气滞血瘀型（5 例）：治拟行气化瘀。处方：柴胡、香附、乌药、川芎各 6 g，丹参、红藤、当归、茯苓各 10 g，桂枝、桃仁、赤芍各 5 g。

对照组 60 例以西咪替丁治疗，Hp 阳性者加阿莫西林，过敏者改用甲硝唑。治疗组总有效率 98.5%，非常显著优于对照组的 86.7%（$P < 0.01$）。

（2）王细凤将 60 例消化性溃疡患者分为七型：

①胃气壅滞型:治宜理气和胃止痛,方用香苏散加减。

②肝气犯胃型:治宜疏肝理气,和胃止痛,方用柴胡疏肝散加减。

③肝胃郁热型:治宜疏肝理气,泄热和胃,方用丹栀逍遥散加减。

④瘀血阻滞型:治宜活血化瘀,和胃止痛,方用失笑散合丹参饮加减。

⑤湿热中阻型:治宜清热化湿,理气和胃,方用清中汤加减。

⑥胃阴虚型:治宜滋阴益胃,和中止痛,方用益胃汤合芍药甘草汤加减。

⑦脾胃虚寒型:治宜温中健脾,和胃止痛,方用黄芪建中汤加减。

对照组 30 例:口服克拉霉素、法莫替丁、甲硝唑。治疗组总有效率(97%)与对照组总有效率(93%)比较,差异无显著性($P > 0.05$)。两组恶心呕吐、头晕乏力、皮疹等不良反应发生情况比较:治疗组发生率 16.67%,显著低于对照组发生率(66.67%)($P < 0.05$)。

(3)罗关靖将消化性溃疡 98 例,分为两型治疗:①饮食伤胃型:以甘草泻心汤(炙甘草 30 g,党参 30 g,半夏 18 g,川黄连 6 g,干姜 9 g,大枣 10 g,黄芩 9 g)加减治疗;②情志伤胃型:以一贯煎(生地黄 18 g,沙参 30 g,麦冬 12 g,白芍 9 g,枸杞子 12 g,川楝子 12 g,当归 9 g,延胡索 12 g,炙甘草 30 g,山茱萸 12 g,川黄连 10 g)加减治疗。以上两型,如脾虚血亏者,交替投予小建中汤[炙甘草 9 g,桂枝 9 g,白芍 18 g,生姜 9 g,饴糖 30 g(冲兑),大枣 10]。对照组 65 例服用奥美拉唑、替硝唑、阿莫西林。结果:治疗组总有效率 96%,显著优于对照组的 84%($P < 0.05$)。

(4)何善明等辨证用药抗消化性溃疡的复发,将 36 例患者分为三型治疗:

①脾胃虚寒型:用健胃 I 号方(黄芪、党参、茯苓、白术、甘草、桂枝、高良姜、丹参、莪术、乌药、海螵蛸)。

②肝胃郁热型:用健胃 II 号方(黄芪、茯苓、白术、甘草、黄芩、茵陈、蒲公英、枳实、海螵蛸、木蝴蝶)。

③气滞血瘀型:用健胃 III 号方(黄芪、茯苓、白术、甘草、枳实、白芍、川楝子、延胡索、丹参、莪术、木蝴蝶)。

对照组 30 例服用奥美拉唑。治疗结束 1 年后,复查胃镜,治疗组复发率 11%,非常显著低于对照组的复发率(80%)($P < 0.01$)。

(二)基本方加减

陈丽霞等用补气运脾汤加味[党参、黄芪各 20 g,生牡蛎(先煎)30 g,砂仁(后下)、厚朴各 10 g,法半夏 9 g,乌贼骨 15 g,白术、茯苓、白及、香附、枳壳各 12 g]治疗消化性溃疡 45 例。胃热加黄连;食滞加神曲;出血(大便潜血阳性)加三七末。对照组 36 例口服雷尼替丁及甲硝唑。治疗组总有效率 91.1%,显著优于对照组的 75.0%($P < 0.05$)。

冯恒基以加味逍遥散(柴胡、当归各 10 g,白芍、茯苓各 15 g,炙甘草 6 g)随症加减治疗消化性溃疡 52 例,对照组 50 例服用雷尼替丁、枸橼酸铋钾胶、甲硝唑、阿莫西林。治疗组总有效率 96.16%,非常显著优于对照组的 84%($P < 0.01$)。李勇用半夏泻心汤加减(清半夏 10 g,黄芩 15 g,白及 20 g,干姜 9 g,玄胡 10 g,枳实 9 g,木香 6 g,黄连 3 g,党参 15 g,丹参 20 g,乌贼骨 15 g,大枣 10 g,炙甘草 10 g,砂仁 10 g)治疗消化性溃疡 60 例。脾胃虚寒者

去黄连、黄芩,加白术 10 g、吴茱萸 10 g,对照组 30 例口服雷尼替丁。治疗组总有效率 96.67%,非常显著优于对照组的 73.33%($P<0.01$)。

林一帆等以中西医结合微观辨证治疗上消化道复发性溃疡,中西医结合治疗组,先以甲硝唑、雷尼替丁、硫糖铝治疗 4 周。4 周后复查胃镜,再进行中医辨证施治。其证主要为脾胃虚寒,主方用黄芪建中汤加减(黄芪 9 g,芍药 18 g,桂枝 9 g,甘草 6 g,生姜 9 g,大枣 12 枚,饴糖 30 g)。寒甚加吴茱萸;虚甚加人参;寒热互结加黄连。对照组的治疗与治疗组西医治疗相同。对两组同时进行 6、12、18 个月的临床随访,结果:中西医结合治疗组(30 例)的 6、12、18 个月复发率分别为 3.3%、10%、16.7/%,非常显著低于对照组(32 例)的 28.1%、37.5%、46.9%($P<0.01$)。

罗清娇用附桂理中汤加味(白及、附子、党参、白术、干姜、肉桂)治疗顽固性十二指肠溃疡 40 例,反酸加瓦楞子、乌贼骨,腹胀加木香。对照组 40 例服用雷尼替丁、甲硝唑、阿莫西林,治疗组总有效率 92.5%,非常显著优于对照组的 82.5%($P<0.01$)。

蒋映明用自拟复胃汤(白术、人参、高良姜、海螵蛸、广木香、延胡索、黄芩、茯苓、黄芪、干姜、厚朴、黄连、甘草)治疗消化性溃疡 124 例,对照组 63 例服用头孢羟氨苄、甲硝唑、雷尼替丁、吗丁啉。结果治疗组总有效率 97.6%,非常显著优于对照组的 88.9%($P<0.01$)。

梁永以自拟建中愈疡汤[党参 15 g,茯苓 15 g,白及 10 g,黄芪 15 g,白芍 30 g,蒲公英 30 g,炙甘草 30 g,乌贼骨 10 g,川贝母 10 g,柴胡 8 g,郁金 10 g,乌药 5 g,三七粉(冲)10 g,川楝子 10 g,莪术 5 g]治疗消化性溃疡 62 例,上腹痛有定处而拒按、舌质滞暗或见瘀斑者加桃仁 10 g;腹痛而见黑便者加生蒲黄 15 g;便秘者加瓜蒌仁 15 g;口燥咽干、大便干结、舌红少津、脉弦数者加沙参、麦冬各 15 g;腹痛有冷感、喜按欲热饮者加高良姜 3~6 g。对照组 56 例口服法莫替丁,治疗组总有效率 90.32%,非常显著优于对照组的 76.79%($P<0.01$)。两组复发比较差异有显著性(($P<0.01$)。

郭翠萍等以溃疡散[黄芪 15 g,当归 10 g,白芍 15 g,前胡 10 g,白及 10 g,三七粉(分吞)4 g,川贝母 10 g,瓦楞子 15 g,黄芩 12 g,丹参 10 g,土茯苓 15 g,白术 10 g,海螵蛸 10 g,黄连 6 g,川楝子 10 g]治疗消化性溃疡 41 例,伴神疲乏力,胃脘部隐痛,喜温喜按者加炮姜、吴茱萸;胃脘胀痛有灼热感,口干易怒,舌红苔黄者加滑石、苍术、茯苓;伴两胁胀满,嗳气频作,情志不舒时加重者加香附、枳壳、青皮、木香;伴胃脘隐痛,午后尤甚,纳少口干,手足心热,大便干者加沙参、麦门冬;若兼有瘀血者加桃仁、红花、郁金、赤芍。对照组 37 例口服奥美拉唑、阿莫西林、甲硝唑,结果治疗组总有效率 97.56%,显著优于对照组的 78.39%($P<0.05$)。

(三)专方治疗

李干构以健胃愈疡片(党参、白芍、延胡索、青黛、珍珠层粉、柴胡、甘草等)治疗消化性溃疡 791 例,对照组 254 例口服雷尼替丁,结果治疗组总有效率 93.05%,非常显著优于对照组的 78.35%($P<0.01$)。

魏霞等以益溃宁口服液(白及、白术、山药、白芷、砂仁、三七参、乌贼骨、黄连)治疗消化性溃疡 120 例,对照组 60 例口服快胃片,治疗组总有效率 98.3%,非常显著优于对照组的

91.6%（$P<0.01$）。

林芸以安胃愈疡汤（党参 20 g，赤芍 10 g，丹参 10 g，当归 10 g，白芍 10 g，乌贼骨 15 g，白术 10 g，蒲公英 30 g，白及粉 10 g，土茯苓 30 g）治疗消化性溃疡 68 例，对照组 62 例口服奥美拉唑、阿莫西林、甲硝唑，主要症状疗效，治疗组总有效率 92.65%，显著优于对照组的 83.87%（$P<0.05$）；胃镜疗效，治疗组 91.18%，显著优于对照组的 80.65%（$P<0.05$）。

杨顺标等以治溃散（黄连 350 g，海螵蛸 500 g，白及 500 g，木香 300 g，延胡 400 g）治疗难治性消化性溃疡 60 例，对照组 24 例服用法莫替丁，治疗组总有效率 95%，非常显著优于对照组的 73.4%（$P<0.01$）；治疗组病灶愈合率 86.7%，非常显著优于对照组的 61.7%（$P<0.01$）；治疗组 1 年后复发率 7.7%，非常显著低于对照组的 83.8%（$P<0.01$）。

李一明等以健脾愈疡汤（党参、白术、鱼骨、茯苓、白及、旱莲草、白芍、三七、丹参、蒲公英）治疗消化性溃疡 136 例，对照组 116 例服用法莫替丁、阿莫西林、甲硝唑，治疗组总有效率 98.5%，显著优于对照组的 87.9%（$P<0.05$）。

张晋云等以自拟疏肝理脾愈疡汤（黄芪、白芍、当归、炒枳实、乌贼骨、白及、柴胡、蒲黄）治疗消化性溃疡 120 例，对照组 40 例口服雷尼替丁、阿莫西林、硫糖铝，治疗组总有效率 94%，非常显著优于对照组的 75%（$P<0.01$）。

马锡金等以胃康胶囊（三七、珍珠、白及、乌贼骨、黄芩、黄连、大黄、丹参、郁金、乌药、砂仁、白芍、白术、党参、甘草等）治疗消化性溃疡 56 例，对照组 50 例口服雷尼替丁、枸橼酸铋钾胶囊、阿莫西林、甲硝唑，治疗组总有效率为 96.4%，幽门螺杆菌根除率为 82.1%，镜下溃疡面愈合率为 85.71%，对照组总有效率为 98.0%，幽门螺杆菌根除率为 84.0%，镜下溃疡面愈合率为 88.00%。两组比较差异无显著性（$P>0.05$）。

辛献运等以胃康宁胶囊（由党参、白术、黄连、黄芩、黄柏、仙鹤草、陈皮、枳实、丹参、白芍、甘草、五灵脂、蒲黄、珍珠层粉）内服治疗消化性溃疡 60 例，对照组 40 例口服奥美拉唑、阿莫西林、甲硝唑，治疗组总有效率 93.3%，对照组总有效率 92.5%，两组愈合率与总有效率相近，差异无统计学意义（$P>0.05$）。

（四）针灸、穴位埋线法

吴绪荣等针灸治疗消化性溃疡 80 例，治疗组 50 例，第 1 组取穴足三里、内关、公孙；第 2 组取穴中脘、脾俞、胃俞；痛甚加梁丘，寒甚加灸中脘，胀甚加天枢，反酸多加太冲，便秘加支沟，失眠加神门，乏力加灸气海、足三里。以上两组穴位交替使用，平补平泻手法，留针 30 分钟；对照组 30 例取穴内关、公孙。操作方法同治疗组，溃疡出血（轻度）可辅助用药。治疗组总有效率 92%，显著优于对照组的 83.3%（$P<0.05$）。谭静川等选取胃脘、胃脘、足三里等穴应用 BD8998 胃电治疗仪结合中医辨证药物治疗消化性溃疡 32 例，对照组 32 例辨证分型及所用中药同治疗组，同时服用西咪替丁，治疗组总有效率 96.8%，显著优于对照组的 81.2%（$P<0.05$）。尤千里等用穴位埋羊肠线法，按中医辨证分 3 组选穴：①足三里（左）、胃俞；②中脘透上脘、足三里（右）；③下脘、梁门；并配合西药四联疗法（法莫替丁、枸橼酸铋钾胶囊、替硝唑、克拉霉素）治疗消化性溃疡 50 例，对照组 50 例仅用四联疗法，治疗组总有效率 94%，显著优于对照组的 80%（$P<0.05$）。

二、实验研究

李宇航等以半夏泻心汤(半夏、干姜、黄芩、黄连、人参、炙甘草、大枣)及其拆方,对慢性胃溃疡大鼠溃疡灶形态变化的影响进行研究,用纯醋酸处理大鼠胃黏膜,再向大鼠喂食幽门螺旋杆菌(Hp)进行造模,将120只大鼠随机分为正常对照组、模型组、手术对照组、辛开药组(半夏、干姜)、苦降药组(黄芩、黄连)、甘补药组(人参、炙甘草、大枣)、辛开苦降药组、苦降甘补药组、辛开甘补药组和全方组,共10组。结果:黏膜厚度组间差异除全方组外均存在非常显著性差异(P<0.001)。各治疗组被覆黏膜厚度排序如下:全方组>辛开甘补组>甘补组>苦降甘补组>辛开组>辛开苦降组>苦降组。溃疡肉芽瘢痕层厚度统计结果,模型对照组未经治疗,愈合不良,肉芽瘢痕层厚度值最大,与各治疗组比较,除苦降组外均存在显著差异(P<0.05 或 P<0.01)。各治疗组溃疡肉芽瘢痕层厚度排序如下:全方组=<甘补组<辛开甘补组<苦降甘补组<辛开苦降组<辛开组<苦降组。严光俊等以金不换冲剂对消化性溃疡进行实验研究,对大鼠腹腔注射利血平,造成实验性利血平溃疡模型,给实验组(10只)和对照组(9只)分别给予金不换冲剂或糊精糖水灌胃,结果金不换冲剂的溃疡抑制率为51%,非常显著优于对照组的0(P<0.01)。张红宇等以白族药保元胃康胶囊对消化性溃疡进行实验研究,采用 Shay-大鼠幽门结扎法诱导大鼠胃溃疡,设正常对照组、模型对照组及保元胃康胶囊高、低剂量组,每组10只。结果高、低剂量保元胃康胶囊均可非常显著降低大鼠胃溃疡指数(P<0.001 及 P<0.01)。张惠勤等以溃疡灵(海螵蛸、甘草、白术、延胡索、茯苓等)抗消化性溃疡的实验研究,采用小鼠水浸应激性胃溃疡模型,将30只小白鼠随机分成模型组(蒸馏水)、低剂量和高剂量药物治疗组。结果低剂量组溃疡抑制率为45.38%,显著优于模型组的0(P<0.05);高剂量组溃疡抑制率为68.72%,非常显著优于模型组的0(P<0.01)。

三、展望

综上所述,近年来的临床和实验研究表明,中医药治疗 PU 确有良好疗效,能提高溃疡愈合的质量,减少复发,且副作用少。但是研究中也存在一些问题,主要是临床辨证分型没有统一的金标准,缺乏明确的疗效评判规范,设计不够严格,对中药的药理研究较少,研究缺乏深入性,重复性较差,且没有进一步阐明中药治疗消化性溃疡的作用机理。另外,中医药在防治消化性溃疡复发方面仍处于起始阶段,应从临床与实验两方面着手,设置对照组,进行大样本长期随访,从临床症状、体征到胃镜、病理组织学各方面进行观测,对中药与单纯西药在抗溃疡复发的治疗疗效上进行综合评判,通过统计学处理得出其治疗效果的差异性,尤其值得注意的是对溃疡愈合质量(quality of ulcer healing,QOUH)的作用。今后我们研究的重点应放在以上这些方面,做到临床与实验相结合,提高研究的水平。

(中医药通报,2006(06):63-66)

中医药治疗消化性溃疡研究进展

李志勇　吴耀南

消化性溃疡(PU)是临床上的常见病、多发病,据国外学者报告,人群中大约有10％的人患有消化性溃疡病。西医治疗主要以抗酸药来解除胃酸对溃疡面的刺激和腐蚀,使胃蛋白酶失去活性来修复溃疡面,但其作用时间短、副作用多而易于复发。PU可归属中医学"胃脘痛""嘈杂""痞满"等范畴,近年研究表明中医药在治疗消化性溃疡方面具有整体调节、复发率低、副作用小等优势,故中医药在治疗PU上越来越受到医学界普遍关注,现将中医药治疗消化性溃疡的概况简介如下。

一、病因病机

(一)本虚标实,正虚邪实

恋宋兴认为:本病多发于思虑情郁、劳倦体虚、暴饮暴食等因素之后。从疾病发展趋势看,本病大多易转为慢性,迁延难愈,具有正虚邪恋的典型特点。由于大多患者溃疡反复发作数年或数十年不愈,故以脾气虚弱为本。邱健行认为各种原因损伤脾胃导致脾胃虚弱,或素体脾胃不足者,易受饮食不节、劳倦、情志失调以及气候变化等外来不良因素的影响,引起或加重脾胃功能失调,酿成溃疡病的发生或复发。幽门螺杆菌是导致消化性溃疡发病的重要原因,属中医邪气的范畴,脾胃虚弱是Hp侵袭的前提之一,而Hp又可损伤脾胃,进一步加重脾胃虚弱,最终使病程迁延不愈,反复发作。总之,脾胃虚弱是导致消化性溃疡发生的根本原因,而邪之所凑,加剧其本虚,表现为虚实夹杂。

(二)情志失调,木郁乘土

胡荣认为,消化性溃疡的病因主要是情志失调、饮食不节。情志失调则伤肝,肝木乘土,横逆犯胃;饮食不节直接损伤脾胃功能。临床必须分清木亢乘土与土虚木贼,前者关键在肝,后者关键在脾胃,二者病机有主次之分,证情有虚实之异。王幼立结合中医"天人相应"理论,认为在春气升发之时,若木郁而不达,疏泄失常,乘及土位,则令中焦气机壅塞不通,脾胃升降失和,日久气血瘀阻,损伤胃络,终发为溃疡。

(三)痰湿蕴结,气滞瘀阻

王洪京等认为长夏之际,气候炎热且多雨,水气升腾,潮湿充斥,加之近年全球性气温升高,致外界湿热邪气复加,起居调摄稍有不慎,即可导致湿热从外而入,加之人们为了享受,山珍海味、辛辣滋腻叠进;又由于各方面原因,饥饱失常,餐饮无规律,进餐过快等皆能损伤脾胃,运化失司,湿困中州,聚而成痰,痰湿热中阻,湿热内生,损伤胃膜而病发溃疡。李冀等认为,瘀血乃溃疡病复发的"宿根",临症表现为胃脘部刺痛,痛处固定,以夜间为甚,且多在出血之后疼痛即缓解,舌质紫暗,舌底青筋暴露等均为瘀血之佐证。若脾胃虚弱,无以化生气血易致气虚血瘀,或情志不遂,肝气不舒,气滞血瘀,或脾胃阳虚,阴寒内生,寒凝血瘀。瘀血存留,妨碍血之化生,黏膜缺乏气血之供养,抗邪能力下降,或瘀血直接损伤膜络而致溃疡复发。

二、临证施治

(一)辨证分型

孙立杨等用溃疡煎剂(白及、薏苡仁、白蒺藜、甘草、海螵蛸为基础方药)治疗消化性溃疡42例,并据脾胃湿热、肝郁乘脾胃、脾胃虚寒、肝胃郁热型不同进行辨证加减。结果总有效率为92.8%。陈凯等观察乌贝溃愈汤(乌贼骨、大贝母、南沙参、芍药、延胡索、生甘草、黄连、白及)治疗消化性溃疡58例,肝胃不和者合柴胡疏肝散加减;瘀血阻络者合丹参饮与失笑散加减;脾胃虚寒者去黄连合黄芪建中汤加减;对照组口服盐酸雷尼替丁胶囊、多潘立酮片、阿莫西林胶囊。结果:治疗组总有效率91.8%;显著优于对照组总有效率(74.1%)(P<0.05)。罗秀珍将124例消化性溃疡患者随机分为两组:对照组给予奥美拉唑、阿莫西林、克拉霉素三联疗法;治疗组予以中医辨证施治:气滞血瘀型予以失笑散合丹参饮加减,肝郁气滞型予以柴胡疏肝散加减,脾胃虚寒型予以黄芪建中汤加减,胃阴亏虚型予以一贯煎合芍药甘草汤加减,肝胃湿热型予以化肝煎加减。结果治疗组临床有效率明显高于对照组,且幽门螺杆菌的根除率、胃镜下溃疡愈合率明显高于对照组,而复发率低于对照组。冯群法等将65例经胃镜检查确诊的消化性溃疡患者采用辨证分型治疗:气滞型23例,予以香苏散加味;瘀血型14例,予以失笑散加味;阴虚型17例,予以益胃汤合一贯煎加减;虚寒型11例,予以黄芪建中汤加味。治疗2个月后,结果总有效率达95.38%。

(二)基本方加减

詹农高用愈疡汤加减(木香、砂仁、吴茱萸、黄连、大黄、白及、槟榔、厚朴、黄芪、白术等)治疗消化性溃疡84例,偏热者重用黄连;偏寒者重用吴茱萸、加干姜;气虚甚者加党参、升麻、柴胡;胃阴虚者加石斛;兼血瘀者加三七粉。对照组病例采用西药(雷尼替丁、硫糖铝)治疗。治疗结果:治疗组总有效率为82.1%,显著优于对照组的58.2%(P<0.05)。高望望观察半夏泻心汤加味(半夏、黄芩、干姜、太子参、炙甘草、黄连、白及、浙贝、海螵蛸、蒲公英、木香)治疗消化性溃疡53例,治疗组加服雷贝拉唑;对照组仅用雷贝拉唑;两组中如有Hp阳性者,第一周服杀Hp三联药物(雷贝拉唑片、阿莫西林胶囊、克拉霉素胶囊)。结果:治疗组总有效率为96.23%,显著优于对照组的(P<0.05)。严付红用溃疡宁(仙人掌、丹参、黄芪、海螵蛸、白及、延胡索、象贝母、甘草、三七粉)治疗消化性溃疡,对照组予雷尼替丁

口服。结果:治疗组 60 例中总有效率(91.7%)高于对照组 35 例中总有效率(82.9%)($P<$ 0.05)。黄慧用小建中汤加味(饴糖、肉桂、党参、当归、白芍、甘草、生姜、土茯苓、蒲公英、三七粉、白及粉、乌贼骨)治疗消化性溃疡 25 例,对照组予以口服奥美拉唑、阿莫西林、甲硝唑。治疗 4 周后,治疗组 25 例中总有效率为 96.0%,显著优于对照组 25 例的 88.0%($P<$ 0.05)。白中山用公英快疡散(蒲公英、海螵蛸、白及、川楝子、延胡索)治疗难治性消化性胃溃疡 60 例,对照组予法莫替丁口服治疗,结果治疗组 60 例总有效率 95%;非常显著高于对照组 60 例的 73.3%($P<0.01$)。

三、单味中药治疗的实验研究

(一)大黄

大黄粉能够直接黏附于溃疡部位,促进血液凝固,保护消化道黏膜,从而起到较好的促进溃疡愈合,预防溃疡出血等作用。毛晓燕等用大黄白及散(大黄、白及)合雷尼替丁联合治疗消化性溃疡 60 例,对照组用雷尼替丁治疗,2 个疗程后,观察组痊愈 56 例(93.3%)显著高于对照组痊愈(46 例)(76.7%)($P<0.05$)。时昭红等将 240 例消化性溃疡出血患者随机分为去甲肾上腺素对照组(对照组)、微米大黄炭喷洒治疗组(治疗组)和喷洒联合口服微米大黄炭治疗组(喷洒口服治疗组)3 组。治疗后比较患者止血疗效:喷洒口服治疗组总有效率 95.0%;喷洒治疗组总有效率 92.5%,喷洒口服治疗组及治疗组疗效均优于对照组($P<0.05$),其中以喷洒口服治疗组效果最好($P<0.01$)。张晓华将消化性溃疡并出血患者 40 例,随机分成治疗组和对照组各 20 例。治疗组口服生大黄粉,并加对照组的西医治疗;对照组采用单纯西医治疗。结果治疗组总有效率为 90.0%;非常显著优于对照组的 70%($P<0.01$),结论生大黄加西医救治消化性溃疡并出血的疗效明显,优于单纯西医治疗。

(二)黄连

现代医学研究发现,黄连可能具有独特的抗 PU 作用,其主要成分为小檗碱和黄连碱。该作用可能与其抑制胃酸分泌、提高胃黏膜屏障功能、改善胃黏膜血流供应、调节自主神经系统功能、抑制敛炎因子的产生、抗 Hp 和抗脂质过氧化等有关。黄连及其生物碱被认为是治疗消化性溃疡和急、慢性胃炎的一种极有潜力的药物。吴静等研究显示黄连与盐酸小檗碱对 Hp 均有一定的抗菌活性,黄连的抗菌活性相对较好。众多抗 Hp 效果较好的复方中药制剂中都含有黄连,如半夏泻心汤、黄连解毒汤、戊己丸(黄连、吴茱萸、白芍)等。但目前尚无单独使用黄连治疗 PU 的临床研究报道。

(三)海螵蛸

王劲松研究发现海螵蛸可降低胃液总酸度,还能增进胃黏膜 PGE 的合成及增加正常和应激大鼠胃组织 cAMP 的含量,说明该药物能有效地减轻应激性胃黏膜损伤的形成和促进溃疡的愈合。

（四）两面针

庞辉等研究结果证实两面针碱对实验性急性胃黏膜损伤具有明显保护作用,两面针碱可剂量依赖性地抑制动物模型的胃黏膜损伤,并初步证实,两面针碱的这种保护作用与其抑制胃蛋白酶活性和抗氧化作用有关。民间常取两面针根与金豆根、石仙桃适量,水煎服,治疗胃、十二指肠溃疡。

（五）川芎

杨卫文等认为丹参治疗 PU 可能存在如下机制:①清除氧自由基,抑制脂质过氧化,使胃及十二指肠黏膜免受损害而促进溃疡愈合。②降低血浆 ET(内皮素)水平,改善微循环,增加胃、十二指肠黏膜的血流量。近年研究发现,胃肠黏膜上皮细胞可产生 ET,ET 致溃疡的机制与其导致的胃、十二指肠血管收缩使黏膜缺血、缺氧和酸中毒等有关,而缺血、缺氧及内皮细胞损伤又可刺激 ET 释放形成恶性循环。林瑜等观察消化性溃疡中医证型与ET、NO 的关系,结果:消化性溃疡各中医证型较正常对照组血浆 ET 水平增高,而血清 NO 水平降低。丹参作为 ET 拮抗剂降低了血浆 ET 含量,改善了胃、十二指肠黏膜的血液供应,从而防止溃疡形成。

（六）黄芪

黄芪为补中益气要药,味甘、性微温,健脾补中,以其补气之功收托毒生肌之效,疮疡中期,正虚毒盛不能托毒外达,补气生血,扶助正气,托毒外出。《神农本草经》曰:"主治痈疽,久败疮,排脓止痛……补虚。"黄芪能促进损伤组织修复,生肌力强。此外,还具有提高机体免疫功能、抗氧化、抗衰老及免疫调节作用,改善血流动力学异常,保护肝肾等作用。

四、中医其他疗法

牛红月等针刺中脘治疗消化性溃疡 138 例,选用中脘穴,长针深刺;对照组 138 例,口服西咪替丁,共观察 6 周。结果:针刺组总有效率为 90.6%,对照组总有效率为 88.4%,针刺组疗效略优于对照组,但考虑中心效应,组间疗效无差异($P>0.05$)。随着时间推移,两组症状均改善明显($P<0.01$),但组间疗效无差异($P>0.05$);两组胃镜疗效比较无差异($P>0.05$)。结论:针刺中脘穴治疗消化性溃疡疗效可靠,值得临床推广应用。梁繁荣等观察代针膏穴敷治疗消化性溃疡,将 93 例消化性溃疡患者随机分为穴敷组 33 例、针灸组 30 例和西药组 30 例。结果:中医证候总有效率分别为 87.88%、86.67%、63.33%;胃镜总有效率分别为 84.85%、86.66%、63.33%;3 组比较差异无显著意义($P>0.05$)。代针膏穴敷与针灸均明显减少溃疡面积($P<0.01$),使幽门螺杆菌明显消失($P<0.05$)。宁晓军用针挑疗法治疗难治性和顽固性消化性溃疡 32 例(以局部选穴为主,配合循经选穴),对照组 26 例用 H_2 受体阻滞剂或奥美拉唑、抗炎(阿莫西林和/或甲硝唑或其他抗生素)、保护胃黏膜(胶体果胶铋胶囊/中成药)治疗。结果:治疗组临床症状改善总有效率为 93%,溃疡愈合或缩小总有效率为 90.6%,与对照组比较均有显著性差异($P<0.05$)。

五、问题与展望

目前西医对 PU 治疗研究并未取得新的重大进展,因此大量研究方向转向中医药领域寻找突破口,目前针对中医药治疗 PU 的研究已取得显著进展。临床证明中医药治疗消化性溃疡疗效确切,尤其近年来中医药在治疗难治性 PU 及预防 PU 复发方面前景广阔,患者追求相对安全的治疗途径也促进中医药研究快速发展。但是临床上中医药在 PU 的辨证分型、具体用药方面个人主观因素过多,难以形成统一的行业标准,后学者难以掌握,前人经验难以大规模继承,此外,中药质量、制作方法等因素也限制了中医药应有疗效的发挥。今后应该充分利用现代科技手段,从不同角度着手,综合研究得出更全面、可靠、重复性强的治疗方法。

(江西中医学院学报,2011,23(03):77-80)

消化性溃疡中医证候与相关因素的研究进展

陈宝珍　吴耀南(指导)

消化性溃疡(peptic ulcer,PU)是以胃酸和胃蛋白酶为基本因素,对上消化道黏膜的消化而形成的慢性溃疡,包括胃溃疡(gastric ulcer,GU)和十二指肠溃疡(duodenal ulcer,DU)是消化系统的常见病、多发病。中医学将本病归属于胃脘痛、胃痞等病症范畴,以辨证治疗为主,多年来已取得显著疗效,现将近年来我国对 PU 的中医证候与相关因素的研究概述如下。

一、PU 的中医证型分布及辨证施治

刘运雄将 100 例 PU 患者分为两组,其中治疗组分为肝胃气滞、脾胃虚寒、湿热中阻、胃阴亏虚、气滞血瘀等 5 型,采用中药治疗,有效率达 95%,显著高于对照组(奥美拉唑胶囊＋克拉霉素片＋甲硝唑片)的 82%($P<0.05$)。罗秀珍将 PU 分为气滞血瘀、肝郁气滞、脾胃虚寒、胃阴亏虚、肝胃湿热 5 型,采用中药辨证施治,有效率达 92.65%。王如茂等将 188 例PU 分为肝气犯胃、脾胃湿热、瘀血停滞、脾胃虚寒、胃阴亏虚型,得出 PU 早期多在气分,实证居多,以肝气犯胃、脾胃湿热型多见;中后期以瘀血停滞、脾胃虚寒、胃阴亏虚 3 型多见。周晓虹等分析 173 例 PU 患者各证型出现频率依次为:脾胃虚弱型＞肝胃不和型＞肝胃郁热型＞寒热错杂型＞胃阴不足型＞胃络瘀阻型。李毅对近 20 年来国内公开报道的 PU 辨证分型文献 44 篇进行分析,病例共 3413 例,最少分 3 型,最多分 7 型;最常见证型依次为:脾胃虚寒证、肝胃气滞证、瘀阻胃络证、胃阴亏虚证、胃热炽盛证,占总例数的 85.64%,经聚类及主成分分析,初步证型标准化为脾胃虚寒、肝胃气滞证、瘀阻胃络证、胃阴亏虚证、胃热炽盛证、肝郁脾虚证、寒热夹杂证、湿热中阻证等 8 个证型。《消化性溃疡中医诊疗共识意见》将本病分为肝胃不和、脾胃虚弱(寒)、脾胃湿热、胃阴不足、胃络瘀阻 5 型辨证施治。

二、PU 的症状与中医辨证分型

李岩分析 120 例 PU 患者的主要证候按发生频度的高低依次为胃脘痛(89%)、泛酸(44%)、二便异常(41%)、口干口苦(39%)、嘈杂(16%)、急躁易怒(40%)、胁肋疼痛(9%)、且胃脘疼痛以灼痛居多;证型分为肝气犯胃 23 例(19.16%)、肝胃郁热 60 例(50%)、脾胃

虚弱 30 例(25%)、气滞血瘀 6 例(5%)、胃阴不足 1 例(0.83%)。王萍等用聚类分析 PU 患者一症状的证型分布,得出 5 类:①胃脘隐痛、空腹时加重,腹泻、肠鸣、畏凉食、嘈杂、腰痛、尿频;②腹痛、烦躁、发热、口臭、口苦、口干、汗出、心慌、乏力、头晕;③胃脘胀痛、餐后加重,胁肋疼痛、腹胀、嗳气、食欲不振、消瘦、胸闷、气短、大便时干时稀;④胃脘灼痛、恶心、呕吐、呃逆、烧心、泛酸、大便干、尿黄少、头痛;⑤胃脘刺痛、夜间痛重、黑便。归纳 5 个症状群为:脾胃虚寒证、肝胃郁热证、肝郁气滞证、脾胃阴虚证和胃络瘀血证。李毅用聚类分析 1036 例 PU 患者,得出 5 类:①脉沉细、面色无华、舌质淡红、舌胖边齿痕、遇劳或寒加重、食后腹胀、舌质淡、神疲懒言、胃脘隐痛、胃痛喜温喜按等;②与情志有关、胸胁胀满、脉弦、矢气、太息、大便不畅、烦躁易怒、嗳气、胃脘胀痛等;③舌质紫暗、胃脘刺痛、胃脘疼痛拒按、胃脘食后痛、舌瘀点、瘀斑、面色晦暗、脉涩等;④口渴喜冷饮、脉弦数、口苦、舌质红、苔薄黄、便秘、口燥咽干、恶心呕吐、胃脘灼热、胃脘灼痛;⑤脉细数、舌红少苔、舌红少津、干呕、口渴少饮、胃脘隐隐灼痛、饥不欲食等。归纳为脾胃虚寒、肝胃气滞证、瘀阻胃络证、胃热炽盛证、胃阴亏虚证。

三、PU 内镜表现与中医辨证分型

(一)中医证型与胃镜溃疡分期的关系

商娟娟发现在 PU 活动期中,脾胃湿热证占 71 例,而肝胃不和证和胃阴不足证多见于愈合期和疤痕期,差异有显著性($P < 0.05$);但三期中其他各证型间比较,均无显著性差异($P > 0.05$)。提示溃疡活动期以脾胃湿热证多见,而愈合期和疤痕期则多见于肝胃不和证和胃阴不足证。刘夏等分析 146 例 PU 患者内镜图像:在活动期,脾胃湿热证占 39 例,而肝胃不和证和胃阴不足证多见于愈合期和瘢痕期,差异有显著性($P < 0.05$),提示溃疡分期中活动期以脾胃湿热证多见,愈合期及瘢痕期则以肝胃不和证及胃阴不足证多见。陈国忠等研究 95 例 PU 患者,发现肝胃不和证多见于愈合期和瘢痕期,脾胃热证多见于活动期。周晓虹等统计分析 173 例 PU 患者,得出脾胃虚弱型、肝胃不和型、肝胃郁热型、胃阴不足型、寒热错杂型在活动期多见;胃络瘀阻型在瘢痕期多见。而活动期以肝胃郁热型最多(78.1%),胃络瘀阻型最少(28.6%);愈合期以肝胃不和型最多(26.8%),胃阴不足型最少(0%);瘢痕期以胃络瘀阻型最多(57.1%),肝胃郁热型最少(3.1%)。

(二)中医证型与胃镜黏膜征象的关系

商娟娟分析胃镜像,发现脾胃湿热证多见糜烂、充血、水肿;脾胃虚弱证多见苍白、糜烂及出血;肝胃不和证多见充血、水肿和糜烂;胃阴不足证多见苍白、充血、水肿。刘夏等研究 146 例 PU 患者胃镜像,发现脾胃湿热证多见糜烂、充血、水肿;脾胃虚弱证多见苍白、糜烂及出血;肝胃不和证多见充血、水肿及糜烂;胃阴不足证多见苍白、充血、水肿。周俊亮等研究 120 例 PU 患者发现:寒邪犯胃型、脾胃虚寒型 PU 患者的溃疡面较肝胃气滞型、胃热炽盛型、胃阴亏虚型更多见白色,差异有显著性($P < 0.05$);肝胃气滞型、胃热炽盛型、胃阴亏虚型 PU 患者的溃疡面较寒邪犯胃型、脾胃虚寒型更多见黄色,差异有显著性($P < 0.05$),

黏膜病变,肝胃气滞型多见糜烂、充血、水肿;胃热炽盛型多见糜烂、出血、充血、水肿,而苍白、黏膜增厚征象出现较少;瘀阻胃络型及胃阴亏虚型多见黏膜苍白、充血、水肿,且球部或幽门变形者多见;脾胃虚寒型多见黏膜苍白、水肿、出血。郑艳等观察 150 例 GU 的胃镜像,发现脾胃湿热证和胃阴不足证者 GU 面积较大;水肿症状,胃阴亏虚证少见,与脾胃实热证、脾胃气虚证和肝胃气滞证有显著差异($P<0.05$);溃疡色泽,脾胃气虚者多见白色,肝胃气滞者多黄、白并见,而脾胃湿热和胃阴亏虚者则黄色较多,说明 PU 胃镜黏膜征象与中医证型有一定的相关性。

（三）中医证型与胃镜溃疡面积大小的关系

周晓虹等发现活动期溃疡面积大小与中医证型有关:肝胃不和型、脾胃虚弱型溃疡面≥0.5 cm;肝胃郁热型、胃阴不足型、寒热错杂型溃疡面≥1.0 cm;胃络瘀阻型溃疡面<0.5 cm 或溃疡面≥1.0 cm。周俊亮等对 120 例 PU 患者的内镜报告经方差分析认为溃疡面积在不同证型之间没有显著性差异($P>0.05$)。藏运华等对 150 例 GU 患者进行胃镜检查,发现溃疡面积之间没有统计学差异,认为 PU 中医证型与溃疡面积之间不具有密切的相关性。

四、PU 中医证型与 Hp 感染的关系

周晓虹等研究 Hp 感染与中医证型的关系发现:脾胃虚弱型可见 Hp 阳性或阴性;肝胃不和型、肝胃郁热型、寒热错杂型、胃络瘀阻型多见 Hp 阳性;胃阴不足型多见 Hp 阴性。其中,肝胃郁热型、寒热错杂型的 Hp 感染率最高(84.4％、83.3％);脾胃虚弱型、胃阴不足型的感染率最低(50.0％、36.4％)。周俊亮等对 120 例 PU 患者 Hp 检出率的高低为:胃热炽盛型＞肝胃气滞型＞寒邪犯胃型＞胃阴亏虚型＞瘀阻胃络型＞脾胃虚寒型＞食滞胃肠型,胃热炽盛型与其他型比较,差异有显著性($P<0.05$)。提示 PU 患者胃热炽盛证 Hp 感染率最高。刘夏等研究 146 例 PU 患者发现脾胃湿热证＞肝胃不和证＞脾胃虚弱证＞胃阴不足证,其中脾胃湿热证、肝胃不和证与脾胃虚弱证、胃阴不足证相比较,差异有显著性($P<0.05$),提示 Hp 阳性者以实证多见。冯莲君等探讨了 Hp 感染与 PU 中医证型的关系,脾胃湿热 Hp 阳性率为 87.14％,肝胃不和为 42.86％,胃阴亏虚为 54.05％,表明 PU 患者 Hp 感染以脾胃湿热型感染率最高。郑惠虹等检测 400 例患者胃黏膜 Hp 的感染率为 74.7％,脾肾湿热型、肝郁气滞型 Hp 感染率明显偏高;胃阴亏虚型次之;脾胃虚寒型最低,差异有显著性($P<0.05$)。

五、PU 中医证型与年龄、性别的关系

罗炽全等分析 5768 例 PU 患者,发现男性发病明显高于女性($P<0.01$),发病高峰年龄 GU 为 41～50 岁,占 51.17％;DU 为 31～40 岁,占 47.11％,提示 DU 好发于青壮年,与年龄呈反比,而 GU 好发于中年,与年龄呈正比。钱贤等研究发现青年组以 DU 为主,中年

组和老年组以 GU 为主。周晓虹、叶梓苇研究 173 例 PU 患者,发现脾胃虚弱型在各个年龄段出现的频率最高,肝胃不和型、肝胃郁热型、寒热错杂型均在青年期多见;胃阴不足型、胃络瘀阻型在老年期多见。

六、PU 与生活、精神因素的关系

(一)PU 与吸烟

大量流行病学资料显示,男女吸烟者 PU 及其并发症的患病危险性均增加 2 倍以上,其发病率与吸烟量呈正相关。相同药物治疗条件下,长期吸烟者溃疡愈合率较不吸烟者显著降低。研究发现,吸烟可以增加 PU 的并发症的发生率,影响溃疡的愈合和容易复发。

(二)PU 与饮食

饮食与 PU 的关系不十分明确。酒、咖啡、浓茶、可口可乐等能刺激胃酸分泌增多,加剧已有的溃疡,长期多量饮用可能增加发生 PU 的危险性。研究发现,高浓度酒精可损害胃黏膜屏障导致出血,使胃酸分泌增加,可能导致 PU 的发生。暴饮暴食或无规律饮食,可影响胃消化功能,破坏胃分泌的节律性,造成消化不良。高盐饮食可增加 GU 的危险性,这与高浓度盐损伤胃黏膜有关。

(三)PU 与精神因素

长期精神紧张、焦虑或情绪波动的人易患 DU,DU 愈合后的患者有情绪性应激时,易引起复发。宋炜熙等对 165 例 PU 患者采用中医肝脏象情绪量表、Beck 焦虑量表、Beck 抑郁量表测量分析后发现 PU 患者与健康人之间的肝脏象情绪状态存在着明显差异($P<0.05$),说明 PU 患者存在焦虑、抑郁情绪。

七、现代医学辅助检查与中医证候相关性

(一)PU 中医证型与内皮素、一氧化氮

林瑜等研究 150 例 PU 患者后发现 PU 患者血浆内皮素(endothelin,ET)增加,NO 减少:①PU 各中医证型较正常对照组血浆 ET 水平增高,而血清 NO 水平降低;②血浆 ET 水平依次升高的顺序是:虚寒证、阴虚证、气滞证、郁热证、瘀血证,血清 NO 水平依次下降的顺序是:郁热证、气滞证、瘀血证、阴虚证、虚寒证;③实证组(气滞证、郁热证及血瘀证)血ET、NO 水平均高于虚证组(阴虚证、虚寒证)($P<0.01$);④阴虚证与虚寒证、气滞证与郁热证比较,ET、NO 水平无差异,但血瘀证与气滞证及郁热证比较,ET、NO 水平均有差异。

(二)PU 中医证型与胃动力学指标

韩立民等研究 181 例 PU 患者,发现其胃阻抗各参数均低于健康组($P<0.05$ 或 $P<0.001$),得出 PU 患者有胃动力障碍的结论。陈国忠等将 PU 患者分为脾胃虚弱证组、肝胃不和证组、脾胃热证组,采用阻抗法测定胃动力。结果,脾胃热证组胃运动节律过速的比例

明显高于肝胃不和证组、脾胃虚弱证组。提示溃疡病在不同病理状态下胃动力不同,表现出个体差异性。

（三）PU 中医证型与血浆促胃泌素（GAS）、生长抑素（SS）

陈朝元等将 158 例 PU 患者分为气滞证、郁热证、阴虚证、虚寒证及瘀血证,另设健康对照组,结果 PU 组与对照组血浆 GAS、SS 比较差异有显著性（$P<0.05$）,血浆 GAS、SS 水平下降的顺序是:瘀血证＞郁热证＞气滞证＞对照组＞阴虚证＞虚寒证,中医证型比较:虚证与实证比较比较差异有显著性（$P<0.05$）,说明 GAS、SS 可能参与 PU 的病理生理过程。

（四）PU 中医证型与胃酸、胃蛋白酶

牟德俊等发现,PU 基础胃酸量寒热夹杂型高于胃阴不足及脾胃虚寒型,脾胃虚寒型最低,但均高于正常组,最大排酸量及最高排酸量依次为寒热夹杂型＞脾胃虚寒型＞胃阴不足型,说明寒热夹杂型胃酸的分泌功能最强。董明国检测胃蛋白酶活性,发现脾虚胃热型最高,其次是脾胃虚寒型,因而提出,临床上应把抑制胃蛋白酶活性药物纳入消化性溃疡的治疗,并结合中医辨证分型。

八、问题与展望

随着现代医学以及现代科学技术的发展,当代医者除了运用中医旧有的四诊技术收集病情外,还运用了各形各色的现代诊疗技术来完善疾病资料的收集。因而近年来也逐步产生了各种现代诊疗技术与中医辨证相结合来治疗疾病,这是中医辨证上的一大进步,但仍存在一些问题,例如:①目前 PU 内镜下的检查可丰富中医临床辨证,可作为临床望诊之延伸,为临床辨证提供参考的客观化指标,但仍须以辨证论治为基本方法,和辨病相结合,重点调整相关脏腑功能,提高对消化性溃疡中医辨证治疗规律的认识,促进消化性溃疡科学化、规范化的研究。②目前我国对 PU 的证候的研究较多,分型不一,各有特色,但缺乏统一性,不利于临床教学及临床的实际应用,应制定出一套规范的证型诊断标准。

（中医药通报,2013,12(04):57-60)

消化性溃疡中医证候与相关因素的研究

陈宝珍　　吴耀南(指导)

消化性溃疡(pepticulcer,PU)是以胃酸和胃蛋白酶为基本因素,对上消化道黏膜的消化而形成的慢性溃疡,其黏膜缺损超过黏膜肌层,为临床常见病、多发病,其病程缠绵,易引起消化道大出血、穿孔、幽门梗阻及癌变等并发症,容易反复发作,深为患者所苦。PU 在祖国医学中属"胃痛""胃痞""嘈杂""反酸"等范畴。本研究通过临床流行病学调查的方法,探讨 PU 中医证候分布规律,及证候与胃镜下表现、Hp 感染、发病季节、发病诱因等相关因素的关系。现将结果报道如下:

一、资料与方法

(一)病例选择

1. 诊断标准

参照《中药新药治疗消化性溃疡的临床研究指导原则》中 PU 的西医临床诊断标准:①长期反复发生的周期性、节律性的慢性上腹部疼痛,应用碱性药物可缓解;②上腹部有局限性深在压痛;③X 线钡餐造影见溃疡龛影;④内窥镜检查可见到溃疡灶。中医辨证分型参照《中药新药治疗消化性溃疡的临床研究指导原则》,分为肝胃不和证、脾胃湿热证、脾虚湿热证、脾胃虚寒证、胃阴亏虚证、胃络瘀血证 6 个证型。

2. 纳入标准

①符合 PU 诊断标准和中医证候诊断标准;②纳入观察者为 PU 初发或复发首次到医院求诊者;③观察者年龄范围 18～60 岁;④受研究者知情同意,并签署相关知情同意书文件。

3. 排除标准

①不符合 PU 西医诊断标准者;②有特殊原因的胃及十二指肠溃疡,如胃泌素瘤、肝硬化等;③胃切除术后患者,或有全身他处较大手术后患者;④恶性肿瘤患者;⑤合并心、脑、肝、肾、肺和造血系统等严重原发性疾病、精神病患者;⑥妊娠或准备妊娠的妇女,哺乳期妇女。

（二）一般资料

选取 2013 年 1 月—2014 年 1 月期间在厦门中医院及厦门中山医院门诊及住院部就诊的符合 PU 诊断标准患者 356 例，其中男性为 248 例，女性为 108 例，年龄 18～60 岁，平均 38.73±10.90 岁。

（三）PU 分类、分期及 Hp 检测

PU 分为胃溃疡（GU）、十二指肠溃疡（DU）、复合性溃疡（DU）。PU 分期参照《中药新药治疗消化性溃疡的临床研究指导原则》分为 3 期：活动期（A 期）、瘢痕期（H 期）、瘢痕期（S 期）。Hp 检测参照 2003 年安徽桐城中华全国 Hp 共识会议。

（四）观察方法及指标

采用临床流行病学调查方法，设计统一的 PU 中医证候研究表格进行观察，观察指标包括患者性别、年龄、发病时间、中医证候、胃镜下征象及诊断、Hp 感染、发病诱因等，认真客观收集临床数据，详细填写观察表格。

（五）统计方法

数据应用 SPSS17.0 统计软件进行统计学分析，计数资料之间比较采用卡方检验。

二、结果

（一）PU 中医证候分布情况（表 1）

表 1 PU 中医证候分布表

证型	肝胃不和	脾胃湿热	脾虚湿热	脾胃虚寒	胃阴亏虚	胃络瘀血
n	54	93	141	25	13	30

经 χ^2 检验，2＝202.539，自由度 $df=5$，$P=0.000<0.01$，说明各证型分布有非常显著差异。各组两两比较，脾虚湿热证与其他各证型有非常显著差异（$P<0.01$）；脾胃湿热证与其他各证型有非常显著性差异（$P<0.01$）；肝胃不和证与其他各证型有非常显著性差异（$P<0.01$）；胃络瘀血证与脾胃虚寒证无统计学差异（$P>0.05$），与其他证型有非常显著性差异（$P<0.01$）；脾胃虚寒证与胃阴亏虚证无统计学差异（$P>0.05$）。

（二）PU 中医证候与胃镜下征象的关系

1. PU 溃疡类型的中医证候分布

356 例观察病例中 DU 290 例（81.46%）、GU 52 例（14.61%）、CU 14 例（3.93%），各类型分布有非常显著性差异（$P<0.01$）。详见表 2。

表 2　PU 溃疡类型的中医证候分布表(例)

分型	肝胃不和	脾胃湿热	脾虚湿热	脾胃虚寒	胃阴亏虚	胃络瘀血
DU	44	78	117	20	10	21
GU	8	11	19	4	3	7
CU	2	4	5	1	0	2

经 χ^2 检验,PU 各溃疡类型的中医证候分布无显著性差异($P>0.05$)。

2. PU 溃疡分期的中医证候分布

356 例观察病例中,活动期 312 例(87.64%)、愈合期 22 例(6.18%)、瘢痕期 22 例(6.18%),PU 分期的分布有非常显著性差异($P<0.01$)。详见表 3。

表 3　PU 溃疡分期的中医证候分布表(例)

分期	肝胃不和	脾胃湿热	脾虚湿热	脾胃虚寒	胃阴亏虚	胃络瘀血
活动期	46	91	134	16	7	18
愈合期	2	1	4	8	4	3
瘢痕期	6	1	3	1	2	9

经 χ^2 检验,PU 溃疡分期的中医证候分布有非常显著性差异($P<0.01$)。在活动期中,各证型分布有非常显著性差异($P<0.01$),以脾虚湿热证最多见,与其他各证型间有非常显著性差异($P<0.01$);脾胃湿热证、肝胃不和证与其他证型间有非常显著性差异($P<0.01$);胃络瘀血证、脾胃虚寒证与胃阴不足证之间无统计学差异($P>0.05$)。在愈合期中,各证型分布无统计学差异($P=0.156>0.05$),脾胃虚寒证>脾虚湿热证、胃阴亏虚证>胃络瘀血证>肝胃不和证>脾胃湿热证。在瘢痕期中,各证型分布有统计学差异($P=0.016<0.05$),胃络瘀血证>肝胃不和证>脾虚湿热证>胃阴亏虚证>脾胃虚寒证、脾胃湿热证,其中胃络瘀血证与其他证型间有统计学差异($P<0.05$)。

3. PU 中医证候与溃疡底苔色泽的关系

356 例观察病例中底苔以黄为主 85 例、底苔以白为主 228 例(64.04%)、底部无苔 35 例(9.83%)、底部覆血痂或活动性出血 8 例(2.25%),各溃疡底苔色泽分布有非常显著性差异($P<0.01$),其中底苔以白为主最为多见,与其他各组有非常显著性差异($P<0.01$)。详见表 4。

表 4　PU 中医证候与溃疡底苔色泽关系表(例)

底苔色泽	肝胃不和	脾胃湿热	脾虚湿热	脾胃虚寒	胃阴亏虚	胃络瘀血
以黄为主	9	47	24	1	0	4
以白为主	38	43	105	20	5	17
无苔	7	3	4	4	8	9
覆血痂或活动性出血	0	0	8	0	0	0

　　经 χ^2 检验,PU 中各中医证候的溃疡底苔色泽分布有非常显著性差异($P<0.01$)。脾虚湿热证、肝胃不和证、脾胃虚寒证溃疡底苔色泽以白为主最为多见,与脾胃湿热证、胃络瘀血证、胃阴亏虚证有统计学差异($P<0.05$);脾胃湿热证溃疡底苔以黄为主多见,与其他各个证型间有非常显著统计学差异($P<0.01$)。

4. PU 中医证候与胃镜下黏膜表现的关系

　　356 例观察病例中,以黏膜充血、水肿最为常见,与糜烂、出血、苍白、球腔/幽门变形有非常显著性差异($P<0.01$)。详见表 5。

表 5　PU 中医证候与胃镜下黏膜表现的关系表(例)

黏膜表现	肝胃不和	脾胃湿热	脾虚湿热	脾胃虚寒	胃阴亏虚	胃络瘀血
充血	12	49	42	2	3	1
水肿	25	13	35	10	4	9
糜烂	8	16	27	0	1	2
出血	0	9	18	3	0	2
苍白	9	4	13	10	5	3
球腔/幽门变形	0	2	6	0	0	13

　　经 χ^2 检验,各证候的胃镜下黏膜表现分布有非常显著性差异($P<0.01$)。在脾虚湿热证中,各黏膜表现分布有非常显著性差异($P<0.01$),黏膜充血、水肿、糜烂最为多见,与出血有统计学差异($P<0.05$),与苍白、球腔/幽门变形有非常显著性差异($P<0.01$)。在脾胃湿热证中,各黏膜表现分布有非常显著性差异($P<0.01$),其中黏膜充血最多见,与其他黏膜表现有非常显著性差异($P<0.01$),其次为糜烂、水肿、出血、苍白、球腔/幽门变形。在肝胃不和证中,黏膜以水肿、充血最多见,与其他黏膜表现有非常显著性差异($P<0.01$)。在胃络瘀血中,黏膜以球腔/幽门变形最多见,与其他黏膜表现有非常显著性差异($P<0.01$)。在脾胃虚寒中,黏膜以苍白、水肿最多见,与其他黏膜表现有统计学差异($P<0.05$)。在胃阴亏虚中,黏膜以苍白、水肿多见,与其他黏膜表现有统计学差异($P<0.05$)。

(三)PU 中医证候与 Hp 感染的关系

　　356 例观察病例中,共 171 例 PU 患者感染 Hp,所占比例为 48.03%。详见表 6。

表 6　PU 中医证候与 Hp 感染率的关系表

证型	肝胃不和	脾胃湿热	脾虚湿热	脾胃虚寒	胃阴亏虚	胃络瘀血
n	18	62	70	7	2	12
感染率(%)	33.33	66.67	49.65	28.00	15.38	40.00

　　经 χ^2 检验,各组中医证候的 Hp 感染之间有非常显著性差异($P<0.01$),其中以脾胃湿热证感染率最高,与其他证候 Hp 感染率有非常显著性差异($P<0.01$),次之为脾虚湿热证,与胃络瘀血、肝胃不和证、脾胃虚寒证、胃阴亏虚证有非常显著性差异($P<0.01$),说明脾胃湿热证、脾虚湿热证患者易感染 Hp。

（四）PU 发病季节

356 例观察病例中,其发病季节分布分别为春季(3—5 月)123 例(34.55％)、夏季(6—8 月)70 例(19.66％)、秋季(9—11 月)30 例(8.43％)、冬季(12—翌年 2 月)133 例(37.36％),经 t 检验,$t=77.91$,近似 $P=0.000<0.01$,故各季节分布有非常显著性差异,提示 PU 在冬季、春季发病率明显高于夏季、秋季($P<0.01$)。

（五）PU 发病诱因

通过 356 例观察病例分析,饮食因素(如饮食不节、饮酒、进食辛辣、油腻、生冷等)、情志不畅、过度劳累、工作或学习紧张、气候变化等均为 PU 发病诱因。详见表 7。

表 7　PU 发病诱因分布表

发病诱因	频次（次）	构成比
饮食因素	151	42.42％
情志不畅	76	21.35％
过度劳累	76	21.35％
气候变化	57	16.01％
工作或学习紧张	52	14.61％

经 χ^2 检验,PU 发病诱因分布有非常显著差异(近似 $P=0.00<0.01$),各组两两比较,以饮食不节(151 例,占 42.42％)多见,与其他各组间有非常显著性差异($P<0.01$),情志不畅、过度劳累、气候变化、工作或学习紧张之间无统计学差异($P>0.05$)。故防治 PU 的重要措施在于坚持良好的饮食习惯、保证充足的休息时间以及保持健康、乐观的心态。

三、讨论

中医以"辨证论治"为指导原则,遵循"因证立法,随法选方,据方施治"原则,同时因人、因时、因地制宜,结合现代医学诊疗技术,从而提高 PU 临床疗效,为确定治法、遣方用药提供重要依据,发挥中医治未病特色,因此对 PU 中医证候及其相关因素的研究对 PU 的临床辨证论治有着一定的指导作用。从 PU 的证候分布特点来看,脾虚湿热证、脾胃湿热证、肝胃不和证最为多见,故在 PU 治疗中不仅健脾扶正,更需清热化湿。DU 患者中以脾虚湿热证最为多见,GU 患者中以脾虚湿热证、脾胃湿热证、肝胃不和证最为多见,故治疗 DU 应扶正祛邪,宜健脾益气与清热化湿同施,治疗 GU 宜清热化湿、健脾、疏肝并重。在 PU 治疗中,活动期宜健脾扶正、清热化湿、疏肝行气为主,愈合期治宜温中健脾,瘢痕期中应注意活血化瘀。PU 中医证型与胃镜下黏膜征象有一定相关性,在临床实践中应将中医宏观辨证与胃镜微观表现相结合,延伸传统中医四诊中望诊的深度和范围。PU 伴 Hp 感染中以脾胃湿热证、脾虚湿热证多见,治疗中在清热化湿中应不忘健脾扶正。PU 在冬季、春季多见。发病诱因主要为不良的饮食习惯、情绪因素、过度劳累,防治 PU 的重要措施在于坚持清淡而规律的良好饮食习惯,戒酒、戒烟,有充足的休息时间以及保持健康、乐观的心态。

（福建中医药大学学报,2014）

中医治疗消化性溃疡的研究进展

曾榆凯　吴耀南

消化性溃疡(peptic ulcer)是主要发生于胃和十二指肠的慢性溃疡,是一种多发且易复发的常见病,约10%的人一生中曾经患过此病。主要临床表现为慢性、周期性、节律性的上腹部疼痛。现代医学以抑酸、保护胃黏膜、抗幽门螺杆菌(Hp)对症治疗,近期消化性溃疡的愈合已不是太大问题,但停药后易复发,抗Hp易产生耐药,且药物存在一定的毒副作用。中医药治疗PU的临床疗效佳,具备优势。本篇综述主要从辨证分型治疗、专方治疗、基本方加减治疗、外治法等方面进行归纳总结。

一、病因病机

(一)中医病因病机

在传统中医理论指导下,诸多医家对本病的认识提出不同的见解。可将PU归属于"胃脘痛""嘈杂""痞满"等范畴。病位在胃,与肝、脾两脏密切相关,与情志、饮食、劳倦、遗传等因素有关。辛军认为阳郁阴火、清气郁滞则阳气不达,为PU的主要病因;刘全让将PU病程分为三期并且认为瘀、热互为因果并以消长的形式贯穿病程始终。满春艳认为气机不畅,瘀血阻滞胃络,进而溃烂化腐形成PU,寒与热是其主要因素。

(二)现代医学病因病机

现代医学通过胃镜、病理活检等多项检查提出:消化系统中损伤因子作用加强或保护因子作用削弱均能造成PU的发生,其中主要以胃酸的分泌过多、感染Hp、胃黏膜保护减弱、遗传因素、饮食或是服用其他药物等,皆可能引起PU的发生。

二、中医中药治疗

(一)辨证分型治疗

辨证论治是中医内科学的治病核心,通过望闻问切、四诊合参,不同著名的医家通过丰富的临床经验分别将PU分成不同的证型,多数医家归纳为脾胃虚寒、肝胃不和、气滞血瘀、脾胃湿热、胃阴亏虚,用不同的方药来对症治疗,不仅提高疗效,缩短病程,更能体现出同病异治的观点。肖长莘治疗 PU 患者 126 例,治疗组 63 例,分为五型:脾胃虚寒型采用香砂六君子汤加减;肝胃不和型,左金丸合柴胡疏肝散加减;胃阴亏虚型,沙参麦冬汤合芍药汤加减;脾胃湿热型,连朴饮合四君子汤加减;气滞血瘀型,失笑散合血府逐瘀汤加减。对照组 63 例,用西咪替丁、阿莫西林、枸橼酸铋钾胶囊治疗,治疗组总有效率 96.8%,显著优于对照组的 82.5%($P<0.05$)。史丽清治疗 PU 患者 210 例,治疗组 120 例,分为五型:肝胃不和型,左金丸合柴胡疏肝散加减;脾胃虚寒型,香砂六君子汤合理中汤加减;脾胃湿热型,连朴饮合四君子汤加减;胃阴亏虚型,沙参麦冬汤合芍药汤加减;气滞血瘀型,失笑散合血府逐瘀汤加减。对照组 90 例采用西咪替丁、阿莫西林、枸橼酸铋钾胶囊治疗,治疗组有效率 95.00%,显著优于对照组的 82.00%($P<0.05$)。于方明等治疗 PU 患者 86 例,治疗组 43 例,分为五型:脾胃虚寒型,附子理中汤加减;肝郁气滞型,柴胡疏肝散加减;胃热炽盛型,清胃散加减;气滞血瘀型,血府逐瘀汤合天台乌药散加减;湿热中阻型,平胃散合三仁汤加减。对照组 43 例用奥美拉唑、枸橼酸铋钾胶囊、多潘立酮片治疗。治疗组总有效率 95.35%,显著优于对照组的 83.72%($P<0.05$)。郑凯文治疗 PU 患者 78 例,治疗组 39 例,分为五型:气滞血瘀型,失笑散合血府逐瘀汤加减;胃阴亏虚型,麦门冬汤加减;湿热中阻型,小陷胸汤合六一散加减;脾胃虚寒型,黄芪建中汤加减;肝郁气滞型,四逆散加减。对照组 39 例采用奥美拉唑、阿莫西林和克拉霉素三联疗法。治疗组总有效率 97.4%,显著优于对照组的 84.6%($P<0.05$)。

(二)专方治疗

多数中医专家经过多年的临床经验并结合历代医家流传千年的名方,总结出有效治疗 PU 的经验方,通过大量临床试验取得优异的疗效,体现出专病用专方的一大特色。王占云将 120 例 PU 患者随机分成两组各 60 例,治疗组用活血解毒汤(三七、黄连、鸡内金、白芍、蒲公英、白及、赤石脂、香附、延胡索、佛手、海螵蛸、枳壳、炙甘草)治疗,对照组用奥美拉唑、阿莫西林、果胶铋治疗。治疗组总有效率为 95.0%,显著优于对照组的 73.3%($P<0.05$)。

任晓颖用黄芪三七汤(黄芪、三七、海螵蛸、蒲公英、甘草、延胡索),气虚加党参、白术、茯苓,胃寒加干姜、半夏、桂枝,胃热加黄连、黄芩、白芍,气滞加枳壳、陈皮、佛手,食滞加神曲、山楂、麦芽,便血加仙鹤草、白及、藕节、大黄末(冲服),Hp 阳性者加 PPI 三联疗法为主治疗 PU 138 例。对照组 84 例用奥美拉唑、硫糖铝治疗。治疗组总有效率为 93.48%,显著优于对照组的 79.76%($P<0.05$)。王淑丽等自拟愈疡汤(黄芩、黄连、党参、半夏、炮姜、白芍、木香、白芷、川楝子、延胡索、煅瓦楞子、海螵蛸、枳实、槟榔、陈皮、炙甘草)治疗 PU 患者 66 例,对照组用雷尼替丁治疗,治疗组总有效率为 94%,优于对照组总有效率(82%)($P<0.05$)。李建云将 80 例 PU 患者随机分成两组,对照组采雷尼替丁片治疗 4 周。观察组采用九味消疡汤(黄芩、法半夏、茯苓各 10 g,枳实、陈皮、生姜各 6 g,竹茹 12 g,蒲公英 15 g,甘草 3 g)治疗 4 周。观察组 Hp 清除率为 58.33%,显著优于对照组的 14.29%($P<0.05$)。观察组患者 PU 复发率为 9.38%,显著低于对照组的 54.55%($P<0.05$)。

(三)基本方加减治疗

中医的许多知名的前辈,通过丰富的临床经验,为每个病每个证型总结,细研出适用于

PU 病患的方药,后世医家凭借着古人的经验加减方药,提高疗效体现中医方药的广泛应用。

王彦峰将 88 例 PU 患者分观察组和对照组各 44 例,对照组于奥美拉挫 20 mg/次,bid,连用 2 周;克拉霉素 250 mg/次,bid;阿莫西林 1000 mg/次,tid,连服 1 周。观察组用中药:乌贼骨 20 g、吴茱萸 2 g、延胡 15 g、蒲公英 20 g、桂枝 10 g、大黄 8 g、炙甘草 6 g、乳香 6 g、陈皮 10 g、香附 10 g、黄连 8 g、没药 6 g、白及 6 g、陈皮 10 g、黄芪 20 g、茯苓 15 g。气滞血瘀加川芎 10 g、丹参 10 g,肝胃不和加柴胡 10 g、枳壳 10 g。每日 1 剂,每日 2 次,连续服用 5 周。观察组总有效率 97.72%,优于对照组的 90.90%($P<0.05$)。观察组无不良反应发生;对照组不良反应发生率高达 32.5%($P<0.05$)。陈永峰将 60 例 PU 患者分为观察组和对照组组各 30 例,对照组用奥美拉唑 20 mg/次,bid;给予阿莫西林 0.5 g、甲硝唑 0.4 g,tid,口服,连续 2 周;观察组治以自拟方剂:黄连 6 g、黄芩 12 g、白芍 15 g、海螵蛸 10 g、太子参 20 g、苍术 15 g、白术 15 g、厚朴 20 g、瓦楞子 15 g、黄芪 30 g 等;情志不畅、嗳气频作加木香、青皮、香附等;大便干、手足心热、胃脘压痛加沙参、麦冬;喜太息者添加炮姜等。2 次/日,早晚口服,400 mL/次,连续 4 周。观察组总有效率为 93.33%,优于对照组的 70.00%($P<0.05$)。李佰玲用半夏泻心汤[半夏 15 g,黄连 8 g,黄芩 10 g,三七粉(分次吞服)6 g,干姜 8 g,党参 10 g,海螵蛸粉(分次吞服)10 g,炙甘草 10 g,砂仁 6 g,大枣 6 枚]为主方,脾胃虚寒加香附 10 g,高良姜 10 g;肝胃郁滞加枳壳 10 g,柴胡 10 g;胃阴亏虚加麦冬 10 g,柴胡 10 g,玉竹 10 g;湿热蕴脾加苍术 10 g,厚朴 10 g,薏苡仁 15 g;伴出血加炒白及 15 g,乌贼骨 15 g。每日 1 剂,治疗 PU 患者 39 例,总有效率为 94.9%,不良反应发生率为 5.1%,显著优于对照组(服奥美拉唑、阿莫西林、和阿拉霉素)82.1%的总有效率和 17.9%的不良反应发生率($P<0.05$)。毕卫珍治疗 80 例 PU 患者,对照组 40 例予口服奥美拉唑加果胶铋治疗。观察组 40 例予自拟方剂加减:三七粉 2 g、黄连 6 g、白及 10 g、川楝子 10 g、海螵蛸 10 g、浙贝母 10 g、黄芩 12 g、元胡 12 g、苍术 12 g、白术 12 g、白芍 15 g、瓦楞子 15 g、太子参 15 g、厚朴 20 g、丹参 20 g、黄芪 30 g。手足心热、大便干燥加沙参、麦冬;口干易怒、舌红苔黄加龙胆草;神疲乏力、形寒明显者加入炮姜、吴茱萸;血瘀者加红花、赤芍、桃仁等。每天 1 剂,早晚各温服 1 次,疗程 4 周。观察组的治疗总有效率为 92.5%,显著高于对照组的 75.0%($P<0.05$)。

(四)中医针灸治疗

中医针灸法名扬在外,适用于许多疑难杂症,多数时候取得奇效,针灸能为患者克服许多问题,如无法正常服药、不愿意配合内服药或是药物治疗效果欠佳等问题,同样对于 PU 的患者也取得优异的成效。侯宽超、王健治疗 60 例 PU 患者,治疗组 30 例采用温针灸治疗(中脘、天枢、气海及双侧足三里、肝俞、脾俞、胃俞、肾俞),每日 1 次、5 天为 1 个疗程、共 8 个疗程,疗程间休息 2 天。对照组 30 例采用口服奥美拉唑及雷尼替丁治疗,共治疗 2 个月,治疗组治愈率和总有效率分别为 53.3%和 93.3%,显著优于对照组的 33.3%和 76.7%($P<0.05$)。段玉荣治疗 136 例 PU 患者,对照组 68 例西医常规治疗(保护胃黏膜、抑制胃酸分泌及杀灭幽门螺旋杆菌),观察组 68 例在对照组的基础上联合针灸治疗(公孙、天枢、

内关、关元、中脘、足三里),2 周后观察两组患者的临床治疗效果。结果:观察组临床有效率为 98.5%,显著优于对照组的 83.8%($P<0.05$)。

(五)中药、针灸、艾灸联合治疗

中医的前辈们经过日积月累的研究发明了许多流传至今仍在使用的疗法,针灸、艾灸都是其中的一部分,如今已被世人广泛用于临床,并取得优异的疗效,联合治疗法更是不胜枚举。张对霞、陈宗余治疗 70 例 PU 患者,治疗组 35 例用中医三联疗法(中药、芒针、艾灸)治疗:①中药:用加味逍遥散。黄芪 30 g,党参 15 g,柴胡 15 g,炒白芍 15 g,当归 10 g,炒白术 10 g,茯苓 10 g,炙甘草 5 g。每日 2 次,7 日为一个疗程,共 4 个疗程。②芒针:取中脘穴得气后缓慢出针,不留针。③艾灸:取神阙穴以皮肤透热为度,每日 1 次,7 日为一个疗程,共 4 个疗程。对照组 35 例采用西医三联疗法(奥美拉唑 20 mg、阿莫西林 750 mg、甲硝唑 400 mg)治疗,饭后 30 min 口服,1 日 2 次,7 日为一个疗程,共 4 个疗程。治疗组总疗效为 97.15%,优于对照组的 77.14%($P<0.05$)。李咏梅、吴杞治疗 96 例 PU 患者,治疗组 48 例内服扶正愈疡丸(白术 15 g、黄芪 30 g、延胡索 10 g、三七 3 g、甘松 10 g、砂仁 6 g、白及 10 g、乌贼骨 6 g),每次 6 丸,每日 3 次。针刺治疗:取足三里、内关、脾俞、胃俞、中脘穴。对照组 48 例口服得乐(110 毫克/包),1 包/次,4 次/日;阿莫西林(250 毫克/粒),1 粒/次,4 次/日,两组均以 2 周为一个疗程,一共治疗 2 个疗程。治疗组总有效率为 95.8%,优于对照组的 81.2%($P<0.05$)。

林海、武江治疗 96 例 PU 患者,治疗组 43 例中药(生石膏 30 g,蒲公英 20 g,牡蛎 20 g,瓦楞子粉 15 g,黄芩 9 g,苦参 6 g,黄连 6 g,厚朴 10 g,紫苏叶 6 g,栝蒌 30 g,半夏 10 g)内服及针灸治疗:水煎,分早中晚 3 次服用,治疗 4 周;针灸取三阴交、足三里、脾俞、胃俞、中脘、内关、内庭、太冲,每次取 4~6 个穴位,共治疗 4 周。对照组服用奥美拉唑肠溶胶囊 40 mg,bid,连用 4 周;阿莫西林胶囊 500 mg,tid,连用 7 天;替硝唑胶囊 500 mg,bid,连用 7 天。治疗组总有效率为 95.35%,优于对照组的 76.19%($P<0.05$)。

(六)中药、拔罐治疗

拔罐法利用燃烧排除罐内空气,在负压作用下产生刺激,使局部皮肤瘀血、充血以达到防治疾病的目的。若加上外用药能更好使药物渗透入皮肤,直达病所。吴大斌治疗 90 例 PU 患者,对照组 45 例给予口服奥美拉唑 20 mg、克拉霉素 500 mg、阿莫西林 1000 mg,每天 2 次,疗程 4 周。治疗组 45 例给予黄芪建中汤加减,每天 1 剂,加上竹罐及布包外用药(吴茱萸 15 g,制附子 10 g,干姜 10 g,桂枝 15 g,延胡索 20 g,广木香 10 g,丹参 15 g)。紧扣在双侧胃俞、肾俞、脾俞、足三里及中脘穴上,留罐 10~15 min 再起罐,每日 1 次,4 周为一个疗程。治疗组总有效率为 95.56%,优于对照组的 80.00%($P<0.05$)。

(七)中药加埋线治疗

中医穴位埋线具有调理脏腑、平衡阴阳、调和气血等作用。是近代医学的一大突破,已被广泛结合于临床应用,在此提出对 PU 的疗效评价。潘文斌等治疗 76 例 PU,治疗组 38 例用四合汤配合穴位埋线治疗,对照组 38 例予西药三联疗法治疗。结果:治愈率、总有效率治疗组为 73.68%、94.74%，明显优于对照组的 57.89%、78.95%（$P<0.05$）。张丽琴，陈银山治疗 60 例 PU 患者，治疗组 30 例采埋线疗法加平疡灵。埋线取穴：中脘、足三里、天枢。脾胃虚弱配脾俞、胃俞；泛酸、烧心配梁丘。中药治疗予平疡灵。药物组成：红藤 30 g，败酱草 12 g，黄连 10 g，制附子 10 g，干姜 6 g，白及 10 g，黄芪 20 g，当归 10 g，木香 10 g，白芍 10 g，甘草 10 g。每日 2 次，15 日为 1 个疗程。对照组 30 例采用阿莫西林 0.5 g，每日 3 次口服；奥美拉唑 20 mg，每日 3 次口服；硫糖铝 1.0 g，每日 3 次口服。除阿莫西林用 1 个疗程外，皆 4 个疗程后统计疗效。治疗组临床有效率为 93.3%，显著优于对照组的 83.3%（$P<0.05$）。

三、结语

中医学通过辨证论治，进行阴阳调和，实现机体的自我调节，而调整的手段是一套自然生态的中草药及针灸推拿等高效低副作用的治疗方法。中医治病根据不同个体四诊合参，辨证论治，依证选方，整体把握。正是基于这种认识，应用中医治疗 PU 改善临床症状疗效确切，在缓解症状、降低复发率上凸显很大的优势，临床疗效甚佳。虽是如此，中医药治疗 PU 仍存在不少问题：①近年来对本病的中医专方、经验方不胜枚举，但是辨证分型、具体用药个人主观因素过多，用药加减没有统一的标准；②目前大多数临床研究所采用的诊断标准和疗效评价标准不统一，且样本量偏小，可信度亦受质疑，难于评价整体疗效；③中药的产地、材质等多少都有区别，而影响疗效的判断。今后应利用中医治病特点，结合现代医疗手段，从多方面多层次探讨其病因病机，总结出更全面、可靠、重复性强的中医治疗方法，中医的优势与潜力将更好地发挥出来是今后的发展方向。

（中医药通报，2017，16(06)：70-72）

第五篇

上消化道出血的诊治经验

健脾利湿、清热活血法治疗消化性
溃疡出血疗效观察

吴耀南 李超群

消化性溃疡出血(peptic ulcer bleeding,PUB)占上消化道出血原因中的50%,也是消化性溃疡最常见的、潜在生命危险的急性并发症。西医治疗PUB的抑酸药主要为质子泵抑制剂,其代表药物是奥美拉唑,已广泛应用于临床,但其不良反应的报道也日益增多。近年来众多临床报道证实,中医药治疗PUB有良好的疗效,且副作用少,具有一定的特色和优势,但是目前有关报道大多是仅用中药汤剂或中药汤剂加西药治疗PUB,少见探讨中医药综合治疗PUB的优化方案。笔者近年采用中医综合疗法治疗本病,以汤剂、成药、注射剂联合运用,效果显著。现报告如下。

一、资料与方法

(一)诊断标准

西医诊断标准及出血程度分级标准参照《实用中医消化病学》中消化性溃疡与上消化道出血所制定的诊断标准;中医证候诊断标准、证候分级量化标准、纳入病例标准和排除病例标准参照《中药新药临床研究指导原则》及《实用中医消化病学》中上消化道出血的诊断标准。

(二)临床资料

选择2007年12月—2009年1月厦门市中医院消化内科的住院患者62例,均被确诊为出血程度属中度的PUB,中医辨证属脾虚湿热血瘀证,随机分为治疗组32例与对照组30例。两组患者的性别、年龄、出血程度、治疗前血红蛋白水平、治疗前临床症状差异无统计学意义($P>0.05$),具有可比性。

(三)治疗方法

治疗组予以健脾利湿清热活血综合疗法:①中药组方为黄芪20 g,党参15 g,炒白术10 g,茯苓15 g,大黄6 g,黄连6 g,黄芩10 g,三七粉6 g(冲),仙鹤草30 g,蒲黄炭10 g(包),甘草6 g。每日1剂,水煎分服。②云南白药(云南白药集团股份有限公司生产)0.5 g口服,每日3次。③黄芪注射液(正大青春宝药业有限公司生产)40 mL加入5%葡萄糖注射液或0.9%氯化钠注射液250 mL静滴,每日1次;炎琥宁注射液(重庆药友制药有限公司生产)320 mg加入5%葡萄糖注射液或0.9%氯化钠注射液250 mL静滴,每日1次。对照组予奥美拉唑(武汉普生制药有限公司生产)40 mg静推,每日2次;氨甲苯酸注射液(常州兰陵制药有限公司生产)0.3 g加入5%葡萄糖注射液或0.9%氯化钠注射液250 mL静滴,每日1次。两组患者均可根据病情需要,给予禁食、输液、输血、补充血容量等基础治疗。7 d为1个疗程,两组均治疗1个疗程。

（四）观察项目

（1）临床疗效:主要观察出血停止、大便隐血转阴的天数;同时观察胃痛、头晕、乏力、心悸、口干等相关症状的改善情况。

（2）安全性观察:血压、心率,血、尿常规,心电图、肝功能、肾功能等。

（3）不良反应:观察服药后出现不良反应症状,如实记录症状、发生时间、名称、特点、处理措施等,计算不良反应发生率。

（五）疗效标准

（1）临床疗效标准:参照《实用中医消化病学》中上消化道出血的疗效判定标准。

（2）证候疗效判定标准及中医主、次要症状疗效标准:参照《中药新药临床研究指导原则》。

（六）统计学处理

应用SPSS13.0统计软件。计量资料以$(x \pm s)$表示,采用χ^2检验及秩和检验。

二、结果

（一）两组总体疗效比较

详见表1。结果示治疗组疗效优于对照组$(P < 0.05)$。

表1　两组总体疗效比较[$n(\%)$]

组别	n	治愈	显效	有效	无效	总有效
治疗组	32	12(37.50)	14(43.75)	4(12.50)	2(6.25)	30(93.75)△
对照组	30	8(26.67)	7(23.33)	10(33.33)	5(16.67)	25(83.33)

注:与对照组比较,△$P < 0.05$,△△$P < 0.01$,下同。

（二）两组中医证候疗效比较

详见表2。结果示治疗组中医证候疗效优于对照组$(P < 0.05)$。

表2 两组证候疗效比较[n(%)]

组别	n	治愈	显效	有效	无效	总有效
治疗组	32	13(40.63)	12(37.50)	5(15.62)	2(6.25)	30(93.75)△
对照组	30	7(23.33)	8(26.67)	11(36.67)	4(13.33)	26(86.67)

(三)两组症状疗效比较

详见表3。结果示治疗组黑便、痞满、乏力、头晕改善优于对照组($P < 0.05$);而两组呕血、胃痛、心悸、口干、面色苍白改善无统计学意义($P > 0.05$)。

表3 两组治疗后主要及次要症状疗效比较(n)

症状	治疗组						对照组					
	n	治愈	显效	无效	有效	总有效率/%	n	治愈	显效	无效	有效	总有效率/%
呕血	17	17	0	0	0	17(100.00)	14	14	0	0	0	14(100.00)
黑便	32	24	3	3	2	30(93.75)△	30	14	5	6	5	25(83.33)
胃痛	19	10	4	2	3	16(84.21)	15	8	3	2	2	13(86.67)
痞满	25	16	5	3	1	24(96.00)△	22	8	6	4	4	18(81.82)
乏力	32	14	12	4	2	30(93.75)△	30	7	11	7	5	25(83.33)
头晕	32	13	13	4	2	30(93.75)△	30	6	13	7	4	26(86.67)
心悸	26	14	6	3	2	24(92.31)	26	4	0	11	23	23(88.46)
口干	28	12	13	2	1	27(96.43)	27	6	17	3	1	26(96.30)
面色苍白	32	22	26	3	2	30(93.75)	29	8	15	3	3	26(89.66)

(四)两组大便隐血转阴时间比较

详见表4。结果示治疗组大便隐血转阴时间显著短于对照组($P < 0.01$)。

表4 两组大便隐血转阴时间比较($d, x \pm s$)

组别	n	转阴时间
治疗组	32	3.44±0.98△△
对照组	30	4.50±1.53

（五）不良反应

62 例患者均于治疗前后进行血、尿常规，肝、肾功能，心电图检查，均未发现明显不良反应。

三、讨论

PUB 属中医学"吐血""便血"范畴，为内科常见急重症。笔者根据多年的临床经验认为，本病绝大多数病例表现有"本虚标实"的特点，目前临床以脾虚湿热血瘀证为多。究其原因，其一为当今生活水平提高，多食肥甘厚腻，饮食停滞，易酿生湿热，日久损伤脾胃，因此脾虚湿热是该病的主要特点；其二为现代人生活节奏加快，生活饮食无规律，思虑劳倦，易损伤脾胃，脾虚不能运化水湿，则湿浊内生，蕴久化热，湿热内生，热邪迫血妄行；且脾虚统摄无权，血液不循常道，溢于脉外，则见呕血、便血，而离经之血则为瘀，故血证必兼有瘀。总之，本病其本为脾胃虚弱，其标为湿、热、瘀，故"虚、湿、热、瘀"为其主要病机。治疗本病宜攻补兼施，标本兼治，以健脾利湿、清热活血为大法。本病仅用中药汤剂治疗乃杯水车薪，中药汤剂、成药、注射剂联合应用，方能取得良好的疗效。方中黄芪益气健脾，摄血止血，以复统摄之权，大黄清热泻火，凉血止血，又能引火下泄，二者共为君药，使脾健而能摄血，火降而血自止；炒白术、茯苓健脾利湿，党参益气健脾，助君药黄芪健脾而统摄血液，故为臣药；黄连、黄芩清热燥湿，助君药大黄泻火使血热清，寓止血于清热泻火中，亦为臣药；三七粉、蒲黄炭、仙鹤草活血止血，增强本方止血之功，并促进离经之血的消散，又能使止血而不留瘀，共为佐药；甘草调和诸药为使。诸药合用，共奏健脾利湿清热活血之效，配合云南白药活血止血，黄芪注射液益气健脾，炎琥宁注射液清热利湿，攻补兼施，标本同治，而临床收效显著。

（中国中医急症，2010，19（02）：217-218）

宁血方治疗十二指肠球部溃疡出血 60 例

陈一斌　吴耀南

十二指肠球部溃疡出血是消化系统的常见病、多发病。笔者自 2006 年 6 月至 2008 年 8 月在中医辨证基础上内服宁血方(吴耀南教授经验方)治疗十二指肠球部溃疡 60 例,并与云南白药治疗组进行对照,取得了较好的疗效,现报道如下。

一、临床资料

(一)病例纳入标准

病例选择按国家药品监督管理局于 2002 年制定的《中药新药治疗消化性溃疡的临床研究指导原则》的病例入选标准及排除标准。

(二)病例选择

全部病例均为本院门诊和住院患者,共 120 例,其中男性 72 例,女性 48 例;年龄 26～54 岁,平均 43.15 岁。随机分为两组,治疗组 60 例,男性 38 例,女性 22 例;病程 0.15～5 年。对照组 60 例,男性 34 例,女性 26 例;病程 0.5～4 年。两组在性别、年龄、病程等资料经统计学处理,差异无显著性意义($P > 0.05$)。

二、治疗方法

(一)治疗组

采用宁血方治疗。处方:黄芪 30 g,炒白术 10 g,茯苓 15 g,白芍 15 g,鸡内金 10 g,九节茶 30 g,仙鹤草 30 g,蒲黄炭 10 g,莪术 10 g,三七粉 6 g(冲服),甘草 5 g。加减:脾虚者加党参;胃热者加黄连、两面针;胃阴不足加麦冬。每天 1 剂,水煎 2 次,分 2 次服。疗程为 5 天。

(二)对照组

口服云南白药(云南白药集团股份有限公司),每次 2 粒,每天 3 次。疗程为 5 天。

三、疗效标准与治疗结果

(一)疗效评定标准

按国家药品监督管理局于 2002 年制定的《中药新药治疗消化性溃疡的临床研究指导原则》的病例疗效标准。显效:临床主要症状、体征消失,2 日内未再解黑便及呕血,胃镜检查未见活动性出血。有效:主要症状、体征明显减轻,5 日内未再解黑便及呕血,胃镜检查仍有少量活动性出血。无效:达不到上述有效标准,或恶化者。

(二)治疗结果

两组治疗临床疗效比较详见表 1。治疗组总有效率高于对照组,差异有显著性意义($P<0105$)。

表 1　两组临床疗效比较[例(%)]

组别	n	显效	有效	无效	总有效率
治疗组	60	29(48.33)	27(45)	4(6.66)	93.33%
对照组	60	20(33.33)	26(43.33)	14(23.33)	76.66%

四、讨　论

十二指肠球部溃疡并出血属中医"血证"范畴。《素问》曰:"胃者水谷之海,六腑之大源也。五味入口,藏于胃以养五脏气。"脾胃健运,气血生化有源。脾胃虚弱,运化失常,湿从内生,气机不利,日久化热,湿热内蕴,损伤血络,血溢脉外,故便血、呕血。离经之血,即为瘀血。虚、滞、热、瘀为本病的主要病机。治疗宜攻补兼施,以益气健脾为主,以清热、化瘀、行滞、祛湿、止血为辅。笔者据此拟宁血方治疗本病,收到较好疗效。

宁血方主要由益气健脾、清热化瘀及消滞祛湿中药组成。方中黄芪、炒白术、茯苓、白芍、鸡内金、枳实、甘草益气健脾,消滞祛湿;三七、九节茶、白花蛇舌草、生蒲黄、莪术、威灵仙清热化瘀。现代研究表明:益气健脾中药能降低体内血清表皮生长因子的含量,调控细胞原癌基因关闭和调节机体的免疫功能。清热解毒散结中药具有一定的防突变和抑制癌细胞的作用,能抑制胃壁细胞不典型增生与增殖。活血化瘀中药可以直接改善胃黏膜血流量,清除自由基,加强胃壁屏障。本观察表明益胃方在慢性萎缩性胃炎治疗中疗效满意,无不良反应。

(光明中医,2009,24(04):680)

上消化道出血中医药治疗研究进展

吴耀南　李超群

上消化道出血系指屈氏韧带以上的食管、胃、十二指肠和胰胆等病变引起的出血；胃空肠吻合术后的空肠上段病变所致出血亦属此范围。临床上最常见的出血病因是消化性溃疡、食管胃底静脉曲张、急性糜烂出血性胃炎和胃癌，这些病因占上消化道出血的80%~90%。长期以来，中医药治疗上消化道出血有确切的疗效，现将相关资料综述如下。

一、中医治疗

(一)辨证分型治疗

罗军将112例上消化道出血患者分为4型：胃热炽盛型治以泻心汤合十灰散加减，瘀血阻滞型治以四逆散、桃红四物汤合失笑散加减，脾气亏虚型治以补中益气汤加减，阴虚火旺型治以玉女煎加减，辨证方浓煎150 mL调服参三七粉、白及粉；对照组用温水150 mL调服三七粉、白及粉，每天分3次口服；治疗组总有效率94.6%，显著高于对照组的85.2%($P<0.05$)。周丽等辨证治疗本病40例，胃热炽盛型以大黄泻心汤化裁，脾不统血型以归脾汤化裁，每日1剂，加用黄芪注射液100 mL静滴，每日1次；西药组用西咪替丁静滴，每日两次，加服去甲肾上腺素；中药组总有效率97.5%显著优于西药组的85%($P<0.01$)。陆志强等以辨证论治加用生大黄粉治疗本病58例：胃中积热型以清胃汤加减，肝火犯胃型以龙胆泻肝汤加减，肝郁脾虚型以逍遥散加减，脾胃虚寒以黄土汤加减；对照组以肾上腺色素缩氨脲水杨酸钠肌注，6-氨基己酸8 g或对氨甲基苯甲酸静滴；治疗组治愈率58%，显著高于对照组的52%($P<0.05$)。韩汉意等将462例患者随机分为两组，治疗组按辨证分为：胃中热毒型用土大黄15 g煎服，每日3次，瘀血停滞型用失笑散30 g煎服，每日3次，阴虚血热型用旱莲草30 g煎服，每日3次；对照组予西药酚磺乙胺，酌情输血；治疗组总有效率为98.3%，显著优于治疗组的90.5%($P<0.01$)。

(二)基本方加减

欧阳星以健脾摄血汤(黄芪40 g、三七6 g、白及10 g、炒白术15、山药20 g、茯苓10 g、生甘草5 g)为基本方，湿热重加地榆10 g、生山栀10 g、黄芩10 g；虚寒重加灶心土15 g、淡附片10 g、炮姜5 g；腹胀加炒枳壳10 g；食欲不振加炒谷芽、麦芽各20 g；每日1剂，分2次服；西药对照组予酚磺乙胺3 g、对氨甲基苯甲酸0.6 g、西咪替丁0.8 g，静滴，每日1次；疗程均为 7 天。中药组总有效率为 97.5%,显著优于对照组的 84.4%($P<0.05$)。郑校生以仙白三黄汤(黄芪、生地黄、白及粉各 20 g,生大黄、蒲黄炒、阿胶珠、乌贼骨各 10 g,仙鹤草30 g,三七 3 g)为基本方;厥脱加人参、制附子;呕吐加代赭石、吴茱萸、黄连;胃热甚加黄连、黄芩;每日 1 剂。对照组静滴西咪替丁 0.8 g,对氨甲基苯甲酸 0.6 g,酚磺乙胺 3 g。治疗组总有效率 98.1%,显著高于对照组的 91.1%($P<0.025$)。李明兰以白芍 30 g、甘草10 g、炒地榆 20 g、炒槐花 15 g、乌贼骨 20 g、大贝母 15 g、大黄 10 g、白及 20 g 为基本方;胃胀痛加延胡索 15 g,川楝子 15 g,厚朴 15 g,黄芩 30 g;肝郁加柴胡 10 g,枳壳 12 g,川楝子12 g,延胡索 15 g;脾虚加党参 30 g,炒当归 20 g,白术 15 g,黄芪 20 g。每日 1 剂,分 3 次服。对照组在常规补液抑酸基础上加服去甲肾上腺素;治疗组大便潜血转阴时间为 3.6 天,优于对照组的 6.5 天($P<0.05$)。

(三)专方专用

张北平等采用随机双盲对照试验治疗本病,治疗组予胶七散剂(阿胶 30 g,炒三七末6 g)每次 1 包,水冲服＋空白片剂,每日两次;对照组予空白散剂＋法莫替丁片 20 mg,每日两次。治疗组痊愈率 82.2%,显著高于对照组的 68.2%($P<0.05$);治疗组止血时间 3.76天,优于对照组的 4.98 天($P<0.05$)。张正社用乌及散加味治疗本病,乌贼骨 20 g、白及10 g、田三七末 10 g、红参 10 g、黄连 10 g,每日 1 剂,分 2~4 次服;对照组以西咪替丁 0.4 g或雷尼替丁 0.1~0.15 g,静脉注射,每日两次;治疗组总有效率 97.3%,高于对照组的90.91%($P<0.01$);治疗组止血时间为 3.5 天,显著优于对照组的 5.7 天($P<0.05$)。刘邦友等用止血粉(乌贼骨、侧柏炭、藕节炭各 500 g,丹参、白及、大黄各 250 g,血余炭 125 g,共研粉)治疗本病,每次 1.0~1.5 g,每日 4 次;对照组用两种以上西药止血剂(酚磺乙胺、肾上腺色素缩氨脲水杨酸钠、维生素 K、6-氨基己酸、对羧基苄胺等)治疗;治疗组的止血天数为 5.4 天,明显优于对照组的 9.6 天($P<0.05$);治疗组 5 天内止血的 26 例(63.4%),而对照组有 11 例(30.6%),7 天以上止血的,治疗组 11 例(26.8%),对照组 23 例(63.8%),差异显著($P<0.05$)。高雪玲等用大黄三七乌及散(大黄、三七、白及、乌贼骨按 2∶2∶1∶1配方共研细末)治疗本病 42 例,每次 6 g＋冰生理盐水 20 mL,每 2 小时 1 次,连服 3 次后改为每 4~6 小时 1 次;对照组 39 例,将凝血酶 1000U＋冰生理盐水 10~20 mL,每 2 小时 1次,连服 3 次后改为 4~6 小时 1 次;治疗组有效率为 92.9%,优于对照组的 89.7%。

(四)单味药治疗

王晓俐治疗本病用生大黄粉,每次 5~10 g,每日 3 次;西药组予肾上腺色素缩氨脲水杨酸钠 10 mg 肌注,每日两次,氨甲环酸 0.4 g 静滴,每日 1 次;中药组总有效率为88.83%,高于西药组的 22.38%($P<0.05$)。悦随士等用白及散剂治疗本病 57 例,每次5 g,以生理盐水 50 mL 调成糊状,经胃管给药,每 4 小时 1 次,血止后改为口服;每日 3 次;对照组 55 例,给凝血酶,每次 1000 U＋生理盐水经胃管给药,每 4 小时 1 次,血止后改为口服,每日 3 次;白及散剂对轻度和中度出血的止血时间及平均止血时间显著优于凝血酶($P<0.05$),而两组重度出血的止血时间相近($P>0.05$)。刘松敏用白及粉冷开水冲服治疗本病,对照组用酚磺乙胺、对羧基苄胺静滴;治疗组总有效率为 90%,显著优于对照组的

63.3％（$P>0.05$）。雍定国等用虎杖口服液治疗本病 251 例,每次 10 mL(含生药 5 g),每日 4 次;对照组予酚磺乙胺 4.0 g、对氨甲基苯甲酸 0.6 g、西咪替丁 0.8 g 静滴,每日 1 次;疗程均为 7 日;中药组总有效率为 96.87％,显著优于对照组的 87.91％（$P<0.01$）。

二、中西医结合治疗

周洪兰等以西咪替丁 0.8～1.2 g/d 分两次静推为基础治疗本病,治疗组加生大黄粉 5～7 g,每 4～6 小时 1 次,治疗 30 例;对照组加凝血酶 2000～4000 U,每 4～6 小时 1 次,治疗 30 例;治疗组总有效率为 96％,显著高于对照组 70％（$P<0.01$）,治疗组平均止血时间 2.7 天,显著优于对照组 4 天（$P<0.01$）。梁光好将 80 例消化性溃疡出血患者随机分治疗组和对照组各 40 例,对照组予西医抑酸、补液等治疗;治疗组在此基础上加用大黄 8 g、白及 5 g、田七 3 g,一起研粉,以生理盐水 4 ℃稀释口服或灌入,每日 3 次;疗程均为 7 日;治疗组有效率为 92.5％,明显优于对照组的 70.0％（$P<0.01$）。马安荣等将 112 例消化性溃疡出血患者随机分为治疗组与对照组,两组均用奥美拉唑,治疗组加服消溃止血饮(丹参 20 g、白芍 12 g、三七粉 4 g、大黄 10 g、紫珠草 20 g、白及 10 g、炙甘草 5 g);对照组加用肾上腺色素缩氨脲水杨酸钠、对氨甲基苯甲酸;疗程均为两周;治疗组大便潜血转阴时间为 3.55 天,显著优于对照组的 6.67 天（$P<0.01$）。刘鲁明将 98 例本病患者随机分为治疗组和对照组,两组均用奥美拉唑 40 mg 静滴,每日两次;治疗组加用止血散(大黄粉、白及粉、三七粉、乌贼骨粉各等份)20 g,凉开水冲服,每日 3 次,对照组加云南白药 1 g 口服,每日 3 次;疗程均 1 周;治疗组总有效率 94％,明显优于对照组的 68.75％（$P<0.01$）。朱简等将 106 例本病患者随机分为治疗组和对照组,对照组予奥美拉唑 40 mg 及酚磺乙胺 5 g 静滴,每日 1 次;治疗组在此基础上加三七 3 g,白及 6 g,加蜂蜜 30 mL 和冷开水至 100 mL 调匀,经胃管注入,闭管 2 小时,每日 3 次;治疗组显效率 73.58％,优于对照组的 50.95％（$P<0.05$）。

三、胃镜下中药治疗

向爱民通过胃镜局部喷洒大黄白及合剂治疗本病 60 例,治疗组 30 例,总有效率为 93.33％,对照组 30 例,总有效率为 73.33％,治疗组疗效明显优于对照组（$P<0.01$）。时昭红等采用胃镜下病灶处直接喷洒微米大黄炭(颗粒大小 15 μm)治疗消化性溃疡出血,90 例患者随机分为中药治疗组和去甲肾上腺素对照组各 45 例,两组均给予静滴法莫替丁;治疗组胃镜下平均止血时间 16.02 秒,较对照组的 21.66 秒明显缩短（$P<0.01$）;止血成功率 96％,明显高于对照组的 86％（$P<0.01$）;治疗组总有效率 96％,显著优于对照组中的 82％（$P<0.05$）。

四、实验研究

刘保林等研究三黄泻心汤对凝血系统和胃黏膜损害的影响,方法是以毛细管法和割尾法分别测定三黄泻心汤对小鼠的凝血和出血时间的影响；以利血平腹腔注射造成小鼠胃黏膜损害，观察三黄泻心汤对抗胃黏膜损害的作用；体外实验中观察三黄泻心汤对家兔血浆复钙时间、ADP 诱发的血小板聚集和离体胸主动脉条收缩力的影响。结果：三黄泻心汤可缩短出凝血和血浆复钙时间，促进血小板聚集，增加家兔离体胸主动脉条的收缩力，并具有对抗胃黏膜损伤和降低胃蛋白酶的作用。刘逢芹等对用 0.6 mol/L 盐酸所致的急性胃出血大鼠给予白及胶 4.5 g/kg、9.0 g/kg，观察动物的出血情况及黏膜愈合情况。取大鼠 50只，随机分为正常对照组、模型对照组和白及胶组 4.5 g/kg、9.0 g/kg，以及氢氧化铝胶组 5例。结果盐酸所致胃黏膜损伤率正常对照组为 0，模型对照组为 78.75%，白及胶组 9.0 g/kg为 16.1%，白及胶组 4.5 g/kg 为 47.78%，氢氧化铝组为 10.21%，其中白及两组分别与正常对照组、模型对照组相比均有显著性差异（$P<0.01$）。结论是白及胶对实验性急性胃出血有明显抑制作用，可减轻胃出血程度，促进胃黏膜愈合。

五、问题与展望

综上所述，以上各种方法均体现了中医药治疗上消化道出血有较好的疗效，但也存在不少问题需要解决。如目前对本病的辨证缺乏统一的标准，不少研究仍欠缺规范，不符合严谨的科研要求。疗效判定中，大便潜血试验作为一个重要指标，但其受排便习惯、进食、药物应用等因素影响，这样增大了疗效判定的差异。因此，今后应重视本病辨证的统一标准化，临床研究方案应严格规范化、客观化、标准化。目前来说，开发一种疗效确切、给药方便、止血迅速的中药剂型是今后可以突破的领域，若能充分利用胃镜结合中医药进行迅速止血亦是可以研究的方向。此外，虽然中医治疗消化性溃疡、胃炎所致出血疗效很好，但对食道、胃底静脉曲张破裂、肿瘤等导致的出血，疗效欠佳，危重病例的抢救亦有不足，尚需结合西医治疗，这也是有待于进一步研究解决的问题。

（辽宁中医药大学学报，2009，11（01）：52-54）

上消化道出血中医证型分布及相关因素的研究

黄惠娥　吴耀南

　　上消化道出血(upper gastrointestinal hemorrhage,UGIH)是指出血点位于屈氏韧带以上的消化道包括食管、十二指肠、胃等部位的出血,是一种临床常见的急危重症之一。中医学将本证归属于血证范畴,根据出血部位的不同,分属"呕血""黑便"范畴,并涉及"厥""脱"等病证,以辨证治疗为主,多年来取得显著疗效,现将近年我国对上消化道出血的中医证型及相关因素的研究概述如下。

一、UGIH 的中医证型分布及辨证施治

　　王莉等将 60 例 UGIH 患者随机分为 2 组,其中治疗组分为肝火犯胃型、胃中积热型、瘀阻胃络型、脾不摄血型 4 型,采用中药治疗,总有效率达 90.0%,显著优于对照组(甲肾上腺素液＋生理盐水口服,较为严重的患者给予口服凝血酶)的 83.3%($P<0.05$)。蔡涛将48 例急性轻中度 UGIH 患者随机分为 2 组,其中治疗组分为胃热炽盛、肝火上犯、气不摄血 3 型,对照组采用止血、抑酸、补液为主要原则的纯临床治疗,治疗组有效率为 97.9%,显著优于对照组的 91.7%($P<0.05$)。路小燕分析 559 例肝硬化上消化道出血患者中医各证型出现的频率依次为:脾虚不摄证 233 例(36.85%)、胃中积热证 135 例(24.15%)、肝火犯胃证 112 例(20.04%)、气衰血脱证 79 例(18.96%),并得出气衰血脱证多发生于肝硬化终末期患者,病情重、死亡率高。谢庆平分析 368 例 UGIH 患者各证型出现按频数大小排列依次为:热伤胃络,气血亏虚证(39.4%)＞热伤胃络证(19.9%)＞气虚不摄证(17.6%)＞湿热伤络,气血亏虚证(15.5%)＞其他证型(4.8%)＞湿热伤络证(2.8%)。陈慕豪对 230例急性非静脉曲张上消化道出血患者病例进行分析,其证型分布可见:虚证(脾虚不摄证、气衰血脱证)多于实证(胃中积热证、肝火犯胃证),以脾虚不摄证最常见;非高龄组中实证包括胃中积热证、肝火犯胃证均明显高于高龄组,两组比较有显著性差异($P<0.05$)。

二、UGIH 的症状与中医辨证分型

　　刘泽然辨证治疗 UGIH,将证型分为以下五型:①胃热壅盛:胃脘闷胀而痛,恶心,呕吐鲜血或色紫暗,口臭,大便色黑而秘,舌红苔黄,脉滑数。②肝火犯胃:口苦胁痛,头痛目赤,

心烦易怒,寐少梦多,舌红绛,脉弦数。治宜泻肝清胃,凉血止血。③脾胃虚寒:呕血或便血,血色紫暗,体倦神疲,心悸头晕,面色少华,四肢不温,舌淡苔白,脉细弱。④阴虚血热:胃脘隐痛,呕血,便血色红,口干唇燥,心烦不宁,头晕心悸,大便秘黑,舌红少苔,脉细数。⑤气滞血瘀:胃脘刺痛,拒按,舌质紫暗,脉弦。《中药新药临床研究指导原则》规定 UGIH 中医辨证标准如下:①胃火炽热证:吐血紫暗或呈咖啡色,甚则鲜红,常混有食物残渣,大便色黑如漆,口干口臭,喜冷饮,或胃脘胀闷灼痛,舌红,苔黄,脉滑数;②肝火犯胃证:吐血鲜红或紫暗,口苦目赤,胸胁胀痛,心烦易怒,失眠多梦,或有黄疸,胁痛宿疾,或见赤丝蛛缕、痞块,舌红,苔黄,脉弦数;③脾虚不摄证:吐血暗淡,大便漆黑稀溏,病情反复,面色㿠白,唇甲淡白,神疲乏力,心悸头晕,舌淡,苔薄白,脉细弱。2006 年中华中医药学会脾胃病分会编写的《中医消化病诊疗指南》将 UGIH 的中医临床症候标准制定如下:①胃中积热证。主症:吐血紫黯或咖啡色,甚则鲜红,大便黑如漆,口干口臭,喜冷饮。次症:胃脘胀闷灼痛,舌红苔黄,脉滑数。②肝火犯胃证。主症:吐血鲜红或紫黯,口苦目赤,心烦易怒。次症:黄疸,胁痛,舌红苔黄,脉弦数。③脾虚不摄证。主症:吐血黯淡,大便漆黑溏薄,病情反复,面色苍白。次症:头晕心悸,神疲乏力,纳少,舌淡红,苔薄白,脉弦细。④气虚血脱证。主症:吐血倾盆,大便漆黑甚则紫黯,面色苍白,大汗淋漓,四肢厥冷。次症:眩晕心悸,烦躁口干,神志恍惚,昏迷,舌淡红,脉细数无力或脉微欲绝。

三、UGIH 内镜表现与中医辨证分型

(一)中医证型与镜下出血表现的关系

张梅涧等研究 300 例 UGIH 患者镜下出血表现,发现气滞证多见于出血量较少的散在点状出血,虚寒型多见于出血量较大的片状渗血,二者比较有显著性差异($P < 0.05$)。李素娟研究 168 例 UGIH 患者镜下表现,发现肝胃气滞型多见弥漫性点状出血,胃热炽盛型多见片状渗血,二者比较有显著性差异($P < 0.05$)。王玉燕研究 174 例 UGIH 患者镜下出血表现,发现肝胃气滞型镜下多表现为黏膜充血水肿、糜烂及点状出血;胃热炽盛型多表现为黏膜充血水肿、糜烂,片状及条索状出血,二者比较有显著性差异($P < 0.05$),脾胃虚寒型除黏膜充血水肿糜烂及点片状出血外,同时大多伴有大小不一的溃疡面。

(二)中医证型与病变性质的关系

张梅涧等研究 300 例 UGIH 患者内镜像,发现消化性溃疡出血多表现为虚寒和火郁两类证型,分别为 32.8% 和 26.2%;而糜烂出血性胃炎则以气滞证为多,占 49.7%;恶性肿瘤多表现为瘀血证。秦研究 174 例 UGIH 患者,发现脾胃虚寒型和胃热炽盛型多为消化性溃疡出血,肝胃气滞型多见于糜烂出血性胃炎,二者比较有显著性差异($P < 0.01$)。朱红梅对 134 例消化性溃疡并出血病例胃镜下表现进行回顾性分析,发现伴见糜烂者以胃火炽热型多见,伴见萎缩者以脾虚不摄型多见,伴见胆汁反流证型以肝火犯胃型多见。仲兆杭研究 272 例 UGIH 患者发现,在消化性溃疡、出血性胃炎病例中,胃热壅盛型居首位,提示胃热壅盛型是上消化道出血的主要证型。董若林研究 105 例非静脉曲张性 UGIH 患者,其中

十二指肠溃疡、胃炎多见脾气亏虚及气血亏虚证,胃及复合溃疡多为胃火热盛证,肿瘤及食管疾病出血多见瘀血阻络证,应激性溃疡多见气血亏虚证,吻合口出血多见脾气亏虚证。

四、UGIH 中医证型与年龄、性别的关系

张建兰分析 300 例 UGIH 患者发现,男性发病明显高于女性,两者存在统计学意义($P<0.05$),且以老年组为主,其次是中年组和青年组($P<0.05$);发病时间主要为春秋季,明显高于夏冬季($P<0.05$)。陈志练等研究 1217 例急性 UGIH 患者发现,十二指肠球部溃疡出血发生率随年龄增长而下降,老年组与青年组比较($P<0.05$),而胃溃疡、胃癌、萎缩性胃炎出血者,中老年组则较青年组增多($P<0.01$);从中医辨证来看,青中年组肝胃郁热、胃火炽盛较老年组明显增加($P<0.05$),而脾虚不摄老年组较青年组明显增多($P<0.01$),而老年者夹痰、夹瘀比例随年龄增大比例升高($P<0.05$)。李素娟研究 168 例 UGIH 病例发现,17~40 岁以肝胃气滞和胃热炽盛型较多,41~60 岁则以肝胃气滞和脾胃虚寒型为多,60 岁以上者瘀阻胃络型较多,与其他各年龄组比较有显著差异($P<0.01$)。董若琳研究 105 例非静脉曲张性 UGIH 患者发现,21~40 岁以胃火热盛证最多,其次为脾气亏虚及气血亏虚,41 岁以上皆以气血亏虚证最多,瘀血阻络证未见于 40 岁以下者。

五、UGIH 与生活、精神因素、服药的关系

许田英等回顾性研究 135 例非老年 UGIH 患者发现,饮酒、精神因素、不当饮食为主要相关诱发因素,老年组中以服用非甾体药物为主要诱因($P<0.05$)。刘艺探讨 70 例非甾体抗炎药致 UGIH 的临床特点,发现女性、规律饮食是疾病的保护因素,高龄、酗酒、焦虑、抑郁情绪是危险因素($P<0.05$),且非甾体抗炎药致 UGIH 多为糜烂、多发的胃部病变。刘雯聿则指出在男性患者中因饮食不节,好烟嗜酒,胃热炽盛、迫血妄行、呕吐、便血多见。李春宏探讨老年 UGIH 患者,发现发病诱因依次为:药物(16.0%)、饮食不节制(8.0%)、饮酒(36.0%)。何晓芹研究 156 例肝硬化患者并发 UGIH 患者,发现其诱因主要为饮食不合理,其次是过度劳累、情绪激动、腹压升高以及不合理用药。杨志勇分析 98 例 UGIH 患者发现,中青年组发病多与酗酒、应激、暴饮暴食、学习或工作压力较大有关,而老年组以患严重心脑血管疾病者服用非甾体抗炎药为出血主要诱因的占 80.77%。

六、UGIH 与时间、气温、气节的关系

洪兆汉研究 254 例溃疡性 UGIH 患者发现,每月农历十五号前后是出血的高峰时期,而月初和月末出血者少,十一至二十号这 10 天时间内出血 147 例,明显高于初一至初十(57 例)与二十一至三十号(50 例),两者差异有统计学意义($P<0.01$);十一至二十号的脾虚胃热与肝火犯胃例数明显高于初一至初十与二十一至三十号,两者差异有统计学意

（$P<0.01$）。路小燕研究 559 例肝硬化 UGIH 患者发现,脾虚不摄证以大寒时多见,胃中积热证以立春时多见,肝火犯胃证在霜降时多见,气衰血脱证以小暑时多见,各组间差异有统计学意义（$P<0.05$）。王兰英等对甘肃省 7 个地区中医院 12 年间全部 UGIH 住院病历进行调查、统计,发现肝火犯胃型在立秋时多见,脾胃虚寒型在白露时多见,脾虚不摄型在夏至时多见,湿热蕴结型在谷雨时多见,胃中积热型在立春时多见。各组间差异有统计学意义（$P<0.05$）。王伯良等对 312 例肝硬化的食管胃底静脉曲张破裂或门脉高压性胃病引起的 UGIH 的季节进行统计分析,发现冬、春季出血率明显高于夏、秋季（$P<0.05$）。

七、现代医学辅助检查与中医证候相关性

樊亚巍研究 200 例 UGIH 患者中医辨证与微量元素的关系,两组在治疗前后 Zn、Mg、Fe、Cu 均低于本实验室正常人组,且治疗前两组之间无显著差异（$P>0.05$）;治疗后两组 Zn、Cu 略升高;Fe 均显著降低,组内比较差异明显（$P<0.05$）,但组间比较无显著差异（$P>0.05$）。治疗前脾虚组 Ca 明显低于火热组与正常组（$P<0.05$）,治疗后两组明显下降,组内比较有显著差异（$P<0.05$）。且在治疗后脾虚组仍低于火热组,两组差异明显（$P<0.05$）。蒋先耀测定了 40 例 UGIH 中医辨证分型和 400 例正常人血流动力学,发现 UGIH 患者脾胃虚寒型、胃中积热型的全血比黏度高切变、低切变,血浆比黏度,红细胞电泳,血细胞比容等五项指标与正常对照组比较显著降低（$P<0.01$）,其中以脾胃虚寒型下降突出,胃中积热型次之。而肝火犯胃型全血比黏度等四项指标较对照组明显升高（$P<0.01$）,但血细胞比容较对照组明显下降（$P<0.01$）。杨月艳将老年上消化道出血患者辨证分型为火热炽盛型与脾气亏虚型,并对比两项指标,发现脾气亏虚型 PGI2 低于火热炽盛型,经统计学处理有显著性差异,而血栓素 A2（TXA2）无明显差异,提示脾虚证与 PGI2 降低存在相关性。

八、问题与展望

综上所述,通过研究 UGIH 的证型分布与相关因素,可以通过观察研究高危人群及高发病率季节,运用中医中药对本病起预防及治疗作用,并通过现代诊疗技术来辅助完善疾病资料的收集。因而近年来也逐步产生了各种现代诊疗技术与中医辨证相结合来治疗疾病,这是中医辨证上的一大进步,但仍存在一些问题,例如:①该方面的研究主要集中在消化性溃疡、急性胃黏膜出血所致的上消化道出血,但中医辨证分型不统一,观察指标也不相同,使结论较为片面;②研究的资料数量及搜集的范围较为局限,应按照有规格的调查表填写完整病例资料,减少医师主观性描述的误差,进一步证实本研究结论的真实性,使结果更具参考价值。

（云南中医中药杂志,2015,36（11）:67-70）

中医治疗上消化道出血的研究进展

李小蝶　吴耀南

消化道出血是指从食管到肛门之间消化道的出血,是消化系统常见的病症。屈氏韧带以上的消化道出血称上消化道出血(upper gastrointestinal hemorrhage,UGIH)。UGIH 以呕血、黑便为首发症状而无消化道症状(上腹痛、腹胀、反酸、嗳气、烧灼感、恶心呕吐)的占62%,可归属于中医"呕血""便血"等范畴。据调查上消化道出血临床上最常见的病因是消化性溃疡、食管胃底静脉曲张破裂、胃黏膜的病变、肿瘤等。目前西医对本病的治疗仍局限于止血药加抑酸药,停药后复发率高,尚无特效疗法,而祖国医学治疗 UGIH 的优势,吸引了更多的患者寻求中医治疗。临床诸多医家根据中医的辨证施治原则,准确辨证立法选方,在提高临床疗效、控制病情复发、改善患者生活质量及减少药物副作用等方面发挥了独特作用,可见中医药治疗本病有其优越性和广阔的前景。现将近年来中医药治疗 UGIH 的研究进展综述如下。

一、辨证分型治疗

沈大政将 30 例 UGIH 辨证分为肝郁脾虚、肝火犯胃、脾失统摄、脾胃虚寒 4 型,分别用香砂六君子汤、泻心汤、金铃子散合左金丸、独参汤、黄土汤加减治疗,总有效率为 93.3%,明显高于对照组(常规药物治疗)30 例的 83.3%($P<0.05$)。薛为庆将 30 例 UGIH 辨证分为肝火犯胃、瘀血内滞、胃火炽盛、脾胃虚寒 4 型,分别用龙胆泻肝汤、失笑散合丹参饮、泻心汤合十灰散、黄土汤加味治疗,总有效率为 90%,显著高于对照组(常规西药治疗)22 例的 77.2%($P<0.05$)。张德元将 63 例 UGIH 辨证分为火热熏蒸、阴虚火旺、脾失统摄、中阳虚弱 4 型,分别用泻心汤、玉女煎、归脾汤、黄芪汤加减治疗,总有效率为 93.65%,显著高于对照组(去甲肾上腺、西咪替丁、氢氧化铝凝胶)78 例的 85.89%($P<0.05$)。王宪英将42 例 UGIH 患者辨证分为胃中积热、肝火犯胃、脾虚不摄 3 型,在止血胶囊基础上各型分别以泻心汤合十灰散、地榆散、黄土汤合归脾汤加减治疗,总有效率为 76.19%,明显高于对照组(奥美拉唑、氨甲苯酸)的 38 例的 63.16%($P<0.01$)。

二、专方治疗

王菲用自拟建中汤加减(饴糖 30 g、附子 10 g、桂枝 10 g、生姜 10 g、枳壳 10 g、砂仁

10 g、吴茱萸 10 g、藕节炭 15 g、仙鹤草 10 g、三七粉 3 g、黄芪 20 g、党参 20 g、当归 15 g、芍药 20 g、炙甘草 5 g)治疗 UGIH 患者 90 例,总有效率 92.22%,优于对照组(垂体后叶素)90 例的 81.11%(P<0.05)。忻胜芳用自拟七黄粉(三七粉 2 g、生大黄粉 3 g)治疗 UGIH 患者 65 例,总有效率 92.3%,显著优于对照组(奥美拉唑、巴曲酶)65 例的 80.0%(P<0.01)。邓志刚等用宁络止血汤(当归、仙鹤草、白芍药、蒲包、生地黄、山茱萸、三七粉、清半夏、生龙骨、黄连、甘草、赤石脂),治疗 UGIH 患者 100 例,总有效率 96.0%,显著优于对照组(常规西药治疗)50 例的 84.0%(P<0.05)。李盛开用三黄止血汤(炒栀子 10 g、黄连 10 g、丹皮 10 g、仙鹤草 10 g、石斛 10 g、黄芩 10 g、象皮末 10 g、三七粉 10 g、知母 20 g、五倍子 15 g、制大黄 5 g、乌贼骨 10 g)治疗 UGIH 患者 50 例,总有效率 92%,显著优于对照组(西咪替丁、酚磺乙胺)50 例的 74%(P<0.05)。

三、基本方加减治疗

陈维卓用乌及散(乌贼骨 15 g、白及 20 g、生大黄 6 g、阿胶 12 g、黄芪 30 g)为主方,气虚不摄加党参、白术;脾胃虚寒加炮姜、艾叶;肠道湿热加地榆、槐花;胃热壅盛加黄连、栀子;肝火犯胃者加龙胆草;治疗 UGIH 患者 54 例,总有效率 94.44%,优于对照组(奥美拉唑、氨甲苯酸)50 例的 80.00%(P<0.05)。张学成用加味泻心汤(黄连 9 g、大黄 15 g、黄芩 10 g、白及 12 g、乌贼骨 15 g、三七片 10 g、甘草 5 g)为基本方,反酸加瓦楞子 20 g、浙贝母 10 g;头晕心悸加阿胶(烊化)12 g、黄芪 15 g;腹痛加延胡索 10 g;血见黑则加槐花炭、侧柏炭;治疗 UGIH 患者 30 例,总有效率 90.0%,优于对照组(雷尼替丁)33 例的 78.8%(P<0.05)。欧阳星用健脾摄血汤(黄芪 40 g、三七 6 g、白及 10 g、炒白术 15 g、山药 20 g、茯苓 10 g、生甘草 5 g)为主方,大便稀溏、腹痛、口苦、苔黄腻加地榆 10 g、生山栀 10 g、黄芩 10 g;腹部隐痛、喜热饮、便溏加灶心土 15 g、淡附片 10 g、炮姜 5 g;脘腹胀满加炒枳壳 10 g;食欲不振加炒谷芽、麦芽各 20 g;治疗 UGIH 患者 40 例,总有效率 97.5%,显著优于对照组(氨甲苯酸、酚磺乙胺、西咪替丁)32 例的 84.4%(P<0.05)。高萍用自拟黄连三七汤(黄连 6 g、三七参 3 g、白及 15 g、乌贼骨 30 g、砂仁 6 g、木香 6 g、蒲公英 30 g、党参 12 g、甘草 6 g)加减治疗 UGIH 患者 50 例,湿热重加黄连至 12 g;脾胃虚寒重加干姜 10 g、吴茱萸 5 g;肝郁气滞加柴胡 10 g、香附 10 g;痰湿重加浙贝母 12 g、橘红 10 g、焦三仙各 10 g;伴瘀血刺痛加延胡索 12 g、白芍 15 g;治疗 UGIH 患者 50 例,总有效率 92%,显著优于对照组(雷尼替丁、奥美拉唑)50 例的 74%(P<0.01)。

四、单味药及中成药治疗

姚永芳用大黄粉 3～6 g 口服或胃管注入治疗 UGIH 患者 40 例,总有效率 100%,显著优于西药组(注射卡络柳钠)40 例的 87.5%(P<0.05)。王洪君用三七粉剂治疗 UGIH 患者 57 例,治疗出血的总有效率(96.49%)与对照组(凝血酶)55 例的总有效率(94.55%)相

近(P＞0.05)，但治疗组总止血时间26.81±16.1 h，短于对照组的36.00±19.37 h(P＜0.05)。邹交平治疗组采用常规的中西医结合疗法加用生大黄粉胶囊，治疗UGIH患者32例，治愈好转率90.63％，优于对照组(常规的中西医结合治疗)20例的65.00％(P＜0.05)。舒雅仙等用大黄粉、白及粉口服联合西药奥美拉唑针治疗UGIH患者28例，治疗总有效率89.20％，优于对照组(奥美拉唑针)32例的65.60％(P＜0.05)。蒋建玲等用大黄粉联合奥美拉唑治疗UGIH患者53例，总有效率96.2％，显著优于对照组(奥美拉唑)50例的72％(P＜0.05)。

五、中西医结合治疗

何仲瑾等用自拟止血散(茯苓、党参、三七粉、大黄炭、乌贼骨、炒白术、甘草等)，联合奥美拉唑治疗UGIH患者63例，总有效率80.95％，优于西药组(奥美拉唑)42例的54.76％(P＜0.05)。袁忠杰等用自拟愈疡止血方(煅瓦楞子30 g、煅乌贼骨30 g、白及20 g、三七粉冲3 g、生大黄20 g)，脾胃虚寒者加炮姜炭、艾叶炭；肝火犯胃加丹皮、栀子；胃热壅盛加黄连、黄芩，联合奥美拉唑、正肾水治疗UGIH患者20例，总有效率95％，显著优于西药组(奥美拉唑、正肾水)18例的88.9％(P＜0.01)。王新生用自拟止血汤(大黄3 g或6 g、黄芪6 g或3 g、白及3 g、白芷3 g)联合奥美拉唑、氨甲苯酸治疗UGIH患者46例，总有效率93.48％，显著优于西药组(奥美拉唑、氨甲苯酸)30例的66.67％(P＜0.01)。王智彪等用中药汤剂(白及12 g、黄连6 g、生地黄15 g、茜根炭15 g、黄芪9 g、大黄19 g)，联合常规西药治疗UGIH患者74例，总有效率93.24％，优于对照组(常规西药)45例的75.56％(P＜0.05)。黄道坡等用三黄白及散(大黄炭、黄芩炭、黄连、紫珠草、白及、三七粉等)，联合抑酸、抗感染、止血药治疗UGIH患者50例，总有效率95.84％，显著高于西药组(抑酸、抗感染、止血)的76.66％(P＜0.05)。

六、结合胃镜下治疗

王新芳将UGIH患者随机分2组各53例，治疗组予补充血容量、抑酸及胃镜下喷洒云南白药治疗，总有效率86.79％，优于对照组(补充血容量、抑酸)的75.47％(P＜0.05)。李铁强等将UGIH患者随机分2组，治疗组40例予制酸、护胃及胃镜下喷洒超威大黄粉溶液，总有效率95.00％，优于对照组(制酸、护胃)41例的75.6％(P＜0.05)。黄俊将80例UGIH患者随机分2组，各40例，观察组在发病后24 h内急诊内镜下(局部注射蛇毒凝血酶及Olympus NM-3K内镜注射针，并予肾上腺素冰冻生理盐水局部喷洒)治疗，对照组于发病24 h后择期内镜下治疗。观察组输血率(32.5％)、再出血率(7.5％)及住院时间[(9.2±3.1)天]显著低于对照组的[55.0％、25.0％及(15.5±3.7)天](P＜0.05、P＜0.05、P＜0.01)。刘华汉将60例UGIH患者随机分两组，各30例，实验组在对照组(口服去甲肾上腺素冰盐水、质子泵抑制剂强力制酸等)基础上施行内镜下局部喷洒中药止血散：

地榆炭30 g、白及 15 g、大黄炭 50 g、三七 9 g，其止血率为 86.7%，显著高于对照组的 56.7%（$P<0.01$）；再次出血率为 10.0%，明显低于对照组的 33.3%（$P<0.05$）；平均止血时间为（14.2±2.3）分钟，明显短于对照组的（23.1±1.8）分钟（$P<0.01$），实验组疗效优于对照组（$P<0.01$）。

七、其他治疗

毕莹等将 234 例 UGIH 患者随机分为两组，各 117 例。治疗组在西医常规治疗基础上同时予针刺治疗，治疗组的患者均在 10 d 内止血，短者 2 d 即止血，长者 10 d。对照组短者 4 d 止血，长者超过 15 d。治疗组总有效率显著高于对照组（$P<0.05$），同时治疗组上述多项指标的改善均优于对照组。武箭将 84 例 UGIH 患者随机分为治疗组 43 例，对照组 41 例，治疗组在内科常规处理上给予音乐疗法，其再出血率 61% 显著优于对照组（内科常规治疗）的 23.2%（$P<0.01$）。治疗组总治愈率为 88.3%，明显优于对照组（内科常规治疗）的 73.1%（$P<0.05$）。

八、问题和展望

综上所述，目前对 UGIH 治疗的研究大多在中医药领域寻找突破口，临床证明中医药治疗 UGIH 的疗效确切，副作用较少，具有巩固疗效、减少再出血率以及全身调理等综合作用，尤其近年来中医药在难治性 UGIH 及预防 UGIH 复发方面有其优势，但还存在一些不足的地方，如病因病机、辨证分型、疗程长短、疗效判断、出血后护理等，缺乏统一标准；科研设计欠严谨，观察近期疗效较多，观察远期疗效较少，中医药效的作用机制不明，等等，有待进一步研究。此外，中药选方选药、炮制方法等因素也限制了中医药应有疗效的发挥。今后应该充分利用现代科技手段，从不同角度着手，综合研究得出更全面、更可靠、重复性强的中医治疗方法。

（中医药通报，2017，16（01）：70-72）

热湿敷疗法在消化性溃疡出血治疗中的疗效观察与护理

陈丽凤 连美珠 吴耀南

据报道,热湿敷疗法(即中药塌渍配合TDP照射)被广泛应用于临床,用于治疗肝病、关节腔积液、静脉炎、类风湿性关节炎等,取得良好的治疗效果。消化性溃疡出血(PUB)占上消化道出血原因中的50%,也是消化性溃疡最常见的、潜在生命危险的急性并发症。我科在积极救治的同时,采取相应的湿敷方配合 TDP 照射,有显著的治疗效果,现报告如下。

一、资料与方法

(一)诊断标准

西医诊断标准及出血程度分级标准参照《实用中医消化病学》中消化性溃疡与上消化道出血所制定的诊断标准;中医证候诊断标准、证候分级量化标准、纳入病例标准和排除病例标准参照《中药新药临床研究指导原则》及《实用中医消化病学》中上消化道出血的诊断标准。

(二)临床资料

选择全部病例均来自 2015 年 10 月—2016 年 3 月我科住院患者共 78 人,均被确诊为属中度出血程度的 PUB,中医辨证属脾虚湿热证,随机分为治疗组 39 例与对照组 39 例。两组患者的性别、年龄、出血程度、治疗前血红蛋白水平、治疗前临床症状差异无统计学意义($P>0.05$),具有可比性。

(三)治疗方法

治疗组予热湿敷疗法,处方由不同味中药配制而成,分别由黄芩炭、栀子炭、炒白术、茯苓、黄连、侧柏炭、蒲黄炭、仙鹤草、紫珠草、白及、白醋等组成;并予兰索拉唑(海南中化联合制药工业股份有限公司生产)30 mg 加入 0.9%氯化钠注射液 100 mL 静滴,每日 2 次;氨甲苯酸(常州兰陵制药有限公司生产)0.3 g 加入 5%葡萄糖注射液或 0.9%氯化钠注射液250 mL静滴,每日 1 次。

对照组予兰索拉唑(海南中化联合制药工业股份有限公司生产)30 mg 加入 0.9%氯化钠注射液 100 mL 静滴,每日 2 次;氨甲苯酸(常州兰陵制药有限公司生产)0.3 g 加入 5%葡萄糖注射液或 0.9%氯化钠注射液 250 mL 静滴,每日 1 次。

两组患者均根据病情需要,给予禁食、输液、维持水电解质平衡、输血及营养支持等基础治疗。7 d 为 1 个疗程,两组均治疗 1 个疗程。

（四）观察项目

①临床疗效:主要观察出血停止、大便隐血转阴的天数;同时观察胃痛、头晕、乏力、心悸、口干等相关症状的改善情况。②安全性:观察血压、心率,血、尿常规,心电图、肝功能、肾功能等。③不良反应:观察服药后出现不良反应症状,如实记录症状、发生时间、名称、特点、处理措施等,计算不良反应发生率。

（五）疗效标准

①临床疗效标准:参照《实用中医消化病学》中上消化道出血的疗效判定标准。②证候疗效判定标准及中医主、次要症状疗效标准参照《中药新药临床研究指导原则》。

（六）统计学处理

应用 SPSS13.0 统计软件。计量资料以 $(x \pm s)$ 表示,采用 t 检验及秩和检验。

二、结果

（一）两组总体疗效比较

详见表 1。结果示治疗组疗效优于对照组($P < 0.05$)。

表 1 两组总体疗效比较[n(%)]

组别	n	治愈	显效	有效	无效	总有效
治疗组	39	15(38.46)	16(41.03)	6(15.38)	2(5.12)	37(94.87)△
对照组	39	9(23.08)	11(28.21)	13(33.33)	6(15.38)	34(84.62)

注:与对照组比较,△$P < 0.05$,△△$P < 0.01$,下同。

（二）两组中医证候疗效比较

详见表 2。结果示治疗组中医证候疗效优于对照组($P < 0.05$)。

表 2 两组证候疗效比较[n(%)]

组别	n	治愈	显效	有效	无效	总有效
治疗组	39	16(41.03)	14(35.90)	7(17.95)	2(5.13)	37(94.87)△
对照组	39	7(17.95)	8(20.51)	17(43.59)	7(17.95)	32(82.05)

（三）两组症状疗效比较

详见表 3。结果示治疗组黑便、胃痛、痞满、乏力、头晕改善优于对照组($P < 0.05$);而两组呕血、心悸、口干、面色苍白改善无统计学意义($P > 0.05$)。

表 3　两组治疗后主要及次要症状疗效比较

症状	治疗组						对照组					
	n	治愈	显效	无效	有效	总有效率/%	n	治愈	显效	无效	有效	总有效率/%
呕血	18	18	0	0	0	18(100.00)	17	17	0	0	0	17(100.00)
黑便	39	24	3	3	2	36(92.31)△	39	15	8	9	7	30(76.92)
胃痛	21	12	5	1	3	20(95.24)△	19	10	3	3	3	16(84.21)
痞满	25	16	5	2	2	23(92.00)△	23	8	6	4	5	19(82.61)
乏力	39	17	15	4	3	35(89.74)△	39	8	13	9	9	30(76.92)
头晕	39	13	13	4	2	35(89.74)△	39	6	13	7	4	32(82.05)
心悸	26	14	7	3	2	23(88.46)	25	13	7	2	3	23(92.00)
口干	31	13	13	2	3	29(93.55)	30	7	17	3	3	27(90.00)
面色苍白	38	12	16	4	6	34(89.47)	37	9	16	3	9	34(91.90)

（四）两组大便隐血转阴时间比较

详见表 4。结果示治疗组大便隐血转阴时间显著短于对照组（$P<0.01$）。

表 4　两组大便隐血转阴时间比较（$d,\bar{x}\pm s$）

组别	n	转阴时间
治疗组	39	3.48±1.03△△
对照组	39	4.69±1.56

（五）不良反应

78 例患者均于治疗前后进行血、尿常规，肝、肾功能，心电图检查，均未发现明显不良反应。

三、护理

（一）热湿敷疗法配制及流程

①先预热 TDP 治疗仪 5 min，根据医嘱将热湿敷方药液倒入治疗碗，投入无菌纱布，纱布充分浸没于药液之中；②协助患者取合适体位，选择中脘、上脘、下脘以及胃经的诸多穴

位,暴露治疗穴位;③用镊子取出纱布轻拧,摊开湿敷于治疗部位,一般纱布以 3 层为宜,然后将 TDP 治疗仪照射于纱布上方,距离30～50 cm,温度 38～40 ℃;④TDP 治疗仪持续照射约 30 min,待药液吸收,纱布干燥后,取下纱布、撤除 TDP 治疗仪。

(二)注意事项

①必要时屏风遮挡,冬季注意保暖;②月经期及孕妇的腹部、腰部、骶部均不宜行热湿敷治疗;③TDP 治疗仪照射距离不宜过近,温度不宜过高,防烫伤;④不宜在皮肤感染、有创口部位进行该项治疗;⑤对上述药液过敏者禁止进行该项治疗;⑥所用纱布、药液均为一次性用品,禁止重复使用,其余用品均应按规范消毒后使用,避免交叉感染。

四、讨 论

PUB 属中医学"吐血""便血"范畴,为脾胃病科常见急重症。笔者根据多年的临床经验认为,本病绝大多数病例表现有"本虚标实"的特点,目前临床以脾虚湿热证为多。究其原因,其一,现代人生活节奏快,生活饮食无规律,饮食无度,脾胃为其所伤;其二,现代人生活水平提高,常过食肥甘厚腻之品或暴饮暴食,久而损伤脾胃,脾虚运化无权,则饮食停滞;其三,现代人精神压力较大,常常思虑过度,过思则伤脾,故久而脾胃更加虚弱。脾虚不能运化水湿,则湿浊内蕴,蕴久化热,湿热内生,热邪迫血妄行,且脾虚统摄无权,血液不循常道,溢于脉外,则见呕血、便血,因此脾虚湿热是该病的主要特点。总之,本病其本为脾胃虚弱,其标为湿、热,故"虚、湿、热"为其主要病机。治疗本病宜攻补兼施,标本兼治,以健脾利湿清热凉血为大法。本病仅用西药输液治疗,疗效尚可,但疗程较长,患者常需住院较长时间,我科治疗该病在使用西药输液治疗的基础上配合中医外治疗法——热湿敷疗法可明显提高患者疗效,并缩短患者住院时间。方中黄芩炭清热燥湿、凉血止血,炒白术健脾益气、摄血止血,以复统摄之权,二者共为君药,使热清血凉而血自止,脾健而能摄血;黄连、栀子炭,苦寒清泻中焦及三焦之火,使火降而血止,两者共为臣药;仙鹤草补虚止血,茯苓健脾益气,增强本方健脾补气摄血之力,故为佐药;侧柏炭、蒲黄炭、紫珠草、白及增强本方止血之功,并促进离经之血的消散,又能使止血而不留瘀,共为佐药;肝藏血,白醋酸收以引诸药入肝,并促进止血之功为使药。诸药合用,共奏健脾利湿清热凉血活血之效,俾攻补兼施,标本同治。以无菌纱布蘸上方药液,待浸透后敷于患者中上腹部,并配以 TDP 治疗仪照射以保持药液温度维持在 38～40 ℃,促进药液吸收,中上腹部有中脘、上脘、下脘以及胃经的诸多穴位,药液均可通过以上穴位吸收进入经络直达胃脘部,起到直达病所、迅速奏效之功,故而临床收效显著。

(陈丽凤,连美珠,吴耀南,收稿于 2017 年)

第六篇

溃疡性结肠炎的诊治经验

吴耀南辨证治疗久泻经验摄要

陈聪明　蔡锦松　叶　晟　蓝俊才　詹　杰

久泻是以大便次数增多、粪便清稀为特征的一组症状,病程在 2 个月以上,多由急性泄泻发展而来,常反复发作,缠绵不愈,治疗棘手。西医多见于慢性肠炎、腹泻型肠易激综合征等疾病,属消化系统常见病、多发病。吴耀南教授(简称吴师)为第一批全国 200 名中医优秀临床人才和第六批全国老中医药专家学术经验继承工作指导老师,北京中医药大学、福建中医药大学硕士生导师。吴师从医近 40 载,对脾胃病的治疗有独到的见解,临证能根据时代变迁、疾病表现变化而灵活思变,又不失中医审证求因、辨证论治之本。笔者有幸随师临证,收益颇丰,兹就其经验,择要介绍如下,供同道参考。

一、分型体会

《景岳全书·泄泻》:"凡泄泻之病,多由水谷不分,故以利水为上策""治泄不利小便,非其治也"。提出用分利之法治疗泄泻。《医宗必读》提出著名的治泻九法,即淡渗、升提、清凉、疏利、甘缓、酸收、燥脾、温肾、固涩,全面系统地论述泄泻的治法,是泄泻治疗学上的里程碑。清代医家对泄泻的论著颇多,对此病认识日趋完善,病因强调湿邪致泻的主导性,病机重视肝、脾、肾的重要作用。受此启发,吴师对久泄的辨治主要从肝、脾、肾进行分型论治。

(一)和法疏肝痛泻法

随症加减效堪夸。《医方考》:"泻责之脾,痛责之肝,肝责之实,脾责之虚。脾虚肝旺,故令痛泻。"吴师通过长期研习古籍及临证观察,认为久泻治疗早期当重视调和肝脾。肝木脾土联系紧密,肝体阴用阳,其喜条达而恶抑郁之性有赖于脾之生化气血的滋养。吴师认为现代人生活节奏快、工作压力大,故易出现精神紧张、劳倦过度、饮食不调等情况。该病早期多因肝气乘脾、肝郁脾虚而致脾运失常,进而引起腹痛、泄泻。病程日久,脾虚渐深,脾虚湿盛,加之闽地气候炎热多雨,病家易外感湿热之邪,合而为病。肝郁之体复感湿热之邪,脾胃运化失职,水湿下渍于肠道而致腹泻。吴师认为本病病机多以脾胃虚弱为本,肝气郁结为标,病因尤与情志失调关系密切,在治疗早期调和肝脾之品不可或缺。疾病中期当考虑地域气候特点,不忘湿热内蕴之机,治以疏肝为主,酌情健脾、清热、化湿。

1. 肝气乘脾证

症见：泄泻肠鸣，情志诱发，腹痛攻窜，泻后痛减，心烦郁怒，胸胁胀闷，嗳气叹息，舌质淡红，舌苔薄白，脉弦或滑。治以抑肝扶脾，方拟痛泻要方合四逆散加减。

2. 肝郁脾虚证

症见：泄泻肠鸣，矢气频作，腹痛攻窜，泻后痛减，心烦郁怒，胸胁胀闷，嗳气叹息，食欲不振，神疲乏力，舌质淡红，舌苔薄白，脉细弦。治以疏肝健脾，方拟痛泻要方合四神汤加减。

3. 肝郁湿热证

症见：泄泻肠鸣，腹痛攻窜，泻后痛减，心烦郁怒，胸胁胀闷，嗳气叹息，纳食减少，烦热口渴，肛门灼热，舌质淡红，舌苔黄腻，脉弦滑数。治以抑肝扶脾、清化湿热，方拟痛泻要方合葛根芩连汤加减。

（二）补法

健脾求根本，补虚祛实疗顽泄。《景岳全书·泄泻》曰："泄泻之本，无不由于脾胃……则水反为湿……不能输化，乃致合污下降而泻痢作矣。"又云："脾弱者，因虚所以易泻，因泻所以愈虚……"在此基础上，气滞、湿阻、郁热、痰结等诸邪应运而生。虽然泄泻的具体病机有别，临床表现也各不相同，但脾胃虚弱是泄泻发生的主要病机，这一点毋庸争论。吴师认为导致脾虚泄泻的原因主要是长期饮食不节，饥饱失调，中伤脾胃，或劳倦内伤，或久病体虚，或禀赋不足，素体脾虚，不能受纳水谷，运化无权，聚水为湿，积谷为滞，湿滞内生，清浊不分，混杂而下，发生泄泻。《脉因证治·内伤泄泻》载文："脾虚泻之因，脾气素虚，或大病后，过用寒凉，或饮食不节，劳伤脾胃，皆成脾虚泄泻之症。"讲的亦是此理。综上，可推导出"脾"是泄泻的主要病位，"湿"是泄泻的主要病因。治以健脾益气为主，酌情加以化湿、清热、升提。

1. 脾胃虚弱证

症见：便溏或泄，迁延反复，食欲不振，食后脘闷，饮食不慎，则便溏泄，面色不华，神疲倦怠，舌淡苔白，脉细弱。治以健脾益气止泻，方拟四神汤合五味异功散。

2. 脾虚湿阻证

症见：腹痛便溏，迁延反复，稍进油腻，或食寒凉，则便溏泄，纳食减少，脘闷不舒，面色萎黄，神疲倦怠，舌质淡胖，边有齿痕，舌苔白腻，脉滑或濡。治以健脾益气、化湿止泻，方拟四神汤合平胃散加减。

3. 脾虚湿热证

症见：泄泻腹痛，泻下急迫，泻而不爽，粪色黄褐，气味臭秽，肛门灼热，烦热口渴，小便短黄，舌质红，苔黄腻，脉滑数或濡数。治以健脾益气、清化湿热，方拟四神汤合葛根芩连汤加减。

4. 中气下陷证

症见：久泻不止，滑脱失禁，脱肛，脏器下垂，神疲乏力，声低懒言，舌淡苔白，脉象细弱。治以益气健脾、升阳固涩，方拟补中益气汤加减。

(三)补肾健脾

固先天,温清并用祛寒热。《景岳全书》曰:"盖肾为胃关,开窍于二阴,所以二便之开闭……而阴寒极盛之时,则令人洞泄不止也。"阐述从肾论治泄泻的方法。肾、脾各为先、后天之本,二者在维持人体机能方面联系紧密,命门真阳温煦脾阳,同时又赖后天精气的充养。脾虚久泻,伐伤阳气;或年老体弱,真阳不足;或先天不足,同致则肾阳衰微。釜底失焰,脾失温煦,脾运失司、固涩无力,迁延日久则见脾肾两虚;升提无力,津液下流,故腹泻不止。医门素有"久泻无不伤肾"之谓,故针对久泻患者,吴师指出"久病应兼顾温肾健脾"的学术观点。福建地处祖国东南,为亚热带季风气候,夏季高温高湿,闽人湿热体质多。湿为阴邪,热为阳邪,两种病邪同时存在于体内。湿邪其性寒,易伤脾、肾之阳而从寒化,常见为寒热错杂之证,故治疗当从清热、温阳、利湿多方面着手。

1. 脾肾阳虚证

症见:五更泄泻,完谷不化,肠鸣腹痛,泻后则安,形寒肢冷,腹部喜暖,腰膝酸软,食欲不振,舌淡苔白,脉象沉细。治以温补脾肾、固涩止泻,方拟八神汤加减。

2. 寒热错杂证

症见:腹痛肠鸣,五更泄泻,完谷不化,便夹黏液,形寒怕冷,脘腹喜暖,口干口苦,心烦嘈杂,舌淡或红,舌苔黄腻,脉象细数。治以寒热并行、攻补兼施,方拟乌梅丸加减。

二、选方体会

吴师通过数十年的临床经验总结和古方筛选,将久泄病位定在肝、脾、肾三脏,具体分为九个证型辨治,然实际上仅用痛泻要方、葛根芩连汤、四神汤、四神丸、乌梅丸五个基本方,酌情合并或加减而用。

(一)痛泻要方

吴师认为痛泻要方可作为治疗肠易激综合征(irritable bowel syndrome,IBS)的基础方。IBS病位主要在肝脾,肝失疏泄、脾虚失运、肝脾不和为其主要病机,其余证型多由肝气乘脾、肝脾不和、肝郁脾虚、肝郁湿热演变而成。在治疗上多以抑肝扶脾为基本治法,大多采用痛泻要方为主方。随症加入和胃、清热、化浊、利湿、温中、养阴、理气、活血等药,即使专方验方中也多以痛泻要方为基础化裁,或方中寓有痛泻要方进行治疗。方中白术健脾燥湿以治土虚;白芍柔肝缓急止痛,与白术相配于土中泻木;陈皮理气燥湿,醒脾和胃;防风散肝疏脾,诸药相须,脾健肝柔,痛泻自止。

(二)四神丸和四神汤

久泻病初多为肝木克土,肝郁乘脾,进而伤及脾胃,致脾胃虚弱。久泻不止常伤及肾阳,故脾肾阳虚是腹泻型IBS的重要病机所在。《素问·阴阳应象大论》"清气在下,则生飧泄";《素问·至真要大论》"诸病水液,澄澈清冷,皆属于寒"。治宜温补脾肾,方用四神丸。古方"四神丸"由补骨脂、肉豆蔻、吴茱萸、五味子、生姜、大枣组成,用于治疗脾肾阳虚的久泻。

　　闽南民间验方"四神汤"由茯苓、淮山、芡实、莲子组成,有健脾益气、利湿止泻功效。吴师认为"四神丸"温肾尚可,健脾不足,故将"四神丸"合并"四神汤"组成"八神汤",用于治疗脾肾阳虚久泻,每获佳效。八神汤方中补骨脂辛苦大温,温肾暖脾,《本草纲目》谓其可"治肾泄";肉豆蔻温脾暖胃,涩肠止泻;五味子收敛固涩,温肾健脾;吴茱萸温肾散寒,大补下焦元阳;茯苓、芡实益气健脾除湿;莲子、山药补脾益气,补肾固精;诸药合用共奏温肾健脾、利湿止泻之功,可使泻止而病愈。

(三)乌梅丸

　　《伤寒论》曰:"蛔厥者,乌梅丸主之。又主久利。"方用乌梅,并用簸渍,更增其酸性,为安蛔止痛之主药;用苦寒之黄连、黄柏,以清上热;用辛热之细辛、干姜、附子、蜀椒、桂枝取其气辛以伏蛔,温以祛下寒;用人参、当归益气养血;米饭、蜂蜜和胃缓急。诸药合用,平调寒热。临证用于慢性顽泻(如慢性菌痢)失治日久而寒邪化热,或湿热久留伤阳而形成上热下寒或寒热夹杂之证者。陈修园云:"久泻诸药不效,有脏热肠寒、脏寒肠热之辨。"亦印证此理。吴师认为此处之"利"既指痢疾,又指久泻,并受此启发,主张运用乌梅丸治疗证属寒热错杂之久泻,临床验之常获佳效,即刘完素之法:"末治久泄法,仲景论厥阴经治法是也"。

三、用药体会

(一)强调对症处理、标本兼治

　　吴师临证强调辨证论治与对症处理相结合的诊疗模式,辨证论治以遣方治本,对症加减以裁药治标,此为临证速效缓解病痛的不二法门。在确定久泻的基本病位、证型、用方分别为三脏、九型、五方后,吴师经过长期临床实践,总结出针对兼夹症的加减用药法度,总结如下。

1. 健脾药

　　古言"四季脾旺不受邪",吴师秉承"脾胃虚弱"乃久泻主要病机之旨,临床诊疗久泻,即使病家没有明显的脾虚症状也酌情加健脾药物,程度轻者配伍淮山药、炒扁豆、茯苓、炒白术、莲子、大枣、焦神曲,脾虚明显者加黄芪、党参、炙甘草。即使诊断为实证,也会在遣用祛除邪实药物的基础上,配伍健脾药,勿犯虚虚实实之戒。吴师认为凡久泻必有虚,且临床病机多为虚实夹杂,单纯实证或虚证者鲜见。教科书治久泻观点:实证则纯予祛邪,虚证则纯予补虚,吴师认为不妥,此为后生当重视之处。

2. 利水药

　　《景岳全书·泄泻》:"泄泻之病,多见小水不利,水谷分则泻自止。故曰:治泻不利小便,非其治也。"利小便虽可实大便,但须中病即止,因久泻多为脾虚失运或脏腑虚损,虽有水湿,若过利小便则伤正气。《中医内科学》:"久泻不可利小便",吴师主张:久泻不可过利小便。临证加减习用车前子、白茅根、淡竹叶、马齿苋,收效尚可。

3. 消导药

临证观察,顽固型久泻存在便前腹痛,泻后痛减或消失以及腹痛不减轻两种情况。周冠群老师认为:"泻后腹痛减轻或消失属积滞为患,泻后腹痛不减轻者为肝脾不和。"虽为一家之言,但强调积滞为患亦可致泻之理。吴师临证以泻后痛减、嗳腐吞酸等为食积胃肠着眼点,恒用焦神曲、焦山楂、炒麦芽、炒谷芽开胃助运使邪无留滞,以促进脾胃功能的恢复。

4. 升清药

吴师临证,凡见证属中气不足者,悉用补中益气汤升阳止泻,此补其不足也;亦惯伍用升举清阳药物如荷叶、升麻、桔梗、葛根等以升举阳气,此止其下泄也。

5. 消胀药

肝郁气滞,横逆侵犯脾土,则可见胃脘胀闷,太息频作,嗳气则舒。吴师临证用药,善用"一药而有两用之品",如是则于病症更为合拍,病患经济压力亦能相应减轻。如鸡矢藤、穿山龙两药,一药便具有通络、消积、行气之用,故为我师喜用。旁若陈皮、青皮、乌药、枳壳之属,功用单一,但理气力专,亦常使用。

6. 止痛药

疼痛一症,病因众多。如食积、虫积腹痛,实热火毒作痛者,当祛除导致疼痛的因素,无须过多使用止痛药。然而众多疾病常伴有疼痛,甚有痛至晕厥者,如此则必须标本兼治、分清主次,在辨证论治的原则下使用止痛药。吴师对于腹痛、腹泻一症,常配伍止痛药于辨证方中,具体如白芍、甘草、延胡索、两面针、徐长卿、武靴藤、乳香、没药等。以上诸药止痛机理有行气止痛、化瘀止痛、缓解止痛之别,然吴师以"疼痛"为主要着眼点,不拘泥于病机之不同,临证大胆应用,屡效不爽。

7. 止血药

临证见排出黑便,或便中带血者,则配伍仙鹤草、蒲黄炭、白及、旱莲草、三七粉于辨证方中。

8. 收涩药

久泄不止,滑脱不禁,证属脾肾阳虚者,可稍佐用收敛固涩、理气升阳之品,使其涩而不滞。此处吴师喜用乌梅、石榴皮、煨诃子、赤石脂、肉豆蔻等加减。倘因湿热、血瘀、食滞等实邪尚在者,则应慎用收涩药物,以防闭门留寇。

9. 治黏液药

临证见泄下不爽、便下脓血、里急后重者,可用白头翁、秦皮、败酱草、土茯苓等清热燥湿、解毒治痢之品。

10. 抗溃疡药

症见大便滑脱不禁,喜暖喜按,下痢赤白等西医病属溃疡性结肠炎、克罗恩病者,吴师常用蒲黄、海螵蛸、白及、乳香、没药等消肿、生肌、敛疮之品。

(二)发掘民间草药,提高疗效

吴师治疗久泻善用野麻草、鬼针草、两面针、虎尾轮、凤尾草等闽南地方草本植物。该类药有抗菌消炎、活血化瘀、行气止痛的功效,现代科学试验该类药物对金黄色葡萄球菌、霍乱弧菌、炭疽杆菌、舒氏痢疾杆菌有不同程度抑菌作用,适用于治疗急性阑尾炎、急性胃肠炎、溃疡性结肠炎、克罗恩病,此类患者长期腹泻、便秘,常存在肠道菌群失调、肠道慢性炎症,配合使用常获良效。

病例介绍

沈某,女,44 岁,2014 年 6 月 14 日初诊。主诉:反复泄泻 20 余年,再发 2 个月。辰下症见:大便溏泄,夹有黏液及少许鲜血,日 20 余次,便前腹痛,泄后痛减,怕冷肢凉,喜热饮食,口干口苦,形体消瘦,神疲乏力,舌质淡晦,边有齿痕,舌苔黄腻,脉沉细数。既往肠镜示:"溃疡性结肠炎"。中医诊断:久泻病;辨证:寒热错杂、虚实夹杂。治以寒温并用、攻补兼施,遣方乌梅丸加减。药物组成:乌梅 12 g,制附子(先煎)10 g,细辛 5 g,炮姜 15 g,黄柏10 g,黄连 5 g,当归 6 g,党参 15 g,黄芪 20 g,仙鹤草 30 g,红藤 15 g,蒲黄(布包)10 g,鬼针草 30 g,野麻草 30 g,甘草 10 g。7 剂,水煎温服,每日 1 剂,分 2 次温服。

2014 年 6 月 21 日二诊:服 3 剂后大便次数明显减少,每日仅泄泻 2 次,服药 1 周后,腹痛消失,每日大便 1 次或 2 次,虽仍便溏,但已较成形,无黏液及鲜血,纳可寐安,体质量增加1 kg,精神好转,舌质淡晦,边有齿痕,舌苔薄黄,脉沉细。依原方去红藤加土茯苓 30 g,再服14 剂,诸症均除。

(福建中医药,2018,V.49:NO.32103:57-59)

温阳益气、清热解毒治疗慢性结肠炎疗效观察

吴耀南

慢性非特异性溃疡性结肠炎(以下简程本病)是临床常见病之一,其病程长、疗效差、易复发,治疗颇感棘手。中医虽无此病名,但早在《黄帝内经》以及历代医着中已有"泄泻""久痢""肠僻""肠风"等记载,其症状与本病相似。笔者从 1984 年 2 月至 1990 年 7 月,采用中医温阳益气、清热解毒法(口服及灌肠)治疗本病取得满意的效果。现将临床资料较完整的 58 例小结如下。

一、临床资料

(一)病例选择

根据 1978 年全国消化系病学术会议拟定的诊断标准选择病例:有持续性或反复发作性慢性腹泻,如黏液便、脓血便等。排除肠道微生物及寄生虫感染。结肠镜检查或组织检查有黏膜慢性炎症,腺体变形,黏膜溃疡等。

本文 58 例患者均为住院患者,其中男性 31 例,女性 27 例,年龄为 28～63 岁,平均 38.6 岁。病程最短为 2 年 5 个月,最长为 23 年,平均 11.7 岁。

58 例患者均有(典型病史),每日大便最少 3 次,多者 10 次以上,均经粪培养排除菌痢。其中 47 例经纤维结肠镜及病理检查。11 例经 X 线钡剂灌肠检查,明确诊断为本病。58 例中单发性溃疡 41 例,多发性溃疡 17 例,其中 36 例结肠黏膜有不同程度的充血、水肿、糜烂及大小不等的出血病灶。病变局限在直肠,乙状结肠者 37 例,累及降结肠者 21 例。本组患者因长期腹痛腹泻,下痢赤白,食欲不振,神疲乏力,舌质淡晦,苔白腻或黄腻,脉沉细或细弦,均呈脾肾阳虚,湿热内蕴之证。

(二)处方用药及治疗方法

1. 口服主方

制附子 10 g、干姜 6 g、党参 20 g、黄芪 15 g、白术 10 g、黄柏 6 g、木香 6 g、虎杖 15 g、木棉花 15 g、白头翁 30 g,水煎服,每天 1 剂。

加减:便血加白及 15 g、地榆 15 g;湿热甚加黄芪 10 g、败酱草 30 g;里急后重加槟榔 15 g、厚朴 10 g;腹痛加白芍 30 g、甘草 5 g;肠鸣腹痛,泄后痛减,加防风 15 g、柴胡 9 g;脾气虚弱加莲肉 15 g、淮山药 15 g;阳虚甚者加仙茅 10 g、淫羊藿 10 g。

2. 灌肠方制

附子 10 g、黄芪 15 g、白术 10 g、薏苡仁 30 g、仙鹤草 30 g、马齿苋 30 g、败酱草 30 g、丹参 15 g。

每煎为 100～150 mL，煎后加云南白药半支混匀，温度在 38 ℃左右，应用 100 mL 注射器，18～20 号肛管，涂润滑剂后，插入肛门 20～25 cm 将药灌入，每天 1 次，半个月为一个疗程，休息 3 天后继续第二疗程，一般应灌肠两个疗程以上。

3. 恢复期

临床症状减轻，腹痛腹泻、黏液血便、纳少等症状改善，大便次数减少为1～2次/日，可改用调补脾肾疗法以巩固疗效，脾虚者以参苓白术散为主方：党参 15 g、白术 10 g、茯苓 15 g、淮山药 15 g、扁豆 15 g、薏苡仁 30 g、砂仁 6 g、莲子 15 g、凤蜕 10 g、马蹄金 10 g、菜豆壳 10 g。肾虚者以济生肾气丸为主方：茯苓 15 g、淮山药 15 g、丹皮 10 g、泽泻 10 g、熟地 15 g、山茱萸 10 g、桂枝 6 g、车前子 10 g、怀牛膝 10 g、仙茅 6 g、仙灵脾 6 g。

二、治疗结果

（一）疗效判定标准

（1）显效：症状体征消失，大便检验结果正常，纤维结肠镜或 X 线钡剂灌肠检查恢复正常。

（2）好转：症状体征明显减轻，大便检验结果明显好转，纤维结肠镜或 X 线钡剂灌肠检查好转。

（3）无效：症状体征，纤维结肠镜或钡剂灌肠检查均无明显好转。

（二）治疗结果

58 例中，显效 44 例（占 75.87%），好转 11 例（占 18.96%），无效 3 例（占 5.17%），总有效率为 94.83%。症状改善情况详见表 1。

表 1　主症疗效比较[例（%）]

主症/n	显效	好转	无效
腹痛(42)	34(80.95%)	8(19.05%)	0
脓血便(16)	12(75%)	4(25%)	0
水样便(18)	14(77.78%)	4(22.2%)	0
黏液便(24)	12(50%)	9(37.50%)	3(12.50%)

治疗后有 22 例患者复查纤维结肠镜，原来镜下见黏膜充血水肿 13 例，治疗后显效 10 例（占 77%），好转 3 例（占 23%），伴溃疡的 7 例，经治疗显效 6 例（占 85.70%），好转 1 例（占 14.3%），伴糜烂的 2 例，经治疗均获显效。

（三）病案举例

苏某，男，39 岁，厦门冷冻厂工人，住院号 7061，初诊日期 1989 年 12 月 7 日。

病史:患者反复腹痛,腹泻,排黏液血便已 18 年,曾于本市第一医院查纤维结肠镜,提示:乙状结肠及降结肠黏膜粗糙不平,明显充血水肿,散在片状出血点,散在溃疡点。意见为"慢性溃疡性结肠炎"。曾多方求治,长期服中西药,症状时轻时重而求诊我院,入院时腹泻每天 6～7 次,晨起即感腹痛泄泻,大便稀糊夹黏液和血,形寒肢冷,腰酸耳鸣,腹胀纳少,口干口苦,神疲乏力,形体消瘦,舌淡晦,边有齿痕,苔黄腻,脉细尺弱,大便检查"呈棕色糊便,红细胞(＋＋＋＋),白细胞(＋＋＋＋),黏液(＋＋＋＋)"。3 次大便培养均无致病菌生长。中医辨证属脾肾阳虚,湿热内阻,治以温阳益气,清热解毒。

处方:

(1)口服方:加淫羊藿 10 g、莲子 15 g、地榆 15 g,水煎口服,每日 1 剂。

(2)灌肠方水煎至 120 mL,加云南白药半支混匀保留灌肠,每日 1 次。

治疗 10 天后症状即有显著好转,腹泻次数减少,每日 2～3 次,无脓血,偶夹少许黏液,复查大便:"呈黄糊便,红细胞(－),白细胞少许,黏液少许"。自觉形寒肢冷减轻,胃纳增加。守原法继续治疗 3 周,大便成形,每日 1 次,无脓血黏液。临床诸症均好转,复查大便已正常。遂以原口服方为主,酌情略有加减内服和中药灌肠继续治疗半个月。诸症均除,患者 1989 年 1 月 25 日出院,出院后继续门诊治疗,以济生肾气丸和参苓白术散调理 2 个多月,精神体力恢复,饮食、二便正常,体重增加 6 kg。1988 年 3 月 22 日复查纤维结肠显示:乙状结肠、降结肠病变已基本消失,黏膜光滑,未见充血水肿或溃疡。

三、体　会

(一)病因

本病的病因尚不十分清楚,现代医学认为是一种全身性免疫病,近年研究发现有淋巴细胞增生、局部免疫反应、免疫复合物沉积等因素存在,国外的研究认为与前列腺素 E(PGE)的关系密切。在这方面虽然各种研究资料颇多,但尚未形成系统的完整理论,中医认为,本病多因平素饮食不节,恣食生冷辛辣肥甘之品致使脾胃受伤,或忧思恼怒,气郁伤肝,肝失疏泄,木郁克土而伤脾导致升降失调,健运失司,湿浊内生,郁久化热,湿热邪毒留滞肠中,损伤肠络而致泄泻或下利赤白,如《景岳全书·泄泻》云"泄泻之术,无不由脾胃",而且本病病程长,反复发作,久泄损伤脾阳,缠绵不愈则久病伤肾,导致脾肾阳虚。《景岳全书·泄泻》曰:"肾为胃关,开窍于二阴,所以二便之开闭皆肾脏所主,今肾脏阳气不足则命门火衰……阴气极盛之时,则令人洞泄不止也。"而脾肾阳虚,命门之火不能温煦脾土,致脾胃运化更差,湿邪愈炽,泄泻愈甚,如此恶性循环,互为因果,故本病多呈本虚标实,寒热错杂。本为脾肾阳虚,标为湿热滞留。

(二)治疗

在治疗上,现代医学多使用肾上腺皮质激素等药物,对控制症状有暂时疗效,停药后易复发,而且副反应大。《脉因证治》曰:"脾泄……宜理中汤,大肠泄……宜干姜附子汤",我们运用中医脾胃学说,针对本病病因病机特点,着重培补先后天之本,辅以祛邪,采用温阳益气,清热解毒法,寒热并行,标本兼治。药用附子、干姜温补脾肾之阳,离照当空,阴霾自散。党参、黄芪、白术健脾益气,使水湿得运,精微输布,分清泌浊,则泄泻可止。黄连、木棉花、白头翁消热解毒,燥湿止痢。木香、虎杖行气活血止痛。云南白药其有止血活血,消炎止痛,去腐生肌之功。传统上是外伤、血证的良药,我们将之移用于本病做保留灌肠,收到满意疗效,其多种功效,值得探讨。

（三）我们治疗本病采用口服与灌肠给药双管齐下

中药保留灌肠起了重要作用,其直接对病灶起了作用。根据我们的体会,中药灌肠后保留时间越长,疗效越好。现代医学研究认为中药保留灌肠由肠黏膜直接吸收,可避免上消化道的酸碱度和酶对药物的影响。部分药不通过肝脏而直接进入循环,可减少药物在肝中发生化学变化,较好地保证药效的完整性,发挥更大的疗效,故能事半功倍,而且方法简便易行,位得进一步研究推广。

（四）护理

本病的护理十分重要,首先要强调饮食,定时定量,以清淡易消化之品为宜,忌食生冷或烟酒辛辣,以免寒从中生损伤脾肾之阳,或湿热内蕴,留滞肠道。同时注意戒恼怒,怡情怀,以免气郁伤肝,木郁伐土,而致痼疾复发。病愈之后服参苓白术散或济生肾气丸,时间宜长,至少要 2 个月以上,培补先后天之本以增强自身免疫功能,巩固疗效。

（北京中医,1991(3):39-40)

肠露灌肠剂对乙酸诱发小鼠溃疡性结肠炎治疗的实验研究

吴耀南　肖玉琴　陈一斌　王文凡　涂志红　王瑞幸　黄自强

我们用中药制剂肠露保留灌肠在临床上治疗溃疡性结肠炎(ulcerative colitis,UC)取得良好疗效,为了进一步研究其疗效与作用,我们用乙酸诱发法成功制作实验小鼠 UC 模型,并对其进行肠露治疗作用的药效学观察,报告如下。

一、材料

(一)药品

肠露系由补骨脂、黄芪、丹参、鬼针草等组成,每毫升含生药 0.75 g,由厦门市中医院提供(批号 031029);冰乙酸由福建师范大学附中化工厂提供,为 AR 级;SASP 由上海三维制药有限公司提供(批号 200304C04);联苯胺由上海崇明裕西试剂厂提供,为 CR 级。

(二)动物

普通级昆明种小鼠 40 只,雄性,体质量 20±2 g,由福建医科大学实验动物中心提供。

二、方法

(一)分组

小鼠 40 只随机分为 4 组,每组 10 只,第 1 组为正常对照组,第 2 组为 UC 模型组,第 3 组为 SASP 组,第 4 组为肠露组。

(二)UC 模型制作

根据相关参照文献略加改进对小鼠进行造模。小鼠禁食不禁水 12 h,0.5%肥皂水通过直径 1 mm 硅胶管经肛门插入洗肠,再用清水冲洗。30 min 后,每只小鼠用戊巴比妥钠进行腹腔麻醉(40 mg/kg 体质量),2、3、4 组小鼠经肛门再插入直径 1 mm 硅胶管,在结肠内距肛门 3 cm 处,注入 5%乙酸 0.2 mL,20 s 后,再注入生理盐水 1 mL 冲洗;正常组小鼠同样方法注入 0.2 mL 生理盐水予以对照。2 d 后重复一次,模型即造成。

（三）治疗

小鼠每日给予足量（8 g/只）颗粒饲料，饮水不限制。于第 2 次造模术后 24 h 开始，SASP 组小鼠给予 1% SASP 悬液灌胃（i. g.）150 mg/kg 体质量，灌肠 0.1 mL/20 g 体质量，肠露组小鼠给予肠露灌胃 0.5 mL/20 g 体质量，灌肠 0.1 mL/20 g 体质量。正常对照组及模型对照组小鼠均给予生理盐水灌胃 0.5 mL/20 g 体质量，灌肠 0.1 mL/20 g 体质量。以上均每日 1 次，连续 7 d。

（四）观测指标

1. 疾病活动指数

于第 2 次造模术后 1 d（给药前）及 7 d（给药后），观察小鼠的体量、大便性状和隐血情况，按表 1 标准进行评分。将体质量下降、大便性状和隐血情况的评分相加，得出每只小鼠的疾病活动指数（disease activity index，DAI），即 DAI＝体质量下降分数＋大便性状分数＋便血分数，以评估疾病活动情况。正常大便指形成颗粒样便；半稀便指糊状或半成形不黏肛便；稀便指水样黏肛便。

表 1　DAI 评分标准表

计分	体质量下降（%）	大便性状	便血
0	无	正常	隐血（一）
1	1～5	正常	隐血（一）
2	5～10	半稀便	隐血（＋）
3	10～15	半稀便	隐血（＋）
4	≥15	稀便	肉眼血便

2. 结肠炎症反应情况

各组小鼠在术后 7 d 称体质量后处死，取全段结肠沿肠系膜剖开，生理盐水洗净，测量全结肠长度，滤纸吸干后，用 BP221S 微量称重仪（德国造）测结肠湿质量，按下式计算肠重指数：肠重指数＝结肠湿质量/体质量×100%。

3. 结肠组织病理学检查

取病变最明显处结肠段 1 cm，10% 甲醛固定，常规石蜡切片，HE 染色和光镜检查。

（五）统计学处理

采用 SPSS11.0 统计软件对上述检查结果进行分析处理，计量资料用均数±标准差（$x\pm s$）表示，组间均数的比较采用 t 检验。

三、结果

（一）各组小鼠疾病活动指数（DAI）

术后 7 d 各组小鼠 DAI 评分均有不同程度降低，尤以肠露组、SASP 组降低更为明显，与模型对照组比较,有非常显著性差异,但肠露组和 SASP 组比较,差异没有显著性,详见表 2。

表 2　各组小鼠 DAI 评分比较($x\pm s$)

组别	动物/只	术后 1 d	术后 7 d
模型对照组	10	6.70±2.50	3.40±0.97
SASP 对照组	10	6.80±2.70	1.00±1.41
肠露组	10	6.90±2.85	1.0±1.40

注:与模型对照组比较,$P<0.01$。

(二)各组小鼠结肠炎症反应情况

小鼠的结肠肠重指数在造模后均有不同程度的增加,详见表 3。

表 3　各组小鼠结肠长度、结肠湿质量和肠重指数比较($x\pm s$)

组别	动物数/只	结肠长度/cm	结肠湿质量/g	肠重指数/%
正常对照组	10	8.700±0.519	0.402±0.059	1.415±0.190
模型对照组	10	7.650±0.599	0.440±0.056	1.761±0.236
SASP 对照组	10	7.720±0.748	0.399±0.047	1.542±0.154
肠露组	10	8.100±0.678	0.405±0.061	1.556±0.166

注:与模型对照组比较,$P<0.05$。

(三)各组小鼠结肠组织病理学检查结果

正常组小鼠结肠黏膜未见糜烂及溃疡形成,炎细胞浸润轻、黏膜血管轻度充血;模型组小鼠结肠黏膜糜烂及溃疡形成,炎细胞浸润明显,肠壁增厚;肠露组及 SASP 组小鼠结肠黏膜未见糜烂及溃疡形成,炎细胞浸润轻、黏膜血管轻度充血。

四、讨论

溃疡性结肠炎是一种以腹泻、脓血便、腹痛和里急后重为主症的消化道疾病,病程漫长,反复发作。近年发病有增加的趋势,因其病因尚不明确,目前缺乏有效的治疗方法,WHO 将之列为现代难治病。中医虽无此病名,但根据其主症,可归为"泄泻""大瘕泄""久痢""肠澼"等范畴。认为本病多因平素饮食不节,恣食生冷辛辣肥甘,损伤脾胃;或忧思恼怒,气郁伤肝,肝失疏泄,木郁乘土,致健运失司,湿热邪毒瘀滞肠中,损伤肠络而致泄泻或下痢赤白。本病病程长,久泄伤脾及肾,导致脾肾阳虚。故本病以湿、热、毒、瘀、虚为其关键,证属本虚标实,寒热错杂。治疗宜扶正祛邪,寒热并行。肠露由补骨脂、黄芪、丹参、鬼针草等中药组成,具有温阳益气,清热化湿,解毒祛瘀,生肌愈溃之功。药理研究表明这些药物具有调节机体免疫功能,改善微循环,降低血管通透性,促进组织修复和再生,保护肠道黏膜等作用,故能迅速改善临床症状,发挥抗炎和愈溃的良好效用。

实验研究显示:①治疗后各组小鼠DAI评分均有不同程度降低,肠露组降低更为明显,与模型对照组差异非常显著,但与SASP组无显著差异,表明肠露与SASP同样能显著减轻UC小鼠的DAI。②造模后各组小鼠的肠重指数均有不同程度的增加,表示小鼠结肠发生不同程度的充血、水肿和增厚等炎症改变,治疗后肠露组的肠重指数较模型对照组增加较少,有显著性差异,但与SASP组无显著差异,提示肠露和SASP同样能明显减轻结肠炎症反应。③形态学观察表明模型组小鼠结肠黏膜糜烂及溃疡形成、炎细胞浸润明显、肠壁增厚;肠露组小鼠结肠黏膜虽有炎症充血、炎细胞浸润,但程度较轻,且未见糜烂及溃疡,表明肠露抗UC炎症损伤及溃疡形成具有明显疗效。

推测肠露有效防治UC的作用途径:一方面局部给药后,药剂中的有效成分迅速黏附于溃疡表面,对局部黏膜直接起保护和免再损伤作用;另一方面通过肠道对药物的吸收,可避免上消化道的酸碱度和酶对药物的影响,且部分药物不通过肝脏而直接进入体循环,可减少药物在肝中发生化学变化,因而能发挥更大的疗效。

(福建中医学院学报,2005,15(4):30-31)

肠露灌肠剂治疗小鼠免疫性
溃疡性结肠炎的实验研究

吴耀南　肖玉琴　陈一斌　王文凡　涂志红　王瑞幸　黄自强

笔者多年来用中药制剂肠露保留灌肠在临床上治疗免疫性溃疡性结肠炎(UC)取得良好疗效、为进一步研究其疗效与作用,采用免疫学致敏法成功制作实验小鼠 UC 模型,对其用肠露保留灌肠剂高、低两个剂量治疗的药效学等进行对照观察,现报告如下。

一、材料与方法

(一)材料

1.药品

中药制剂肠露(由补骨脂、黄芪、丹参、鬼针草等组成):每毫升含生药 0.75 g,厦门市中医院提供(批号 031029);Freund's 完全佐剂:美国 Sigma 公司产品;柳氮磺吡啶:上海三维制药有限公司(批号 200304004);联苯胺:上海崇明裕西试剂厂,CR;总蛋自定量测试盒(比色法):购自南京建成生物工程研究所。

2.动物

雄性兔 5 只,体重(3500±500)g;普通级昆明种雄性小鼠 50 只,体重(20±2)g,均由福建医科大学实验动物中心提供。

3.仪器

UV-120 紫外可见光亮度计:北京瑞利分析仪器公司;80-2 型离心机:上海手术器械厂;THZ-82 水浴恒温振荡器:常州国华电器有限公司;GE50 超声波细胞粉碎仪:美国 Thomas Scientific 公司;BP221S 微量称重仪:德国 SARTORIUS 公司;MDF-382E(N)超低温冰箱:日本 SANYOElectricIiiomedical 公司。

(二)方法

1.动物分组

小鼠 50 只随机分为 5 组,每组 10 只,即正常组、模型组、SASP 组、肠露高剂量组和低剂量组。

2.抗原制备

参照《药理实验方法学》等。将家兔处死,取其结肠黏膜,加入适量生理盐水,4 ℃下用超声波细胞粉碎仪（功率 400 W，超声时间 2 s，间隔时间 5 s，50 次）制成组织匀浆，经 3 次冻融后以 3000 r/min 离心 30 min，取上清液提纯，并测定其蛋白质含量后置入－80 ℃冰箱备用。使用时加入等量 Freund's 完全佐剂，制成抗原乳化液。

3.UC 模型制作

参照相关文献并加以改进造模。首先每只小鼠于左侧足垫内注射含 2 mg 抗原的抗原乳化液，然后在第 8 天于右侧足垫、第 15 天于腹腔、第 22 天于背部各再注射 1 次（末次注射不加佐剂）。第 29 天用戊巴比妥钠（40 mg/kg）腹腔麻醉后，每只模型鼠用 0.5%甲醛 0.2 mL 留置灌肠，0.5 h 后用生理盐水洗净，再用不加佐剂抗原液 2 mg（0.2 mL）留置灌肠 2 h，然后再用生理盐水洗净。除正常对照组小鼠外，其余各组小鼠均按上法造模。小鼠每天给予足量（8 g/只）颗粒饲料，饮水不限制。

4.给药方法

于造模术后 2 d 开始给药，连续 21 d。肠露高剂量组和低剂量组分别给予肠露灌肠和灌胃各 3 mL/100 g 体重及各 1.5 mL/100 g 体重，每天 1 次；SASP 组给予 1%SASP 灌肠和灌胃各 2 mL/100 g 体重，每天 1 次；正常组、模型组给护生理盐水灌肠和灌胃各 3 mL/100 g 体重，每天 1 次。

（三）观测指标

1.疾病活动指数

参照 Cooper 等的方法并加以改进，于造模术后第 2、9、16 以及 23 天测小鼠的体重、观察大便性状和隐血情况，按疾病活动指数评分标准（详见表 1）进行评分。将体重下降、大便性状和隐血情况的分值相加，得出每只小鼠的疾病活动指数，即疾病活动指数＝体重下降分数＋大便性状分数＋便血分数，以评估疾病活动情况。

表 1　疾病活动指数评分标准

评分	体重下降（%）	大便性状	便血
0	无	正常	隐血（－）
1	1～5	—	—
2	5～10	半稀便	隐血（＋）
3	10～15	—	—
4	＞15	稀便	肉眼血便

注：正常大便指成形颗粒样便；半稀便指糊状或半成形不黏肛便；稀便指水样黏肛便。

2.体重变化及结肠炎症反应情况

各组小鼠于造模术前、术后两天各称体重 1 次，造模术后 23 d 称体重后处死小鼠，取全段结肠，沿肠系膜剖开结肠，生理盐水洗净，测量全结肠长度，滤纸吸干后，用 BP221S 微量称重仪（德国）测结肠湿重，按下式计算肠重指数。肠重指数＝结肠湿重/体重×100%。

3.结肠组织病理学检查

各组取病变最明显处结肠段 1 cm，10%甲醛固定，常规石蜡切片，HE 染色和光镜检查。

（四）统计学处理

采用 SPSS11.0 统计软件对上述检查结果进行分析处理,计量资料用均数±标准差 $(x\pm s)$ 表示,组间均数的比较采用 t 检验

二、结果

（一）各组小鼠疾病活动指数评分结果（表 2）

术后第 16 天和第 23 天小鼠疾病活动指数评分 SASP 组,肠露高、低剂量组较模型组降低,差异均有显著性（$P<0.05$ 或 $P<0.01$）,但肠露高、低剂量组与 SASP 组比较差异均无显著性（$P>0.05$）。表明肠露及 SASP 均能明显减轻 UC 小鼠的疾病活动指数。

（二）各组小鼠体重变化（表 3）

术后第 23 天,小鼠的体重 SASP 组,肠露高、低剂量组的增长均显著高于模型组（$P<0.01$）,但肠露高、低剂量组与 SASP 组比较差异均无显著性（$P>0.05$）。提示肠露和 SPSP 均具有促进小鼠体重增长的作用。

表 2　各组小鼠 DAI 评分结果

组别	n	疾病活动指数评分				
		造模前	术后 2 d	术后 9 d	术后 16 d	术后 23 d
正常	10	0±0	0±0	0±0	0±0	0±0
模型	10	0±0	6.20±1.34	6.20±1.48	5.60±1.58	2.0±1.03
SASP	10	0±0	6.20±1.34	5.40±1.65	2.0±1.14	1.80±1.48
肠露高剂量	10	0±0	6.40±2.26	5.20±1.40	3.80±1.14	1.60±2.6
肠露低剂量	10	0±0	6.20±1.34	5.60±1.58	4.40±0.84	2.00±1.33

注:与模型组同期比较,$P<0.05$,$P<0.01$。

表 3　各组小鼠的体重变化（g,$x\pm s$）

组别	n	体重		
		造模前	术后 2 d	术后 23 d
正常	10	19.78±0.68	31.7±1.11	40.10±1.35
模型	10	19.83±0.78	27.34±1.74	30.03±1.99
SASP	10	19.81±0.75	26.97±1.43	32.86±1.98
肠露高剂量	10	19.79±0.71	27.48±1.82	33.87±2.06
肠露低剂量	10	19.81±0.74	27.15±1.57	32.62±1.98

注:与模型组比较,$P<0.01$。

（三）各组结肠炎症反应情况（表4）

小鼠结肠长度在造模后均有不同程度的缩短，而SASP组，肠露高、低剂量组小鼠结肠长度的缩短均显著少于模型组（$P<0.05$ 或 $P<0.01$）。小鼠的肠重指数在造模后均有不同程度的增加，表示模型小鼠的结肠发生不同程度的充血、水肿、增厚等炎症改变。SASP组，肠露高剂量、低剂量组小鼠的肠重指数的增加均显著少于模型组（$P<0.05$ 或 $P<0.01$），但肠露高、低剂组与SASP组比较差异均无显著性（均 $P>0.05$），提示肠露和SASP均能明显减轻结肠充血、水肿、增厚等炎症反应。

表4　各组小鼠结肠长度、湿重和肠重指数（$x \pm s$）

组别	n	结肠长度/cm	结肠湿重/g	肠重指数/%
正常	10	9.560±0.443	0.511±0.059	2.71±0.113
模型	10	7.920±0.629	0.509±0.056	1.693±0.135
SASP	11	8.500±0.707	0.503±0.047	1.531±0.088
肠露高剂量	12	8.790±0.559	0.509±0.041	1.504±0.104
肠露低剂量	11	8.370±0.609	0.511±0.045	1.565±0.087

注：与模型组比较，$P<0.05$，$P<0.01$。

（四）各组小鼠结肠组织病理学检查结果

模型组小鼠结肠黏膜糜烂及溃疡形成，炎细胞浸润明显，肠壁充血伴出血，水肿明显[图1(a)]；SASP组小鼠结肠黏膜未见明显糜烂及溃疡形成，但炎细胞浸润较明显，肠壁轻度充血，轻度水肿[图1(b)]，肠露高剂量组小鼠结肠黏膜无糜烂及溃疡形成，部分炎细胞浸润，肠壁轻度充血，无水肿[图1(c)]。

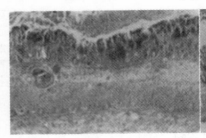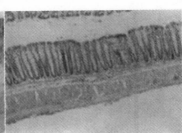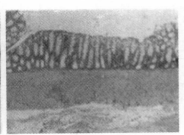

（a）模型组小鼠结肠　　　（b）SASP组小鼠结肠　　　（c）肠露高剂量组小鼠结肠

图1　各组小鼠结肠组织病理学检查结果（Hex40）

三、讨论

溃疡性结肠炎是一种以腹泻、脓血便、腹痛和里急后重为主症的消化道疾病，病程漫长，反复发作。近年发病有增加的趋势，因其病因尚不明确，目前缺乏有效治疗方法，WHO将之列为现代难治病，属中医学"泄泻""大瘕泄""久痢""肠澼"等范畴，认为本病以湿、热、毒、瘀、虚为其关键，证属本虚标实，寒热错杂，治疗宜扶正祛邪，寒热并行，肠露由补骨脂、黄芪、丹参、鬼针草等中药组成，具有温阳益气、清热化湿、解毒祛瘀、生肌愈溃之功。药理研究表明，这些药物具有调节机体免疫功能、改善微循环、降低血管通透性、促进组织修复和再生、保护肠道黏膜等作用，故能迅速改善临床症状，发挥抗炎和愈溃的良好效果。

本病除临床症状外，以结肠黏膜慢性炎症改变和溃疡形成为主要病理特征，故疾病活动指数、体重变化、结肠肠重指数及结肠组织的形态学观察是检验治疗 UC 是否有效的重要方法。实验研究表明：治疗后各组小鼠疾病活动指数评分均有不同程度减少，SASP 组，肠露高、低剂量组均显著低于模型组（$P<0.05$ 或 $P<0.01$），但肠露高、低剂量组与 SASP 组比较差异均无显著性（$P>0.05$），表明肠露与 SASP 同样能显著减轻 UC 小鼠的疾病活动指数。造模后治疗组小鼠体重均有所增长，SASP 组，肠露高剂量、低剂量组均显著高于模型组（$P<0.01$），但肠露高、低剂量组与 SASP 组比较差异均无显著性（$P>0.05$），提示肠露和 SASP 均具有促进小鼠体重增加的作用。造模后各组小鼠的结肠肠重指数均有不同程度的增加，表示小鼠结肠发生不同程度的充血、水肿和增厚等炎症反应，治疗后 SASP 组，肠露高、低剂量组小鼠结肠肠重指数均显著低于模型组（$P<0.05$ 或 $P<0.01$），但肠露高、低剂量组与 SASP 组比较差异均无显著性（$P>0.05$），提示肠露和 SASP 同样能明显减轻结肠炎症反应。形态学观察表明：模型组小鼠结肠黏膜糜烂及溃疡形成、炎细胞浸润明显、肠壁充血伴出血、水肿明显；SASP 组小鼠结肠黏膜未见明显糜烂及溃疡形成，但炎细胞浸润较明显，肠壁轻度充血，轻度水肿；而肠露高剂量组小鼠结肠黏膜无糜烂及溃疡，部分炎细胞浸润，肠壁轻度充血，无水肿；表明肠露抗 UC 炎症损伤及溃疡形成具有明显疗效，似优于 SASP，且其效果与用药剂量呈正相关。

推测肠露有效防治 UC 的作用途径，主要通过局部与整体两方面发挥疗效：一方面局部给药后，药剂中的有效成分迅速黏附于溃疡表面，对局部黏膜直接起保护和避免再损伤作用；另一方面通过肠道对药物的吸收，可避免上消化道的酸碱度和酶对药物的影响，且部分药物不通过肝脏而直接进入体循环，可减少药物在肝中发生化学变化，因而能发挥更大的疗效，起到调整体内免疫的作用，从而发挥较好的防治 UC 的作用。

（中国中西医结合杂志，2007(01)：65-68）

肠露灌肠液的制备、质量标准及临床应用

肖玉琴　尤文质　吴耀南

肠露灌肠液是本院中医脾胃病专科在中医辨证理论指导下,结合多年临床实践总结出来的经验方,经提取浓缩精制而成的治疗溃疡性结肠炎疾病的外用制剂。经临床验证,本药对慢性溃疡性结肠炎、肠易激综合征等具有一定的治疗作用,现报道如下。

一、处方及制备

(一)处方

补骨脂 10 kg,败酱草 10 kg,白术 10 kg,黄芪 10 kg,马齿苋 20 kg,仙鹤草 10 kg,小茴香 6 kg,丹参 10 kg,鬼针草 30 kg,共制成 10 L。

(二)制备

取小茴香加水浸泡 2 h,用水蒸气蒸馏法收取馏液 20 L,备用,渣与其余 8 味药加适量水,浸泡 30 min,煎煮 2 次,每次 1 h,滤过,合并滤液,浓缩至相对密度为 1.15～2.0(温度20 ℃),加入乙醇使含醇量达 60%,充分搅拌,静置 24 h 以上,取上清液;渣用 60%乙醇洗涤,滤过,合并滤液;回收乙醇至无醇味,待冷加入小茴香水馏液,补加纯化水至全量,搅匀,滤过,分装,100 ℃灭菌 30 min,即得。

二、质量标准

(一)性状

本品为深褐色液体,放置后有微量沉淀。

(二)鉴别

取本品 50 mL,置分液漏斗中,加水 30 mL,加氯仿 30 mL,充分振摇,分取氯仿层,加入适量无水硫酸钠脱水,滤过,挥干溶剂;残留物加甲醇 1 mL 使溶解,作为供试品溶液,另取补骨脂素(中国药品生物制品检定所,批号 749-8802)、异补骨脂素(中国药品生物制品检定所,批号 738-8802)加甲醇制成每毫升含 0.5 mg 的溶液,作为对照品溶液,照薄层色谱法试验,量取上述两种溶液各 10 μL,分别点于同一硅胶 G 薄层板上,以正己烷-乙酸乙酯(8∶2)

为展开剂,展开,取出,晾干,置于 365 nm 紫外灯下观察,供试品色谱在与对照品相应的位置上应显相同的蓝色荧光。

(三)其他

相对密度不得低于 1.03;pH 值应为 4.5~6.5;装量应符合合剂项下的规定;微生物限度应符合规定。

三、临床资料

(一)病历选择

选自我院住院患者 58 例,其中男性 44 例,女性 14 例;年龄为 28~63 岁;病程最短 2 年 5 个月,最长 23 年,平均 11.7 年。58 例患者均有典型病史,每日大便最少 3 次,最多 10 次以上,均经粪培养排除菌痢。其中 47 例经纤维结肠镜及病理检查,11 例经 X 线钡剂灌肠检查,明确诊断为本病。

(二)治疗方法

直肠给药,一次 100 mL,每天 1 次或 2 次,15 d 为一个疗程,共 2 个或 3 个疗程,疗程间休息 3 d。在完成 2 个或 3 个疗程后进行纤维结肠镜或 X 线钡剂灌肠检查以判断疗效。

(三)疗效评定标准

显效:症状体征消失,便检结果正常,纤维结肠镜或 X 线钡剂灌肠检查恢复正常;有效:症状体征好转,便检结果趋于正常,纤维结肠镜或 X 线钡剂灌肠检查好转;无效:症状体征、纤维结肠镜或 X 线钡剂灌肠检查均无明显好转。

(四)治疗结果(表 1)

表 1　肠露灌肠液治疗慢性溃疡性结肠炎效果

	总例数	显效		有效		无效		总有效率	
		例	%	例	%	例	%	例	%
男性	44	33	75.00	9	20.45	2	4.54	42	95.45
女性	14	11	78.57	2	12.8	1	7.14	13	92.86
合计	58	44	75.86	11	18.96	3	5.17	45	94.83

注:男女组间比较,$P > 0.05$,差异无显著性。

四、讨论

(一)工艺

本工艺原来采用 50%乙醇进行醇沉,制成的制剂在灌肠治疗过程中有部分患者因为腹痛而无法达到保留灌肠的目的,而且该制剂的少许沉淀偶尔会堵塞导管影响治疗。借此,提高醇沉溶度至 60%,除去与本治疗目的无关的蒽醌苷、鞣质、有机酸等类成分后所制成的制剂解决了以上两个问题。本制剂采用 100 mL PVC 一次性加长管软包装,患者开启外包装后,剪开药袋管口,接上一次性导管,在导管头涂上配备的润滑液即可做保留灌肠。不仅可克服玻璃瓶笨重、不易携带和操作烦琐等弊病,而且也更符合卫生学标准。

(二)质量标准

采用 50%醇沉工艺时,相对密度规定不得低于 1.05,后来因为提高了醇沉溶度,去除了某些无关成分,而将相对密度降为 1.03。由于处方中主药的有效成分——补骨脂中的补骨脂素与异补骨脂素;丹参的酚酸成分;黄芪的皂苷、黄酮;白术的苍术酮;仙鹤草的酚性成分等,均能自水提醇沉工艺中提出,故以补骨脂的有效成分——补骨脂素与异补骨脂素为代表成分作为本制剂的定性指标。

(中国医院药学杂志,2003(06):54)

溃疡性结肠炎的中医药治疗研究进展

陈一斌　吴耀南（指导）

溃疡性结肠炎是发生于直肠与结肠部位的一种原因未明、与自身免疫有关的炎症性疾病，属于中医学"腹痛""泄泻""痢疾""肠风""脏毒"范畴。西药一般以激素和柳氮磺胺吡啶等治疗，副反应大，不易坚持。近年来中医药治疗本病积累了丰富的经验，疗效显著，不良反应少，显示出中医药治疗本病的优越性和广阔的前景，现综述如下。

一、临床研究

（一）辨证分型治疗

关于溃疡性结肠炎的辨证分型目前尚无统一标准。黄烈生将 49 例溃疡性结肠炎患者分为肝郁脾虚、脾胃虚弱、湿热蕴结、脾肾阳虚 4 型，分别以柴胡疏肝散合六君子汤、参苓白术散、葛根芩连汤、四神丸合理中汤加减治疗，治疗组显效率 26.54%，总有效率 93.88%，优于柳氮磺胺吡啶对照组（显效率 21.34%，总有效率 67.3996）（$P < 0.01$）。田颖等将 100 例溃疡性结肠炎患者分为 3 型，以黄土汤（甘草、干地黄、白术、熟附子、阿胶、黄芩、伏龙肝）为主方。①脾肾阳虚型，黄土汤加肉豆蔻、当归、小茴香、肉桂、木香、升麻、云茯苓、砂仁。②肝盛脾虚型，黄土汤去熟附子、干地黄，加陈皮、木香、延胡索、柴胡、山楂、薏苡仁、白芍。③湿热下注型，黄土汤去熟附子、干地黄，加白头翁、紫花地丁、秦皮、黄柏、木香、升麻。结果：总有效率 98%。李天和等将 66 例溃疡性结肠炎患者分为湿热内蕴、肝脾不和、脾肾两虚、脾胃虚弱 4 型，分别以白头翁汤、痛泻要方、附子理中汤合四神丸、参苓白术散加减治疗，总有效率 86.36%。李向辉等将 160 例溃疡性结肠炎患者分为湿热蕴结、脾虚寒湿、脾虚血亏、脾肾阳虚、肝脾不调、气滞血瘀、寒热错杂 7 型。湿热蕴结型治以清肠解毒，化湿凉血（白头翁、薏苡仁、黄柏、大黄炭、荆芥炭、秦皮、枳壳、白及、苦参、地榆炭、赤芍、川黄连）；脾虚寒湿型治以悦脾升清，化湿散寒（藿香、云茯苓、苍术、党参、葛根、川厚朴、半夏、甘草、薏苡仁、炒山药、滑石、升麻、焦白术、云茯苓、苍术、麦芽、赤石脂、干姜、砂仁、诃子、陈皮）；脾虚血亏型治以健脾养血，清肠止泻（党参、焦白术、当归、乌梅、阿胶、云茯苓、炒扁豆、炒莲米、黄连、炒薏苡仁、陈皮、炙甘草）；脾肾阳虚型治以温补脾肾，涩肠止泻（补骨脂、肉豆蔻、当归、白芍、焦白术、地榆炭、赤石脂、党参、吴茱萸、五味子、木香、川黄连）；肝脾不调型治以抑肝扶脾，调和气血（焦白术、白芍、防风、陈皮、大白、当归、延胡索、云茯苓、柴胡、吴茱萸、

川黄连、木香);气滞血瘀型治以活血化瘀,和血止血(当归、五灵脂、枳壳、赤芍、赤石脂、桃仁、红花、黑蒲黄、木香、台乌药、三七粉、诃子);寒热错杂型治以清上温下,益气行血(乌梅、党参、桂枝、干姜、川黄连、黄柏、当归、赤石脂、花椒、附片、细辛、莲米),总有效率96.9%。

(二)基本方加减

柳文等用乌梅丸合痛泻要方(乌梅、细辛、干姜、黄连、黄柏、制附子、党参、当归、桂枝、花椒、白芍药、防风、白术、炙甘草)治疗溃疡性结肠炎30例,并与补脾益肠丸对比,结果:治疗组总有效率73.3%,对照组总有效率53.3%,两组比较有显著性差异,有统计学意义($P<0.05$),乌梅丸合痛泻要方组有效率优于补脾益肠丸。王丽娜等用加减乌桃汤(黄连、黄柏、乌梅、细辛、桂枝、炙附子、党参、北黄芪、炙乳香、炙没药、花椒、赤石脂、石榴皮、炮姜、当归)为基本方治疗溃疡性结肠炎126例。若舌苔厚腻加厚朴、苍术;舌淡苔白加吴茱萸;舌苔黄厚加黄连、黄柏;腹痛较重加白芍、甘草;里急后重加木香(后下);便血多加云南白药。结果:治愈率为57.3%,总有效率为96%。沈梅自拟温脾清热汤(党参、白术、茯苓、干姜、黄芩、白花蛇舌草、白芍、枳壳、白头翁、炙甘草)治疗溃疡性结肠炎。便血多可加地榆炭、槐花炭;热重加黄柏、秦皮。结果:总有效率87%。万开成等用补中汤(黄芪、党参、炒白术、防风、柴胡、升麻、当归、陈皮、炙甘草、红花)治疗非特异性溃疡性结肠炎70例,脾肾阳虚加益智仁;湿热甚加黄柏;腹痛甚加白芍,湿甚加羌活、茯苓、葛根。结果:总有效率97.1%,优于柳氮磺胺吡啶对照组(总有效率72%),两组比较有显著性差异,有统计学意义($P<0.01$)。张冠群等自拟健脾理肠饮(党参、茯苓、葛根、炒白术、白芍药、当归、白头翁、黄芩、白及、半夏、黄连、甘草、槟榔、广木香、秦皮、赤石脂、炮姜)治疗慢性溃疡性结肠炎,腹痛明显者加制香附、台乌药;湿热重者去炮姜加马齿苋、生薏苡仁、熟薏苡仁;便如水样者去当归,加石榴皮、煨诃子肉;气虚者加黄芪、红枣;脓血便者加地榆炭、炒防风、仙鹤草。结果:治疗组总有效率82.9%,与柳氮磺胺吡啶对照组差异不显著($P>0.05$)。

(三)中药灌肠治疗

赵唯贤等将溃疡性结肠炎分为湿热瘀阻型和脾肾阳虚型,分别采用中药灌肠1号(炉甘石、白及、白芷、当归、滑石、琥珀、生甘草)和灌肠2号(黄芪、红藤、苍术、白术、五倍子、当归、地榆、蛇床子、制附子、补骨脂)灌肠治疗,并与西药(庆大霉素、地塞米松)对照组对比。结果:治疗组总有效率93.85%,对照组总有效率83.33%,治疗组明显高于对照组,两组比较差异显著($P<0.05$)。王积等用清肠愈疡汤(黄连、秦皮、广木香、地榆、槐花、蒲公英、马齿苋、白头翁、苦参、锡类散、白及、乌贼骨、贝母)保留灌肠治疗溃疡性结肠炎。结果:总有效率为76%。于明环用灌肠散(苦参、黄柏、五倍子)保留灌肠治疗溃疡性结肠炎。结果:总有效率100%。刘安祥用结肠汤(黄芪、党参、白术、白及、延胡索、诃子、赤石脂、甘草、血竭、大黄)加云南白药保留灌肠治疗溃疡性结肠炎并与西药(氢化可的松、庆大霉素、甲硝唑)对照组对比。结果:治疗组总有效率为86.1%,对照组总有效率为60.7%,两组比较差异有显著性($P<0.05$)。赖日东等用灌肠方(白芍药、黄芪、紫草、白及、苦参、败酱草、生地榆)保留灌肠治疗溃疡性结肠炎,结果:总有效率97.06%。

二、实验研究

（一）单味中药试验研究

王少华等用三硝基苯硝磺酸与无水酒精建立溃疡性结肠炎大鼠模型,观察丹参对溃疡性结肠炎大鼠结肠黏膜超氧化物歧化酶(SOD)活性和脂质过氧化物产物丙二醛(MDA)含量的影响。结果:复方丹参液灌肠后,溃疡性结肠炎大鼠 SOD 活性显著上升($P<0.01$),MDA 含量显著下降($P<0.05$)。表明丹参素可透过细胞膜,清除氧自由基,抑制组织中脂质过氧化物反应,部分保护组织中 SOD 的活性,稳定细胞膜通透性,能在局部治疗中发挥作用,并随治疗时间延长,这种作用更加明显。江学良等用二硝基氯苯和乙酸复合法建立溃疡性结肠炎大鼠模型,观察鱼腥草对溃疡性结肠炎的治疗作用。结果:鱼腥草治疗组炎症指数和结肠黏膜上皮细胞凋亡指数明显低于柳氮磺胺吡啶组($P<0.05$)和生理盐水组($P<0.01$)。表明鱼腥草药理作用广泛,能松弛肠道平滑肌,可减轻肠痉挛,延长肠内容物停留时间并有利于其吸收,从而缓解腹痛和腹泻症状;可改善溃疡性结肠炎大鼠结肠动力紊乱,使腹泻症状缓解;改善毛细血管脆性作用而达止血效果,使便血消失。

（二）复方中药试验研究

李薇用白头翁汤治疗采用二硝基氯苯建立的溃疡性结肠炎大鼠模型,实验结果表明白头翁汤能使降低的白细胞介素 2(IL-2)恢复正常,调低异常升高的肿瘤坏死因子,与模型组相比有显著差异($P<0.05$)。但白头翁汤高、低剂量组对 SOD 的调节作用并无显著性差异。康正祥等研究肠安冲剂(生黄芪、杭白芍、徐长卿、煨木香、红藤)对实验性大鼠溃疡性结肠炎的作用机制,采用三硝基苯磺酸法建立溃疡性结肠炎大鼠模型,实验结果表明:溃疡性结肠炎大鼠 MDA 增高,经肠安冲剂治疗后,MDA 量明显降低,说明溃疡性结肠炎发病过程中存在脂质过氧化亢进,而肠安冲剂能抑制这一过程。可能是脂质过氧化物产物丙二醛量的增减,可反馈性地调节 SOD 的活性。吴限等用结肠灵治疗溃疡性结肠炎观察其疗效,实验研究表明结肠灵可使淋巴细胞转化率(LTR)升高,IgG 水平降低均明显优于柳氮磺胺吡啶片组($P<0.05$)。结肠灵能使自然杀伤细胞(NKC)活性、干扰素(IFN)水平升高,明显优于柳氮磺胺吡啶片组($P<0.01$)。使 IL-2 水平提高与柳氮磺胺吡啶片组无明显差异($P>0.05$)。丁晓刚等用黄芩汤有效成分(黄芩苷、甘草酸、白芍浸膏粉)治疗三硝基苯磺酸法造模的溃疡性结肠炎大鼠,实验表明:①模型组的白细胞介素 13(IL-13)含量与正常组比较有显著性升高($P<0.01$);中、高剂量组的 IL-13 含量与模型组比较则有降低($P<0.05$),而低剂量组的 IL-13 含量与模型组比较无差异($P>0.05$)。②模型组的白细胞介素 4(IL-4)含量与正常组比较有显著性降低($P<0.01$);有效成分配方低剂量组的 IL-4 含量与模型组比较无差异($P>0.05$),中、高剂量组的 IL-4 含量与模型组比较则有显著性升高($P<0.01$)。③氧自由基的能力,模型组的氧自由基的活力与正常组比较有显著性降低($P<0.01$);有效成分配方低剂量组的 SOD 活力与正常组比较有降低($P<0.05$),但与模型组比较则有升高($P<0.05$),中、高剂量组的 SOD 活力与正常组比较无差异($P>0.05$),

与模型组比较则有显著性升高（$P<0.01$）。结论：①溃疡性结肠炎大鼠的外周血 IL-13 含量显著升高，证实了 IL-13 在溃疡性结肠炎发展过程中的重要作用。②溃疡性结肠炎大鼠经黄芩汤有效成分配方治疗后，IL-13 和 MDA 含量降低，而 IL-4 和氧自由基的含量升高，炎症损伤程度也有明显减轻。因此，黄芩汤有效成分配方对 IL-13、IL-4、SOD、MDA 均有一定的调节作用，对大鼠溃疡性结肠炎的治疗是有效的，同时反映出中药多环节、多途径、多靶点的作用特点。③黄芩汤有效成分配方的三个剂量组中，低剂量组基本无治疗效果，以中、高剂量组的治疗效果为佳。王真权等用芩柏颗粒剂干预根据 Okayasu 方法造模的溃疡性结肠炎大鼠，造模后，各组 IL-2、IgG 较正常组显著上升（$P<0.01$）；用药治疗后，芩柏颗粒剂和柳氮磺胺吡啶片治疗组的 IL-2 表达和 IgG 含量较模型组显著减少（$P<0.01$）。芩柏颗粒剂治疗组与柳氮磺胺吡啶片治疗组比较，血清中 IL-2 表达和 IgG 含量有显著性差异（$P<0.01$）。结论：芩柏颗粒剂能显著降低溃疡性结肠炎模型大鼠血清中 IL-2 的表达及 IgG 含量，芩柏颗粒剂治疗溃疡性结肠炎可能是通过改善免疫异常反应而起作用。郑红斌等研究清肠栓对溃疡性结肠炎大鼠一氧化氮和一氧化氮合酶活性的影响，结果表明清肠栓可通过调整机体的免疫稳态、抗氧化、抗炎而提高体内的一氧化氮和一氧化氮合酶活性，从而有效地起到抗溃疡性结肠炎作用。

三、结　语

综上所述，目前中医药治疗溃疡性结肠炎病变主要采用辨证分型治疗、基本方加减治疗和中药灌肠治疗等方法，均已取得较好的近期疗效，显示其独特优势，并建立动物模型，结合临床开展实验研究和基础研究，探讨中药疗效的作用机制，这是中医药治疗溃疡性结肠炎的可喜进展。但是，也应认识到目前中医对本病的辨证、治疗尚缺乏统一的分级量化诊疗标准；以科研设计、衡量、评价（design，measure，evaluate，DME）方法学为指导、系统观察研究的大宗病例不多；缺乏远期疗效的临床报道；对中药疗效的作用机制尚未探明。如果这些问题能得到解决，将为中医事业的发展做出新贡献。

（甘肃中医，2005，（07）：76-78）

第七篇

肠易激综合征的诊治经验

吴耀南治疗腹泻型肠易激综合征经验浅述

曹　健　吴耀南(指导)

福建省老中医药专家学术经验继承指导老师吴耀南教授为第一批全国中医优秀人才，从医 30 余载，擅长于内科疑难病症辨治，尤专于治疗消化系统疾患，笔者有幸随师临证，现将吴耀南教授辨治腹泻型肠易激综合征的经验总结如下。

一、辨证论治

吴教授认为本病发病与外邪侵袭、饮食不节、情志失调、劳逸过度、脾胃虚弱等有关，尤与情志失调关系密切。其发病为多种因素综合作用，致脾胃升降失常，运化失司，形成水湿、痰瘀、食积等病理产物，阻滞中焦气机，导致胃肠道功能紊乱。该病病程较长，常寒热夹杂，虚实并见，病位在肠，涉及肝、脾、心、肾等。饮食不节、情志失调是本病的主要病因；脾胃虚弱、肝气郁滞、脾肾阳虚是本病的病理基础；肝脾失调是本病发生的重要环节。吴教授将本病分为以下 5 型辨证施治：

（1）肝郁脾虚型。症见：腹痛腹泻，泻后痛减，每因精神因素而诱发或加重，胸胁胀闷，嗳气食少，舌质淡红，舌苔薄白，脉象弦细。治以抑肝扶脾，方投痛泻要方合四逆散加减，药用防风、白术、炒白芍、陈皮、茯苓、柴胡、枳壳、鬼针草、郁金、贯叶连翘、甘草等。加减：腹痛甚加延胡索、武靴藤；气郁化火加丹皮、栀子。

（2）脾胃湿热型。症见：泄泻腹痛，泻下急迫，或泻不爽，粪色黄褐，气味臭秽，肛门灼热，烦热口渴，小便短黄，舌质红，苔黄腻，脉滑数。治以清热利湿健脾止泻，方投葛根芩连汤加味，药用葛根、黄芩、黄连、木香、山药、茯苓、苍术、清风藤、鬼针草、红藤、甘草等。加减：肛门灼热者，加马齿苋、凤尾草清热祛湿；里急后重者，加穿山龙、乌药行气导滞。

（3）脾虚湿阻型。症见：大便稀溏，腹部疼痛，反复发作，稍进油腻，泄泻加剧，纳呆食少、脘闷不舒，面色萎黄，神疲倦怠，舌质淡胖，或见齿痕，舌苔白腻，脉象濡滑。治以健脾益气，化湿止泻，方投参苓白术散加减，药用党参、白术、茯苓、桔梗、山药、砂仁、薏苡仁、莲肉、芡实、野麻草、甘草等。加减：神疲乏力甚者加黄芪补气健脾；气阴两亏者改党参为太子参，加天花粉滋养阴液；中气不升者，加煨葛根、升麻、柴胡升提止泻。

（4）脾肾阳虚型。症见：腹痛肠鸣，大便稀溏，五更泄泻，完谷不化，泻后痛减，食欲不振，神疲乏力，形寒肢冷，腰膝酸软，舌质淡胖，舌苔白润，脉细尺弱。治以温补脾肾，方投自拟八神汤加减,药用肉豆蔻、补骨脂、五味子、吴茱萸、茯苓、山药、芡实、莲子、马齿苋、仙鹤草等。加减:腹冷痛甚者加小茴香、炮姜散寒止痛;久泄不愈,加诃子、石榴皮。

(5)寒热错杂型。症见:腹痛腹胀,肠鸣泄泻,大便黏滞,或夹黏液,怕冷肢凉,脘腹喜暖,口苦口干,渴不喜饮,舌质淡红,舌苔黄腻,脉象细弦。治以调和肠胃,寒热并用,方投乌梅丸加减,药用乌梅、制附子、干姜、细辛、黄芪、白术、黄连、黄芩、红藤、仙鹤草、马齿苋、甘草等。加减:少腹冷痛加小茴香、两面针;胃脘灼热、口苦者加栀子、蒲公英。

二、经验介绍

(1)治病早期重视调和肝脾。《类经·卷十三》云:"木强则侮土,故善泄也。"《医方考》说:"泻责之脾,痛责之肝;肝责之实,脾责之虚。脾虚肝旺,故令痛泻。"《素问·脏气法时论》提出:"脾病者,虚则腹满肠鸣,飧泄食不化。"肝为刚脏,体阴用阳,其性疏泄条达,有赖于脾之生化气血以滋养,才能刚柔相济,即"脾土营木"。若土虚木乘,肝脾气滞,脾运失常,则腹痛泄泻。吴教授认为本病病因尤与情志失调关系密切,在病治早期调和肝脾之品皆不可或缺,且在治疗过程中应当注意抑肝扶脾。但于疏肝之时应注意用疏肝理气法不可太过,以防伤及肝阴,损害肝气升发;抑肝宜用酸味之品,柔和肝体以泻肝木。同时注重患者心理情绪的疏导,对治疗具有重要作用。根据现代药理研究,吴教授认为郁金、贯叶连翘有明显的抗忧郁、抗焦虑作用,为治疗肝郁乘脾致泄的画龙点睛药。

(2)治疗过程勿忘温清并用。该病发病过程中,易伤脾胃,致运化功能失调,湿浊内蕴,酿成湿困脾胃的体质。据中医同气相求之见,该类患者平素多系脾虚湿困之证,故往往易于外感湿热之邪,合而为病。另一方面,现代人工作压力大,情志失调,肝气失于疏泄,易肝郁气结,木郁侮土,复感湿热之邪,脾胃运化失职,水湿下渍于肠道而致腹泻。湿为阴邪,热为阳邪,两种病邪同时存在于体内。湿邪其性寒,易伤脾阳而从寒化,故该证可以理解为寒热错杂之证,故治疗当从清热、温阳、利湿多方面着手。吴教授根据《伤寒论》第338条所示:"蛔厥者,乌梅丸主之,又主久利。"对于久泄难愈的寒热错杂证常采用乌梅丸加减治疗,屡获佳效。同时认为现代药理研究表明凤尾草、野麻草、仙鹤草、马齿苋、鬼针草等药物对多种致病菌有抑制作用,功能清热解毒止泻,在辨证施治的基础上加入一两味,可明显提高止泻疗效。

(3)久病应当兼顾温肾健脾。《景岳全书·泄泻》篇指出:"命门火衰,而阴寒独盛,故于子丑五更之后,阳气未复,阴气盛极之时,即令人洞泄不止也。"肾为先天之本,脾为后天之本,命门肾火温煦脾阳,同时又赖后天精气的滋养。脾虚运化失司,水液代谢失常,水谷并走大肠而泻。脾虚久泻,伐伤阳气或年老体弱,真阳不足,则肾阳衰微,釜底失焰,脾失温煦。肾阳衰微,下焦虚寒,不能温煦脾土,脾运失司、固涩无力,久则脾肾阳虚,津液下流,腹泻不止。古人有"久泻无不伤肾"之说,故对于久泻患者来说,温肾和健脾尤为重要。吴教授治疗此证患者时采用中医经方四神丸合闽南民间补脾胃的验方四神汤,自拟为八神汤治疗,每获良效。

（4）提倡药食同用，调整生活起居。本病易反复发作，因此在临床症状缓解期间，吴教授强调调节情志外，还注重饮食治疗。饮食治疗经济、方便，既能减轻患者的经济负担，又节省了有限的医疗资源，在本病的治疗中值得提倡和推广应用。常劝告患者规律饮食，不过分饥饿或暴饮暴食，饮食宜清淡、易消化。忌食生冷、辛辣食物，避免摄入致敏食物，多食新鲜蔬菜、水果等。另外，保持情绪稳定、心情愉悦，避免不良的情志刺激，可以减少诱发因素，防止疾病复发，从而降低复发率。

三、典型病例

病例1：郑某，男，28岁，初诊日期2013年8月13日。反复腹泻1年余，多方求诊均无明显疗效，肠镜检查：结肠直肠未见明显异常。现症：大便稀糊，日三四行，纳少寐安，形寒怕冷，喜温饮食，口干口苦，小便色黄，舌质淡红，苔黄根腻，脉象弦滑。诊断：中医—泄泻，西医—肠易激综合征（腹泻型）；证属寒热错杂；治当调和肠胃，寒热并用；方投乌梅丸加减。药用：乌梅12 g，制附片10 g，炮姜15 g，细辛10 g，黄芪20 g，茯苓20 g，葛根20 g，黄连5 g，黄芩10 g，神曲15 g，清风藤20 g，野麻草30 g。7剂，水煎服。服药1周后复诊诉上述症状均有显著改善，以此为基本方，前后加减服药1个月，诸症悉除。

病例2：张某，女，59岁，初诊日期2013年2月13日。反复腹泻10余年，再发2周，多次外院肠镜检查：未见明显异常。症见：五更泄泻，腹部隐痛，泻后症减，完谷不化，形寒肢冷，喜温饮食，腰膝酸软，肠鸣矢气，纳可寐安，小便自调，舌淡苔薄，脉象沉细。诊断：中医——泄泻，西医——肠易激综合征（腹泻型）；证属脾肾阳虚；治以温补脾肾，方投自拟八神汤加减，药用：煨肉豆蔻10 g，补骨脂10 g，吴茱萸5 g，五味子10 g，茯苓20 g，淮山药15 g，芡实20 g，莲子15 g，炮姜10 g，马齿苋30 g，清风藤20 g，甘草10 g，7剂，水煎服。复诊腹痛显著减轻，大便较成形，怕冷改善。在上方基础上酌情稍有加减，坚持调理1个月余，病情痊愈，随访半年无复发。

（中医药通报，2014，13（02）：30-31）

吴耀南治疗肠易激综合征经验

梁惠卿　　吴耀南(指导)

福建省名老中医吴耀南教授从医近 30 载,学识渊博,善于融汇古今,造诣精深,有丰富的临床经验。擅长运用中医脾胃学说治疗内科各种疑难杂病。其针对不同的病症,治法各有千秋,临证时辨证精准,用药灵活变通,治疗宗旨主张有是证用是药,折断病机、防止传变是关键。笔者师从左右,受益匪浅,兹将吴教授治疗肠易激综合征经验总结如下。

一、辨证为主,与辨病相结合

吴教授指出胃病诊治大要,当首辨虚实寒热,次以辨病施治,虚实夹杂,治宜兼顾。老师认为本病肝旺脾虚为多,病机多以脾胃虚弱为本,肝气郁结为标,强调土虚则木乘,脾虚在先,病机主要为肝郁脾虚、寒热夹杂,而以脾虚为中心环节。《医方考》云:"泻责之脾,痛责之肝,肝责之实,脾责之虚,脾虚肝实故令痛泻。"肝为刚脏,体阴用阳,其性疏泄条达,且有赖于脾生化气血以滋养,才能刚柔相济,即"脾土营木"。脾虚之人易受情志刺激,肝郁乘脾,脾失健运,大肠既不能得脾气之运化,又不得肝气之疏泄,糟粕内蕴,留而不去则发病。在治疗上强调了健脾,清热解毒,活血通络为主,在此基础上,吴教授临证将本病分为 6 型进行辨证施治。①肝郁气滞型:多因恼怒忧思等情志因素导致肝失条达,气机不畅,临床症见:腹痛,脘腹闷胀,嗳气,纳呆,欲便不畅,便下难,恼怒忧虑易发,舌苔薄,脉弦细。治以疏肝理气之逍遥散加减:柴胡 10 g,白芍 12 g,郁金 12 g,川芎 12 g,枳壳 10 g,鸡内金 10 g,两面针 12 g,九节茶 30 g。方中加入鸡内金消食健胃,九节茶、两面针抗菌消炎、活血止痛。②肝郁脾虚型:多因恼怒忧思等情志因素导致肝失条达,肝气横逆乘脾所致,临床症见:腹痛即泻,泻后痛减,肠鸣矢气,少腹拘急,胸胁胀满,食欲不振,便下黏液,舌淡红、苔薄白,脉弦细。治以抑肝扶脾、调畅气机之痛泻要方加减:防风 10 g,白芍 15 g,炒白术 10 g,陈皮 10 g,枳壳 10 g,薏苡仁 30 g,淮山药 15 g,鬼针草 30 g;方中加入薏苡仁、淮山药加强补脾利湿固肾止泻;并加入腹泻之特效药鬼针草清热解毒。③脾气虚弱型:多因情志、外邪、饮食等因素导致脾运不健,反复腹泻,久致脾胃虚弱,或因体虚久病,导致脾胃功能薄弱。临床症见:腹痛隐隐,胸闷不舒,餐后即泻,大便时溏时泻,夹有黏液,面色萎黄,肢体倦怠,舌淡苔白,脉沉细弱。治以益气健脾止泻之参苓白术散加减:党参 10 g,炒白术 10 g,茯苓 15 g,

淮山药 15 g,薏苡仁 30 g,扁豆 15 g,荷叶 12 g,砂仁 6 g,鬼针草 20 g,神曲 15 g,芡实 12 g。④脾肾阳虚型,多因久病及肾,或素体禀赋不足所致,临床症见:清晨腹痛,腹泻,泻后腹痛不减,腰酸软,四肢不温,舌淡胖,苔白,脉沉细迟。治以温补脾肾,固涩止泻,方选八神汤加减:传统经方四神汤加入厦门本地健脾利湿食疗方四神汤(茯苓、芡实、莲子、淮山药)。药物如下:肉豆蔻 10 g,补骨脂 10 g,吴茱萸 5 g,五味子 10 g,茯苓 15 g,芡实 15 g,莲子 15 g,凤尾草 20 g,神曲 15 g,鸡内金 10 g,淮山药 15 g。⑤湿热阻滞型:多因饮食不节、过食肥甘厚腻或辛辣,酿生湿热,蕴蓄胃肠,加之平素脾虚,脾失健运,临床症见:腹痛,大便秘结,或溏滞不爽,小便短黄,舌质红,苔黄腻,脉滑数。轻症治以清化湿热,方选葛根芩连汤加减:葛根 30 g,黄连 5 g,黄芩 10 g,蚕沙 15 g,茯苓 15 g,炒白术 10 g,鬼针草 30 g,芡实 12 g,淮山药 15 g,甘草 5 g。重症者常见腹痛便秘明显,腹满拒按,常用大黄牡丹汤泻热通腑,理气止痛:大黄 3 g,牡丹皮 10 g,薏苡仁 30 g,桃仁(杵碎)10 g,五灵脂 10 g,生蒲黄(另包)3 g,川楝子 10 g,延胡索 12 g,炒白术 10 g,鬼针草 30 g,白芍 30 g,甘草 7 g。⑥寒热错杂:腹中作痛或肠鸣腹泻,便下黏腻不畅,或夹泡沫,或腹泻与便秘交替出现,烦闷不欲食,脘腹喜暖。口干,舌质红或淡红,苔黄腻或白腻,脉弦滑。治以平调寒热,益气和中之乌梅汤加减:乌梅 12 g,附片 6 g,细辛 3 g,干姜 10 g,党参 15 g,炒白术 10 g,黄连 5 g,黄芩 10 g,白头翁 20 g,神曲 15 g。本型患者寒热错杂,治疗宜寒温并用,平调寒热,但临床表现或者偏于寒,或者偏于热,需仔细分辨,以根据病情调整各类药物的用量,做到恰到好处,方能达到预期的治疗效果。

二、健脾利湿贯穿全过程

湿邪有内外之分,内湿外湿常相互联系,外湿困脾,必致脾失健运;内湿停滞又常招外湿侵袭。湿土之气,同气相召,故湿热之气,总归脾胃。湿浊侵袭人体,因体质不同或治疗失当,可以寒化或热化。另外,湿浊日久可以化热,热久可以炼液成痰,痰热胶着,使本病更加迁延。故吴教授临床治湿热,常分清是湿重于热,还是热重于湿,还是湿热并重。采用热湿分治,使热湿分离。分别采用清热化湿法、清热燥湿法、清热利湿法或芳香化湿法等。导师结合脾升胃降的特点,喜用枳壳、白术、苏叶、黄连等,通畅中焦气机,湿热自愈。

三、久病入络,需配伍活血化瘀

久病患者如存在久病入络化瘀的证候,不可急于大量给予活血化瘀,否则会在久病体虚的基础上伤及正气,反而达不到预想的效果,小量持续地活血化瘀,方能缓缓收功,使量变达到质变。

四、饮食调摄、心理治疗不容忽视

因本病易反复发作。因此,在临床症状缓解期间,吴教授强调调节情志。此病多为情志不畅诱发,应告知患者应正确认识该病,解除心理负担,树立战胜疾病的信心。对于情绪不良的患者,宜与其多沟通思想,开导患者,心身同治,此为临床治疗时不容忽视的环节。此外,还应注重饮食治疗,饮食宜清淡,少食辛辣鱼腥等肥甘厚腻之品以防滋腻碍胃。让患者多食新鲜水果、蔬菜,常吃一些对本病有逆转作用的药膳,如薏苡仁、枸杞子、百合、萝卜等。时以西洋参、三七、冬虫夏草、桑椹子共为粉剂口服,以增强体质,改善生活质量。

此外,吴师治疗肠易激综合征时善用野麻草、两面针、虎尾轮、凤尾草等闽南的地方草本植物,该类药有抗菌消炎、活血化瘀、行气止痛的功效,体外试验对金黄色葡萄球菌、霍乱弧菌、炭疽杆菌、舒氏痢疾杆菌有不同程度的抑菌作用;适用于治疗急性阑尾炎、急性胃肠炎、菌痢、风湿疼痛、跌打损伤;该类患者长期腹泻便秘常存在肠道菌群失调、肠道慢性炎症,配合使用,常获良效。

(光明中医,2014,29(09):1824-1825)

理肠方治疗腹泻型肠易激综合征 60 例

陈一斌　　吴耀南(指导)

肠易激综合征是一组包括腹痛、腹胀、排便习惯和大便性状异常、排便过程异常及排便不尽感等症状,持续存在或间歇发作,而又缺乏形态学和生化学异常改变可以解释的症候群。笔者自 2003 年 4 月至 2005 年 6 月采用中医辨证内服理肠方(吴耀南教授经验方)治疗腹泻型肠易激综合征 60 例,并与思密达(蒙脱石散)治疗进行对照,取得了较好的疗效。现报道如下。

一、临床资料病例

(一)纳入标准

病例选择按国家药品监督管理局 2002 年制定的《中药新药治疗泄泻的临床研究指导原则》的病例入选标准及排除标准。

(二)病例选择

全部病例均为本院门诊和住院病例共 120 例,其中男性 78 例,女性 42 例;年龄 26～66 岁,平均 45.5 岁。随机分为两组,治疗组 60 例,男性 36 例,女性 24 例;病程 0.5～12 年。对照组 60 例,男性 42 例,女性 18 例;病程 1.5～11 年。两组在性别、年龄、病程等资料经统计学处理,无显著性差异($P > 0.05$)。

二、治疗方法

(一)治疗组

采用理肠方治疗,药用防风 12 g,白芍 15 g,炒白术 10 g,陈皮 10 g,木香 10 g,黄连 5 g,鬼针草 20 g,芡实 12 g,柴胡 10 g,茯苓 15 g,甘草 5 g。若脾虚者加党参;湿热者加黄芩、葛根。每天 1 剂,水煎 2 次,分 2 次服。疗程为 15 天。

(二)对照组

口服思密达(博福益普生制药有限公司),每次 3 g,每天 3 次。疗程为 15 天。

三、疗效标准与治疗结果

（一）疗效评定标准

按国家药品监督管理局 2002 年制定的《中药新药治疗泄泻的临床研究指导原则》的病例疗效标准。显效：大便次数每日 2 次或 3 次，近似成形，或便溏而每日仅 1 次，伴随症状及体征总积分较治疗前减少 70% 以上。有效：大便的次数和质有好转，伴随症状及体征总积分较治疗前减少 35% 以上。无效：未达到上述标准者。

（二）治疗结果

两组治疗临床疗效比较，详见表 1。治疗组总有效率高于对照组，差异有显著性意义（$P < 0.05$）。

表 1　治疗组与对照组临床疗效比较[例(%)]

组别	n	显效	有效	无效	总有效率
治疗组	60	29(48.33)	26(43.33)	5(8.33)	91.66%
对照组	60	20(33.33)	25(41.66)	15(25)	75%

四、讨论

腹泻型肠易激综合征属中医"泻泄""飧泄"范畴。肝主疏泄，脾主运化。脾的运化功能有赖于肝的疏泄。肝的疏泄功能正常，则脾的运化功能健旺。脾胃虚弱，复因忧思恼怒，肝气郁结，横逆乘脾，运化失常，湿从内生，气滞不行，日久化热，传化失常，发生泄泻。本病主要应责之于肝、脾二脏。吴琨曰："泻责之脾，痛责之肝，肝责之实，脾责之虚，脾虚肝实，故令痛泻。"虚、滞、湿、热为本病的病理变化。治疗上予疏肝理气健脾，佐以清热利湿为基本治则。笔者据此拟理肠方治疗本病，收到较好疗效。理肠方主要由疏肝理气、益气健脾及清热燥湿中药组成。方中柴胡、白芍、木香疏肝理气止痛；防风散肝疏脾；炒白术、茯苓、陈皮、芡实、甘草益气健脾泻湿；配黄连、鬼针草取其燥湿清热之功效。现代研究表明：健脾化湿中药可能具有通过降低胃泌素，抑制或减弱结肠的运动，从而起到改善肠易激综合征症状的作用。疏肝健脾药对异常的一氧化氮有明显的调节作用，使过低的一氧化氮水平明显增加，从而可以延长食物、水、电解质在肠道内的运转时间，升高肠易激综合征患者的痛阈值，起到明显的治疗作用。本观察表明理肠方在腹泻型肠易激综合征治疗中疗效满意，无不良反应。

（实用中医内科杂志，2006(01)：68）

痛泻要方加味治疗腹泻型
肠易激综合征临床观察

吴耀南　黄墩煌

肠易激综合征(irritable bowel syndrome,IBS)是一种以腹痛或腹部不适伴排便习惯改变为特征的功能性肠病,该病缺乏可解释症状的形态学改变和生化异常。各地的研究报道显示 IBS 是一种世界范围内的多发病,西方国家人群患病率为 5%～24%。2001 年广州的一份调查报告显示,人群按罗马Ⅱ诊断标准患病率为 5.6%,而其中腹泻型 IBS 占 62.0%,严重影响了人民的生活及工作质量。笔者近年来以中药痛泻要方加味治疗腹泻型 IBS55 例,取得了良好疗效,现介绍如下。

一、临床资料

(一)诊断和排除标准

采用 1999 年制定的 IBS 诊断标准。

(1)过去 12 个月至少累计有 12 周(不必是连续的)腹痛或腹部不适,并伴有以下 3 项症状中的 2 项:①腹痛或腹部不适在排便后缓解;②腹痛或腹部不适发生伴有排便次数的改变;③腹痛或腹部不适发生伴有粪便性状的改变。

(2)以下症状不是诊断所必备,但属 IBS 的常见症状,这些症状越多则越支持 IBS 的诊断:①排便频率异常(每天排便＞3 次或每周排便＜3 次);②粪便性状异常(块状/硬便或稀/水样便);③粪便排出过程异常(费力、急迫感、排便不尽感),黏液便;⑤胃肠胀气或腹部膨胀感。

(3)缺乏可解释症状的形态学改变和生化异常。

符合上述 IBS 诊断标准,并且符合下列症状②、④、⑥项中之一项或以上,而无①、③、⑤项;或有②、④、⑥项中之两项或以上,可伴①、⑤项中之一项,但无③项者可诊断为腹泻型 IBS(①每周排便＜3 次;②每天排便＞3 次;③块状或硬便;④稀烂便或水样便;⑤排便费力;⑥排便急迫感)。

两组病例均排除:①便秘型 IBS;②有肝病的当前迹象或病史;③目前服用其他治疗药物且疗效稳定;④有酗酒或药物滥用的当前迹象或历史;⑤有精神病或痴呆症的当前迹象和病史;⑥肠道肿瘤、炎症性肠病、吸收不良综合征。

（二）一般资料

120 例反流性食管炎患者均来自本院 2004 年 10 月至 2006 年 10 月消化内科专家门诊,随机分为两组。治疗组 60 例,男性 37 例,女性 23 例;年龄 18～60 岁;病程 1～30 年;病情轻度 15 例,中度 18 例,重度 22 例。对照组 60 例,男性 34 例,女性 26 例;年龄 16～61 岁;病程 1～28 年;病情轻度 18 例,中度 17 例,重度 20 例。两组患者的年龄、性别、病程、病情等,具有可比性($P>0.05$)。

二、治疗方法

（一）治疗组

选用痛泻要方加味治疗,基本方:防风 10 g,白芍 15 g,炒白术 10 g,陈皮 10 g,枳壳 10 g,薏苡仁 30 g,淮山药 15 g,鬼针草 30 g;肝郁甚者加柴胡 10 g,香附 10 g;脾胃湿热者加黄芩 10 g,蚕沙 15 g;寒热错杂者加干姜 10 g,黄连 6 g;脾虚甚者加黄芪 15 g,芡实 15 g;脾肾阳虚者加肉豆蔻 10 g,小茴香 10 g;气滞血瘀者加郁金 12 g,生蒲黄 10 g。每日 1 剂,水煎,头煎两碗水煎 8 分,二煎一碗半水煎 7 分,分早晚 2 次温服。治疗 6 周,停药 2 周,观察疗效。

（二）对照组

得舒特 50 mg,每日 3 次,疗程同治疗组。

三、疗效评定标准与结果

（一）疗效评定标准

参照中药新药临床研究指导原则。痊愈:大便成形规律,每日 1 次或 2 次,腹痛、腹胀消失;显效:大便次数减少,但每日仍多于 3 次以上,不成形,腹痛、腹胀减轻;无效:大便次数、性状及腹痛、腹胀等无明显变化。

（二）结果（表 1）

表 1　两组临床疗效比较

组别	n	痊愈/例	显效/例	无效/例	总有效/%
治疗组	55	30	19	6	89.09%
对照组	55	19	20	16	70.90%

注:治疗组与对照组疗效经卡方检验,$P=0.03<0.05$,故两组疗效有显著性差异,治疗组优于对照组。

四、讨论

IBS 的病因和发病机制尚不十分清楚。一般认为 IBS 属多因素的生理、心理疾病,其病理生理学基础主要是胃肠动力和内脏感知异常,而造成这些变化的机制尚未完全阐明。已知心理、社会因素与 IBS 的发病有密切关系,近年已注意到肠道急性感染后在易感者可引起 IBS,脑-肠轴神经-内分泌调节功能失调以及影响该调节功能的肠道免疫系统的异常,可能与本病的发生有关。现代医学目前治疗本病无特效方法,胃肠道钙离子拮抗药得舒特是目前治疗 IBS 较为有效的药物。

IBS 属中医学泄泻、腹痛等范畴。《景岳全书·泄泻篇》曰:"凡遇怒气便作泄泻者,必先怒时夹食,致伤脾胃,故但有所犯,即随触而发,此肝脾二脏之病也,盖以肝木克土,脾气受伤而然。"指出痛泄是在脾虚的基础上发生的,但与情志有密切相关。由于脾胃素虚,或原有食滞,或有湿阻,尚未发病,复因情志失调,忧郁恼怒,伤及肝脾,肝气失于疏泄,横逆犯胃乘脾,脾胃受制,运化失常,痛泄病生。《医方考》曰:"泻责之脾,痛责之肝,肝责之实,脾责之虚,脾虚肝实,故令痛泻。"治当补土泻木,疏肝健脾。方中白术辛甘而温,补脾燥湿以治土虚;白芍酸寒,养血柔肝,缓急止痛,与白术相配,于土中泻木;陈皮辛苦而温,理气燥湿,醒脾和胃;防风具有升散之性,与术、芍相伍,辛能散肝郁,香能舒脾气,具有胜湿止泻之功,又为脾经之引药;薏苡仁甘淡微寒,功能利水渗湿,健脾;淮山药甘平,功能补脾固肾止泻;鬼针草苦平,功能清热解毒,为治疗腹泻之特效药;枳壳辛苦微寒,长于行气宽中。诸药合用,可以补脾胜湿而止泻,柔肝理气而止痛,使脾健肝和,痛泻自止。肝郁甚者加柴胡、香附,一升一降,宣肠胃郁滞,助肝以疏其性,令"土得木而达",理气而止痛。寒热夹杂者加干姜、黄连以温中清热止泻。脾虚甚者加黄芪、芡实以加强益气健脾止泻之效。脾胃湿热者加黄芩、蚕沙以清热利湿止泻。脾肾阳虚者加肉豆蔻、小茴香以补肾温中,固涩止泻;气滞血瘀者加郁金、生蒲黄以行气活血。现代药理研究表明,方中防风、白术对小肠蠕动呈现一定的兴奋作用,而芍药、陈皮呈现一定的抑制作用,四药合用有调节肠管蠕动之功效;甘草对横纹肌、平滑肌的挛急,不管是中枢性或末梢性均有镇静作用。

用加味痛泻要方治疗腹泻型 IBS,既遵循了中医的辨证论治原则,又与现代医学腹泻型肠易激综合征的发病机制及基本治则相吻合,组方简单,疗效确切,有廉、便、验之妙,值得在临床上进一步研究和推广运用。

(辽宁中医药大学学报,2008(06):94-95)

腹泻型肠易激综合征的
中医药治疗研究近况

赖国平　吴耀南

　　肠易激综合征(IBS)是临床常见的一种以腹痛或腹部不适伴排便习惯改变和(或)大便性状异常的功能性肠病。IBS 在欧美国家发病率为 10%～20%,在我国的患病率为5.6%～11.5%,其中我国以腹泻型肠易激综合征(irritable bowel syndrome-diarrhea,IBS-D)多见。现代医学对 IBS-D 常予解痉、促动力、止泻、抗抑郁、调节肠道菌群等治疗,临床虽有一定疗效,但存在病情容易反复、长期用药副作用明显等问题。有调查发现中药辨证论治在治疗期间的直接成本、间接成本、成本—效果比及随访未复发率都明显低于西药组,显示出中医药治疗本病的优越性和广阔的前景。故本文梳理近年来中医药对 IBS-D 的相关治疗研究,综述如下。

一、病因病机认识

　　IBS-D 由一组临床症状组成,在中医学中无特定对应的病名,可归属为中医学的“腹痛”“泄泻”“洞泄”“飧泄”等范畴。《难经·五十七难》提出了“五泄”的病名。在传统中医理论指导下,结合临床实践,现代诸多医家就本病的病因病机提出了许多见解。燕麟等认为IBS-D 主要病机为脾虚湿盛,然气虚、气滞、火盛、痰阻、食积及外感六淫皆可致泻。李彦哲认为此病以湿为中心,以肝气郁结而贯穿始终,气机失调为疾病之标,而脾肾阳虚为此病之本,肝郁、脾虚、肾阳不足为肠易激综合征的主要病机。邵宗利等认为脾虚肝郁、肝脾不和是本病基本病机,且以情志失调为主。IBS 发病与五脏均有密切联系,脾胃虚弱为发病的根本因素,脾胃虚弱则水为湿内生,谷为滞不行,清浊相混,发为泄泻,肠道气滞,络脉痹阻,发为腹痛。脾胃虚弱为致病之本,即内因;情志失调,肝失条达为发病之标,即外因。李淑艳等认为本病病位在肠,与肝、脾、肾密切相关,其中脾胃虚弱是本病根本,肝脾失调是关键,病久及肾多瘀,容易复发。白立峰、孟雅哲认为本病多属于先天禀赋不足,脾胃虚弱或饮食不节,或外感时疫邪毒,或情志忧郁而诱发,导致脾胃损伤,运化失调,水湿内停,寒湿蕴久化热,湿热下注于大肠。脾虚易为肝木所侮克,肝旺乘脾,气机壅滞,升降失调以致腹泻。

二、中医药治疗方法

(一)辨证论治

2010 年中华中医药学会脾胃病分会制定的《肠易激综合征中医诊疗共识意见》将本病辨证分为脾虚湿阻、肝郁脾虚、脾肾阳虚、脾胃湿热四型,分别予参苓白术散、痛泻要方、附子理中丸合四神丸加减、葛根芩连汤为主方治疗。临床病情复杂,诸多临床医家根据临床所见病例予辨证分型,分型与主方与共识意见或有出入。任才厚将治疗组 60 例辨证分为肝郁脾虚、脾虚湿盛、寒热错杂、脾肾阳虚四型,分别予痛泻要方合四逆散、参苓白术散、半夏泻心汤、附子理中汤合四神丸加减治疗,结果示治疗组总有效率 90.0%,显著高于对照组(予得舒特治疗)的 70.0%($P<0.01$)。李熠萌将治疗组 60 例辨证分为肝郁脾虚、脾气虚弱、脾肾阳虚三型,分别予痛泻要方、参苓白术散、四神丸合理中汤加减治疗,结果示治疗组的总有效率为 81.7%,优于对照组(予得舒特治疗)的 60%($P<0.05$);在肠道症状的改善和生活质量的提高两方面都显著优于西药得舒特($P<0.05$)。吕向阳将治疗组 36 例辨证分为脾肾阳虚、脾虚湿困、肝脾不和三型,分别予自拟补肾举陷汤、益气健脾方、疏肝理气方,结果治疗组有效率为 94.44%,优于 36 例对照组(予常规西药标准治疗)的 77.78%($P<0.05$)。

(二)专方治疗

不少医家结合历代经典处方,结合自身临床用药经验,拟定专方治疗该病,细研其处方,多在以痛泻要方为基本方的基础上酌予温阳、健脾、理气、除湿之品。徐亚民用真武汤合柴胡疏肝散(茯苓、芍药、白术、生姜、附子、柴胡、陈皮、川芎、香附、枳壳、炙甘草)水煎服治疗 45 例 IBS-D 患者,对照组 45 例予匹维溴铵片口服,结果治疗组和对照组的总有效率分别为 88.89%、68.89%($P<0.05$)。王媛媛用痛泻抑肝散(炒白芍 12 g,陈皮 10 g,炒白术 12 g,防风 12 g,柴胡 8 g,当归 10 g,茯苓 15 g,钩藤 12 g,甘草 6 g)治疗 30 例 IBS-D 患者,结果示总有效率 86.67%,优于 24 例对照组(予双歧杆菌活菌胶囊、匹维溴铵)的 66.67%($P<0.05$)。沈雁鹏用自拟疏肝健脾方汤剂(柴胡 10 g,香附 10 g,紫苏梗 10 g,白术 15 g,陈皮 10 g,茯苓 15 g,大腹皮 10 g,焦槟榔 10 g,炒薏苡仁 30 g,黄连 10 g,干姜 9 g,甘草 6 g)治疗 46 例 IBS-D 患者,总有效率 88.64%,优于 43 例对照组(予匹维溴铵)的 69.77%($P<0.05$)。白斌等用自拟肠宁方(防风 12 g,黄芪 20 g,白术、柴胡、枳壳各 10 g,甘草 5 g,白芍 10 g,薏苡仁 20 g,陈皮 10 g,黄连 8 g,茯苓 15 g)治疗 41 例 IBS-D 患者,总有效率 97.56%,优于 41 例对照组(予蒙脱石散)的 80.49%($P<0.05$)。奚肇宏用熄风化湿方(白芍、钩藤、白蒺藜、木香、黄芩、黄连、干姜、陈皮、防风、白术、败酱草、石榴皮、生甘草等)治疗 81 例 IBS-D 患者,总有效率 94.0%,优于 82 例对照组(予马来酸曲美布汀)的 73.2%($P<0.05$);疗程结束后 3 个月内治疗组的复发率为 40.96%,明显低于对照组的 63.41%($P<0.05$)。

（三）针灸疗法

针灸疗法具有操作简便、疗效显著、副作用极少等优势。郭光丽等予治疗组 50 例以天枢、足三里、三阴交为主穴，随症加减，根据证型采用不同行针手法，并配合温针灸治疗，结果示治疗组总有效率为 80.0%，高于 48 例对照组（予盐酸洛哌丁胺胶囊）的 60.5%（$P <$ 0.05）。王伟华等予 30 例治疗组以电针结合健脾调神法治疗，健脾调神法针刺穴位选取百会、膻中、上星、大陵、申脉，30 例对照组予单纯电针针刺治疗，在治疗前后根据 IBS 生活质量量表进行评价，结果示两组患者治疗后各量表计分均较治疗前有明显改善（$P < 0.05$），治疗组总有效率为 93.3%，优于对照组的 73.3%（$P < 0.05$）。孔素平将 90 例 IBS-D 患者随机分为针灸组（针刺加隔姜灸）、针刺组及西药组（匹维溴铵），每组各 30 例，结果针灸组总体临床疗效为 93.3%，优于西药组的 82.1%（$P < 0.05$）。

（四）中西医结合治疗

中西医各有所长，不少医家治疗该病中西并用，疗效优于单纯西药治疗。胡前平用常规西药治疗 70 例 IBS-D 患者，治疗组 70 例在此基础上加用自拟益肠方，结果治疗组近期疗效为 88.57%，优于对照组的 68.57%（$P < 0.05$）。崔莉红予对照组以枯草杆菌、肠球菌二联活菌肠溶胶囊、劳拉西泮口服，治疗组在对照组的基础上加用六神益康宁胶囊，治疗组、对照组的总有效率分别为 93.48% 和 79.41%，且治疗组在治疗后腹痛、腹胀、腹泻症状的临床积分明显低于对照组（$P < 0.05$）。王谦等用马来酸曲美布汀片治疗对照组 32 例，治疗组 32 例在此基础上配合中医辨证分型论治，总有效率为 87.50%，优于对照组的 65.63%（$P < 0.05$）。邱光明用马来酸曲美布汀分散片及双歧杆菌三联活菌胶囊治疗 40 例对照组，治疗组在此基础上配合辨证分型中药治疗，总有效率为 90.0%，优于对照组的 67.5%（$P < 0.05$）。谢文松用匹维溴铵治疗 24 例对照组，36 例治疗组在此基础上进行辨证分型治疗，结果治疗组有效率为 91.67%，明显优于对照组的 62.5%（$P < 0.05$）。

（五）保留灌肠治疗

灌肠疗法具有直接作用于肠道黏膜、容易吸收等优势。赵劲枝予 60 例治疗组以白头翁汤保留灌肠，结果示治疗组总有效率为 91.7%，优于 40 例对照组（予奥替溴铵）的 75.0%（$P < 0.05$）。张红予 75 例治疗组以四神丸联合黄连素粉保留灌肠治疗，结果治疗组总有效率为 97.33%，优于 75 例对照组（予枸橼酸莫沙必利片口服、黄连素粉保留灌肠）的 84.00%（$P < 0.05$），治疗组不良反应发生率少于对照组（$P < 0.05$）。张雪兰等予治疗组 50 例以结肠综合水疗法，对照组 1 与对照组 2 各 50 例，分别用单纯中药保留灌肠、单纯结肠水疗治疗。结果示治疗组有效率为 96%，优于对照组 1 的 82%（$P < 0.05$）及对照组 2 的 14%（$P < 0.01$）。乔敏等用中药灌肠（白术 20 g，厚朴 6 g，乌梅 12 g，石榴皮 15 g，乌贼骨 15 g，炒白芍 12 g）治疗 39 例 IBS-D 患者，腹泻有效率为 92.3%，优于 40 例对照组（予西药对症治疗）的 72.5%（$P < 0.05$）；治疗组腹痛有效率为 87.2%，优于对照组的 75.0%（$P <$ 0.05）。

三、小结

综上所述，中医药治疗 IBS-D 疗效显著、方法多样，在减轻患者症状、改善患者身心健康、生活质量及降低复发率等有着显著的疗效优势。但仍存在诸如证候诊断及疗效的判定上缺乏统一的标准、方剂的药理研究不足、临床科研时间较短、样本量不够大等问题，有待我们进一步研究探索。如何更好地在 IBS-D 的临床治疗实践中发挥中医药的长处，在中药复方研究、针药协同配合、中西医联合用药方面取得更大进步，是值得我们深思和探讨的课题。

（中医药通报,2017,16(02):70-72）

调肠方治疗腹泻型肠易激综合征肾阳虚证综合疗效评价

陈一斌　吴耀南　王芸素　曹　健

肠易激综合征(IBS)是最常见的消化系统疾病之一,西方国家的发病率为 $15\%\sim20\%$,我国 IBS 发病率具体不详,北京地区约为 7% 。由于本病的患病率甚高,因而近年国际上对本病的研究十分重视。目前 IBS 的发病机制尚不清楚,炎症免疫机制是最新提出的观点之一。近年的研究提示,IBS 患者肠道黏膜内的淋巴细胞与正常人有所不同,外周血中淋巴细胞有异常,本研究观察调肠方治疗前后腹泻型肠易激综合征肾阳虚证患者血中 T 淋巴细胞计数及其亚群比例,探讨其治疗腹泻型肠易激综合征肾阳虚证的可能机理。

一、对象

根据病例选择 2005 年 5 月至 2009 年 6 月在厦门中医院脾胃病科住院治疗的腹泻型肠易激综合征肾阳虚证患者 66 例,随机分为治疗组 36 例和对照组 30 例,其中男性 36 例,女性 30 例。诊断采用罗马Ⅲ标准,所有患者均常规抽血进行血液生化、HBsAg 检查,结果均为阴性。大便常规检查:未见异常。肠道内镜检查:未见异常。

二、方法

(一)治疗方法

治疗组予调肠方(补骨脂、吴茱萸、五味子、小茴香、乌梅、淮山药、茯苓、肉豆蔻等),水煎服,每日 1 剂,分两次,早晚温服,共 14 天。对照组予以地衣芽孢杆菌胶囊口服,每次 500 mg,每日 3 次,首次加倍,共 14 天。

(二)T 淋巴细胞亚群检测

应用 CD3、CD4、CD8 单克隆抗体与淋巴细胞表面的抗原结合,再配合多色荧光染料,将细胞染色固定后,上机检测,用 SimulSET 自动软件获取和分析样本,计算各个细胞亚群所占百分比。

(三)统计分析方法

采用 SPSS18.0 统计软件进行分析。计数资料采用 χ^2 检验,计量资料采用 t 检验。

（四）疗效评价

疗效判定标准参照《中药新药临床研究指导原则》制定。观察指标：腹泻型肠易激综合征肾阳虚证在临床上常见的症状为观察项目。临床常见症状：大便泄泻、腹胀腹痛、畏冷肢凉、脘腹痞满。在治疗前后，根据其程度和出现频次的不同，按 4 级评分法评分，无症状为 0 分，轻度为 1 分，中度为 2 分，重度为 3 分。记录治疗前后各症状的积分变换。根据积分计算综合疗效。综合疗效评定标准：①临床痊愈——大便次数、量及性状恢复正常，伴随症状及体征消失。②显效——大便次数每日 2 次或 3 次，近似成形，或便溏而每日仅 1 次，伴随症状及体征总积分较治疗前减少 70% 以上。③有效——大便次数和质有好转，伴随症状及体征总积分较治疗前减少 35% 以上。④无效——未达到上述标准者。

记录治疗前后各症状的积分变换。根据积分计算证候疗效。证候疗效＝[（治疗前积分－治疗后积分）÷治疗前积分]×100%。证候疗效评定标准：①症状、体征消失或基本消失，证候积分减少≥95%，为临床痊愈；②症状、体征明显改善，证候积分减少≥70% 为显效；③症状、体征均有改善，证候积分减少≥30% 为有效；④症状、体征均无明显改善，甚或加重，证候积分减少不足 30% 为无效。

三、结果

（一）一般资料比较

66 例腹泻型肠易激综合征肾阳虚证患者中，男性 36 例，女性 30 例；年龄最大 69 岁，最小 32 岁；病程最长 10 年，最短 6 个月。详见表 1。

表 1　两组性别、年龄、病程比较

组别	例数	性别		年龄/岁	病程/年		
		男	女		0～<5	5～<10	≥10
治疗组	36	21	15	51 ± 7.3	11	10	15
对照组	30	15	15	49.2 ± 8.4	9	12	9

注：经齐同性检验，两组在性别、年龄、病程等方面比较无显著性差异（$P>0.05$），具有可比性。

（二）两组间总体疗效比较（表 2）

表 2　两组总体疗效比较

组别	n	临床痊愈 $n(\%)$	显效 $n(\%)$	有效 $n(\%)$	无效 $n(\%)$	总体疗效 $n(\%)$	P 值
治疗组	36	7(19.44)	18(50.00)	8(22.22)	3(8.33)	33(91.67)	0.021
对照组	30	3(10.00)	9(30.00)	12(40.00)	6(20.00)	24(80.00)	

注：经秩和检验，治疗组与对照组总体疗效比较差异显著（$P<0.05$），提示调肠方治疗后腹泻型肠易激综合征肾阳虚证的总体疗效优于西药治疗组。

（三）两组主要症状体征疗效比较

治疗组与对照组前各症状有可比性（均 $P>0.05$）；治疗后治疗组大便泄泻、腹胀腹痛、畏寒肢冷与对照组比较，有显著性差异（$P<0.05$），而脘腹痞满的改善与对照组比较无显著性差异（$P>0.05$）。治疗组中治疗前大便泄泻、腹胀腹痛、畏寒肢冷与治疗后比较有显著性的差异（$P<0.05$），而脘腹痞满的改善与治疗后无显著性差异（$P>0.05$）。对照组中治疗前腹胀腹痛、畏寒肢冷与治疗后比较有显著性的差异（$P<0.05$），而大便泄泻、脘腹痞满的改善与治疗后无显著性差异（$P>0.05$）。详见表3。

表3　两组治疗前后症状评分比较（$\bar{x}\pm s$）

组别	例数	时间	大便泄泻	腹胀腹痛	畏寒肢冷	脘腹痞满
治疗组	36	治疗前	1.21 ± 0.08	1.74 ± 0.53	1.23 ± 0.09	1.27 ± 1.86
		治疗后	0.85 ± 0.61^{ac}	0.31 ± 0.53^{ac}	0.51 ± 0.45^{ac}	0.97 ± 0.12^{bd}
对照组	30	治疗前	1.29 ± 0.88	1.69 ± 0.56	1.20 ± 0.88	1.33 ± 0.65
		治疗后	$1.01\pm0.81f$	$1.10\pm0.58e$	$0.80\pm0.28e$	$1.25\pm0.98f$

注：治疗组与对照组治疗后比较 $aP<0.05,bP>0.05$；治疗组治疗前后比较 $cP<0.05,dP>0.05$；对照组治疗前后比较 $eP<0.05,fP>0.05$。

（四）两组治疗前后细胞免疫功能变化比较

经统计学检验，治疗组与对照组治疗前 CD3、CD4、CD8、CD4/CD8 无统计学差异，具有可比性（均 $P>0.05$）。治疗后治疗组 CD3、CD4、CD4/CD8 较治疗前上升与对照组比较具有统计学差异（$P<0.05$），而 CD8 较治疗前下降无明显统计学差异（$P>0.05$）。其中治疗组治疗后 CD3、CD4、CD4/CD8 上升及 CD8 下降较治疗前均有统计学差异（$P<0.05$）。对照组治疗后 CD8 下降较治疗前有统计学差异（$P<0.05$），而 CD3、CD4、CD4/CD8 上升无明显统计学差异（$P>0.05$）。详见表4。

表4　两组治疗前后细胞免疫功能变化比较

组别	例数	时间	CD3（％）	CD4（％）	CD8（％）	CD4/CD8
治疗组	36	治疗前	60.55 ± 5.15	28.46 ± 3.23	32.45 ± 1.90	0.88 ± 0.11
		治疗后	62.83 ± 4.22^{ac}	30.33 ± 3.47^{ac}	31.12 ± 1.46^{bc}	0.97 ± 0.12^{ac}
对照组	30	治疗前	60.84 ± 1.87	28.53 ± 3.15	32.08 ± 1.53	0.89 ± 0.11
		治疗后	60.67 ± 1.97^{f}	28.59 ± 3.17^{f}	31.15 ± 1.76^{e}	0.90 ± 0.13^{f}

注：治疗组与对照组治疗后对比 a 为 $P<0.05,b$ 为 $P>0.05$；治疗组治疗前后对比 c 为 $P<0.05,d$ 为 $P>0.05$；对照组治疗前后对比 e 为 $P<0.05,f$ 为 $P>0.05$。

（五）安全性与不良反应

治疗组治疗过程中未发生不良反应。

两组在治疗过程中未发现血、尿、粪常规以及肝、肾功能明显异常，说明调肠方治疗安全可靠。

四、讨论

（一）调肠方对腹泻型肠易激综合征肾阳虚证总体疗效和临床症状改善方面的影响

由表 1 可以看出，在两组基础治疗均衡的情况下，经过 14 天的治疗，治疗组的总体疗效优于对照组，统计学检验有显著性差异（$P < 0.05$）。在临床症状改善方面，治疗组对大便泄泻、腹胀腹痛、畏寒肢冷的改善优于对照组（$P < 0.05$），而对脘腹痞满的改善无显著性差异（$P > 0.05$）。本研究结果提示，调肠方治疗腹泻型肠易激综合征肾阳虚证有助于提高临床有效率及症状的改善率。

（二）调肠方对腹泻型肠易激综合征肾阳虚证患者细胞免疫功能的影响

尽管腹泻型肠易激综合征肾阳虚证发病机制尚未完全明了，但免疫系统功能失调在本病发病中却是一个不可或缺的因素。从中医学角度而言，免疫功能失调主要与肾有关，这与腹泻型肠易激综合征肾阳虚证的病机的认识是一致的。本研究课题显示，腹泻型肠易激综合征肾阳虚证患者存在 T 细胞亚群异常，CD4 下降，CD8 上升，CD4/CD8 倒置，与文献报道结果一致。调肠方对免疫功能具有明显的促进作用，本临床观察结果显示，经过 14 天治疗后，CD3、CD4、CD4/CD8 较治疗前有显著上升，而对照组治疗前后则无显著性差异，提示调肠方能够增强腹泻型肠易激综合征肾阳虚证患者的细胞免疫功能，从而增强机体的抗病能力，提高腹泻型肠易激综合征肾阳虚证的治疗效果。

（三）温肾助阳法治疗腹泻型肠易激综合征肾阳虚证的中医学理论基础初探

调肠方由补骨脂、吴茱萸、五味子、小茴香、乌梅、淮山药、茯苓、肉豆蔻组成，方中补骨脂温肾暖脾为君；吴茱萸温中散寒，肉豆蔻涩肠止泻为臣，二者相配，使命门火足，温阳涩肠；乌梅涩肠止泻，五味子酸敛固涩，合淮山药、茯苓补脾养胃，小茴香散寒止痛共为佐使，共达温肾涩肠止泻之功。本研究课题紧扣"肾虚"之病机，应用"温肾助阳"法治其本虚，观察 66 例腹泻型肠易激综合征肾阳虚证患者。结果提示，治疗组的总体疗效和症状的改善优于对照组。从不良反应来看，治疗中未产生严重的不良反应，无中途因无法耐受治疗而终止，提示腹泻型肠易激综合征肾阳虚证患者对调肠方耐受性良好。

（光明中医，2015，30（05）：966-968）

八神汤治疗腹泻型肠易激综合征的临床观察

梁惠卿　陈少东　吴耀南　黄墩煌　陈一斌

肠易激综合征(irritable bowel syndrome,IBS)是一种生物—心理—社会病症,其主要表现为腹痛或腹部不适,伴慢性间歇性排便习惯和大便性状的改变,形态学和生化学未见异常改变。临床可分为:腹泻型、便秘型、混合型及未定型,以腹泻型多见,占全部患患者群的74.1%。随着社会压力增加,IBS人群患病率逐年增加,IBS虽不威胁生命,但其反复发作给患者的身心、经济带来严重影响。西药疗效不满意,且治疗效果随着时间的推移而降低,中医药从整体出发,综合考虑生物—心理—社会因素辨证论治,能够明显改善症状,提高生活质量,受到人们的青睐。名老中医吴耀南在多年的临床实践中发现IBS发生的根本原因是患者先天不足,后天损伤,致脾肾阳虚。他结合名方四神丸、四神汤创制八神汤治疗脾肾阳虚型腹泻型肠易激综合征,屡获良效,明显改善患者生活质量。因此,本研究观察八神汤治疗脾肾阳虚型腹泻型肠易激综合征疗效及对患者生活质量的影响。现报道如下。

一、资料与方法

(一)诊断标准

1. 腹泻型肠易激综合征的西医诊断标准

参照国际公认的罗马Ⅲ IBS诊断标准(2006年):①病程超过半年;②反复发作的腹痛或腹部不适;③最近3个月每月发作至少3天,伴有以下3项或3项以上:(a)排便后症状改善;(b)每天排便>3次;(c)发作时粪便性状为松散便/稀水便;(d)大便常规+潜血检查均为阴性,肝、肾功能及腹部彩超未见明显异常,结肠镜检查无明显黏膜异常。

2. 脾肾阳虚型中医证型诊断标准

参照中华中医药学会脾胃病分会制定的肠易激综合征中医诊疗共识意见:主症:①晨起腹痛即泻;②腹部冷痛,得温痛减;③形寒肢冷。次症:①腰膝酸软;②不思饮食;③舌淡胖,苔白滑;④脉沉细。辨证要求:具备主证①、②者,或具备主证①及次证②、③两项者,或具备主证②及次证①者,即属本证。

(二)纳入标准及排除标准

纳入标准:①符合腹泻型肠易激综合征的西医诊断标准及中医证型诊断标准;②年龄18～70岁;③签署知情同意书。排除标准:①妊娠或哺乳期妇女;②患有其他消化系统器质性病变;③合并有心血管、脑血管、肝肾或造血系统等严重原发性疾病、精神病患者。

（三）一般资料

105 例均为脾肾阳虚型腹泻型 IBS 的门诊及住院患者。采用随机数字表法将患者随机分为治疗组和对照组,治疗组 53 例,其中男性 27 例,女性 26 例,年龄 16～68 岁,平均 41 岁,病程最短 1 年,最长 25 年,平均 5.4 年。对照组 50 例,其中男性 24 例,女性 26 例,年龄 18～66 岁,平均 39 岁,病程最短 1 年,最长 23 年,平均 5.1 年。两组病例的性别、年龄、病程经统计学处理,差异无统计学意义($P>0.05$),具有可比性。

（四）治疗方法

对照组:匹维溴铵片(北京万生药业有限责任公司生产,产品批号:14202155620),每次 50 mg,每日 3 次,口服。治疗组:八神汤健脾补肾法(药物由厦门市中医院药剂科制备,每剂煎 200 mL),药物组成:补骨脂 10 g、吴茱萸 10 g、肉豆蔻 10 g、五味子 10 g、茯苓 15 g、淮山药 20 g、芡实 10 g、莲子 15 g,口服,每日 1 剂,每日 2 次,100 毫升/次;两组疗程均为 4 周。治疗期间停用其他影响疗效评价的药物。

（五）观察方法

1. 主要症状的记录与评价

参考《肠易激综合征中医诊疗共识意见》制定的主要症状的记录与评价进行评分。①腹痛和(或)腹胀程度:无症状计 0 分;经提示后方觉有症状计 1 分;不经提示即有症状计 2 分;主诉为主要症状计 3 分。②腹泻的频率:无症状计 0 分;每天<3 次计 1 分,每天 3～5 次计 2 分,每天>5 次计 3 分。③大便性状:大便正常,呈香肠样或蛇样,平滑柔软计 0 分;有清楚边缘的柔软一团计 1 分;软便、蓬松、边缘粗糙计 2 分;水样,无固体成分,完全液体计 3 分。④排便急迫感:无急迫感计 0 分;轻度急迫感计 1 分;中度急迫感计 2 分;重度急迫感计 3 分。⑤黏液:无,计 0 分;有,计 1 分。

2. 生活质量评价

采用慢性肝病问卷(chronic liver disease questionnaire,CLDQ)进行,CIDQ 量表由 6 项领域共 29 个条款组成,即腹部症状 3 条,困乏 5 条,系统症状 5 条,活动能力 3 条,情感 8 条,焦虑 5 条,共有 6 个维度。分别于治疗开始前和治疗结束时评价两组患者的生活质量得分。

（六）疗效评定标准

中医症状疗效判定参照文献的疗效判断标准:按症状改善百分率(%)=(治疗前总症状积分-治疗后总症状积分)/治疗前总症状积分×100%,计算症状改善百分率。症状消失为痊愈,症状改善百分率≥80%为显效,50%≤症状改善百分率<80%为进步,症状改善百分率<50%为无效,症状改善百分率负值时为恶化。总有效率=(痊愈+显效+进步)例数/总例数×100%。

（七）安全性评价

包括血、尿、粪常规,肝、肾功能,血糖,血沉,心电图等。

（八）统计学方法

数据分析采用统计软件 SPSS15.0。计量资料用 $\bar{x}\pm s$ 表示，不符合正态分布则描述其中位数和范围，资料组间比较采用 χ^2 检验（方差不齐采用 Wilcoxon 秩和检验或 Kruskal-Wallis 检验）。有序分类变量比较采用秩和检验。全部资料采用意向治疗分析（intention-to-treatanalysis，ITT 分析）。

二、结果

（一）病例脱落情况

治疗组有 1 例症状无改善拒绝继续服药，52 例完成治疗；对照组有 1 例症状无改善拒绝继续服药，1 例出现皮疹停药，50 例完成治疗。

（二）两组治疗

前后主要症状评分比较（表 1）两组治疗后症状积评分均较治疗前改善，除排便急迫感外治疗组的其他主要症状改善程度优于对照组，差异有统计学意义（$P<0.05$）。

表 1　治疗组与对照组治疗前后主要症状评分比较（分，$\bar{x}\pm s$）

组别	例数	时间	腹痛和（或）腹胀	大便次数	大便性状	黏液	排便急迫感	总积分
治疗组	53	治疗前	2.34±0.68	2.27±0.61	2.3±0.35	0.63±0.22	2.34±0.58	13.21±2.63
	52	治疗后	0.53±0.18△▲	0.45±0.12△▲	0.51±0.11△▲	0.24±0.10*▲	0.66±0.18*	4.12±1.56△▲
对照组	52	治疗前	2.45±0.56	2.34±0.67	2.41±0.54	0.74±0.33	2.28±0.89	14.01±2.73
	50	治疗后	0.67±0.19△	0.95±0.37△	0.93±0.11△	0.33±0.09*	0.71±0.19*	5.86±0.79△

注：与本组治疗前比较，* $P<0.05$，△$P<0.01$；与对照组治疗后比较，▲$P<0.05$。

（三）两组治疗结束时中医症状的疗效比较（表 2）

治疗组在痊愈率、有效率、总有效率方面优于对照组，差异有统计学意义（$P<0.05$）。

表 2　两组治疗结束时中医症状的疗效比较[例(%)]

组别	例数	痊愈	有效	进步	无效	总有效率
治疗组	52	8(15.38▲)	28(50.85▲)	9(17.31)	7(13.46)	45▲(86.54)
对照组	50	5(10.00)	18(36.00)	10(20.00)	17(34.00)	33(66.00)

注：与对照组比较，▲$P<0.05$。

（四）两组治疗前后 CLDQ 积分比较（表 3）

经不同方案治疗后，两组治疗前的 CLDQ 各项积分均较治疗后改善，差异有统计学差异（$P<0.01$），治疗组治疗后 CLDQ 各项积分改善程度优于对照组，差异有统计学差异（$P<0.01$）。

表 3　两组治疗前后 CLDQ 量表评分比较(分)

组别	例数	时间	腹部症状 (AS)	困乏 (FA)	系统症状 (SS)	活动能力 (AC)	情感 (EF)	焦虑 (WO)
治疗组	53	治疗前	3.84 (2.78~4.19)	3.23 (2.13~4.47)	4.14 (3.55~4.38)	3.28 (3.03~4.47)	3.75 (1.95~4.37)	3.25 (2.67~5.14)
	52	治疗后	6.14 (4.83~6.25)*△	5.87 (5.60~6.53)*△	6.27 (5.53~6.77)*△	5.93 (5.44~6.42)*△	6.07 (5.83~6.32)*△	5.82 (5.13~6.43)*△
对照组	52	治疗前	3.41 (2.33~4.28)	4.03 (3.48~5.35)	4.83 (4.36~6.13)	3.50 (2.82~4.38)	3.25 (2.04~4.27)	4.58 (3.47~5.43)
	50	治疗后	5.19 (4.96~6.212)*	5.23 (5.13~6.30)*	5.53 (5.07~6.17)*	5.43 (5.03~6.12)*	5.24 (4.96~5.69)*	5.40 (5.13~6.07)*

注:与本组治疗前比较,*$P<0.01$;与单药组治疗后比较,△$P<0.01$。

(五)安全性评估

治疗组与对照组治疗前后患者血、尿、大便常规及心电图、肝肾功能均无明显变化。

三、讨论

中医学将腹泻型 IBS 归属于"泄泻、腹痛"范畴,认为本病的发生与情志失调、思虑劳倦、饮食不调有密切关系。名老中医吴耀南主任在长期临床工作中总结出本病由脾、肝、肾三脏功能失调所致,而尤以脾肾功能失调为主。现代人生活节奏快、工作压力大,易出现精神紧张、劳倦过度、饮食不调。病初多为肝木克土,肝郁脾虚,加之劳倦过度、饮食不调,更伤脾胃,脾胃虚弱,运化失职,小肠失泌别清浊,大肠失传导变化,清浊不分,混杂而下,遂成泄泻。久泻不止常伤及肾阳,故脾肾阳虚是腹泻型 IBS 的重要病机所在。正如《素问·阴阳应象大论》云"清气在下,则生飧泄";《素问·至真要大论》云"诸病水液,澄澈清冷,皆属于寒"。

名老中医吴耀南主任选用具有温肾暖脾、涩肠止泻功效的四神丸联合具有健脾利湿功效的四神汤组成八神汤治疗 IBS,方中补骨脂辛苦大温,温肾暖脾,火旺土强,《本草纲目》谓其可"治肾泄";肉豆蔻温脾暖胃,涩肠止泻;五味子收敛固涩,温肾健脾,吴茱萸温肾散寒,大补下焦元阳;茯苓、薏米益气健脾除湿;芡实、山药补脾益气,补肾固精。诸药合用共奏温肾健脾利湿止泻之功,故可使泻止而病愈。现代药理研究表明,四神丸能降低蓖麻油、大黄引起的腹泻小鼠的腹泻次数,通过抗胆碱作用和直接作用于胃肠道平滑肌而起到涩肠止泻作用。莲子的主要成分莲子多糖具有增强免疫、抗氧化作用,山药具有调节胃肠功能、增强免疫、抗氧化作用,芡实提取物能降低小鼠胃黏膜中 MAD 的含量,增加 SOD 的活性,提高 PGE_2 的含量,从而达到对胃黏膜的保护作用;芡实提取物具有较强的抗氧化功能和清除氧自由基能力;薏米提取物能够抑制氧化损伤,从而保护结肠黏膜、预防结肠炎的作用。IBS

机体抗氧化能力低下,自由基代谢产物储积;此四种药物均可以提高 IBS 机体的抗氧化能力,减少自由基代谢产物储积和其对组织细胞的损伤。

综上,八神汤治疗脾肾阳虚型能显著改善患者中医症状疗效、提高生活质量,且无不良反应,值得进一步验证和推广。但八神汤改善患者疗效及生活质量的作用机制尚不明确,今后有必要开展疗效机制的研究及随机、双盲、多中心的临床试验,以期获得更多的循证医学结果。

(中医药通报,2015,14(03):60-63)

腹泻型肠易激综合征中医证型分布及
相关因素的研究

曹　健　吴耀南

肠易激综合征(IBS)是一种常见的功能性肠病,以腹痛或腹部不适为主要症状,排便后可改善,常有排便习惯的改变,目前尚缺乏形态学、生化学等指标异常的证据,根据Rome Ⅲ诊断标准可分为4个亚型,其中以IBS-D最为多见。IBS-D是粪便表现至少25％的排便为松散(糊状)粪或水样粪,且硬粪或干球粪<25％的排便。流行病学调查显示,全球IBS患者的发病率逐年提高。西方国家高达10％~20％的患病率,我国人口的患病率为5.7％,其中22％因肠易激综合征的不适症状而就诊。目前,现代医学对IBS-D的治疗尚无特效方法,多为对症治疗,如止泻、解痉、调节肠道菌群、抗焦虑等。虽然有一定的疗效,但也存在较多问题,长期服药患者无法耐受及副作用较大,且停药后病情反复等。中医治疗本病有较大的优势,取得了较好的临床疗效。IBS-D在祖国医学中属"泄泻"等范畴。其病因有感受外邪、饮食所伤、情志不调、禀赋不足及久病脏腑虚弱等,主要病机是脾病湿盛,脾胃运化功能失调,肠道分清泌浊,传导功能失司。病位在肠,主病之脏为脾,同时与肝、肾密切相关。通过对就诊的IBS-D患者的中医证候及具体症状和体征进行观察收集,对IBS-D患者与相关因素的关系进行探讨,了解其内在联系。

一、资料与方法

(一)诊断依据

1. IBS-D 西医诊断标准

参照Rome Ⅲ分类体系的IBS-D诊断标准。

2. IBS-D 中医证候诊断标准

参照2006年中华中医药学会编写的《中医消化病诊疗指南》中关于IBS的中医临床证候标准制定。寒热错杂证(参照孙万岫《脾胃病寒热错杂证的辨证和诊断探讨》中关于IBS寒热错杂证的辨证依据)。出现兼杂证者,以患者表现出来的最主要的症状为主,由中医主治以上医师对所观察病例进行中医辨证。

3. 中医症状分级量化标准

参照国家药品监督管理局颁布的中国医药科技出版社2002年5月出版的《中药新药

临床研究指导原则》中"泄泻证症状分级量化标准"。

（二）纳入标准与排除标准

1. 纳入标准

①符合 IBS-D 西医诊断标准者；②纳入观察者为 IBS-D 初发或时隔 3 个月后复发者首次到医院求诊者；③患者年龄 18～70 岁；④患者知情同意，并签署知情文件。

2. 排除标准

①不符合 RomeⅢ中 IBS-D 西医诊断标准者；②排除霍乱，以及全身性疾病、中毒、寄生虫、感染、肠道器质性病变、恶性肿瘤等引起的腹泻；③肠切除术后及腹部手术患者，或有全身他处较大手术后患者；④合并心、脑、肝、肾、肺和造血系统等严重原发性疾病、精神病患者；⑤妊娠或备孕的妇女，哺乳期妇女。

（三）临床研究方法

1. 病例分组

选取在 2013 年 1 月至 2014 年 2 月就诊于厦门市中医院和厦门市中山医院门诊及病房的 IBS-D 患者，不论初发或复发，均以本次就诊的发病时间作为本病发展过程中的某一阶段的开始，归纳其这一阶段的证候等特点。

2. 中医证候症状及体征流行病学调查方法

设计统一的中医证候研究的调查表格进行观察，研究内容包括患者性别、年龄、家族史、生活因素、诱发因素、文化程度、职业、中医证候及症状和体征的种类及评分等，最后进行相关数据统计分析。

（四）统计学分析

借助于 SPSS18.0 统计软件包对所得数据处理和统计分析。

二、结果

（一）一般资料

研究对象为 2013 年 1 月至 2014 年 2 月就诊于厦门市中医院和厦门市中山医院门诊及病房符合纳入标准的 IBS-D 患者，共纳入 293 例，其中，男性 155 例（52.90%），女性 138 例（47.10%），男女比例约为 1：0.8903，性别在本病的发病中无统计学差异（$P>0.05$）。年龄最大为 70 岁，最小者为 18 岁，平均（36.60±11.84）岁。其中，男性平均年龄为（32.04±7.87）岁，女性平均年龄为（42.30±13.43）岁。

（二）IBS-D 中医证型分布

1. IBS-D 中医证型分布情况

293 例 IBS-D 患者的中医证型分布如下：肝郁脾虚证 96 例（32.76%），脾肾阳虚证 69 例（23.55%），脾胃湿热证 60 例（20.48%），寒热错杂证 41 例（13.99%），脾胃虚弱证 27 例（9.22%）。经非参数卡方检验处理，$\chi^2=48.075$，$P=0.000$，各主要证型分布具有统计学差异,其中肝郁脾虚证显著多于其他证型(均 $P<0.05$),详见图1。

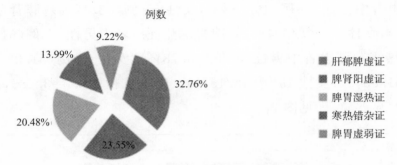

图 1　IBS-D 中医各证型分布情况

2. 中医各证型症状积分情况

参照"泄泻证症状分级量化标准"所提供的症状在各中医证型中出现的频次,通过统计学处理得出每个证型前五个主要症状:①肝郁脾虚证以腹胀腹痛、肠鸣、大便泄泻、嗳气、脘腹痞满为主要表现;②脾肾阳虚主要症状为腹胀腹痛、畏冷肢凉、腰膝酸痛、大便泄泻、倦怠乏力;③脾胃湿热证以腹胀腹痛、肠鸣、口渴、大便泄泻、小便短黄为主要表现;④寒热错杂以大便泄泻、腹胀腹痛、口渴、小便短黄、畏冷肢凉为主要证候;⑤脾胃虚弱证主要症状为食欲不振、神疲懒言、倦怠乏力、肠鸣、腹胀腹痛。经非参数多个独立样本的 Kruskal-Wallis H 检验进行分析,各证型主要证候积分均有统计学差异($P<0.05$),详见表1。

表 1　主要证候各症状积分表($\bar{x}\pm s$)

证候	肝郁脾虚证 $n=96$	脾肾阳虚证 $n=69$	脾胃湿热证 $n=60$	寒热错杂证 $n=41$	脾胃虚弱证 $n=27$	χ^2	P
大便泄泻	0.89±0.65	1.03±0.66	1.02±0.59	1.41±0.59	1.00±0.83	33.38	<0.001
腹胀腹痛	1.32±0.57	1.03±0.66	1.12±0.76	1.41±0.59	1.33±0.48	12.91	0.012
肠鸣	1.06±0.89	0.88±0.72	1.58±0.62	0.80±0.90	1.33±0.96	37.22	<0.001
脘腹痞满	0.93±0.99	0.48±0.61	0.98±0.81	0.59±0.55	0.67±0.48	19.15	0.001
食欲不振	0.83±0.75	0.49±0.70	0.92±0.87	0.44±0.71	1.33±0.96	23.79	<0.001
倦怠乏力	0.69±0.80	0.90±0.75	0.83±0.81	0.54±0.55	1.67±0.48	16.94	0.002
神疲懒言	0.57±0.75	0.65±0.8	0.65±0.86	0.29±0.46	1.00±0.83	12.75	0.013
口渴	0.78±0.77	0.88±0.64	1.58±0.59	1.10±0.50	1.00±0.00	47.14	<0.001
嗳气	0.99±0.98	0.79±0.87	0.82±0.93	0.71±0.51	1.00±0.00	54.64	<0.001
小便短黄	0.73±0.97	0.35±0.48	1.28±0.64	1.44±0.50	0.67±0.48	85.04	<0.001
畏寒肢冷	0.57±0.68	1.38±0.57	0.30±0.59	1.12±0.51	0.78±0.58	92.21	<0.001
腰膝酸痛	0.57±0.68	0.90±0.60	0.78±0.52	0.61±0.54	0.33±0.48	23.68	<0.001
χ^2	50.351	115.714	78.531	127.45	107.097	/	/
P	<0.001	<0.001	<0.001	<0.001	<0.001	/	/

3. 中医各证型与性别的分布关系

肝郁脾虚证患者中男性 45 例（46.88％），女性 51 例（53.12％）；脾肾阳虚证患者中男性 39 例（56.52％），女性 30 例（43.48％）；脾胃湿热证患者中男性 37 例（61.67％），女性 23 例（38.33％）；寒热错杂证患者中男性 20 例（48.78％），女性 21 例（51.22％）；脾胃虚弱患者中男性 14 例（51.85％），女性 13 例（48.15％）。经卡方检验 $\chi^2 = 3.585$，$P = 0.310$，各证型中性别分布无明显差异，详见图 2。

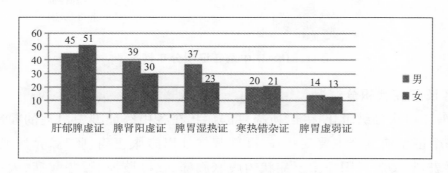

图 2　IBS-D 不同证型分布与性别关系分布

4. IBS-D 患者年龄分布情况

IBS-D 患者发病年龄如下：18～29 岁 48 例（16.38％），30～39 岁 95 例（32.42％），40～49 岁人群 91 例（31.06％），50～59 岁人群 43 例（14.68％），60～70 岁人群 16 例（5.46％）。经卡方检验 $\chi^2 = 77.563$，$P = 0.000$，不同年龄段之间具有统计学差异。经非参数卡方检验 30～39 岁与 40～49 岁之间无明显统计学差异 $\chi^2 = 0.086$，$P = 0.869$，但 30～39 岁、40～49 岁与其他年龄段之间均有明显统计学差异（$P < 0.05$），30～39 岁与 40～49 岁的患者（共 186 例、63.48％）显著高于其他年龄段的患者，可见该病以中青年人群为主要发病对象，详见图 3。

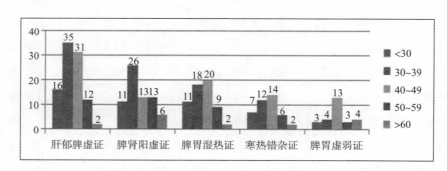

图 3　IBS-D 各证型分布与年龄段的关系

（三）IBS-D 的相关因素分析

经无序分类变量的 R×C 表资料的统计分析如下：

情志不畅、工作紧张为肝郁脾虚证中发生最多（$P < 0.05$）。过度劳累为脾肾阳虚证及脾胃虚弱证中发生最多（$P < 0.05$）。气候变化在脾肾阳虚证中发生最多（$P < 0.05$）。辛辣饮食在脾胃湿热中发生最多（$P < 0.05$）。饮食无规律在脾胃虚弱证发生最多（$P < 0.05$）。

嗜酒在脾胃湿热证中发生较多（$P<0.05$）。嗜甜食者在脾胃湿热证和寒热错杂证中分布较多（$P<0.05$）。嗜生冷者在脾胃湿热证中发生较少（$P<0.05$）。嗜油腻者、嗜浓茶者及有吸烟史的患者在各证型分布中无统计学差异（$P>0.05$）。详见表 2。

表 2　不同诱发因素与各证型的分布

证型	肝郁脾虚证/n（%）	脾肾阳虚证/n（%）	脾胃湿热证/n（%）	寒热错杂证/n（%）	脾胃虚弱证/n（%）	χ^2	p
情志不畅	87(75.00)	21(30.43)	18(30.00)	16(39.02)	8(29.63)	29.576	0.001
工作紧张	69(71.88)	25(36.23)	14(23.33)	12(29.27)	8(29.63)	48.302	<0.001
劳累过度	24(25.00)	47(68.11)	21(35.00)	14(34.14)	21(77.78)	46.547	<0.001
气候变化	13(13.54)	54(78.26)	13(21.67)	12(29.27)	13(48.15)	82.55	<0.001
辛辣饮食者	43(44.79)	23(33.33)	53(88.33)	25(60.98)	18(66.67)	17.112	0.002
饮食无规律	36(37.50)	35(50.72)	35(58.33)	19(46.34)	21(77.78)	16.231	0.003
嗜酒者	31(32.29)	25(36.23)	48(80.00)	17(41.46)	14(51.85)	38.538	<0.001
嗜甜食者	27(28.12)	25(36.23)	43(71.67)	25(60.97)	10(37.04)	35.396	<0.001
嗜浓茶者	26(27.08)	14(20.28)	21(35.00)	9(21.95)	9(33.33)	4.608	0.330
嗜油腻者	31(32.29)	34(49.27)	26(43.33)	11(26.83)	11(40.74)	7.948	0.093
嗜生冷者	51(53.12)	45(65.21)	13(21.67)	16(39.02)	15(55.56)	27.820	<0.001
吸烟史者	19(19.79)	21(30.43)	15(25.00)	11(26.83)	5(18.51)	3.127	0.537

（四）职业、文化程度情况

1. IBS-D 患者文化程度分布

293 例 IBS-D 患者的文化程度中，文盲为 7 例，小学文化程度为 33 例，初中文化程度 42 例，高中学历 96 例，大专及以上学历 115 例。经统计学处理 $\chi^2=139.47$，$P<0.001$，文化程度在 IBS-D 分布中有统计学差异。高中以上学历的患者（211 例、72.01%）显著多于高中学以下学历的患者（$P<0.05$），详见图 4。

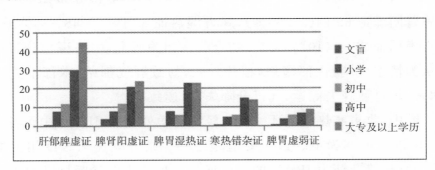

图 4　文化程度在中医各证型的分布

2. IBS-D 患者职业分布情况

293 例 IBS-D 患者中，不同职业分布由多至少依次分布如下：专业技术人员 89 例，公务员 57 例,个体工商户 33 例,离退休人员 24 例,城市农民工 23 例,学生 23 例,商业服务人员 17 例,其他 11 例,农村农民工 11 例,大中型企业高层管理人员 3 例,机关事业单位管理者 为 2 例。经卡方检验 $\chi^2 = 249.00$,$P < 0.001$,职业在 IBS-D 发病中有统计学差异。专业技 术人员及公务员的患者均显著多于其他职业的患者(均 $P < 0.05$),详见图 5。

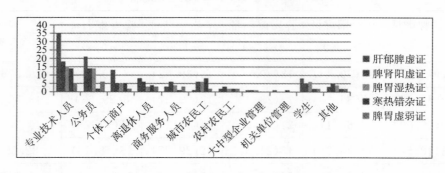

图 5 不同职业在不同中医证型的分布

三、分析与讨论

通过对 IBS-D 患者与相关因素的关系进行探讨,了解其内在联系,进行相应的数据统 计分析。其大致结果和讨论如下:

(一)IBS-D 发病与年龄、性别的关系

本研究结果显示:IBS-D 患者男女比例约为 1∶0.8903。既往其他地域的流行病学调 查研究中,IBS 男女发病比例为 1∶2。与本研究具有一定的差异,女性患者少于男性患者, 可能因为目前社会的竞争强度大,男性承受较强的压力,但也可能是病例数少导致的偏差。 且患病年轻趋于年轻化,更能说明 IBS-D 的发病与精神与心理压力有较大的关联。随着社 会的发展,精神、工作压力已跃居人民的重要问题之中。

(二)IBS-D 中医证型分布

根据此次调查研究发现厦门部分地区 IBS-D 患者中医证型分布如下:肝郁脾虚证 96 例(32.76%),脾肾阳虚证 69 例(23.55%),脾胃湿热证 60 例(20.48%),寒热错杂证 41 例 (14.00%),脾胃虚弱证 27 例(10.55%)。结合既往相关研究,中医证型分布均以肝郁脾虚 证为最多。多认为情志失调,忧郁恼怒,精神紧张,易致肝气郁结,木郁不达,横逆犯脾;忧 思伤脾,脾虚木乘,均可使脾失健运,气机升降失常,遂致本病。

此次调查研究中,收集寒热错杂证 41 例,经统计学处理后,IBS-D 中医各证型分布有统 计学差异,故寒热错杂证亦为 IBS-D 主要证型之一。结合既往 IBS-D 相关中医辨证治疗 中,多数学者认为寒热错杂证为 IBS-D 的主要证候。虽然中医诊断标准中未包含寒热错杂 证的诊断依据,但是在临床常见证型往往与教科书所归纳的证型不相统一,教科书所归纳 的证候类型往往病机单一,偏于理想化,且证候类型局限,而临床上见到的往往病机复杂, 多种证型交织错杂,且病机多样化,因此教科书所归纳的类型往往不能概括临床上所见到的各种证候类型。现代人工作压力大,情志失调,肝气失于疏泄,易肝郁气结,木郁侮土,加之复感湿热之邪,脾胃运化失司,升降布散运化功能失常致腹泻。湿邪性寒,易伤脾阳而从寒化,热为阳邪,寒热并存,故该证可以理解为寒热错杂之证,其主要表现为:大便泄泻、腹胀腹痛、口渴、小便短黄、畏冷肢凉。

(三)IBS-D 中医各证候类型症状特征

根据统计学处理得出各证型出现频率及积分最高的前 5 个临床症状,作为 IBS-D 中医临床辨证的主要依据。使用统计学方法对 IBS-D 各中医证型中各症状特征进行分析,归纳中医各证型的主要症状,为完善 IBS-D 中医证候诊断和疗效评价标准研究提供客观依据。提示我们在临床辨证过程中应注意病史的采集,通过量化标准,归纳各中医证型的主要症状,有助于临床医生辨证分型。

(四)IBS-D 患者不良生活因素

患者发病的生活因素中有饮食嗜辛辣、饮食无规律、嗜酒者、嗜甜食、浓茶、嗜油腻、嗜生冷之品、吸烟史、情志不畅、工作紧张、劳累过度及气候变化等,这些均为 IBS-D 的不良生活因素也是本病的诱发因素。治疗过程中可指导患者注意调控生活起居、饮食、情志等因素,提高疗效,能够更好地指导用药外的一些生活起居的调护,避免一些不良的生活习惯诱发及加重病情,注重患者心理情绪的疏导,发挥中医治未病的作用。

(五)IBS-D 与不同学历及职业的相关性

一般资料分析结果显示,高中及以上学历患者(211 例,72.01%)居多,并且职业分布中以专业技术人员及公务员居多,以脑力劳动者(174 例,59.38%)为主。IBS-D 患者的发病率有随文化程度的升高而增加的趋势。说明可能与随着文化程度的增加,患者承受的心理压力和学习任务增加有关。IBS-D 患者可能与职业因素有关联,不同职业承受心理压力、职业压力等不同,说明 IBS-D 的发病可能与职业的压力存在关联。

(福建中医药大学学报,2014 年)

中医药治疗便秘型肠易激综合征研究进展

李上云　吴耀南(指导)

便秘型肠易激综合征(constipation-predominant irritable bowel syndrome,C-IBS)是一种临床最常见的功能性肠病,主要表现为,腹痛、腹胀、排便困难症状可持续存在或间歇发作,而又缺乏形态学和组织病理改变证据,经检查上述症状不能用器质性病变解释者。目前西医治疗 C-IBS 主要是对症治疗,仅局限于解除症状,易产生耐药性且症状易反复。近年大量临床及实验研究表明,中医药治疗本病能取得良好疗效,现将近年来中医药治疗便秘型 IBS 的研究综述如下。

一、病因病机

目前 C-IBS 的发病机制尚不明确,与多种因素有关:家族遗传,IBS 相关物质如 5-HT、丝氨酸蛋白酶类、血管活性肠肽等水平异常,感染、免疫及肠黏膜屏障异常,中枢神经系统及自主神经系统异常,内脏高敏感与肠动力异常,精神心理因素等。

在传统中医认识中,C-IBS 属于"便秘""腹痛""脾约""郁证""阴结""阳结"等范畴。病因有外感时邪、饮食不节、情志失调、禀赋不足、久病体虚等。其病位在大肠,责之在肝脾。病机为各种原因引起的肠道传导失司,有虚实寒热之分。如《诸病源候论·卷十四·大便病诸候》云:"大便不通者,由三焦五脏不和,冷热之气不调,热气偏入肠胃,津液竭燥,故令糟粕否结,壅塞不通也。"又云:"大便难者,由五脏不调,阴阳偏有虚实,谓三焦不和,则冷热并结故也。胃为水谷之海,水谷之精化为荣卫,其糟粕行之于大肠以出也。五脏三焦既不调和,冷热壅涩,结在肠胃之间。其肠胃本实,而又为冷热之气所结聚不宣,故令大便难也。"

现代医家在总结前人理论的基础上结合自身临床经验,进一步发展充实了中医对该病发病机理的认识。叶柏认为,其病在气在液,与肝脾肺肾四脏密切相关。肝失疏泄,脾失升清,胃失降浊,肺失宣降,则气机阻滞,以致大肠传导失常,糟粕内停,大便秘结。或肝气不利,脾失布精,肾失主水,肺失同调水道,而见津液亏虚或输布失司,大肠失于濡养燥热内结而便秘。赵黎强调了外邪犯胃(肠)在致病中的重要作用,其将病机责之于外来与内生毒邪致使肝脾功能失调,大肠传导失职,通降失调,疏泄不及,久则形成便秘。或毒邪留滞浸淫损伤脏腑,虚实夹杂,久则化瘀,或因寒毒致瘀或热毒致瘀等,故见排便不畅、腹痛,症状顽恶难愈。潘相学等总结小肠细菌过度繁殖及肠道菌群失调理论,提出肝热脾虚是 C-IBS 的主要病机,病邪内生,体内阴阳平衡失调,或饮食不节、情志不舒,气机不畅,郁而化热。肝热进而乘脾,阳亢而热结津枯,脾虚则推动无力,合之为病,大便难解。刘铁军等认为,本病外因是湿热疫毒,内因是郁怒伤肝、饮食不节,导致脏腑功能失调,阴阳气血亏损引起。患者因久病体虚,精血亏损,肝阴不足,血虚不能养肝,使络脉失养,化热伤阴,进而导致肝肾阴虚,津枯而秘。

二、中医药治疗

(一)专方治疗

中药治疗在缓解临床症状、远期疗效及改善预后上有其独到优势,现代医家多主张以疏肝理气、健脾润肠为根本立法辨证施治,取得验效。莫滚等自拟健脾理肠汤[太子参、白术、生首乌、生地、麦冬、大黄(后下)、枳实、乌药、火麻仁、桔梗]治疗本病 96 例,对照组 90 例予西沙必利治疗,疗程 4 周,治疗组总有效率 96.87%,显著优于对照组的 82.22%($P<$ 0.05)。6 个月后随访,治疗组总有效率 87.50%,显著优于对照组的 74.44%($P<0.05$)。卢晓峰等以费伯雄验方抑木和中汤(白蒺藜、郁金、青皮、陈皮、苍术、白术、厚朴、当归、茯苓、木香、砂仁、佛手、檀香)辨病治疗 C-IBS 96 例,对照组 48 例予西沙必利、多塞平口服,疗程 8 周后,两组间总有效率分别为 91%、88%($P>0.05$);治疗结束 6 个月后随访治疗组复发率 17%显著低于对照组($P<0.05$)。王长来自拟养血通腑汤(生首乌、当归、白芍、杏仁、桃仁、枳实、白术、槟榔、薤白、陈皮、决明子、蝉蜕)治疗本病 50 例,对照组 33 例予西沙必利口服,治疗组总有效率为 98%,显著高于对照组的 69.97%($P<0.05$)。胡穗发等自拟健脾导滞汤(白术、茯苓、白芍、柴胡、当归、枳壳、木香、大黄、炙甘草)治疗本病 57 例,对照组 33 例口服西沙必利治疗 4 周,治疗组总有效率为 91.23%,优于对照组的 87.88%($P<0.05$)。林健祥等拟枳术芍甘汤加减治疗本病 36 例,对照组 32 例予乳果糖口服液,治疗组总有效率 91.7%,显著优于对照的 71.9%($P<0.05$)。李建松将治疗组 78 例服用理脾顺气汤加减,对照组 65 例予便秘通口服液 20 mL,3 次/日。治疗组总有效率 96.15%,显著高于对照组的 80%($P<0.05$)。

(二)中西医结合治疗

周玉平等用六磨汤联合黛力新治疗气秘证 C-IBS 39 例,对照组 39 例给予莫沙必利＋乳果糖治疗,治疗组总有效率为 92.31%,显著高于对照组的 76.92%($P<0.05$)。韦扬等由肾论治,以补助泻,采用莫沙必利联合六味地黄丸治疗 C-IBS 34 例,对照组 34 例单用莫沙必利口服,总有效率 94.12%,显著优于对照组的 73.53%($P<0.05$)。随着对 IBS 病因的研究进展,肠道菌群失调的致病因素逐渐得到重视,中药结合调节肠道菌群治疗对不同证型 C-IBS 取得良好疗效。苏军凯等用枳术宽中胶囊与益生菌联合治疗 C-IBS 90 例,结果:益生菌组、枳术宽中组和联合组的有效率分别为 65%、72%及 92%,3 组间有效率比较均有显著性差异($P<0.05$)。贺朝雄以凝结芽孢杆菌活菌片配合四磨汤口服液治疗 C-IBS

48 例,对照组 48 例予聚乙二醇 4000 治疗,治疗组总有效率 93.8%,显著高于对照组的 70.8%($P<0.05$)。

(三)其他中医疗法

1. 中药保留灌肠

中药保留灌肠属于传统中医外治法范畴,该方法可以使药物直达病位,直接作用于肠壁,充分接触病灶,起到局部治疗作用,又可避免肝脏代谢的首过效应,保持药物性能,使药物吸收更加完全,临床上取得了很好的疗效。符滨等自拟顺气导滞汤(枳实、白芍、大黄、木香、厚朴)治疗本病 40 例,每晚睡前灌肠,对照组予西药莫沙必利治疗。疗程 2 周,治疗组总有效率 95.0%,显著优于对照组的 80.0%($P<0.05$)。胡团敏将本病 103 例分为 3 组,治疗 I 组 32 例予自拟方(大黄、黄芩、黄连、黄芪、白术)保留灌肠;治疗 II 组 37 例用大肠水疗结合中药(同前方)保留灌肠;对照组 34 例予果导口服。结果:有效率:治疗 I 组 93.75%,治疗 II 组 97.3%,对照组 35.3%,治疗组显著优于对照组($P<0.05$);复发率:治疗 I 组 31.8%,治疗 II 组 12%,对照组 75%,各组间比较均有显著差异($P<0.05$)。吴晓君等将 64 例 C-IBS 随机分为治疗组和对照组,治疗组用水疗 2 号方(大黄、枳实、木香、茯苓、黄连、槐花、地榆、冰片、赤芍药、丹参、丹皮)保留灌肠治疗,对照组口服替加色罗,结果治疗组总有效率 90.6%,显著优于对照组的 68.8%($P<0.05$)。

2. 针灸推拿疗法

除传统中药口服治疗外,中医针灸疗法对 C-IBS 也取得了明显疗效,特别是在疾病预后、远期疗效、患者心理支持等方面有良好的效果。邹蕾等采用穴位(大肠俞、天枢、足三里、三阴交、太冲、上巨虚、华佗夹脊)埋线配合疏肝导滞汤联合治疗本病 60 例,对照组给予伊托必利片,疗程 4 周,中医综合治疗组在改善患者主要症状、肛门直肠动力及感觉容量阈值方面均优于对照组($P<0.05$),随访 1 个月患者复发率亦较对照组低($P<0.05$)。罗莎等以疏香灸法治疗本病肝郁气滞型 20 例,方法:将柴胡、枳壳、青皮、火麻仁、谷芽、芍药、莱菔子等按比例与生姜汁制为药饼,直接灸双侧足三里、天枢、大肠俞、上巨虚、中脘等穴,对照组 20 例使用莫沙必利片治疗,治疗组总有效率为 90.0%,显著优于对照组的 45.0%($P<0.05$)。张国忠等以按摩手法(以左手拇指按压鸠尾穴,右手用指揉气海、建里、中脘、左右天枢、左右大横、神阙、关元、水道,以上每穴各操作 1~3 min)治疗本病 26 例,对照组 20 例口服枸橼酸莫沙必利,总有效率分别为 85%、45%($P<0.05$)。

三、中药实验研究

(一)火麻仁

任汉阳等利用小鼠便秘致衰老模型来研究火麻仁油的抗氧化、抗衰老作用,实验发现大、中剂量火麻仁油能显著增高便秘模型组小鼠血清中 SOD 和 GSH-Px 活力,小鼠肝匀浆 MDA 显著降低,其指标改变均有极显著差异($P<0.01$)。推测火麻仁油是通过缓解小鼠便秘而提高 SOD、GSH-Px 等老化相关酶活力,消除 LPO 等老化代谢产物,保护细胞和机

体免受自由基损伤,进而发挥其抗氧化、延缓衰老的作用。

(二)菝葜

有研究表明小剂量菝葜可降低小鼠血清 NO 含量,降低 CGRP 及 VIP 等起抑制作用的胃肠激素在肠道的表达,从而加快肠蠕动,促进排便。同时其作用机制可能是通过调节模型小鼠血清 5-HT,血浆 SS、SP,结肠 5-HT、SS、SP、MC,脊髓 SP 等递质实现。

(三)贯叶连翘

陈玉龙等观察贯叶连翘提取物对肠易激综合征患者自主神经功能的影响发现,经治疗后,患者的焦虑和抑郁评分均显著下降($P < 0.01$),而在冷水试验及直肠扩张前后的低频/高频比显著升高($P < 0.05$)。宋光瑞在常规治疗的基础上应用贯叶连翘,能够明显改善患者的心理精神症状。可能是该药物稳定了自主神经和内分泌神经功能,降低了内脏的敏感性,提高了耐受性,从而使心理精神症状得到改善。

四、总结与展望

近几年来对 C-IBS 的研究和报道文献明显增多,多数学者根据传统中医理论,在治疗上侧重从肝脾论治,治法上多选用疏肝理气,运脾润肠通便之法。通过辨证口服中药、中药保留灌肠、中西医联合治疗、针灸推拿治疗等治疗方法,取得了良好的治疗效果,凸显中医药治疗 C-IBS 的治疗优势。然而 C-IBS 作为一种功能性疾病,发病机制亦不明确,临床上主要依靠症状学和排除性诊断。中医辨证论治在该病诊断治疗上虽然有其优势,但该病临床表现兼症较多,目前的中医辨证分型缺乏客观标准,临床观察诊断及疗效判定方面不规范,现有的研究报道多是回顾性研究,缺乏前瞻性研究,临床报道大多为近期疗效,较少观察远期疗效,无法总结用中药治疗本病取效后的疾病复发率。如何将临床观察与发病机制研究相结合,将方药研究与病理学靶向治疗结合起来,构建客观权威的理法方药一以贯之的中医治疗体系,仍有待于继续努力。

(中医药通报,2014,13(06):64-66)

中医药治疗腹泻型肠易激综合征进展

陈　默　吴耀南(指导)

　　肠易激综合征(irritable bowel syndrome,IBS)是临床常见的功能性肠病,是指一种以腹痛或腹部不适伴排便习惯改变和(或)大便性状异常的功能性肠病,该病缺乏可解释症状的形态学改变和生化异常。各地研究的报道显示 IBS 是一种世界范围内的多发病,在欧美国家,女性发病率为 14%～24%,男性发病率为 5%～19%,在我国的患病率约为 15%左右。其中腹泻型肠易激综合征(diarrhea irritable bowel syndrome,IBS-D)最为常见,占60%～70%。目前祖国医学治疗 IBS-D 重视个体辨证治疗,注重标本兼治,具有疗效好、复发率低等优势,而越来越多的患者也寻求中医药治疗。现将中医药治疗 IBS-D 的近况综述如下。

一、病因病机

　　中医学并无对应 IBS-D 病名,根据临床表现可归属为中医学的"腹痛""泄泻""洞泄""飧泄"等范畴。《脾胃论》曰:"形体劳役则脾病,病脾则倦怠嗜卧,四肢不收,大便泄泻……胆者,少阳春升之气……胆气不升,则飧泄、肠澼不一而起矣。"《医方考》指出:"泻责之于脾,痛责之于肝,肝责之实,脾责之虚,脾虚肝实,故令痛泻。"汪昂曰:"久泻皆由肾命火衰,不能专责脾胃。"张景岳云:"凡遇怒气便做泄泻者,必先以怒时夹食,致伤脾胃,故但有所犯,即随触而发,此肝脾两脏病也。"在传统中医理论指导下,结合临床实践,现代诸多医家就本病的病因病机提出了许多见解。徐景藩教授认为:脾虚湿盛是该病的主要发病基础,IBS-D 当以肝郁为标,脾虚为本,肝郁脾虚相互影响,互为因果,是为病机关键;肠风内扰实为本病发病之关键;久病脾阳日亏,累及于肾,命门火衰,无以暖土,水谷不化而泄泻愈重。聂惠民教授认为该病常因饮食不节、情志失调、感受外邪、紧张劳累而导致肝失疏泄、脾胃虚弱,土虚木乘,肝脾疏泄运化失职而发生;病久可由脾及肾,而致肾阳亏虚,火不暖土,加重病情或使病复发。印老认为本病的发生与精神情志关系密切,此外,与饮食不节、寒温不适、脾胃不和等亦有关,其发病之初多以肝郁气滞为主,木郁克土,渐可发展为脾虚湿渍之证;或因肝火犯胃、湿热蕴结,而致火迫大肠之热泻。周福生教授则认为,肝郁脾虚、心神不宁、心胃不和是肠易激综合征主要病机,主张从心论治。

二、中医药治疗方法

(一)辨证分型治疗

近年来,IBS-D的中医治疗仍以辨证治疗为主,以疏肝健脾法、运脾化湿法、温肾补脾法、清化湿热法等为常用。张声生等将治疗组180例分为四型进行辨证论治:肝郁脾虚型,予痛泻要方加减;脾虚湿阻型,予参苓白术散加减;脾胃湿热型,予葛根芩连汤加减;脾肾阳虚型,予四神丸加减。对照组180例予匹维溴铵治疗。治疗组总有效率86.1%,显著高于对照组的70.3%($P<0.05$)。李熠萌将60例患者辨证分为:肝郁脾虚型,予痛泻要方;脾气虚弱型,予参苓白术散;脾肾阳虚型,予四神丸合理中汤。对照组20例予得舒特治疗。治疗组及对照组的总有效率分别为81.67%和60%,差异有显著性意义($P<0.05$),治疗组疗效高于对照组。任才厚将20例该病患者辨证分为:肝郁脾虚证,予痛泻要方合四逆散加减;脾虚湿盛证,予参苓白术散加减;寒热错杂证,予半夏泻心汤加减;脾肾阳虚证,予附子理中汤合四神丸加减。并将此作为治疗组,与单纯用西药得舒特治疗的20例患者进行对照,治疗组总有效率为90.0%,显著高于对照组的70.0%($P<0.01$)。

(二)基本方加减治疗

在临床中,通过大量的治疗经验总结,部分医家以经方或经验方作为治疗IBS-D的基本处方,在此基础上随症加减,疗效确切。汪正芳等将中药组53例予痛泻要方(党参、白术、八月札、白芍、陈皮、绿萼梅、白扁豆、芡实、防风、甘草等)加减,随症加减:肝郁甚者,加合欢花、郁金;湿盛者,加苍术、炮姜;湿热加黄芩、茵陈;兼有瘀者,加丹参、三七粉;兼食积者,加神曲、连翘;兼肾虚者,加补骨脂、狗脊;腹痛明显者,加元胡、徐长卿。西药组54例予匹维溴铵治疗。治疗后及随访两组各证候总积分改善明显优于治疗前,差异有显著性意义($P<0.05$);治疗4周后,中药组总有效率为81.1%,西药组为70.4%,差异无显著性意义($P>0.05$);在改善排便次数和大便性状等症状方面,中药组疗效优于西药组($P<0.05$);第1、3个月两组随访结果显示,中药组证候积分改善优于西药组($P<0.05$)。高文艳等对治疗组予健脾调肝温肾方(党参10 g、白术10 g、白扁豆15 g、茯苓10 g、白芍10 g、陈皮6 g、防风10 g、山药10 g、炮姜6 g、肉桂3 g)加减治疗,随症加减:肝郁乘脾重者,白芍改为15 g,加甘草10 g;脾虚湿重者,加苍术10 g、薏苡仁15 g;瘀血阻滞者,加川芎6 g;脾虚夹热者,加黄连5 g;阳虚明显者,加制附片5 g。对照组予口服匹维溴铵。治疗组黏液便症状的改善优于对照组,差异有非常显著性意义($P<0.01$)。治疗组和对照组的总有效率比较,差异无显著性意义($P>0.05$);治疗组和对照组分别有4例和12例复发或加重,治疗组复发率显著低于对照组($P<0.01$)。张艳国等将治疗组122例用活血通络药物(丹参15 g、当归12 g、元胡12 g、香附12 g、白芍12 g、炒白术10 g、茯苓12 g、吴茱萸4 g、山楂炭20 g)随症加减:脾胃虚弱型加党参15 g,藿香10 g,扁豆10 g;脾肾阳虚型加干姜6 g,补骨脂15 g,肉豆蔻10 g;肝脾不和型加柴胡12 g,枳壳8 g;胃热肠寒型加黄连6 g,干姜6 g。对照组114例予马来酸曲美布汀治疗。治疗组总有效率为96.7%,显著高于对照组80.7%($P<0.01$)。

(三)专方治疗

基于目前大多数医家认为脾肾亏虚、肝失疏泄在 IBS-D 发病中起着不可或缺的重要地位,一些医家以协定处方治疗本病,在临床中亦获得良好收效。唐旭东等将试验组 109 例予肠安Ⅰ号方(方由黄芪、炒白术、炒白芍、防风、陈皮、炮姜炭等组成),对照组 107 例予安慰剂。两组量表积分改善比较,差异有显著性意义($P<0.05$),试验组的疗效优于对照组;试验组 AR 应答率为 59.6%,对照组 AR 应答率为 35.5%,差异有显著性意义($P<0.05$);中医症状积分变化趋势组间比较,差异有显著性意义($P<0.05$)。陆彩霞等将治疗组 45 例予益肠汤(党参 15 g、白术 12 g、茯苓 12 g、扁豆 10 g、陈皮 10 g、山药 10 g、白芍 15 g、防风 10 g、乌梅 10 g、五味子 10 g、甘草 3 g),对照组 30 例予援生力维治疗。治疗组总有效率显著高于对照组($P<0.05$)。李彦龙等将对照组 30 例予匹维溴铵治疗,治疗组 30 例予疏肝健脾补肾法治疗(党参 15 g、炒白术 10 g、茯苓 20 g、白芍 20 g、陈皮 10 g、防风 5 g、葛根 15 g、白扁豆 15 g、炒山药 20 g、枳壳 15 g、乌梅 10 g、合欢花 15 g、甘草 5 g);治疗组总有效率为 89.7%,优于对照组的 67.9%($P<0.05$)。治疗结束 6 个月后对有效的部分病例进行追踪随访,治疗组复发率为 22.2%;低于对照的 57.1%($P<0.05$)。

(四)中西医结合治疗

中西医结合治疗,可互取长处,互补不足,亦是目前的一大主要治疗手段。张怡等治疗表虚气陷腹泻型肠易激综合征患者 72 例,在予金双歧调节肠道菌群的基础治疗上,对照组加用思密达,治疗组加用补中益气汤合桂枝汤(炙黄芪 30 g、炒白术 30 g、陈皮 15 g、炙升麻 15 g、柴胡 15 g、人参 15 g、炙甘草 10 g、当归 15 g、桂枝 15 g、白芍 30 g、生姜 15 g、大枣 15 g)。治疗组在改善腹痛或不适、便次异常、黏液便方面明显优于对照组($P<0.01$),同时,治疗组在改善排便急迫感、排便不尽感及总有效率方面亦明显优于对照组($P<0.05$)。牛立军等将 226 例 IBS-D 患者分为西医组、中医组、中西医结合组进行研究,西医组 77 例予曲美布汀,中医组 71 例予安肠止痛组方(党参 15 g、茯苓 10 g、炒白术 20 g、淮山药 15 g、炒薏苡仁 30 g、炙甘草 10 g、炒白芍 15 g、陈皮 10 g、防风 15 g、补骨脂 20 g、肉豆蔻 15 g、吴茱萸 10 g、五味子 10 g、柴胡 5 g、升麻 5 g、当归 10 g、制香附 10 g、玫瑰花 6 g),中西医结合组 78 例采用安肠止痛组方联合曲美布汀治疗。三组总有效率分别为 58.44%、74.65%、89.74%,差异无显著性意义($P>0.05$);BSS 评分三组治疗后均明显降低($P<0.05$),中西医结合组优于中医组及西医组($P<0.05$),中医组优于西医组($P<0.05$)。曾耀明将对照组 38 例予马来酸曲美布汀及酪酸梭菌活菌片;治疗组 45 例在对照组基础上加疏肝健脾方治疗。治疗组总有效率 82.2%,对照组有效率为 65.9%,差异有非常显著性意义($P<0.01$)。

(五)其他疗法

1. 针灸疗法

目前普遍认为针灸可以参与体液、神经、免疫系统的调节。对人体具有多途径调节、双向平衡调节及身心同时调节等特点,同时有显著的镇痛效果。王鹏琴等治疗 IBS-D 患者 120 例,眼针组 60 例以下焦区、大肠区、脾区为主穴进行针刺,对照组 60 例予口服匹维溴铵。眼针组总有效率为 91.38％，显著优于对照组的 73.68％（$P<0.05$）；眼针组复发率为 13.89％，低于对照组的 43.47％（$P<0.05$）。治疗后两组患者症状总积分均较治疗前明显降低（$P<0.01$ 或 $P<0.05$），其中腹痛或腹部不适、大便次数、大便性状等方面眼针组降低较对照组更为显著（$P<0.05$）。李浩等将针刺组 35 例予行常规针刺，并在双侧天枢加电针刺激；西药组 35 例予匹维溴铵。治疗后两组症状积分、IBS-QOL 评分均显著改善（$P<0.01$），且针刺组的改善程度和疗效均非常显著优于西药组（均 $P<0.01$）；3 个月后针刺组复发率为 36.4％，低于西药组的 72.0％（$P<0.01$）。储浩然等将治疗组 30 例予艾灸，对照组 30 例予洛哌丁胺治疗。治疗组总有效率为 90％，优于对照组的 76.67％（$P<0.05$）；治疗后 2 组各症状积分均显著降低（$P<0.05$，或 $P<0.01$）；治疗前后各症状的积分差值比较，治疗组高于对照组（$P<0.05$，或 $P<0.01$）。付勇对 60 例 IBS-D 患者采用热敏灸治疗，根据热敏灸时间进行分组，饱和灸量组艾灸时间以热敏灸感消失为度，传统灸量组每次 15 min。饱和灸量组愈显率为 75.0％，传统灸量组愈显率为 44.4％，差异有显著性意义（$P<0.05$），饱和灸量组疗效优于传统灸量组；饱和灸量组在腹泻、腹胀症状评分较传统灸量组明显降低（$P<0.01$ 或 $P<0.05$）。

2. 保留灌肠

保留灌肠有着直接作用肠道黏膜、易于吸收等优势。乔敏将治疗组 39 例予中药灌肠（白术 20 g、厚朴 6 g、乌梅 12 g、石榴皮 15 g、乌贼骨 15 g、炒白芍 12 g）治疗，对照组 40 例予吗丁啉、谷维素、思密达治疗。治疗组腹泻、腹痛有效率均优于对照组（$P<0.05$）。时晶将治疗组 34 例分为脾虚型及大肠湿热型，均以中药灌肠（脾虚型药用山药 15 g，炒荆芥 10 g，白芍 15 g，甘草 6 g，地榆 10 g，黄芩 10 g，制大黄 10 g；大肠湿热型药用苦参 20 g，败酱草 20 g，地榆 20 g，青黛 6 g，白及 15 g，白花蛇舌草 20 g）；对照组 30 例予阿米替林、洛哌丁胺。治疗组总有效率为 88.2％，显著优于对照组的 60.0％（$P<0.05$）。赵劲枝将用白头翁汤保留灌肠的 60 例患者作为治疗组，用奥替溴铵治疗的 40 例患者作为对照组，结果显示治疗组总有效率为 91.7％，显著优于对照组的 75.0％（$P<0.05$）。

三、小结与展望

肠易激综合征作为消化科的常见病及多发病，其发病机制目前尚未明确，目前比较一致的观点认为是内脏高敏感性、脑-肠轴异常、神经-内分泌-免疫网络等功能异常、肠道感染、精神心理社会因素、遗传因素等多种因素相互参与作用的结果。IBS-D 作为其最为常见的亚型，西医在治疗方面以对症治疗为主，在疾病治疗的有效率、复发率等方面并不满意。

而中医药治疗 IBS-D，不仅在缓解患者症状上，同时在改善患者身心健康、生活质量及降低复发率等有着显著的疗效优势。但仍有不足：①目前的临床科研，在症候诊断及疗效的判定标准仍缺乏统一的指标，因此进一步研究中医的作用机制及确定规范统一的诊疗指南将是亟待解决的问题。②治疗方式以中药复方为主，缺乏方剂药理研究，明确其作用机制,并进行有效的配伍,制成新剂型,使其便捷、安全、低廉地应用于临床。③大多临床科研时间较短,远期疗效观察报道较少,今后仍是研究重点。

(中医药通报,2015,14(04):69-72)

腹泻型肠易激综合征中医治疗研究进展

曹　健　吴耀南

肠易激综合征(IBS)是一种以腹痛或腹部不适伴排便习惯改变为特征的功能性肠病。根据临床症状,可分为腹泻型、便秘型、腹泻便秘交替型和不定型 4 个亚型,其中腹泻型(IBS-D)最为常见。流行病学调查显示,全球 IBS 患者的发病率逐年提高,西方国家人群患病率达 10%～20%,我国人群患病率约为 5.7%。长期腹泻可引起结肠憩室、肛周疾病,对人体的危害不可轻视,已成为影响现代人生活质量的重要病症气本病属于中医的"濡泻""注泄""洞泄""飧泄"等范畴,近年来中医药治疗 IBS 的报道较多且疗效满意,现将有关文献综述如下。

一、辨证分型治疗

张声生田将 360 例 IBS-D 患者随机分为两组,治疗组用辨证论治分为:①肝郁脾虚型,治以痛泻要方加减;②脾虚湿阻型,治以参苓白术散加减;③脾胃湿热型,治以葛根芩连汤加减;④脾肾阳虚型,治宜四神丸加减。对照组采用匹维溴铵治疗。治疗组总有效率 86.1%,显著高于对照组的 70.3%($P<0.05$)。李熠萌同将 60 例本病患者辨证分为:①肝郁脾虚型,予痛泻要方治疗;②脾气虚弱型,予参苓白术散治疗;③脾肾阳虚型,予四神丸合理中汤治疗。对照组 20 例予得舒特治疗。治疗组有效 81.67%,显著高于对照组的 60%($P<0.05$)。任才厚将 60 例本病患者辨证论治:①肝郁脾虚证,方选痛泻要方合四逆散加减;②脾虚湿盛证,方选参苓白术散加减;③寒热错杂证,方选半夏泻心汤加减;④脾肾阳虚证,方选附子理中汤合四神丸加减。对照组 20 例口服得舒特。治疗组总有效率 90.0%,显著高于对照组的 70.0%($P<0.01$)。丁有荣等将本病分为:①肝脾不和,方用痛泻要方加减;②脾肾阳虚,方用四神丸加味;③脾虚湿困,方参苓白术散加味。对照组 24 例用匹维溴铵治疗。治疗组总有效率 91.6%,显著高于对照组的 75%($P<0.05$)。安文哲等将 35 例本病患者辨证分为:①脾肾虚型,方选四神丸加减;②脾气亏虚型,方选参苓白术散加减;③肝脾不和型,选方柴胡疏肝散合痛泻要方加减。对照组口服匹维溴铵。治疗组总有效率为 93.33%,显著优于对照组的 68.18%($P<0.05$)。

二、专方治疗

贾长文将 136 例本病患者随机分为两组，治疗组口服参苓白术汤治疗，对照组采用匹维溴铵片治疗。治疗组总有效率 87.1%，显著优于对照组的 75.0%（$P<0.05$）。巩艳春以痛泻要方合四君子汤为治疗组治疗 IBS-D 患者 30 例，对照组 26 例服用思连康和思密达，治疗组总有效率 93.30%，显著高于对照组的 80.80%（$P<0.05$）。韦艳碧将 93 例本病患者随机分成两组，治疗组 48 例口服乌梅丸治疗，对照组 45 例口服双歧杆菌片合思密达治疗，治疗组总有效率为 93.75%，显著优于对照组的 68.88%（$P<0.05$）。张艳霞以当归芍药散合四逆散为治疗组，治疗 68 例本病患者，对照组采用思密达口服治疗；治疗组总有效率为 89.71%，显著高于对照组的 68.52%（$P<0.05$）。王伟以逍遥丸治疗本病患者 80 例，对照组口服思密达冲剂，治疗组的总有效率为 87%，显著高于对照组的 75%（$P<0.05$）。谢有良以痛泻要方加味（陈皮 12 g、白术 15 g、白芍 12 g、防风 15 g、五味子 15 g、车前子 20 g、苍术 12 g、升麻 15 g、山药 20 g、甘草 10 g）为治疗组，对照组采用匹维溴铵、思密达、乳酸菌素治疗，治疗组总有效率为 94%，显著高于对照组的 72%（$P<0.01$）。林跃明以半夏泻心汤加味（半夏 10 g、黄连 5 g、黄芩 10 g、干姜 5 g、甘草 3 g、党参 15 g、大枣 15 g、芡实 15 g、薏苡仁 15 g、海螵蛸 15 g、铁苋菜 15 g）治疗 IBS-D 患者 77 例，对照组口服用匹维溴铵片，治疗组有效率 95.24%，显著优于对照组的 80.0%（$P<0.05$）。池美华以葛根芩连汤（葛根 15 g，黄芩、黄连各 8 g，炙甘草 5 g，木香、苏叶各 10 g，陈皮 6 g，半夏 9 g，茯苓、厚朴各 10 g，大腹皮 15 g，桔梗 9 g，六神曲 15 g）治疗 IBS-D（脾胃湿热证）患者 35 例为治疗组，对照组予复合乳酸菌胶囊、马来酸曲美布汀片治疗。治疗组总有效率 94.3%，显著优于对照组的 80.0%（$P<0.05$）。李君强拟理肠方（党参 15 g、山药 15 g、白术 15 g、防风 18 g、延胡索 10 g、薏苡仁 15 g、茯苓 15 g、白芍药 18 g、陈皮 15 g、芡实 15 g、乌药 10 g、木香 12 g、马齿苋 20 g、甘草 9 g）治疗 IBS-D 患者 75 例，对照组口服蒙脱石散。治疗组总有效率 96.0%，显著高于对照组的 84.6%（$P<0.05$）。

三、基本方加减治疗

邹百柱以参苓白术散合半夏泻心汤加减（党参 15 g、茯苓 20 g、白术 15 g、陈皮 10 g、山药 18 g、甘草 6 g、砂仁 8 g、薏苡仁 30 g、法半夏 10 g、黄连 6 g、黄芩 10 g、干姜 6 g）加减治疗 60 例 IBS-D 患者。腹痛加川楝子 8 g，延胡索 10 g；腹胀加厚朴 10 g，槟榔 10 g；食欲不振加焦三仙各 10 g；肾虚加补骨脂 10 g，肉豆蔻 10 g。对照组予西药常规治疗。治疗组的总有效率为 93.3%，显著高于对照组的 80.0%（$P<0.05$）；治疗组的复发率为 17.9%，显著低于对照组的 37.5%（$P<0.05$）。沈文以参苓白术散（党参 15 g、炒白术 12 g、茯苓 10 g、白扁豆 10 g、生山药 12 g、生薏苡仁 15 g、莲子 10 g、吴茱萸 2 g、五味子 3 g、炙甘草 2 g、苍术 5 g）加减治疗。腹胀加白芍 10 g，肉桂 3 g，防风 10 g，湿热加黄柏 12 g，肾虚加补骨脂 10 g，

肉豆蔻 10 g。对照组用复合乳酸菌、得舒特治疗,治疗组总有效率 90.9%,显著优于对照组地 78.1%($P<0.05$)。许寿益自拟和胃安中汤(柴胡 10 g、生白药 12 g、炒白术 12 g、佛手片 12 g、茯苓 15 g、淮山 12 g、莲肉 15 g、川朴花 9 g、马齿苋 30 g、合欢皮 20 g、夜交藤 20 g),腹痛甚者加元胡、川楝子;泄泻兼后重加乌梅、槟榔;湿盛苔腻加薏苡仁、石菖蒲;湿热重加黄芩、川连;肾阳虚加补骨脂、煨肉果,治疗本病患者 120 例。对照组口服思密达、谷维素治疗。治疗组总有效率为 93.33%,显著高于对照组 76.67%($P<0.05$)。张艳国将 236 例 IBS-D 患者随机分为两组,治疗组给予活血通络法治疗(丹参 15 g、当归 12 g、元胡 12 g、香附 12 g、白芍 12 g、炒白术 10 g、茯苓 12 g、吴茱萸 4 g、山楂炭 20 g)。脾胃虚弱型加党参 15 g,木香 10 g,扁豆 10 g;脾肾阳虚型加干姜 6 g,补骨脂 15 g,肉豆蔻 10 g;肝脾不和型加柴胡 12 g,枳壳 8 g;胃热肠寒型加黄连 6 g,干姜 6 g,对照组给予马来酸曲美布汀治疗。治疗组总有效率 96.72%,显著高于对照组的 80.70%($P<0.01$)。

四、其他治法

(一)中药灌肠治疗

尚政琴四自拟中药方(黄连 10 g、黄柏 10 g、苦参 10 g、金银花 10 g、蒲公英 10 g、白花蛇舌草 10 g、野菊花 10 g、木香 7 g、香附 7 g、苍术 10 g、薏苡仁 13 g)灌肠治疗 IBS-D 患者;对照组用匹维溴铵片、双歧三联活菌(培菲康)等治疗,治疗组总有效率 93.33%,显著优于对照组的 64.29%($P<0.05$)。时晶将 IBS-D 分为脾虚型及大肠湿热型,均以中药灌肠。脾虚型处方:山药 15 g,炒荆芥 10 g,白芍 15 g,甘草 6 g,地榆 10 g,黄芩 10 g,制大黄 1 g。大肠湿热型处方:苦参 20 g,败酱草 20 g,地榆 20 g,青黛 6 g,白及 15 g,白花蛇舌草 20 g。对照组予阿米替林、洛哌丁胺(易蒙停)治疗,治疗组有效率 88.2%,显著高于对照组的 60.0%($P<0.05$)。霍玉枝以黄芪建中汤为主(黄芪 20 g,桂枝 10 g,白芍 20 g,炙甘草 6 g,姜 3 片,大枣 3 枚,饴糖 15 g,三七粉 6 g,元胡 10 g,夜交藤 15 g,白术 12 g,兼肝郁者加香附、枳壳、柴胡各 10 g)灌肠治疗 38 例本病患者,治疗组采用口服思密达、谷维素。治疗组总有效率为 89.5%,显著优于对照组的 68.6%($P<0.05$)。朱永苹以水疗 I 号方(黄连 5 g,苍术 10 g,土茯苓 15 g,槐花 15 g,地榆 20 g,赤芍 15 g,丹皮 10 g,丹参 15 g,木香 10 g)生态水疗法治疗组;对照组口服复方谷氨酰胺肠溶胶囊和思密达。治疗组疗总有效率为 94.3%,显著高于对照组的 68.6%($P<0.01$)。

(二)针灸推拿治疗

郑卫方对 IBS-D 患者采用穿刺针埋线法治疗,泄泻主导型取足三里、天枢、三阴交;脾胃虚弱配脾俞、章门;肾阳虚配肾俞、命门;肝郁配肝俞、行间,对照以口服匹维溴铵。治疗组总有效率 83.33%,显著高于对照组的 53.66%($P<0.05$)。治疗后 6 个月,治疗组复发率 8.57%,低于对照组的 31.82%($P<0.05$)。储浩然将艾灸治疗为治疗组,辨证取穴施灸:①肝郁脾虚型:肝俞、脾俞、胃俞、足三里、上巨虚;②脾胃虚弱型:脾俞、胃俞、中脘、天枢、足三里;③脾肾阳虚型:脾俞、肾俞、大肠俞、太溪、足三里。对照组采用西药洛哌丁胺治

疗。治疗组总有效率为90％,明显高于对照组的76.67％($P<0.05$)。王全权用黄芪注射穴位(大肠俞、脾俞、上巨虚、足三里)注射结合神阙灸治疗,对照组口服匹维溴铵及培菲康治疗,治疗组的总有效率为94.8％,明显优于对照组的76.3％($P<0.05$)。洪珍梅将60例本病患者随机分为穴位埋线组和西药组,埋线取穴天枢、大肠俞、足三里等;西药组口服匹维溴铵片;穴位埋线组总有效率为86.7％,优于西药组的56.7％($P<0.05$)。郭光丽通过辨证取穴治疗 IBS-D 患者(基本穴:天枢、足三里、三阴交;肝脾不和型加太冲、脾俞、肝俞;脾胃虚弱型加阴陵泉、脾俞、胃俞;脾肾阳虚型加中脘、脾俞、肾俞、太溪、命门);对照组口服盐酸洛哌丁胺胶囊治疗。治疗组有效率为80.6％,非常优于对照组的60.5％($P<0.05$)。

五、相关实验研究

刘杰民将60只大鼠随机分为正常组、模型组,疏肝健脾方高、中、低剂量组和匹维溴铵组;用寒冷－束缚刺激法复制 IBS-D 大鼠模型;采用紫外分光亮度法测各组大鼠血清 5-HT 含量,放免法检测血浆 CGRP 水平,免疫组织化学 SABC 法检测结肠黏膜组织 5-HT、CGRP 的表达情况。结果各用药组血中 5-HT 及其在肠黏膜的表达降低,CGRP 升高,与模型组比较,差异有统计学意义($P<0.05$),且以疏肝健脾高、中剂量组差异明显($P<0.01$)。结论:疏肝健脾方通过调节 IBS-D 大鼠 5-HT、CGRP 的变化,是其发挥疗效的作用机制之一。王岩将肝郁脾虚证 IBS-D 患者30例设为治疗组用痛泻要方治疗,并选择健康体检者30例作为健康对照组,两组均通过结肠镜取直肠和乙状结肠交界处黏膜,观察肠嗜铬细胞(EC 细胞)数量和 5-HT 含量的变化。结果治疗组治疗后主要症状积分显著降低($P<0.01$);治疗组治疗前后 5-HT 免疫组化染色阳性细胞数及 5-HT 免疫组化染色强度均显著高于健康对照组($P<0.01$);治疗组治疗前后比较,治疗后 5-HT 免疫组化染色阳性细胞数及 5-HT 免疫组化染色强度均显著降低($P<0.01$)。结论:抑制 EC 细胞的异常增生、调节 5-HT 的正常分泌,可能是痛泻要方治疗 IBS-D 的作用机制之一。高文艳观察60例伴有食物不耐受的 IBS-D 患者十二指肠黏膜中 NF-κB 和 TLR4 的表达及健脾法对其表达的影响。治疗组口服健脾为主的中药(党参10 g,白术10 g,白扁豆15 g,茯苓10 g,白芍20 g,陈皮10 g,防风10 g,山药10 g,葛根15 g,甘草6 g);对照组口服匹维溴铵片。治疗前后内镜下取十二指肠黏膜,应用免疫组化方法检测 NF-κB 和 TLR4 的表达情况。治疗前两组 NF-κB 和 TLR4 免疫组化染色阳性细胞数无显著性差异,治疗后治疗组 NF-κB 和 TLR4 免疫组化染色阳性细胞数显著低于对照组($P<0.01$)。结论:NF-κB 和 TLR4 参与伴有食物不耐受的 IBS-D 患者的发病,健脾法治疗伴有食物不耐受的 IBS-D 有效,可能与通过调节 NF-κB 和 TLR4 在肠黏膜的表达有关。

六、结语

中医药在治疗 IBS-D 上取得了很好疗效,在改善症状、提高患者的生活质量方面都显示出很大的优势,但仍存在不少问题:①文献报道多限于临床总结,缺乏立足于中医理论,结合现代生理、病理、药理等基础科学以深入、具体、细致地研究本病的病因病机。②目前大多数临床研究科研设计不严谨,样本量偏小,可信度不高,临床研究采用的诊断标准和疗效评价标准不统一,难以分析和评价整体疗效。③临床报道大多为近期疗效,较少观察远期疗效,故无法总结用中药治疗本病取效后的疾病复发率。④研究中医药的作用机制日趋重要。

(辽宁中医药大学学报,2014,16(04):238-240)

第八篇

应用脾胃理论治疗内科杂病
的诊治经验

路志正调理脾胃治疗胸痹的学术思想浅析

吴耀南　　谢俊杰　　许正锦

全国著名中医学家路志正教授精通中医典籍,对脾胃学说的研究造诣尤深,行医 60 余年,形成一套独特的临床经验。路老师善用调理脾胃治疗多种疑难杂症,其中运用调理脾胃法辨治胸痹是其学术思想和临床经验的组成部分。现就笔者学习心得简介如下。

一、调理脾胃治胸痹的理论依据

路老师认为,胸痹病虽有虚、实、寒、热之分,在气在血之异,然胸中阳气虚衰,邪气乘虚入侵阳位,痹阻气机则是共同的发病机制,气虚、血少、湿蕴、痰阻、血瘀、寒凝是胸痹的主要病因。胸中阳气,又名宗气,是心肺二脏功能的总概括。宗气的强弱,与脾胃的健运与否有直接的关系。脾胃为后天之本,水谷之海,气血化生之源,气机升降之枢纽,人体各部均必须通过脾胃及其经脉的作用而获得后天的营养,始能精力充沛,机体健康。

路老师认为胸痹的发生、发展、转归、预后均与脾胃的功能状态密切相关。若肥甘无度,饥饱不调,情志过极,劳逸过度,致使脾胃损伤,气虚无以上奉,则宗气匮乏,久则心阳虚衰;血亏无以灌注,则血脉不充,脉道滞涩,久则脉络不通;脾主运化,脾虚不运,湿浊中阻,积久生痰,湿浊上蕴胸中,则胸阳不展;痰浊上逆,阻滞血脉,则痹塞不通;中阳虚弱则寒自内生,与外寒内外合邪,上犯心君,则胸阳痹阻,心脉不通,于是本虚标实之胸痹生焉。

二、调理脾胃治胸痹的辨证用药

(一)治心辨脾胃,治病必求本

路老师认为,治疗胸痹,除从心肺着眼外,还应追根溯源,从导致胸阳痹阻的根本——脾胃功能失调入手。早在《金匮要略·胸痹心痛短气病脉证治第九》中即开创了脾胃论治的先河,如"胸痹,心中痞气,气结在胸,胸满胁下逆抢心,枳实薤白桂枝汤主之,人参汤亦主之"。所说人参汤,即理中汤,其次如橘枳姜汤等,都是从中焦论治。前者温中益气,后者和胃降逆,以达到振奋中阳,祛除胸中寒邪,或调理气机,而收到消除胸痹之目的。路老师认为,气虚不运者,当健脾胃,补中气,中气盛则宗气自旺;血亏不荣者,当调脾胃,助运化,脾运健则营血丰而心血足;湿蕴者,当健脾运湿,湿祛则胸阳自展;痰阻者,当健脾化痰,痰消则血脉自通;中焦虚寒者,当温中散寒,寒散则胸阳自运而痹除。

路老师调脾胃治胸痹的辨证要点是:既有纳化失常,又有心系症状。有的脾胃失调在先,胸痹发病在后;有的先病胸痹,后见脾胃失调。路老师调理脾胃治疗胸痹的临床经验突出了中医整体观念,开辟了中医治疗胸痹的新领域。

(二)调中重升降,谨记畅气机

路老师认为,脾胃居中焦,脾气主升,胃气主降,为人体气机升降之枢纽,升降有序,气机通畅,人即安康。若中焦脾胃有病,升降失司,气机不畅,则阻碍胸中肺气的宣发与肃降,进而影响到心,即可诱发或加重胸痹。因此,路老师在调理中焦脾胃时非常重视升降药物的运用。在升脾阳方面,如系湿浊为患,阻碍气机,常用藿香、羌活、葛根、荷叶、荷梗、防风等;若为脾虚下陷,则用柴胡、升麻、白术等。在和胃降浊方面,常用枳实、厚朴、旋覆花、半夏等;若兼腑气不通者,酌加少量大黄,冀其腑气一通,浊气自降。又因肺主一身之气,有宣发肃降之功能,对脾胃气机的升降有直接的影响,肺气宣发,则脾气能升,肺气清肃,则胃气顺降,故临证又常选用杏仁、枇杷叶、桔梗、苏子、苏梗等以加强其清肃降浊之功。另外,肝与脾胃关系密切,肝主疏泄,疏泄正常,则脾胃升降适度,故常选用佛手、香橼、绿萼梅、香附、柴胡、莪术等疏肝理气,此即"土得木而达"。

(三)胸痹调脾胃,五法奏奇功

(1)健运中气法适于中气不足所致胸痹。症见胸痛隐隐,时作时止,动则尤甚,兼见心悸气短,纳呆食少,倦怠乏力,面色㿠白,时自汗出,腹胀便溏,舌淡胖,有齿痕,苔薄白,脉沉细无力或结代。治以健运中气,方投香砂六君子汤、桂枝汤合丹参饮化裁。药用党参、白术、茯苓、陈皮、木香、砂仁、桂枝、丹参、白芍、炙甘草。如心悸明显,失眠多梦,易惊善恐者,重用炙甘草,加酸枣仁、琥珀粉;舌有瘀斑,血瘀较重者,加红花、川芎;兼头目昏蒙者,加葛根。

(2)调脾养血法适于气血亏虚所致胸痹。症见胸部隐痛,劳心后尤甚,兼见心悸怔忡,胸闷气短,头晕目眩,夜来失眠,唇甲色淡,舌淡或淡晦暗,苔薄白,脉细弱或结代。治以调脾养血法,方投归脾汤加减。药用黄芪、当归、白芍、龙眼肉、炒枣仁、党参、茯苓、枳壳、生姜、大枣。如舌有瘀点,瘀血明显者,加桃仁、红花、川芎、丹参;如血亏日久而致阴血俱虚者,症见口干、盗汗、夜间烦热,去黄芪,加地骨皮;肾阴不足者,加旱莲草、何首乌、枸杞子。

(3)醒脾化湿法适于湿浊阻滞所致胸痹。症见胸部闷痛,阴雨天加重,兼见脘闷纳呆,口黏恶心,头昏如蒙,肢体沉重,便溏不爽,小便混浊,舌胖齿痕,舌苔白腻,脉象濡缓。治以醒脾化湿法,方投三仁汤合藿朴夏苓汤加减。药用杏仁、白豆蔻、薏苡仁、厚朴花、半夏、藿香梗、荷梗、石菖蒲、茯苓、枳壳、六一散。如症见口干黏苦,小便黄,苔黄腻,脉濡数,湿热明显者,加黄连、黄芩、茵陈;腹冷便溏,寒湿明显者,加砂仁、干姜、苍术;兼有瘀血,胸部刺痛时作,舌有瘀斑者,加红花、丹参、檀香。

(4)健脾涤痰法适于痰浊壅塞所致胸痹。症见胸部窒闷而痛,或胸痛彻背,兼见胸满咳喘,痰黏不爽,心中痞气,恶心欲呕,肢体沉困,酸楚乏力,形体丰腴,舌淡红晦暗,苔白腻,脉弦滑或沉伏。治宜健脾涤痰,方投涤痰汤合小陷胸汤加减。药用茯苓、半夏、陈皮、石菖蒲、郁金、瓜蒌、黄连、枳实、竹茹、旋覆花、甘草。如症见口苦、心烦、苔黄腻,痰热较甚者,加黄芩、栀子;大便秘结者,重用瓜蒌,加生大黄;属痰湿者,加皂角刺,重用石菖蒲;面苍肢凉,脉细无力或沉迟者,属心阳虚衰,去黄连、竹茹,加附片、干姜、淫羊藿。

(5)温阳理中法适用于中阳虚寒所致胸痹。症见胸部猝然疼痛,因感受寒冷而发或加重,其痛如绞,兼见形寒肢冷,心悸气短,脘腹冷痛,大便稀溏,小便清长,舌淡暗苔白,脉沉迟。治以温阳理中法,方投附子理中汤加味。药用党参、白术、干姜、桂枝、小茴香、高良姜、半夏、甘草等。

三、调理脾胃治胸痹的疗效验证

中国中医研究院广安门医院的高荣林、李连成等组织 10 家省、市级医院的临床医师以路志正教授调理脾胃法治疗胸痹 300 例,按照全国统一的标准诊断和评定疗效。300 例中属中气不足证 144 例,痰浊壅塞证 98 例,湿浊痹阻证 58 例。疗程均为 4 周。治疗后心绞痛疗效评为显效者 181 例(60.3%),改善者 105 例(35.0%),基本无效者 14 例((4.7%);总有效率为 95.3%。心电图有缺血改变者 286 例,治疗后疗效评为显效者 69 例(2.1%),好转者 73 例(25.5%),无效者 144 例(50.2%);总有效率为 49.70%。300 例患者中治疗前对硝酸甘油有依赖性者 147 例,治疗后停用者 79 例(53.7%),减量者 44 例(29.9%),无变化者 24 例(16.3%),硝酸甘油停减率为 83.7%。同时观察到本法对胸痹患者高血压、高血糖、高血脂有显著的改善作用。

综上所述,路志正教授调理脾胃治胸痹的学术思想不仅具有深刻的理论基础,而且临床确实行之有效,故在此提出,供同道们学习和借鉴。

(北京中医,2006(02):88-89)

路志正临证学术思想浅析

许正锦　黄小英　谢俊杰　吴耀南(指导)

路志正教授治学严谨,虚怀若谷,博采众方,汲取各家之长。一生以"满招损,谦受益"为座右铭。他博览群书,精通经典,师古而不泥古。崇尚脾胃学说,提出"调中央以通达四方"的观点。主张用"通、化、渗"三法治疗湿邪。倡导综合疗法,即内外同治,针药并用,食药结合,身心并调。路老育人有方,言传身教,诲人不倦,桃李满天下。虽已年逾八十,对中医的继承和发展事业仍鞠躬尽瘁,正如他自己所说:"八十扬鞭再攀登,继承弘扬力建功。"路老的治学精神与科学态度是我们年轻一代学习的榜样。我们师从路老已两年余,对路老的学术思想有一些肤浅的认识,今整理如下,以飨同道。

一、临证讲究系统性

路老临证,讲究系统性。以胸痹为例,他认为胸痹的发病机制多种多样,不应仅局限于"心痹"。如脾胃功能失调可导致胸痹,且为临床多见;命门火衰,不能上济于心,亦导致胸痹,称为"肾心痛";肝失条达,心脉拘急,或肝气横逆,疏泄太过,或肝血虚不能荣络,均易致胸痹,称为"肝心痛"。其实上述概念散见于中医典籍中,路老结合自己长期的临床实践经验,将这些理论通过实践,不断深化,使其由零散归于系统,体现了中医理论的整体性和系统性,从而使我们易于掌握。这是中医走向现代化的一种趋势。路老在内科、外科、妇科、儿科等各个领域均有自己系统的理论认识与研究,而胸痹之证是路老研究最多的领域,其中有许多是中医现代化发展值得借鉴的。

二、临证强调灵变性

路老临证,其治法灵活多变。治法多样性实际上是建立对病机有系统性认识,因为有理才有法,有法才有方。路老以其扎实的理论功底与丰富的经验,在临证中可谓运筹帷幄,运用自如。就以胸痹而言,据其病机有调理心阴心阳法,有调理脾胃法,有调补肝肾法等。而调补脾胃法治疗胸痹又有健运中气、调脾养血、醒脾化湿、健脾涤痰、温阳理中诸法。调肝法治疗胸痹又有疏肝解郁、益肝养心、凉肝泻心、泄肝降逆、柔肝养心、清肝化痰、暖肝散寒等。此举清法为例,一般而言,清法多指清热,再细分则清实热、清虚热、清表热、清里热等,而路老对清法的运用灵活多变,得心应手,有散而清、润而清、消而清、补而清、辛凉而清、甘凉而清、化痰而清等。这种治法多样性体现的是一种思维素质与思维能力,是路老临床思维敏捷性、广阔性、精确性、深刻性的反映。提示我们临证时应多途径、多角度展开认识与辨析,尽量避免单一思维习惯性的束缚,这也是提高临床疗效的关键。

三、临证力戒局限性

路老临证,不落俗套,不拘常法,往往效如桴鼓。如对盗汗大多从阴虚而治,而路老认为湿热内蕴,邪热内迫,肝之疏泄太过亦可致盗汗,故有清利肝胆法治愈盗汗之案。又如胆石症多崇攻石,而路老认为肝郁气滞,湿热煎熬所成石者,则峻攻不如缓消,老年患者尤其如此。如淋证多责之下焦湿热,自古有"忌补"之说,但路老认为有虚证,或下虚上实者,或过用清热利湿而损伤气阴者,非但不应忌补,而应倡补,故有益气阴、清虚火之法治愈淋证之案。如肾炎多责之湿、毒、瘀,临床多见清热解毒、活血化瘀之法,但路老认为许多肾炎蛋白尿患者缘于脾肾亏虚,而无明显的实邪内阻,单用清热解毒、活血化瘀之品则更加损伤脾肾,从而加重蛋白尿,故有健脾益肾为主治愈肾炎之案。在临证过程中,我们常用惯性思维,这一方面是受到所掌握知识局限的影响,另一方面缘于我们思维品质不高,思维过于狭窄,未能尽心去分析、抽象、综合,以致产生种种误诊误治。路老这些另辟蹊径的治法并非标新立异、哗众取宠之举,而是其良好思维品质的体现,临证时善于分析、抽象、综合,把握正确的病机,而不受常规思路的限制。

四、临证注重阶段性

路老治病讲究阶段性。每一病证都有其发生、发展、预后演变的阶段性特征。如治一青年男性白塞综合征患者,以反复口腔溃疡7年,近3年加重,并伴生殖器及肛门溃疡而就诊,头面四肢亦曾发过疱疹,近期以口腔溃疡为重,伴咽痛,口干口苦,舌质红、苔黄腻,脉细有力。路老认为属"狐惑"范畴。辨证为瘀热蕴阻,先以清热化浊祛瘀之剂(藿香、防风、生石膏、焦栀子、牡丹皮、炒苍术、炒薏苡仁、玄参、黄连、炮姜、炒枳壳、生甘草),服7剂后,患者口腔溃疡已明显减轻,咽痛消失,但口干明显。路老认为内热已除,阴伤明显。又投以养阴生津方(太子参、麦冬、玉竹、炒山药、牡丹皮、生地黄、苏叶、黄连、败酱草、法半夏、干姜、枳实、生甘草),服用7剂后患者口腔溃疡消失,无口干口苦,精神饮食均好。这是先实而后虚的阶段变化的特征,应根据不同阶段的证候特点而采取不同的治则治法。又如路老治产后痹病,根据其病机特点分为两个阶段:产褥期与产后期(30天以上)。前者以气血亏虚为主,治当大补元气,养气血,荣经络。后者以脉络不通为主,治当侧重化瘀通络。这是先虚而后实的阶段变化。因为疾病不是孤立的、静止不变的,而是始终处在不断的运动发展变化之中,表现为过程与阶段、量变与质变的有机统一,因此路老强调诊治疾病要审度疾病特定阶段的邪正消长变化趋势,即所谓"证变法变""病变药也变"。

五、临证重视经验性

路老重视临床验证,通过验证,总结经验。临床验证具有不可低估的作用,它是减少误诊,提高诊疗效果切实有效的措施,为临床医师不断总结经验教训提供第一手临床资料。经验性是中医学的特点之一,但其中含有某些非常规思维理念或模糊概念,因而成为中医继承大业以及中医现代化的一大屏障。路老行医几十年来,积累经验无数,并花费大量的精力对其调理脾胃法治疗胸痹进行了大样本的临床验证。对胸痹的研究反映了中医临床验证思维,为后世中医学者提供了客观的、科学的医理,为促进中医现代化做出了贡献。

六、关于中医现代化

关于中西医结合,路老认为中医与西医是两个不同的医学体系,二者各有优劣之处,没有必要争论不休,争论来源于互不了解,二者的共同目的都是治病救人,因此要靠疗效来评判,疗效是中医也是西医的生命力。中医与西医应各取所长,相互取长补短,在临床实践中才能更加得心应手。可喜的是目前不少医家提倡中西医结合,可叹的是结合的水平不尽如人意。中西医结合需要一批优秀的人才,这些人才须精通中医与西医两个体系,很显然,相对于纯中医与纯西医而言,这是更高层次的人才,因此中西医结合任重而道远。

关于中医现代化,路老认为中医现代化势在必行,但中医现代化要经历一个漫长的过程,这个过程困难重重。路老为此而感慨,中医在国外都能生存并不断发展,为何国内还在讨论要不要中医的问题?不容置疑,中医是中华民族的文化瑰宝,在人类历史的健康事业中功不可没,要深信民族的就是世界的,谁也掩盖不了中医的光辉。古代的每一次瘟疫流行的控制靠的就是中医药,即使是 2003 年流行的非典型肺炎,中医在其中所起的作用也是有目共睹的。目前中医为什么会面临这些困惑,路老指出归根结底是教育出了问题。中医院校的中医与西医课程比例从初始的 8∶2 到 7∶3 到 6∶4,以至到如今的 5∶5,而且在临床实习过程中学生接触的几乎都是西医,这种教育方法下培养出来的中医人才将是硕士不硕,博士不博,中医看不好,西医看不了,这着实令人担忧。因此路老呼吁要将优秀的传统教育方法继承下去,要增加中医课程的比例,注重经典课程的学习,教学应以开放式为主,多安排临证以及中药采集、加工、炮制、辨认等实践的机会,临床实习应以师承方式为主,带教必须以中医为主。只有培养出真才实学的中医人才,才能解决中医的继承与发展问题。中医现代化首先面临着中医理论的规范化、标准化,它是一个去粗存精、驾轻就熟的过程,是一个由深奥到浅显、由模糊到明晰的过程,在这个发展过程中必然会与西医有碰撞,也有融合,但不能因为碰撞而抵触,不能因为融合而同化。中医现代化是要在保持中医特色的前提下不断适应时代的发展。

路老是一位中医临床专家,继承路老的学术思想,对中医的发展有着重要的意义。在学习路老学术思想时我们认为应注意以下几点:①不仅学习路老诊病治病的经验,更重要的是要研究学习路老临床思维的方式与方法；②学习路老"白天诊病，晚上看书"的治学作风，及时解决临床中碰到的问题，不断总结临床心得；③应在继承的基础上有发展。现今我们报道的都偏重于路老的验案个案，而且范围不广，对于在路老的学术思想指导下通过我们实践而积累的临床经验体会却报道甚少；④注重横向的学习与交流。

（上海中医药杂志，2006（01）：4-5）

涂福音教授治疗内科杂症经验

张冬英　吴耀南

涂福音教授是厦门市中医院名誉院长,全国第二批名老中医药专家,享受国务院特殊津贴,曾拜师于著名中医学家姜春华教授,从医 50 余年,对内科杂症的研究有很深的造诣,尤其在脾胃病诊治方面颇有建树,多次参与国家及省内脾胃病等诸多课题的研究工作。笔者有幸随身伺诊,获益良多。现择涂老治疗内科杂症经验介绍如下。

一、湿热内蕴证

闽南属亚热带地区,海洋性气候,天气较热且湿气重,故临床以湿热证多见。涂老针对中焦湿热者,善用藿朴夏苓汤加减,清热利湿,健脾和胃;对于胃脘灼热,呕呃不舒,伴舌红、苔黄腻、脉滑数者,常予藿香 9 g,厚朴 9 g、枇杷叶 15 g、法半夏 12 g、陈皮 6 g、茯苓 12 g、甘草 6 g、麦芽 18 g、黄芩 6 g 治疗。方中枇杷叶、法半夏降逆止呕,功效显著;兼脾虚湿热,症见食欲不振、胃腹胀满、大便溏薄者,则予党参 15 g、炒白术 9 g、茯苓 9 g、陈皮 6 g、藿香 6 g、苍术 9 g、佩兰 6 g、薏苡仁 30 g 等,健脾化湿,助其运化;频繁呃逆、矢气,胃失和降者,可在原方基础上加用丁香 6 g、紫苏梗 12 g、枇杷叶 15 g,行气消胀;若见口干口苦、口腔溃疡者,多为中焦湿热、胃火炽盛所致,涂老喜用土茯苓 30 g、茵陈 18 g、黄连 6 g、金银花 15 g、滑石 15 g(布包)、甘草 3 g、知母 6 g、黄柏 9 g、泽泻 9 g,药量随患者体质而加减,疗效明显;对于患有慢性浅表性胃炎伴有幽门螺杆菌阳性者,涂老认为此乃湿热邪毒所致,给予白花蛇舌草 15 g、黄芩 6 g、白豆蔻 6 g、生地黄 15 g,以增强清热解毒之疗效,每可见效。

二、肝胃郁热证

涂老对于肝胃郁热证之胃痛,常予化肝煎加减以疏肝泻热,理气和胃。药物组成:绿萼梅 6 g,白芍 9 g,青皮 6 g,陈皮 6 g,郁金 9 g,藕节 9 g,甘草 3 g。加减:兼气阴不足者,则与玉屏风散(太子参 15 g、黄芪 15 g、防风 9 g、白术 15 g)合用;胃热较重者,可加用香连丸,清热和胃;兼有伤阴者,加用黄精 15 g、枸杞子 12 g、石斛 12 g、佛手干 10 g,益气养阴;肝胃郁热常伴有反酸者,加用乌贼骨 15 g、浙贝粉 3 g(冲服)、吴茱萸 4 g、黄连 3 g。

三、肠道湿热证

对于以泄泻为主要症状者,涂老给予葛根芩连汤加减(葛根12 g、黄芩9 g、黄连6 g、荷叶9 g、木香6 g、蚕沙15 g、白头翁12 g、秦皮9 g、神曲15 g、白芍18 g、甘草3 g),清热利湿,健脾止泻;对于直肠癌化疗后脾虚湿热者,给予太子参30 g、黄精15 g、枸杞子15 g、蒲公英15 g、白花蛇舌草24 g、淮山药15 g、茯苓15 g、白术15 g、甘草6 g;湿热内蕴之便秘,见苔黄、厚腻者,则以黄芩9 g、黄连6 g、法半夏15 g、竹茹9 g、瓜蒌仁30 g、茯神15 g、陈皮6 g、枇杷叶9 g、郁金9 g、石菖蒲6 g、绿萼梅10 g、红藤15 g、大黄3 g、枳实15 g,清热利湿,行气通便;针对老年性便秘者,则常在通便导滞的基础上佐以养阴润肠,给予厚朴15 g、槟榔9 g、枳实15 g、桑白皮12 g、火麻仁15 g(打碎)、黄芩9 g、生地黄18 g、生白术15 g、黄芪24 g;湿偏重者,涂老认为湿邪非温不化,喜用藿香梗、苏梗、白芷、厚朴花等芳香化湿,同时加用冬瓜仁、薏苡仁、车前子等淡渗利湿,令邪有出路。

四、瘀血内阻证

涂老在治疗瘀血内阻证方面有独到之处,对于瘀血内阻型胃痛,给予丹参饮加减以活血化瘀,药物组成:丹参9 g,砂仁6 g(后下),檀香3 g(冲),白芍9 g,台乌药9 g,郁金9 g。涂老还自创了不少方剂,如消管炎散(沉香3 g、大黄3 g、珍珠粉30 g、三七粉6 g、藕粉18 g),主要针对瘀血内阻之胃痛;护胃散(三七3 g、珍珠粉3 g、白及6 g、大黄3 g、沉香3 g、藕节炭3 g,诸药混合,每次3 g,每日2~3次,冲服),治疗胃溃疡或十二指肠溃疡,疗效良好;最常用的则数下瘀血汤(地鳖虫6 g、桃仁9 g、生大黄2 g),具有活血化瘀的功效,对于各脏腑的瘀血内阻证皆可适用。涂老在临证时对于临床表现为面色晦黑、口唇紫暗、脉沉涩的胃痛患者,考虑为阳虚血瘀型,给予制附子5 g、瓜蒌10 g、黄芪15 g、党参15 g、大黄2 g、地鳖虫5 g、桃仁10 g;伴腹痛者,加红藤18 g、大枣9 g、防风9 g、马齿苋30 g、陈皮6 g、败酱草18 g、太子参15 g。对于肿瘤患者,涂老常考虑存在瘀血阻滞之病机,治疗过程中不忘活血化瘀导滞,如肺癌脑转移患者,给予地鳖虫6 g、桃仁9 g、生大黄3 g、太子参15 g、沙参12 g、牡丹皮9 g、石斛12 g、玉竹9 g、丹参15 g、赤芍9 g、黄芪18 g、女贞子30 g、红藤15 g、鸡血藤15 g。涂老临证治疗瘀血内阻证时善用虎尾轮。虎尾轮是一种闽南的地方草本植物,有活血化瘀、行气止痛、消炎、消痈的功效,适用于治疗溃疡患者,配合土茯苓、浙贝母、甘草效果更佳。涂老治疗直肠溃疡并出血者,给予仙鹤草18 g、野麻草15 g、蒲公英15 g、鬼针草15 g、虎尾轮15 g、红藤15 g、白芍18 g、甘草5 g,水煎灌肠,疗效很好。涂老在临床中也极爱使用九节茶和徐长卿,其中九节茶有抗菌消炎、祛风除湿、活血止痛的功效,主治肺炎、急性阑尾炎、急性胃肠炎、菌痢、风湿疼痛、跌打损伤;而徐长卿性温、味辛,具有疏风解热、行气活血的作用,对于血瘀型胃痛或跌倒损伤的病症均有很好的疗效。

五、气阴两亏证

涂老认为:患者病久,常有气阴亏损之象,故在邪气已除,或邪气仍旺但正气亏损明显的情况下,要注意益气养阴或攻补兼施。涂老在滋补阴精时,善用黄精、枸杞子。黄精归脾、肺、肾经,滋阴润肺效佳,常配合枸杞子、百合、鸡内金而发挥滋阴和胃之功效,用量常20~30 g;枸杞子归肝、肾经,对老年人出现的腰腿酸痛、头晕目眩、夜尿多效果很好,且具有一定的疏肝作用。二者配伍,共奏疏肝养阴之效。涂老曾接诊一中年患者,临床表现为腰膝酸软、脱发甚、寐差、舌淡红、苔剥脱、脉沉细,诊断为肾阴亏虚,给予酸枣仁 24 g、炒白术 15 g、枸杞子 15 g、黄精 15 g、石斛 9 g、肥玉竹 9 g、黄芪 15 g、太子参 18 g、熟地黄 15 g、淮山药 15 g、茯神 15 g、白芍 15 g、合欢皮 30 g、夜交藤 30 g、女贞子 30 g。服药 1 个月,患者临床症状明显改善。涂老又在此基础上稍做加减,继服 2 个月,患者各病症基本消失。涂老善用台乌药。台乌药功效行气散寒,主治肾阳不足、膀胱虚寒之遗尿、尿频,但也有很好的养阴作用,常与百合配伍,养阴和胃疗效极佳。涂老在治疗胃阴不足、气血亏虚之胃脘痛患者时,常予百合乌汤加减(百合 9 g、乌药 9 g、白芍 9 g、佛手干 3 g、香橼 9 g、石斛 9 g、荷叶 9 g、升麻 9 g、桑叶 9 g、山楂 9 g、太子参 30 g、炒白术 15 g);兼睡眠差者,给予夜交藤 20 g、合欢皮 20 g、乌药 9 g、吴茱萸 6 g、酸枣仁 9 g、灵芝 6 g,其中大枣健脾养阴、柔肝安神,与灵芝为一药对。乌梅是生津、养阴、收涩的良药,涂老针对久咳不愈,辨证为气阴两虚者常使用该药。气阴两虚者常给予太子参 15 g、麦冬 9 g、五味子 6 g、乌梅 5 g、紫菀 9 g、款冬花 9 g、百合 15 g、百部 9 g、桔梗 6 g、甘草 3 g。对于气阴两虚导致不寐的老年人,涂老给予炒酸枣仁 15 g、知母 6 g、茯神 15 g、沙参 15 g、夜交藤 30 g、百合 15 g、石斛 15 g、合欢皮 30 g,配合党参、炒白术、芡实、莲子各 18 g,同时给予石斛 12 g、枸杞子 15 g、黄精 15 g 炖瘦肉服用,7 d 为 1 个疗程,后者可长期食用。女贞子加旱莲草为补肝肾阴之药对,涂老在临证时使用娴熟。例如一中年男性,同房后腰腹酸软,涂老辨其为脾肾阴虚,肝气郁结,给予女贞子 18 g、旱莲草 12 g、茯苓 10 g、白术 15 g、麦芽 30 g、绿萼梅 9 g、郁金 12 g、石菖蒲 15 g、合欢皮 30 g、王不留行 15 g,取效颇佳。甘露饮是养阴清热的常用方剂,药物组成:天冬 10 g,麦冬 10 g,黄芩 10 g,黄连 5 g,枇杷叶 10 g,生地黄 15 g,熟地黄 15 g,茵陈 10 g,石斛 12 g,女贞子 20 g,杜仲 15 g,石菖蒲 6 g,续断 10 g。涂老在临床中非常擅长使用该方剂,针对湿热内蕴、肾阴亏虚之证常获奇效。涂老治疗产后汗多、气阴两虚、阴虚内热者,常予当归六黄汤加减(生地黄 15 g,熟地黄 20 g,党参 15 g,炙黄芪 30 g,浮小麦 9 g,当归 12 g,大枣 10 g,黄连 5 g,乌梅 9 g,五味子 6 g,煅龙牡 18 g,黄柏 6 g,黄芩 10 g),养阴清热,益气扶正。对于骨蒸、潮热之病症,涂老经验治法是以玄参、骨碎补、地骨皮、黄柏、薏苡仁合用,因为骨蒸、潮热均乃阴虚不能制阳、虚火内扰之象,上述药物在清虚热、退骨蒸方面可起到独特效果。涂老还有不少偏方、妙方,如知柏地黄丸合盐水化开饮用治牙痛,效果皆佳。因肾之余在齿,盐能入肾,故得。针对胃阴不足之胃脘痛,常用护胃方(西洋参 30 g、石斛 30 g、枸杞子 30 g、珍珠母 30 g,研末冲服)和胃护膜。

六、小结

　　以上仅为涂老经验的窥斑之见,涂老在其他病症诊治方面亦有许多很好的经验。涂老临证时辨证精准,用药灵活变通,治疗宗旨主张有是证用是药,折断病机、防止传变是关键。

(中医研究,2013,26(01):37-39)

吴耀南从肝脾生理病理关系
治疗腰痛的学术思想

孙华胜　梁惠卿　吴耀南(指导)

　　吴耀南教授为全国第六批老中医药专家学术经验继承工作指导老师、首届全国 200 名优秀中医临床人才,临证经验丰富,其治疗腰痛不拘泥于传统,善于创新,常从肝脾论治,每获良效。传统医学认为腰痛系由外感、内伤或闪挫等原因导致腰部气血运行不畅,失于濡养,致脊旁部位或腰脊疼痛为主要症状的病症,又称"腰脊痛"。现代医学多认为腰部疼痛乃是由腰椎间盘病变、腰椎骨质增生、腰肌劳损等腰部病变所致。对于腰痛病的病因,古籍中早就有进行描述,如《黄帝内经·病能论篇》认为少阴脉贯通肾络脉,腰痛之病因是"肾为之病",从经络循行以及脏腑定位论述腰痛病因,认为腰痛病病位归于足少阴肾经以及肾脏;《诸病源候论》亦云"夫腰痛,皆由伤肾气所为";同时在《金匮要略·血痹虚劳病脉证并治第六》中针对肾虚之腰痛言应以八味肾气丸治之,即"虚劳腰痛,少腹拘急,小便不利者"。除了前述腰痛病多责之肾虚外,也有多数古籍文献对于腰痛论述认为腰痛因于外感,正如医圣张仲景在《伤寒论·辨太阳病脉证并治(中)第六》有述,治疗表证之祖——麻黄汤除擅治太阳病之发热之外,对外感之身疼、腰痛亦有佳效。

　　在经过后世医家的不断传承与创新,总结出了腰痛亦多因寒湿、湿热、瘀血、肾虚等致病,如元代朱丹溪《丹溪心法》即有论述"腰痛主湿热、肾虚"。故在历代医家对于腰痛病的总结中,多从外感、肾虚、瘀血等证进行论治,却少有从肝脾论治腰痛病。吴教授认为腰痛的形成往往是复合性病因作用于人体的结果,在古籍查阅和临床过程中不难发现腰痛的发病与患者的个人体质和性格特征有很大的相关性,利用脏腑辨证法分析病情时,除了肾脏以外,也应考虑从肝脾进行辨证。笔者通过对肝脾功能与腰痛理论基础方面分析,阐述吴教授从肝脾论治腰痛的学术思想,以期对临床治疗腰痛有所裨益。

一、从肝脾两脏论治腰痛的理论探讨

(一)肝脏与腰痛的关系

　　《灵枢·经脉篇》载"肝,足厥阴之脉……是动则病,腰痛不可以俯仰",在《素问·刺腰痛篇》也提出当腰痛特点为腰中筋脉拘急,"如张弓弩弦",系由"厥阴之脉"所致,认为足厥阴肝经可令人腰痛。故曰腰痛与肝脏的关系息息相关。肝的主要生理功能是主藏血以及主疏泄,为藏魂之处,亦是筋之宗、血之藏,在五行之中属木,以主升主动为生理特性,性喜条达,且恶抑郁,功擅于调畅情志、疏通气机,力专于行全身脏腑经络之气血津液。肝血供应充足,方可使筋脉强健,故有《素问·经脉别篇》"食气入胃,散精于肝,淫气于筋"之言。肝血足则筋得濡养,而筋附着于骨节,故筋柔则骨节收弛正常,活动自如;肝血亏虚时筋脉则失养,可导致腰部肌肉拘急挛痛,筋骨屈伸不利,故可见腰痛不可俯仰。若肝气不舒,病久郁结,导致气机不利,气血津液输布障碍,后致气滞血瘀之境,则诸邪壅滞腰部经络,血脉凝滞于病处则发腰部不通而痛。《景岳全书》亦云"腰痛,郁怒而痛者,气之滞也",故肝郁气滞,郁而化火,亦可致腰痛,同时《证治准绳》言"郁怒伤肝,发为腰痛",由此可见,病机为肝血亏虚,因肝郁或气滞或化火等导致的腰痛也十分常见。

(二)脾脏与腰痛的关系

中焦脾土可主运化,是化生气血之源,故曰"后天之本"。脾性喜燥且恶湿,易为湿邪聚集之地,故常为痰湿化生之源。饮食不节、外感等因素多可导致脾伤,常表现为脾虚湿蕴,不能正常运化、输布水谷精微营养全身,酿生水湿,且往往先聚集于中宫,故《素问·至真要大论》言"诸湿肿满,皆属于脾"。湿邪内生于脾,聚而成痰结聚于腰部,经气不利则见腰痛。由清代陈士泽所著《石室秘录》里也明确提出了腰痛的病因可归结于脾——"患腰痛者……不知非肾,乃脾湿之故"。脾主司运化,人体后天所化生的精微物质(精、气、血、津液等)可在脾气的运输作用下,在外可润四肢百骸以及皮筋肉骨,在内可养五脏六腑。如若脾气虚弱,不能升清,且运化功能减退,则脾胃所化生的精微物质不足,又不可输精于腰部,则见腰部失养,不荣则痛。脾主肌肉,而肌肉具有主运动、保护五脏六腑的功能,因此《灵枢·痈疽》指出"肠胃受谷……以温分肉,而养骨节"。这说明脾健则能使四肢肌肉筋脉关节得到濡润,而如果脾气虚则运化功能减弱,则易导致肌肉瘦削,四肢不收,腰部肌肉不荣而出现疼痛。正如李杲《脾胃论》中就从另外一个方面说明脾气虚弱可导致腰痛——如果脾胃功能虚弱,必导致上焦之气不足,若恰逢夏季热盛,则可损至元气,此时可表现为"腰、背、胛眼皆痛",有时还可能出现头痛。综上,无论是脾虚湿蕴、脾气虚,还是脾主肌肉,皆能导致腰痛。

(三)肝脾与腰痛的关系

《灵枢·病传篇》认为,若病先发于肝,那么后病将传之脾,再而胃;《素问·五脏生成论》中提出"脾,其主肝也",由此可窥探肝脾两脏的关系是相互协调、制约的——土得木而达,木赖土而荣。当肝脾不调,肝气郁结而横向乘脾,导致脾失健运,肝木不疏脾土,肝郁脾虚,则腰府经气不运,腰痛可因气血津液无以濡养筋脉而生。在《四圣心源·腰痛根原》中就有提到,"然腰虽水位,而木郁作痛之原,则必兼土病"。脾若失健运,则令水湿内生,同时气血生化之力下降,此时脾土将壅遏肝木,导致肝失疏泄、脾气虚弱、湿痰结聚、筋脉濡养不足而致腰痛。《四圣心源·腰痛根原》还认为"癸水既寒,脾土必湿,湿旺木郁……故腰痛作也",该段虽述导致腰痛的根源为癸水既寒,即提示肾阳虚弱,但笔者认为单有该病机尚不致腰痛产生,而是以此为源头,导致肝脾出现一系列病理变化时,腰痛才出现,故肝脾在腰痛产生过程中亦占主导地位。那么当肝脾两脏中的邪气可相互传变时,肝病久郁,其邪即可犯脾,而后脾失运化亦可反侮于肝。而无论是肝木克脾,抑或脾土反侮肝,皆可因两脏功能不调从而导致腰痛的发生。

二、从肝脾论治腰痛

(一)从肝论治腰痛

肝所主之气机失常,导致肝郁气滞,常可见腰部胀痛,痛处不固定,转侧受限,该类腰痛多因情志不畅而发作或加重,症状往往伴随胸胁苦满,咽喉有梗塞感,情绪怫郁或喜叹气等。

元代朱震亨在《丹溪心法·腰痛》中认为"诸痛,勿用参补气,气不通则愈痛",故不可拘泥腰痛均因肾虚所致而妄补,治当以调节气机,疏肝理气止痛,可与柴胡疏肝散或乌药顺气散。如《类证治裁》云:"气滞腰痛,脉沉弦……乌药顺气散……肝气失畅,卧觉腰痛……柴胡疏肝散",《证治准绳·腰痛》亦言"气滞而痛……宜人参顺气散,或乌药顺气散",柴胡疏肝散在四逆散的基础上以枳壳易枳实,加陈皮、香附、川芎而成,与四逆散的透邪解郁、调和肝脾功效相比,该方组成更强其疏肝行气、活血止痛之力。服药后肝中气得条达,血得和顺,脉得通利,故痛可止而诸症亦除。临证中若见患者有气滞化火之征,可加丹、栀以清泻郁火。

《正体类要·序》中述:"肢体损于外,则气血伤于内……脏腑因之不和。"因此,在治疗时腰痛时还应注意气血、营卫的调和。当肝血虚时,常导致腰部拘急不适,稍活动后肌肉疼痛感可减轻,但活动过多或劳累后症状再作,该类患者常并见面色萎黄或淡白,眼睑苍白,唇舌血色淡等症,重者可见手足麻木、头晕、黑矇等。叶天士认为:"肝为刚藏,体阴而用阳",用药非柔润不能调和,故肝血虚时,当治以补养肝血,柔肝止痛,宜四物羌活汤,故《症因脉治·内伤腰痛》认为"血虚者"应用此方。方由四物汤(地、芍、归、芎)加秦艽、独活而成。方中当归为活血、养血之主药,擅缓肝木之急,并宣通气分,功可生新兼化瘀,可治周身痹痛,凡血虚血枯皆可用;川芎可活血通气,为血中之气药,配合当归可疏周身之拘挛;白芍、熟地养血滋阴,与当归同用可生新血;秦艽气平入肺,可通水道而逐湿,味苦能泄,能散,入心而生心血,故可养血柔筋,除风湿疼痛;独活辛苦温,可活动气血。全方共奏柔筋、止痛、补血、养血之功。另外,气和血密切相关,肝血不足时,当治以气血同补,如《杂病治例》就建议,欲补气血虚,宜补中益气中配合杜仲、地黄等益肾养血药。

(二)从脾论治腰痛

因脾胃损伤而内生湿痰导致的腰痛,多表现为腰部重坠疼痛感,平素则伴有多痰、纳呆、呕吐、腹胀、怕冷等症,且该类症状多于阴雨天或季节变换期间加重,当治以健脾祛湿化痰,临床多以二陈汤为基本方。二陈汤源自《太平惠民和剂局方》,为治痰饮之名方,功擅燥湿化痰、理气和中,常配合砂仁、苍术、泽泻用于燥湿、利湿以及化湿,强化中焦水湿的运化,健运中州,使湿去则腰痛除;如《辨证录》云"腰痛如折者,脾虚而非肾也",若从脾论治,可收"湿去络通"之效。历代各大医家亦常用二陈汤为基本方治疗湿痰腰痛,清代程国彭《医学心悟》从湿言"腰痛如坐水中,身体沉重……湿也,苍白二陈汤加独活主之";也从痰言,"腰间肿,按之濡软不痛脉滑者,痰也",可用二陈汤加白术、姜汁、草薢、竹沥、白芥子。《万病回春》则认为如果腰痛特点为腰背重注走串痛,可诊断是痰致病。二陈汤治湿痰腰痛。对于饮食不节而致湿痰寒化者,则当治以温中健脾化湿,多用肾着汤,《时方歌括》言"治寒湿腰痛,如带五千钱,此带豚为病,名曰肾着",现代医者曹建建对 100 例寒湿腰痛患者选用肾着汤治疗,结果显示从脾论治寒湿腰痛有显著效果。

脾气虚弱所导致的腰痛特点为腰部虚痛,或腰痛不能举,原因当责之中宫之气不能承接,故多在劳累时加重,休息时减轻,多数患者还有精神不振,少气懒言,皮肤、肌肉麻木不仁,肌肉瘦削,纳食不香,大便异常等症。根据内经中"劳者温之"和"损者益之"的治疗思路,张元素提出"调治以气为主,宜温补脾胃",故对脾气虚型腰痛的治法应以调脾胃、健脾气、和络止痛为原则,多以补中益气汤为基本方来进行加减治疗。现代医家关菊梅提出脾气虚型腰痛,选方以补中益气汤为基础,张觉人教授亦运用补中益气汤治疗腰痛。补中益气汤最早由《脾胃论》提出,方中黄芪益气而走表,用以益皮毛而闭腠理,且不损阳气;参补气而走里,与甘草相配补脾胃中元气;白术性苦温味甘,除胃中热,利腰脐间血;陈皮理气健脾;当归和营养血;升、柴二味皆苦平,《内经》称其"味之薄"者,阴中之阳,有利于引胃中清气升至阳道。诸药共奏补益中宫土气,以及升阳举陷之功。无论古今均认为,凡腰痛属于脾气虚弱者,补中益气皆可用,但仍应注意随症加减治疗。

(三)从肝脾论治腰痛

《金匮要略》云:"见肝之病,知肝传脾,当先实脾",明确地提出了"肝病当实脾"的观点,且《难经·七十五难》也强调了"土欲实,木当平之",故无论是肝脾哪一脏腑出现问题,在治疗腰痛病时均应重视肝脾同治。或治肝兼调脾,或实脾于疏肝中,达到肝和脾运,阴平阳秘的目的。

肝脾不调的腰痛多表现为腰部酸痛,重着不适,伴有乏力,郁怒而发,胸胁疼痛,四肢酸楚,食少便溏等症,多以逍遥散为代表方,如《校注妇人良方·腰痛》所述"忧虑伤脾者"就应使用逍遥散、归脾汤治疗。逍遥散出自宋代著作《太平惠民和剂局方》,方中柴胡为君,可疏肝解郁;归、芍滋养肝血,柔筋止痛;茯苓、白术、甘草使脾湿去,则脾健不为肝乘;薄荷助柴胡以散肝郁;煨生姜温胃和中。该方为疏肝解郁、健脾养血之经典方,服之可达到气血调和的效果,使肝脾调和而腰痛除。临证加减:若肝郁脾虚,脾虚较甚者,则重用茯苓、白术以健脾益气;木土郁壅,肝气郁滞的肝郁脾湿者,加用木瓜、防己利水渗湿,鸡血藤通行诸经;肝郁气滞重者,则常加郁金、香附、陈皮以加强疏肝解郁、理气止痛之力;血虚甚者,则加重当归、白芍用量;久病者邪气入络,当佐以全蝎、地龙等虫类之品以搜剔。

三、结语

因此,吴教授认为腰痛病的发生、发展及变化与肝脾关系密切相关,故在临床应用中,除了从外感、肾虚、湿热等角度考虑外,更当注重从肝脾角度出发。或治以疏肝理气,或用健脾益气、祛湿化痰之法,抑或补中益气、养血健脾等治法,临床中从肝脾角度治疗腰痛的常用方剂则多从柴胡疏肝散、四物芄活汤、二陈汤、补中益气汤、逍遥散等方为基本方。临证中可根据具体情况不同而有所加减,可兼治以补肾、活血等治法,以获得更好的临床疗效。

(辽宁中医杂志,2019,46(10):2070-2072)

吴耀南辨治痛证验案二则及经验集萃

陈聪明　吴耀南　蓝俊才　叶　晟　蔡锦松　詹　杰

一、治疗肠痈验案

林某某,男,18 岁,2016 年 10 月 27 日初诊。主诉:反复右下腹疼痛 4 d,病史:患者无故出现右下腹疼痛,病初于右侧腹部先右后左作痛,随后于右下腹定点作痛,阵发加剧,就诊于某院西医门诊,检查发现白细胞升高,西医拟诊断"阑尾炎急性发作",行输液治疗(具体不详),输液后复查血常规示血象正常,但腹部仍时时疼痛不适,遂转诊我院。刻下:右下腹痛,痛处固定,刺痛拒按,喜蜷背弓,痛时腹泻,便如水样,日解 6 次,纳食欠佳,神疲乏力,身热口苦,舌质暗红,舌苔黄腻,脉象滑数。诊为肠痈,证属湿热蕴结、气滞血瘀证;治予清热化湿、活血祛瘀之法;处方大黄牡丹汤合金铃子散、失笑散加减,方药如下:生大黄 3 g,丹皮 10 g,薏苡仁 30 g,桃仁 10 g,川楝子 10 g,元胡 15 g,五灵脂 10 g(布包),蒲黄 10 g(布包),炒白芍 30 g,甘草 10 g,大血藤 15 g,两面针 15 g。7 剂,1 剂,水煎两次,早晚温服。

二诊于 2016 年 11 月 4 日。患者自行步入诊室,神态自然,自诉服药 2 剂后腹痛大减,发热即除。辰下便溏,一日两行,形细而软,纳增寐安,舌质红、苔黄腻,脉象滑。脉证同前,然已呈向愈之象。效不更法,续投前方,略有加减。方药如下:大黄 3 g,丹皮 10 g,桃仁 10 g,薏苡仁 30 g,川楝子 10 g,元胡 10 g,蒲黄 10 g(布包),五灵脂 10 g(布包),炒白芍 15 g,甘草 10 g,大血藤 15 g,鬼针草 30 g。7 剂,1 剂/日,水煎两次,早晚温服。药后诸证均除,续以健脾益气法调之善后。

按:分析患者诸证,系瘀热结滞,气血凝聚,乃生痈肿,肠络不通,不通则痛,故见右少腹疼痛拒按;湿热内蕴,下迫肠道,故见便如水样、腹痛腹泻;蕴热化火上炎,故见身热灼手、舌苔黄腻,脉滑利;泻下过度,伤津耗气,则见神疲乏力。然肠中既有结聚不散,为肿为痈,非下法不能解散,故遣用大黄牡丹汤合金铃子散、失笑散等加减治之。方中金铃子散疏肝泄热止痛,芍药甘草汤养血敛阴缓急止痛,失笑散祛瘀散结止痛。以上三方理法不同而功用同一,共奏速效止痛之功。另外,再内施川芎活血化瘀,推陈出新,通因通用,去除湿热瘀毒,因患者已有腹泻,恐过下伤正,故生大黄仅用 3 g;桃仁、丹皮活血化瘀、凉血清热,助君祛邪;大血藤、鬼针草清热解毒;以薏苡仁易冬瓜子,取清热排脓之用。诸药合用,共奏清热化湿、活血祛瘀、解毒消肿、散结止痛之功,此治本也。

吴师认为:肠痈病位在肠,其急性发作期乃湿热蕴结、气滞血瘀作祟,遵"六腑以通为用""通则不痛"之训,治用清热化湿、活血祛瘀,通里攻下,方选大黄牡丹汤加减即有显效。但临证之时,必须注意以下几点。

（一）鉴别诊断

①弄清腹痛是急性还是慢性发作;②弄清有无"痛、胀、吐、秘",是否查过腹部立位平片,注意排除肠梗阻;③问清有无便血或久泻,是否查过肠镜,注意排除肠道肿瘤;④少腹疼痛的女性患者,应注意排除异位妊娠,可做彩超或尿妊娠试验进行鉴别。

（二）遣方用药

大黄牡丹汤为治疗"肠痈"的基础方,但要酌情加减用药:①疼痛可忍兼有热象者,以大黄牡丹汤合金铃子散,二方联用;痛势更剧且兼瘀热者,以大黄牡丹汤合金铃子散、失笑散,三方联用;痛不可忍,坐卧不安者,则大黄牡丹汤合金铃子散、失笑散、芍药甘草汤,四方联用,疗效倍增。湿热明显者,加鬼针草、黄连、黄芩、大血藤、蒲公英、败酱草等以清热利湿解毒;虚寒象明显则加干姜、细辛、桂枝等温里散寒止痛;瘀血较甚者,加丹参、莪术、桃仁、红花等以活血化瘀;气滞症明显者加枳实、厚朴、乌药、槟榔等以行气止痛;包块明显者加皂角刺、穿山甲、浙贝母、全蝎虫以破瘀散结;痛处游移者,加威灵仙。②虽经攻下,证仍属实者仍当墨守原旨,续下不辍,拔除病根,避免急性迁延成慢性,降低复发率。③指导患者生活调摄:慎起居、勿劳累、怡情怀、节饮食(禁酒,不食辛辣煎炸之品)。

（三）大黄牡丹汤的活用

吴师治疗各种腹痛病、卵巢囊肿蒂扭转、腹部手术后并发肠粘连等,只要是属于湿热蕴结、气滞血瘀者,主要症状为腹痛,或有便秘,即可作为遣方大黄牡丹汤加减的依据,常能取得良好疗效。

二、月经延迟伴痛经验案

翁某某,女,28岁,未婚,2016年12月8日初诊。主诉:经行延迟1年余伴经行腹痛3个月。刻下:月经延迟,平素延迟7～15 d,末次月经2016年11月1日,经行小腹疼痛,色黑夹块,心烦易怒,纳食不馨,夜寐多梦,神疲乏力,腰酸背痛,时有便溏,怕冷肢凉,舌质淡红,舌苔黄腻,舌下脉络迂曲Ⅱ度,脉沉细滑。诊断为月经后期、痛经病,证属肝郁气滞、瘀血阻络,治予疏肝行气、活血化瘀之法,处方丹栀逍遥散加减,方药如下:丹皮10 g,栀子10 g,柴胡10 g,薄荷6 g(后下),当归10 g,炒白芍30 g,茯神15 g,炒白术10 g,甘草10 g,醋香附10 g,元胡15 g,益母草15 g,蒲黄10 g(布包)。7剂,1剂/d,水煎两次,早晚温服。

二诊于2016年12月16日。患者诉药后痛经、心烦急躁稍减,末次月经2016年12月12日,后期11天,月经量可,少量血块,纳食减少,多食则胀,目前经血已净,怕冷肢凉,疲乏懒言,腰酸腿麻,大便自调,舌质淡红,边有齿痕,苔薄黄根腻,舌下脉络迂曲Ⅱ度,脉象沉细。辨为气血亏虚、瘀阻脉络证，治以益气养血，活血通络之法，方予圣愈汤加减，具体如下：黄芪 20 g，当归 10 g，川芎 10 g，熟地 15 g，炒白芍 10 g，桃仁 10 g，红花 10 g（布包），益母草 15 g，香醋 10 g，鸡矢藤 15 g，茯神 10 g，甘草 10 g。7 帖，1 剂/d，水煎两次，早晚温服。

三诊于 2017 年 1 月 13 日。患者诉药后症状明显改善，神疲减轻，肩背酸痛如前，末次月经 2017 年 1 月 11 日，辰下恰为经行第 3 天，本次月经已准时来潮，痛经已除，血块未见，乳胀亦轻，月经量可。刻下：纳食减少，多食则胀，心烦急躁，大便自调，舌淡红，边齿痕，苔薄黄，舌下脉络Ⅱ迂曲。辨为肝郁气滞、瘀血内阻证，治以疏肝行气、活血化瘀，方投丹栀逍遥散化裁：栀子 10 g，丹皮 10 g，柴胡 10 g，薄荷 10 g（后下），当归 10 g，茯神 15 g，香附 10 g，白术 10 g，元胡 15 g，甘草 10 g，益母草 15 g，蒲黄 10 g（布包），两面针 15 g，五灵脂 10 g（布包）。7 帖，1 剂/d，水煎两次，早晚温服。药后患者诸症平顺，此后每月经水如期而至。

按：《清代名医医案精华》曰："女子以肝为先天，所以诸疾无不关乎肝……肝气偏旺。"此女首诊之时，心烦急躁，经行延迟，为肝气郁滞，疏泄失职所致；肝郁化火，故舌苔黄腻；肝火扰神，故夜寐多梦；肝郁气滞，血运不畅，瘀血内生，不通则痛，故经血块下，小腹疼痛，舌络迂曲。总之，此为肝郁气滞、瘀血阻络所致，故用逍遥散加活血之品治之，药后痛经、心烦急躁稍减，但仍见月经后期。二诊时值来经，气血耗损，故见疲乏懒言、腰酸腿麻等症，治当补虚，故方投圣愈加减以益气养血，活血通络。三诊月经已准时来潮，且经行腹痛大减、神疲乏力缓解，但心烦、急躁、腹胀、纳少等逍遥散证仍在，故治同首诊，但减止痛之炒白芍，增化瘀调经之失笑散。辨治得当，效如桴鼓。

吴师治疗月经病主张"经前理气，经后补虚"，经前宜疏理气机，使气机无阻，气行则血行，故月经能如期而潮；经后气血耗损，故应补益气血以充其源头，此期用药宜偏温，且慎用攻法，勿犯虚虚实实之戒。临证之时，必须注意以下几点。

（1）治疗痛经须秉承"求因为主，止痛为辅"的原则，经期重在调经止痛以治标；平时辨证求因而治本；标本急缓，先后有序。

（2）辨明寒热虚实。《景岳全书·妇人规》云："经行腹痛，证有虚实……然实痛者多痛于未行之前，经通而痛自减；虚痛者多痛于既行之后，血去而痛未止，或血去而痛亦甚。"实证以气滞、血瘀、寒凝为主，以及气血虚弱、肝肾亏损等产生的气血运行不畅进而导致的因虚致实、虚实夹杂、寒热错杂等最为多见。虚证以气血双亏、肝肾亏虚为主。治疗实性痛经者，宜于经前 1 周开始用药，迎而夺之，可用逍遥散、柴胡疏肝散、桃红四物汤、血府逐瘀汤加减；虚性痛经者，只能缓图，坚持长期调养，方能奏效，可用温经汤、圣愈汤、八珍汤、归脾汤等。

（亚太传统医药,2018,14(12):133-134）

吴耀南从"膜原"论治慢性肝病经验萃谈

蔡珊珊　梁惠卿　杨嘉恩　吴耀南

吴耀南教授是首批"全国优秀临床中医人才"之一,作为全国第 6 批老中医药专家学术经验继承工作指导老师,同时也是北京中医药大学、福建中医药大学硕士生导师。吴教授中医临床治疗肝胆脾胃疾病 30 余年,经验丰富,尤其对于中医治疗慢性肝病有其独到的经验与见解。笔者有幸随诊吴师左右,获益良多,对吴师从"膜原"论治慢性肝病的临床经验有所感悟,现总结报道如下。

一、引经据典识其义

(一)膜原之意

"膜原"(募原)的概念最早在《黄帝内经》中提及。通过熟读经典、揣摩历代医家的注释,吴师总结出对于"膜原"概念的认识:①其位置在胸腹之中,各脏器之间隔中;既可半表半里,又兼半上半下,可为组织间隙,外衔腠理,内接胃腑,称之为三焦枢纽,或者在皮里、肉外间,甚至筋膜之中。②其实质是由膜性组织(即筋膜、脂膜等类似物)网织而成的腔隙结构。另外有学者认为,"膜原"为人体内相互联系、紧密交织,泛布于躯体、脏腑、皮里肉外、腠理之间,甚至处于前述组织结构中间空隙的一种筋膜状组织,即"膜原"似一张用人体各细枝末节之络所织成的轻薄帷幕。③其病理特点为位置深隐、曲径幽蛰,易为邪气所留贮,治疗难以直接达到病所。故张景岳注《内经》曰:"肠胃之外,膜原之间,谓皮里膜外也,是皆隐蔽曲折之所,气血不易流通。若邪气留著于中,则止息成积,如疟痞之属也。"(《类经》)

虽然历代医家对于"膜原"的看法莫衷一是,但不少医家认为膜原与中焦存在联系,甚至与肠胃或胃府息息相关,其当属消化系统。

(二)伏邪之意

"伏邪"理论最早见于《黄帝内经》,充实发展于明、清。"伏邪"概念有狭义和广义之分。狭义伏邪多指伏气温病,广义伏邪则代表一切伏而不即发的邪气。吴又可著《温疫论》,其基于取象比类的思路,系统总结出"邪伏膜原"的致病理论,推翻以往认为只有风、寒、暑、湿、燥、火六淫是常见致病因素的认识。在吴氏看来,天地间别有一种邪气,非寒、非热、非湿、非暑;还认为温疫与伤寒有别,温疫邪气是伏邪,"邪伏于膜原,如鸟栖巢,如兽藏穴,营卫所不关,药石所不及",结合上述膜原病位幽深的特性可理解,若邪伏膜原,则根治困难。

吴鞠通《温病条辨》中也指出，温病病势缠绵难愈，因其病位在三焦胃肠之间，即膜原，治疗难以迅速断根。

因此，吴师认为邪伏膜原中的"邪"为伏邪，指伏气温病。伏邪位于膜原，致病特点复杂多变，难以辨别，难以治愈。此特点与慢性肝病（病毒性肝炎、脂肪肝、自身免疫性肝病等）病情缠绵、迁延难愈类似。

二、触类旁通论其治

吴师认为，肝处中焦，分属消化系统，与膜原病位有所相似共通，故可从膜原论治慢性肝病。中医临床上治疗慢性肝病多以疏肝、理脾、补肾等法，多从病位在某些脏腑论治，较少从"膜原"论治肝病。吴师临证时，从历代名家医案、临床方药运用中，求古汲精，探胜拾微，审因论治，进一步认识到慢性肝病与"膜原"的联系紧密，从"膜原"论治慢性肝病，屡屡获得良效。

相关临床研究表明，达原饮治疗慢性乙型肝炎的疗效满意，可起到保肝、抗病毒的作用。同理，脂肪性肝病、自身免疫性肝病等慢性肝病也可理解为由七情内伤、饮食失宜、痰饮、瘀血等"伏邪"深伏膜原、迁延难愈所致，也可辨证论治，适当予方药开达膜原。另外，慢性肝病的各期临床表现不同，均可根据邪伏膜原理论予以辨证论治。例如，初期正气充足，邪气狡诈内藏，伏而不去，可通达膜原、抒发邪气；中期、后期正气不足以抗邪，可开达膜原扶正而祛邪外出。故而，达原饮及开达膜原法不仅可以用于慢性乙型肝炎病毒携带状态，若辨证准确、方证相符，也可用于慢性乙型病毒性肝炎急性发作、脂肪性肝病、自身免疫性肝病等慢性肝病的治疗。

三、验案举隅

案1　张某，男，35岁。初诊日期：2018年5月22日。

主诉：发现HBsAg阳性10余年，反复发热1月余。患者10余年前体检发现HBsAg阳性，HBV-M示HBsAg（＋）、HBeAb（＋）、HBcAb（＋），其间未用药，未定期复查。2017年外院查肝功能示无异常，HBV-DNA示阴性；1个月前出外游玩，归家后突然发热，发无定时，体温37.0～38.5℃，发热可随汗出后缓解，偶发寒战、时发时止，口渴欲饮，伴头痛、身疼，肝区闷胀不适，喜太息，无目黄、身黄，无咳嗽、咯痰，无腹胀、腹痛、腹泻，无双下肢浮肿等不适。既往史：否认药物、食物过敏史，否认吸烟、嗜酒等不良习惯，平素饮食规律。刻下：头痛，口干，口苦，肝区闷胀不适，食欲不振，寐欠安，二便通调。查体：神清，形体适中，面色尚可，心、肺、腹（－），四肢肌力、肌张力正常；体温36.8℃，呼吸20次/分，脉搏95次/分，血压117/70 mmHg；舌深红，苔白厚腻，舌下脉络无迂曲，脉弦数。西医诊断：①发热（原因不明）；②慢性乙型肝炎病毒携带。中医诊断：肝着；中医辨证：湿热蕴结膜原证；治法：清热化湿、开达膜原为主，辟秽化浊、调理肝气为辅。处方：达原饮加减。处方组成：槟榔10 g，厚朴 10 g，草果 10 g，知母 15 g，白芍 10 g，通草 6 g，竹茹 15 g，陈皮 10 g，半夏 10 g，川芎 9 g，白术 10 g，茯苓 15 g，柴胡 15 g，甘草 3 g。7 剂，每日 1 剂，水煎，早晚分服。嘱患者饮食清淡，适当运动，门诊随访。

二诊（2018 年 6 月 1 日）：发热次数较前明显减少，未再发头痛，肝区闷胀不适较前明显好转，舌脉同上，二便调，纳可，寐安，守上法再进。

三诊（2018 年 6 月 20 日）：未再发热，肝区无不适，舌淡红、苔中白腻较前明显消退，脉弦数，二便调，纳可，寐安，守上方再进 7 剂巩固疗效。

按患者以"发现 HBsAg 阳性 10 余年，反复发热 1 月余"为主诉，伴肝区闷胀不适，无目黄、身黄，无咳嗽、咯痰，无腹胀、腹痛、腹泻等症状，属中医学"肝着"范畴。肝着，或名肝着，在部分古代文献中与肝胀相似。肝着病名出自《金匮要略·五脏风寒积聚病脉证并治》："肝着，其人常欲蹈其胸上，先未苦时，但欲饮热。"《灵枢·胀论》曰："肝胀者，胁下满而痛引小腹。"肝着是因肝热病、肝瘟等之后，肝脏气血郁滞，着而不行，以右胁痛，右胁下肿块，用手按捺捶击稍舒等为主要表现的疾病。北京名中医王鸿士认为，膜原位于半表半里之间，其处于幽深之处，正气难达病所而祛除病邪。吴师认为，邪留于膜原，卫阳无力抗敌驱邪于外，而此时正气不虚，也无引邪入里之条件，所以存在正气与邪气互不相犯、安然无事的状态，与西医学所谓"慢性乙型肝炎病毒携带状态"的病理相似，此观点与相关研究所论相同。故吴师分析本案患者正属此种情形，诊为肝着。

清代周学海认为，倘若因为邪气势微，正气略虚；或经攻邪后而邪未尽除，又恰逢劳力汗出，房室虚损；或膜原之气暂虚，感邪而不知，就会出现不表现为恶寒发热、咳嗽、呕吐等，直接侵入膜原之位的症状。邪深入膜原之位，会出现头痛、晕眩、身常汗出的症状，也可出现畏寒畏热、乏力、手心常热、尿黄、泄泻、便秘、口渴、口淡少味、舌苔厚、失眠、多梦纷纭诸症。诸症发作的严重程度随着邪气毒力的大小、正力的强弱而有所变化。故本案患者病因为外感邪气、邪入膜原，故头痛、反复发热、身汗出，邪伏膜原日久，则肝区闷胀不适。

本案患者正当壮年，正气不虚，盖因湿邪蕴于膜原，正气难以清除邪气。结合患者临床症状往来寒热、头痛、汗出等，与邪伏膜原证类似。在温病学中，多将少阳、三焦、膜原病位贯串为一体，认为三者均位于太阳表证之内，阳明里证之外，即半表半里证。因此，本案治当清热化湿、开达膜原，因发热反复、肝病日久，故重在清热祛湿上佐以辟秽化浊、调理肝气。方选达原饮加减，结合少阳枢机的运化机理，遣方用药。另外，此案患者正气不足、邪气伏藏留驻膜原是其致病之本，所以需和解膜原，在清热祛湿的同时，兼顾其本，培脾生本。本案处方以达原饮为基础方治疗，保留槟榔、厚朴、草果、知母、白芍、甘草六味为基础，辅以茯苓、白术健脾利湿，佐以柴胡疏肝行气及半夏、陈皮化浊理气，显效非常。

案 2 李某，女，40 岁。初诊日期：2018 年 9 月 12 日。

主诉：肝区闷胀不适 1 年，反复便秘半年余。患 1 年前无明显诱因出现肝区闷胀不适，就诊我院查 HBV-M 示 HBsAb（＋），余阴性；甲、丙、戊肝抗体均阴性；肝功能提示无异常；腹部 B 超提示轻度脂肪肝。门诊医生嘱患者控制饮食，加强运动，定期复查，未用药。半年前开始无明显诱因出现大便难解，大约 3 日一行，色黄、质干，自行用开塞露助排便，偶伴肝区闷胀不适,形体稍肥胖,口干,口苦,无咳嗽、咯痰,无腹痛、腹泻,无双下肢浮肿等不适。刻下:肝区闷胀不适,口干,口苦,纳可,寐差,大便3日未解,小便色黄。既往史:无特殊,否认药物、食物过敏史,否认吸烟、嗜酒等不良习惯,平素饮食规律。查体:神清,形体偏胖,面色尚可,心、肺、腹(一),四肢肌力、肌张力正常;舌红、苔黄腻、舌下脉络无迂曲,脉弦滑。西医诊断:非酒精性脂肪性肝病;中医诊断:肝癖;中医辨证:湿热蕴结膜原证;治法:清热化湿,开达膜原。处方:达原饮加减。处方组成:槟榔15 g,厚朴12 g,黄芩12 g,草果6 g,知母9 g,白芍9 g,栀子10 g,藿香10 g,陈皮9 g,山楂9 g,大黄(后下)6 g。7剂,每日1剂,水煎,早晚分服。嘱患者饮食清淡,适当运动,门诊随访。

二诊(2018年9月21日):排便次数较前增加,大便1日一行,肝区闷胀不适较前明显好转,舌苔较前变薄;舌红、苔黄,脉弦数,纳可,寐安。上方加用柴胡9 g、大黄减至3 g,续予5剂。其后未再诊。

按本案患者为非酒精性脂肪性肝病患者,若从平素脏腑等角度辨证治疗,多予清热祛湿、疏肝健脾之法。吴师另辟蹊径,从"膜原"与慢性肝病的关系、从邪伏膜原角度去辨证治疗,认为本病为中焦邪气伏于"膜原"。正如周学海所述,邪深入膜原之位,可出现尿黄、便秘、舌苔厚、失眠等症,故予清热化湿、开达膜原法治之,乃获良效。

(上海中医药杂志,2019,53(07):21-23)

吴耀南基于"伏邪"理论治疗
慢性乙肝的验案举隅

罗　丹　梁惠卿　吴耀南

慢性乙型肝炎(chronic hepatitis B)是指由乙型肝炎病毒(hepatitis B virus,HBV)感染引起的,因病毒长期不能清除所致的慢性肝脏病变。目前慢性乙型肝炎并无根治方法,抗病毒、调节免疫及保肝抗炎是治疗的主要手段。中医药在防治慢性乙型肝炎方面具有一定的优势和令人满意的疗效,其中从"伏邪"论治慢乙肝具有良好的理论及临床效果。国家级名老中医吴耀南教授从伏邪理论出发,采用扶正透邪法治疗慢性乙型肝炎,疗效显著,为丰富治未病思想提供新的切入点。吴教授从事的中医临床工作30余载,在长期的临床工作中积累了丰富的经验。笔者有幸聆听吴教授教诲,受益匪浅。现将浅析吴教授基于"伏邪"理论治疗慢性乙肝的经验总结如下。

一、认识疾病,方能究其"巢穴"

(一)何谓"伏邪"

吴耀南教授认为,伏邪有狭义及广义之分。狭义伏邪指伏气温病,即外邪侵袭机体后因正气不足以鼓邪外出而伏匿体内,待时而发;而广义伏邪则是指一切致病邪气伏而不即发,既指七情所伤、饮食失宜、痰浊、瘀血、内毒等内在的致病因素,还包括内伤杂病所致的伏邪。当然也包括伏气温病。关于伏邪的病机,《素问》曰"冬伤于寒,春必病温",以及"藏于精者,春不病温",指出伏邪温病的病机:一为邪气盛,一为正气虚。吴教授认为伏邪的发病特点包括:病邪潜伏、逾期而发;起病隐匿,暗耗正气;发病急骤、深重难疗;病情缠绵,迁延不愈。故在伏邪的治疗上,当以扶正祛邪为治疗原则,正如柳宝诒《温热逢源》所云:"病证纷繁,治难缕述,而总以祛邪扶正为提纲。"

(二)慢性乙型肝炎的伏邪性质

中医学根据慢性乙型肝炎的临床表现,将其归属于"胁痛""肝着""黄疸""湿阻"等范畴。慢性乙型肝炎可归属于中医学"瘟疫"范畴,其病机特征为瘟疫秽浊盘踞膜原,正邪交争,结成"巢穴",伺机而作。慢性乙型肝炎多为感受湿热疫毒之邪,邪气长久潜伏于体内,湿为阴邪,其性黏腻缠绵,不易祛除,又受热邪蒸灼,湿热胶着,难以自愈,故病情延绵。吴教授认为慢性乙型肝炎发病的外因为湿热疫毒之邪,郁伏于内,内因则责之人体正气不足、脏腑气血功能失调,因此形成了肝郁脾虚、肝肾阴虚、脾肾阳虚、瘀血阻络等病机变化,病位多涉及病的肝、脾、肾三脏及胆、胃、三焦等腑。病性属本虚标实,虚实夹杂。

(三)慢性乙型肝炎的致病因素

慢性乙型肝炎的发病在西医上看来,已不再以乙肝病毒为决定性因素,近年来多数学者认为慢性乙肝的发病离不开机体的免疫机制。李红山等通过研究发现人体的正气与西医学所述的免疫机制密切相关,罗俊华等阐明机体正气不足时慢性乙肝的发病基础,左新河等认为机体一旦正气虚弱则易感受外邪,若邪气未能及时祛除,易导致邪气滞留人体,待机而发,即谓之伏邪。吴教授认为西医学对慢性乙型肝炎的发病机制与中医学的"伏邪"学说不谋而合。乙型肝炎病毒是外因,是致病条件,正气不足是内因,是发病基础。人体的正气是指阳气和阴精,如《黄帝内经·素问·生气通天论》中所说:"阳气者若天与日,失其所则折寿而不彰,故天运当以日光。是故阳因而上,卫外者也。"阳气在人体的生命活动中有着非常重要的作用。吴教授指出,虽然阳气在人体正气中很重要,但也不可忽视阴精的作用。《素问·生气通天论》有言:"阴者,藏精而起亟也",强调阳生于阴,由静而动,阳卫外而为阴之固。充分说明阳气与阴精是构成人体正气不可或缺的部分。慢性乙型肝炎在发病机制上多以正气虚弱为本,邪毒袭内,损伤肝脾肾及胆、胃、三焦等脏,本虚标实,虚实夹杂,待机体正气虚弱不足以抵抗郁藏于内的邪毒,或者内邪因各种因素进一步加重致使正气不足以抵御而出现肝炎活动。其发生和发展过程中,人体的正气起到关键的作用,"伏邪"和人体正气之间的关系:人体正气为本,"伏邪"为标,即《内经》中"正气存内,邪不可干,邪之所凑,其气必虚"之理也。《灵枢·百病始生》云:"风雨寒热不得虚,邪不能独伤人"。因此,根据慢性乙型肝炎的病因病机及发病特点符合"伏邪"的概念,故在治疗上两者的思路主要是扶正透邪为主。

二、辨治特点

(一)扶正当以病机论

吴教授认为"脾为气血生化之源",脾胃健运,正气充足,则疫毒之邪难以侵袭,侵袭之后亦难伏留,肝脏损伤亦易修复。然而,肝病容易慢性化,究其原因离不开毒邪的内伏及正气不足以防御病邪这两个方面。人体的正气又离不开先天之脾的供给,若脾脏受损则易影响正气强弱,进而肝脏亦受累及,故在治疗上需注重肝脾同治。其益气健脾常用四君子汤、补中益气汤、太子参、山药、黄芪、五爪龙之属;现代人嗜食生冷,脾阳多不足,当适当运用温补脾阳之品,可予理中汤、小建中汤、炮姜、红参等。用药须时时顾护脾胃,不可过用苦寒伤脾败胃之品。另者,古有"肾为先天之本""肝肾同源,子母相关"之说。《脉经》云:"肝病传脾,脾当传肾。"吴教授认为肝病日久必累及肾脏,故在补肾方面当需辨清阴阳,凡肝肾阴虚为主者以补肾阴为主,遣方用药上需运用生地黄、枸杞、女贞子等药物;若以肾阳虚为主者,以温补肾阳为要,适当运用淫羊藿、菟丝子、仙茅等药物。再者"肝体阴而用阳""留有一分津液,便有一分生机",因此临床用药应注重扶正为主,顾护肝阴,《温热逢源》:"治伏气温病当步步顾其阴液。"此外,结合慢性乙型肝炎"湿热疫毒"伏邪性质,湿热蕴久伤阴的特性,扶正之中亦须适当加用养阴之品,常用沙参、麦冬、枸杞、生地、玄参、女贞子、旱莲草、酸枣仁等。

(二)毒邪伏留需透达"火郁发之"

伏邪具有邪气匿伏的特点,故治疗上除扶正外,当需兼用透达之法。"出则少阳,入则厥阴",透邪治疗以令伏藏于体内的"湿热疫毒"之邪外透,从阴而阳。《临证指南医案》云:"凡属有病,必有留邪,须放出路,方不成痼疾。"吴教授认为透邪应以四逆散为主,其中柴胡一味,入肝胆经,升发少阳本气,疏肝解郁,透邪外出,这也符合《素问·藏气法时论》之"肝欲散,急食辛以散之"的治疗;柴胡和白芍,一辛一酸,一气一血,一散一敛,二者配伍疏肝不致耗散,柔肝不致敛滞,临床调理肝体肝用,收效甚好。而四逆散整方则具有透达升降、开泄分消之功,是逐邪透邪之良药。此外,伏邪日久易致瘀血内生,阻滞脉络,故治疗上需适当运用活血化瘀之品。

三、验案举隅

张某,男,31岁,2018年3月29日初诊。主诉:发现HBsAg阳性8年,反复乏力1月余。现病史:患者缘于8年前体检发现HBsAg(+)、HBeAb(+)、HBcAg(+),HBV-DNA未测,自诉肝功能正常,具体不详,未重视,未治疗。1个月余前无明显诱因出现乏力,伴肝区胀闷不舒感,于当地医院查肝功能:ALT:95 IU/L,AST:75 IU/L;HBV-DNA:3.49×10^5 IU/mL;腹部彩超提示:肝实质回声增粗,胆脾胰双肾未见明显异常。为进一步治疗故求诊于我院门诊。辰下症:神疲乏力,伴肝区胀闷不适,口干口苦,纳呆,时有胃脘部胀满及嗳气,夜寐差,夜梦多,小便色黄,大便溏。舌晦暗,苔黄腻,舌下脉络Ⅰ度迂曲,脉弦滑。诊断:中医:肝着病(肝郁脾虚湿热内蕴证);西医:慢性乙型病毒性肝炎。治法:患者中年男性,病程长,起病缓慢,当先透邪以疏肝理气,清热解毒利湿为主,待邪弱后方图补益。处方:柴胡15 g,赤芍10 g,枳实10 g,垂盆草15 g,鸡骨草20 g,夜交藤15 g,黄芩10 g,延胡索15 g,厚朴12 g,甘草6 g,21剂,日1剂,水煎服,分早晚2次饭后温服。按:吴教授认为该患者首诊时症舌脉表现考虑为肝郁脾虚、湿热内蕴之证,予四逆散加减治以清透为主,虽上文所提慢乙肝病性多为本虚标实,但临床上往往需审证求因,该患者发病时间较长,而伏邪长期盘踞于肝脏从而驻有"巢穴",故用药治疗上需尽早截断病所,使病无所居,待邪弱加以补益以鼓正气,标本兼顾。

复诊:2018年4月20日复诊,查肝功能ALT正常,AST:52.5 IU/L,辰下症:患者仍有疲乏症状,肝区及胃脘部胀满明显缓解,舌脉仍为湿热之象,继续给予清热化湿透邪为主,适当配合健脾扶正之品,守上方去厚朴、延胡索,加茯苓20 g,猪苓20 g,麦芽30 g,丹参15 g,白术10 g。共21剂,日1剂。后予上方加减治疗3月余,2018年7月28日复诊,患者无特殊不适,纳眠可,精神体力较前好转,舌暗红,苔薄白,脉弦。复查肝功能结果显示正常,HBV-DNA:3.78×10^3 IU/mL。治疗效果明显,继续给予清热化湿透邪,健脾疏肝为法,组方:柴胡 10 g,白芍 10 g,炙甘草 6 g,枳壳 10 g,茯苓 15 g,麦芽 30 g,丹参 15 g,白术 15 g,鸡骨草 30 g,珍珠草 30 g,女贞子 10 g,黄芪 15 g。2 个月后随访患者无特殊不适,肝功能及 HBV-DNA 均正常,腹部彩超正常,未见增粗光点。继续以上方加减调治并配合治疗。

四、总结

吴教授认为,慢性乙型肝炎的发病特点与伏邪致病伤人颇为相似,二者发病特点皆为邪伏于体内,感邪即发,在伏邪治疗上吴教授又指出:"客邪贵乎早逐。"《瘦吟医赘》云:"识得伏气,方不至见病治病,能握机于病象之先也。"故在慢性乙型肝炎的辨治上可从治未病学说入手,防治上需注重扶正与透邪并举,扶正令阳气及阴精充足以伏邪无处可停,透邪令伏于体内之"湿热疫毒"外透使伏邪外出,脏腑相安,阴阳平和则机体康健。

(医学信息,2019,32(19):158-159)

益血生胶囊联合西药治疗慢性丙型病毒性肝炎 40 例临床观察

梁惠卿　吴耀南　杨嘉恩　唐金模　陈少东　林　莉

一、临床资料

(一)诊断标准

根据中华医学会肝病学分会、中华医学会传染病与寄生虫病学分会制定的《丙型肝炎防治指南》,即兼备如下 4 项者可诊断为慢性丙型肝炎(chronic hepatitis C,CHC):①丙型肝炎病毒(HCV)感染超过 6 个月;②血清丙型肝炎病毒 RNA(HCV-RNA)阳性;③丙氨酸氨基转移酶(ALT)持续或反复升高,或肝组织有明显炎症坏死[肝组织炎症坏死程度分级(G)≥2]或中度以上纤维化[纤维化程度分级(S)≥2]者;④HCV-RNA 基因为非 1 型。

(二)纳入标准

符合上述 CHC 诊断标准;年龄 18～70 岁;签署知情同意书。

(三)排除标准

准备妊娠或妊娠期妇女;合并失代偿期肝硬化;近 6 个月内曾接受免疫调节治疗或抗病毒治疗;合并自身免疫性疾病如红斑狼疮、肾炎、甲状腺功能亢进症、风湿性关节炎、类风湿关节炎者;合并甲状腺炎、糖尿病等;合并精神疾病者;合并有症状的心脏病者;凝血功能障碍、中性粒细胞缺乏症等患者;合并其他肝炎病毒或人类免疫缺陷病毒(HIV)感染者。

(四)一般资料

80 例 CHC 患者来自 2011 年 6 月至 2013 年 6 月厦门大学医院、厦门市中医院肝病中心的门诊及病房,采用随机数字表法分为治疗组及对照组各 40 例。治疗组中男性 27 例,女性 13 例;年龄 17～46 岁,平均(30.60±8.04)岁;病程 1～20 年,平均(6.30±4.12)年;ALT(167.26±93.52)IU/L,HCV-RNA(6.22±2.10)×10^3 cps/mL,中性粒细胞(NEU)(3.15±0.93)×10^9/L,血红蛋白(Hb)(135.00±23.72)g/L,血小板(PLT)(190.00±53.78)×10^9/L。对照组中男性 28 例,女性 12 例;年龄 18～43 岁,平均(30.10±6.72)岁;病程 1～19 年,平均(6.90±3.75)年;ALT(159.37±101.10)IU/L,HCV-RNA(6.25±

$1.92) \times 10^3$ cps/mL，NEU$(3.04 \pm 0.89) \times 10^9$/L，Hb$(125.00 \pm 18.50)$ g/L，PLT$(187.62 \pm 47.18) \times 10^9$/L。两组患者一般资料比较差异无统计学意义$(P > 0.05)$，具有可比性。

二、方法

（一）治疗方法

对照组给予 PEG-INFα-2a（派罗欣，上海罗氏制药有限公司产品，国药准字 J20070055，每支 180 μg/0.5 mL），每次 180 μg 皮下注射，每周 1 次；利巴韦林片（四川美大康药业股份有限公司产品，国药准字 H20003197，每片 0.1 g），每次 300 mg 口服，每天 3 次，疗程 6 个月。

治疗组在对照组治疗基础上，首 3 个月加用益血生胶囊（吉林敖东珠海药业有限公司生产，国药准字 Z19983056，每粒 0.25 g，每粒含生药 0.3793 g），每次 1 g 口服，每天 3 次。

两组患者治疗过程中监测骨髓抑制分级，轻度者继续 PEG-INFα-2a 联合利巴韦林片治疗；中度者根据具体情况予以 PEG-INFα-2a 和（或）利巴韦林片减量；重度者根据情况予以 PEG-INFα-2a 和（或）利巴韦林片停药。治疗结束后两组患者均随访 6 个月。

（二）观察指标和方法

1. 血常规

采用日本东亚公司生产的 SYS-MEXK-4500 全自动血细胞计数仪行外周血 NEU、PLT、Hb 含量检测（试剂盒购买于贝克曼库尔特实验系统有限公司，批号分别为 Z307102A、Z308118C、Z311130A）。晨起空腹采集患者肘静脉血 5 mL，按照试剂盒说明书操作。取治疗开始前一周、治疗开始前一日检测结果之均值为治疗前值，治疗 3 个月时检测结果为治疗中值，治疗结束时检测结果为治疗末值。

2. 血清 ALT 水平

采用贝克曼库尔特公司的 Unicel-DXC-800 全自动生化分析系统测定（试剂盒购买于贝克曼库尔特实验系统有限公司，批号分别为 Z310242、Z311080）。晨起空腹采集患者肘静脉血 5 mL，于室温静置 1 h 后，4000 r/min 离心 10 min，取上清液，按照试剂盒说明书操作，采用酶速率法检测。取治疗开始前 1 个月内的峰值作为治疗前值，检测治疗 6 个月、随访 6 个月时 ALT 水平，以 ALT 恢复正常为生化学应答。

3. 血清 HCV-RNA

定量采用 Roche 公司的 LightCycler 荧光定量 PCR 系统测定（试剂盒购买于安普利生物工程有限公司，批号：179038-03）。晨起空腹采集患者肘静脉血 5 mL，于室温静置 1 h 后，4000 r/min 离心 10 min，取上清液，按照试剂盒说明书操作。检测下限为 2.5×10^3 cps/mL。取治疗开始前 1 个月内的峰值作为治疗前值，检测治疗 3 个月、治疗 6 个月、随访 6 个月的 HCV-RNA 定量评价抗病毒应答，病毒学应答为血清 HCV-RNA 载量低于检测下限。

4. 骨髓抑制分级标准

于治疗 3 个月、6 个月时依据世界卫生组织细胞毒化疗药物所致骨髓抑制的分度标准判定。轻度：NEU（0.75～2.0）×10^9/L 和（或）Hb 100～120 g/L 和（或）PLT（50～100）×10^9/L；中度：NEU（0.5～0.75）×10^9/L 和（或）Hb 80～100 g/L 和（或）PLT（30～50）×10^9/L；重度：NEU＜0.5×10^9/L 和（或）Hb＜80 g/L 和（或）PLT＜30×10^9/L。

（三）统计学方法

采用 SPSS15.0 统计软件，计数资料比较采用 χ^2 检验，P＜0.05 为差异有统计学意义。

三、结果

治疗组 40 例患者均完成 6 个月的治疗，无脱落、失访病例。对照组有 6 例治疗中出现重度骨髓抑制，NEU＜0.5×10^9/L 者 4 例，PLT＜30×10^9/L 者 2 例，其中 3 例停用 PEG-INFα-2a 两周后，NEU、PLT 上升至中度骨髓抑制，予 PEG-INFα-2a 减量（每次 90 μg 皮下注射，每周 1 次）完成 6 个月疗程，另 3 例停药及减量后仍为重度骨髓抑制，分别于治疗 4、5 个月时停药。

（一）两组患者病毒学应答、生化学应答比较

如表 1 所示，两组各时期病毒学应答及生化学应答例数比较，差异均无统计学意义（P＞0.05）。

表 1　两组慢性丙型病毒性肝炎患者病毒学应答、生化学应答比较[例(%)]

组别	例数	病毒学应答			生化学应答	
		治疗 3 个月	治疗 6 个月	随访 6 个月	治疗 6 个月	随访 6 个月
治疗组	40	23(57.50)	28(70.00)	30(75.00)	32(80.00)	29(72.50)
对照组	40	19(47.50)	25(62.50)	28(70.00)	29(72.50)	26(65.00)

（二）两组患者治疗后不同时间骨髓抑制情况比较

如表 2 所示，治疗 3、6 个月，治疗组骨髓抑制发生率均显著低于对照组（P＜0.01）。

表 2　两组慢性丙型病毒性肝炎患者治疗 3、6 个月时发生骨髓抑制例数比较[例(%)]

组别	时间	例数	轻度	中度	重度	骨髓抑制例数合计
治疗组	治疗 3 个月	40	11(27.50)	3(7.50)	0	14(35.00)
	治疗 6 个月	40	8(20.00)	1(2.50)	0	9(22.50)
对照组	治疗 3 个月	40	19(47.50)	7(17.50)	6(15.00)	32(80.00)
	治疗 6 个月	40	16(40.00)	5(12.50)	3(7.50)	24(60.00)

四、讨论

骨髓抑制多归属于中医学的"血虚""虚劳"等范畴。中医学认为,血液的化生主要与脾胃和肾有密切关系。中焦受气取汁,变化而赤,是谓骨髓造血功能的作用,同时还具有增强机体抗病能力,促进机体体液免疫功能和细胞免疫功能,提高化疗疗效和患者免疫力,改善整体虚弱的效用。益血生胶囊还具有促进人正常骨髓细胞生长、抑制癌细胞增殖的功能。脾主运化,脾为后天之本,为气血生化之源,因此,脾气健盛,则气血充沛。"肾为先天之本,主骨、生髓,肾藏精,血为精所化,肾气肾精足,则骨髓、精血充足"。因此,人体气血的化生与脾肾两脏密切相关。近代中医学者亦认为,骨髓抑制属虚证,与脾肾的关系最为密切。使用干扰素 α(INF-α)后患者易出现乏力、食欲不振、便溏、畏寒、腰酸、失眠、舌质淡、脉细等气血阴阳虚损表现。患者气血阴阳俱虚,气血两伤,脾肾双亏,故选用益血生胶囊健脾补肾,生血填精。益血生胶囊中紫河车、阿胶滋补肾精肾血;鹿血、当归、熟地黄等补养精血,生精填髓;牛髓、鹿角胶、龟甲胶、鹿血等血肉有情之品填精补肾,阴阳双补;黄芪、党参、白术补益脾气,使脾气健、精血旺,肾气充而化源不绝,使有形之血生于无形之气,故益血生胶囊功于健脾生血、补肾填精。

本研究结果显示,益血生胶囊可明显改善 PEG-INFα、利韦巴林对 CHC 患者的骨髓抑制。现代研究结果证实,鹿角胶作为温阳补肾药,对体外培养 SD 大鼠骨髓间充质干细胞具有显著的促增殖的影响;100% 当归浸出液定期给小鼠灌胃 5 天后,小鼠骨髓细胞增殖和抗体产生有显著增强作用,提示当归有明显抗 X 线辐射、促进小鼠骨髓细胞增殖和抗体产生的作用;100% 白术浸出液给小白鼠连续灌胃 10 天后,小鼠骨髓细胞出现增殖反应和白细胞介素 1,说明白术可明显增强机体的免疫功能。

我们前期研究发现,以 INF-α 治疗慢性乙型肝炎时,配伍使用益血生胶囊可提高机体免疫功能,提高 INF-α 的持续效应,而本研究未发现益血生胶囊能提高 PEG-INFα、利巴韦林治疗 CHC 的抗病毒效应,可能与免疫介导在 CHC 病毒清除中居次要作用有关,有必要增加样本量,以期进一步提高结论的应用价值。

(中医杂志,2015,56(16):1394-1397)

中药治疗胆道疾病急性发作 62 例

吴耀南　涂福音

胆道疾病是临床上的常见病、多发病,尤以慢性胆囊炎、胆石症急性发作为多。近 3 年来,笔者采用中药治疗胆道疾病急性发作 62 例,取得满意疗效,现报道如下。

一、资料与方法

(一)一般资料

62 例均为住院患者,男性 24 例,女性 38 例;年龄 28～63 岁,平均 39.8 岁;病程 7 天至 25 年,平均为 8.6 年。全部患者均有右胁胀痛,或痛掣肩背,恶心呕吐,胸胁苦满,发热或寒热往来,食欲不振,口干口苦,小便短赤,大便干结。部分患者伴有目黄身黄;舌质红,苔多黄厚腻,脉弦滑数。体检 62 例均有胆囊区压痛和墨菲征阳性,大部分患者伴有发热,体温 38～40.2 ℃。

62 例患者均做肝胆 B 超、血常规、肝功能等检查确诊,其中慢性胆囊炎 17 例,胆石症 6 例,胆囊炎并胆石症 36 例,胆囊炎并胆囊息肉 3 例。多数患者血白细胞总数及中性分类升高,部分患者血清总胆红素、直接胆红素、谷丙转氨酶、碱性磷酸酶升高。

(二)治疗方法

用 50 g/L 葡萄糖盐水 500 mL 加双黄连粉针剂 3 g,静脉滴注,每天 1 次。急性期给予自拟中药汤剂加味五金汤治疗,组方:金钱草 30 g,海金沙 15 g,七寸金 30 g,郁金 15 g,鸡内金 12 g,乌梅 10 g,威灵仙 15 g,枳壳 12 g,青皮 10 g,莪术 10 g,大黄 6 g,白芍 18 g,甘草 6 g。每天 1 剂,头煎加水 500 mL,武火煎成 200 mL,二煎加水 400 mL。煎成 150 mL,每天午晚各服 1 次。缓解期患者症状改善后改用香砂六君子汤加减调理善后,组方:木香 10 g,砂仁 10 g,太子参 30 g,茯苓 15 g,白术 10 g,半夏 10 g,陈皮 6 g,枳壳 10 g,郁金 12 g,鸡内金 10 g,薏苡仁 30 g,蒲公英 30 g,甘草 3 g。

(三)疗效标准

标准参照卫生部制定的《中药新药临床研究指导原则(1995)》。治疗 1 周症状体征消失,有关实验室检查恢复正常或显著改善为临床治愈。治疗 1 周症状体征显著改善,有关实验室检查显著改善为显效。治疗 2 周症状体征改善,有关实验室检查改善为有效。治疗

2周症状体征及有关实验室检查无改善为无效。

二、结果

临床治愈 25 例(40.32％),显效 27 例(43.55％),有效 8 例(12.90％),无效 2 例(3.23％),总有效率 96.77％。

三、讨论

胆道疾患多属于中医"胁痛"范畴,如《灵枢·胀论》曰:"胆胀者,胁下胀痛,口中苦,善太息。"胆道急性发作期的主要病机乃湿热蕴结肝胆,导致气机不利,疏泄不畅,胆汁内郁,久病入络,砂石内阻,"不通则痛"。如《素问·缪刺论篇》云:"邪客于少阳之络,令人胁痛不得息。"故急性发作期的治则以祛邪为主,针对湿热、气滞、血瘀,治疗宜以清热祛湿,理气行滞,活血利胆为大法。但胆道疾患急性发作的病机复杂,病情较重,属中医的急症,非仅用数剂汤药即可告捷,故应同时并用中药针剂与汤剂,以增强疗效。治疗中,双黄连粉针剂静脉滴注以清里退热利湿,治疗湿热之邪入里内郁之证。胆为六腑之一,以通降为顺,加味五金汤的运用重在体现一个"通"字。方中金钱草、海金沙、七寸金清热祛湿,解毒利胆;枳壳、青皮、郁金、威灵仙解郁利胆,行气止痛;莪术、大黄活血化瘀,且有攻下作用,使邪有出路,以恢复肝胆之正常疏泄功能;白芍、甘草缓急止痛;乌梅有驱蛔安蛔作用,又助白芍缓急止痛;鸡内金健胃利胆排石,诸药合用共奏清热祛湿、理气行滞、活血利胆之效。

现代药理研究表明,金钱草、海金沙、七寸金、大黄有较强的利胆作用和抑菌消炎作用,还有溶石排石的功效。青皮、枳壳、郁金、白芍、乌梅能降低胆总管口奥迪括约肌的紧张度,解除胆管痉挛所致的疼痛,并能促进胆囊收缩,以利胆汁排泄。方中威灵仙原为传统的祛风湿、止痹痛药。但近年药理研究表明大剂量威灵仙有较强的利胆、促进胆囊收缩、松弛奥迪括约肌的作用,尤其对泥沙样结石有较好的治疗作用。莪术、大黄可改善局部微循环,增加血管通透性,促进炎症的吸收。甘草有糖皮质激素样作用,能消炎、解痉、镇痛。故诸药合用有抑菌、消炎、利胆、解痉、镇痛、退黄等功效。

胆道疾病病位虽在肝胆,但病机却与脾胃密切相关。胃主受纳饮食,脾主运化水谷,共为后天之本,居中央而灌溉四旁。若脾胃功能失常,则水谷不化精微而酿生湿热,湿热炽盛则蕴结肝胆,故胆道疾病急性发作期之湿热,实来源于脾胃之功能失常。在其急性发作期治以大剂量清热利湿之品,乃属急则治标。待症状改善后须重视调理脾胃,使脾胃健运,则可杜绝病邪,巩固疗效。而脾胃升降和顺,则肝随脾升,胆随胃降,肝胆之生理功能方可协调平衡。故善后调理的健脾和胃法实为治本之举。

(中国中西医结合脾胃杂志,1998(04):247)

健脾利胆汤治疗胆囊结石 45 例

黄墩煌　吴耀南

胆囊结石是沉积在胆囊内的结晶,患病率为 $10\%\sim15\%$。促使结石形成的原因有:胆汁中胆固醇过量、胆盐水平低、胆囊收缩功能障碍、磷脂酰胆碱分子的含量减少,后者可组织胆固醇形成结晶。部分胆囊结石患者可无临床症状,但每年有 $2\%\sim4\%$ 的胆结石患者出现相关症状,最常见症状为急性或慢性胆囊炎而表现为胆绞痛,严重者出现急性化脓性胆管炎而需急诊手术。西医治疗胆囊结石的方法包括手术和非手术两类方法,但是西药溶石效果均不理想,无法完全根治胆囊结石,因手术的结石取净率高、取效快,手术方法被普遍长期应用于临床,而切除胆囊后会出现一系列后患,如慢性腹泻、右半结肠癌发生率较高等。因此对于无症状的胆囊结石患者亦应采取相应的治疗措施以防出现胆囊炎或胆管炎,符合中医"未病先防,已病防变"的思想。笔者采用中药治疗无症状性胆囊结石患者 45 例,疗效较好,现报道如下。

一、资料与方法

(一)一般资料选择

2012 年 6 月—2014 年 6 月来我院体检彩超发现胆囊结石但无临床症状的患者 88 例,其中男性 39 例,女性 49 例,年龄 25~58 岁,随机分为治疗组和对照组。其中治疗组 45 例,其中男性 21 例,女性 24 例;对照组 43 例,其中男性 18 例,女性 25 例,两组在性别、年龄上无统计学差异($P>0.05$),具有可比性。

(二)诊断标准

根据临床典型的绞痛病史,影像学检查可确诊。首选 B 超检查,可见胆囊内有强回声团,随体位改变而移动,其后有声影即可确诊为胆囊结石。仅有 $10\%\sim15\%$ 的胆囊结石含有钙,腹部 X 线能确诊,CT、MRI 也可显示胆囊结石,但不作为常规检查。

(三)纳入标准

经腹部彩超检查发现有胆囊结石,但无临床症状的患者,年龄在 25~60 岁。

(四)治疗方法

治疗组口服自拟健脾利胆汤治疗。健脾利胆汤药物组成:党参 10 g,茯苓 10 g,麸炒白术 10 g,金钱草 20 g,海金沙 30 g,鸡内金 15 g,大黄 6 g,柴胡 10 g,枳壳 10 g,郁金 10 g,莪术 10 g,甘草 3 g。每日 1 剂,水煎,分早晚 2 次口服,30 天为一个疗程。对照组采用熊去氧胆酸(生产企业:四川科瑞德制药有限公司)2 粒,每晚 1 次口服治疗,30 天为一个疗程。两组均治疗 6 个疗程。

(五)观察指标

6 个疗程治疗结束后,两组均复查腹部彩超,观察彩超下胆囊结石的变化情况。

(六)疗效评定标准

治愈:治疗 6 个月后彩超检查提示结石消失;有效:治疗 6 个月后彩超检查提示胆结石明显缩小;无效:治疗 6 个月后彩超检查提示胆结石体积无明显变化。

(七)统计学方法

应用 SPSS11.5 统计学软件进行统计学分析,计数资料率的比较采用 χ^2 检验;等级资料比较采用 Ridit 分析。

二、结果

两组在治愈率、有效率比较上有统计学意义($P < 0.05$),治疗组疗效优于对照组,详见表 1。

表 1 两组疗效比较[例(%)]

组别	例数	治愈	有效	无效
治疗组	45	12(26.7%)	21(46.7%)	12(26.7%)
对照组	43	9(20.9%)	18(41.9%)	16(37.2%)

三、讨论

早在 2000 年前的秦汉时期,人们即对胆道疾病有了一定的认识。《黄帝内经》就有关于胆的生理功能及胆石症的描述:"胆者,中精之府""肝合胆"。《素问·五脏别论篇》将胆同时列入六腑及奇恒之腑的范围,认为胆囊具有贮藏和排泄胆汁的双重作用。

中医理论认为,胆囊结石的形成原因有二:其一,由于肝失疏泄,胆汁排泄不畅,淤滞日久,久聚而成。其二,脾主运化水湿,脾虚则运化功能失常,水湿停滞,湿郁化热,湿热熏蒸胆汁而成胆石。故胆石症的治疗原则应以健脾疏肝利胆为主,方中党参、茯苓、麸炒白术、甘草为四君子汤,为健脾益气之主方;柴胡、郁金功能疏肝理气;金钱草、海金沙功能清热利湿排石;莪术、鸡内金、枳实功能活血化瘀,消积软坚;大黄、枳实功能通腑理气,全方共奏健脾理气、疏肝利胆、化瘀排石之功。

现代药理研究表明:金钱草有利胆排石和利尿排石、抗炎的作用,对于胆囊结石、胆囊炎、泌尿系结石均有良好疗效。海金沙成分中的反式-对香豆酸有利胆作用,但不增加胆汁中胆红素和胆固醇的浓度,与脱氧胆酸相比,其利胆作用强度和持续时间基本相同,但起效缓慢,其另一成分反式-对香豆素利胆作用,其利胆强度与去氢胆酸相似,但克服了去氢胆酸引起的肝劳损和利胆减退不良反应,毒性也较低,海金沙中的咖啡酸也有利胆保肝作用。柴胡具有抗炎作用,柴胡的水浸剂与煎剂(1∶20)均能使犬的总胆汁排出量与胆盐成分增加,具有一定的利胆作用。郁金成分中的姜黄色素和脱氧胆酸钠对大鼠胆汁排出量有很明显的增加作用,另外郁金还能收缩胆囊平滑肌,抑制奥狄氏括约肌收缩活动,故具有一定的利胆作用;莪术具有抗炎、保肝的作用;大黄具有抗感染、利胆作用,大黄能加强胆囊收缩,使奥狄氏括约肌松弛,从而使胆汁排出增加。

综上所述,采用健脾疏肝利胆为主法制定的健脾利胆汤在治疗胆囊结石上具有一定的效果,能有效消除结石或使结石缩小,从而减少胆囊炎或胆管炎的发生,但因该研究样本量较小,观察时间较短,尚存在一定缺陷,临床上我们将继续进行该药更大样本量及更长时间的临床观察和研究,力争为中医药在胆囊结石的治疗上提供一个确切可行的方案。

(光明中医,2016,31(03):350-351)

缺血性肠炎 1 例治验

陈一斌　吴耀南（指导）

患者,男性,77 岁,以"腹痛、腹泻 1 天"为主诉于 2004 年 5 月 23 日入院。

病史:患者于 5 月 22 日无明显诱因出现腹痛,阵发性发作,以脐周为主,无放射痛,并解稀水样便,夹鲜红色血丝,共 10 次,伴里急后重,无呕吐。在当地医院查粪常规示隐血阴性,予"立止血"治疗未见好转而入院。既往有"高血压病"及"冠心病"史 3 年。

查体:T 36.5 ℃,P 86 次/分,R 20 次/分,BP 140/90 mmHg,神志清楚,皮肤巩膜未见黄染及出血点。浅表淋巴结未触及。双肺呼吸音稍粗,未闻及干、湿啰音。心界不大,心率 86 次/min,心律不齐,未闻及明显病理性杂音。腹平软,未见肠形及蠕动波,全腹无压痛,肝脾未及,肠鸣音 8 次/min。直肠指检未见异常。舌质红,边齿痕,苔黄腻,脉细滑。

入院诊断:中医诊断:便血(脾虚湿热)。

西医诊断:(1)下消化道出血;(2)高血压病。

入院辅助检查:血常规示:白细胞 16.6×10^9/L,中性粒细胞 83%,血红蛋白 100 g/L,血小板 148×10^9/L,红细胞 4.81×10^{12}/L。粪常规示:黄色黏液便,OB(++),RBC/HP＝3～5,WBC/HP＝5～7。生化检查示:K^+ 4.4 mmol/L,Na^+ 131 mmol/L,BUN 2.7 mmol/L,Cr 115 mmol/L,GLU 6.6 mmol/L,CO_2CP 20.2 mmol/L,AST 68 U/L,CKMB 10 U/L,LDH 177 U/L。凝血四项:APTT 36.5 s,TT 14.5 s,PT 1.1 s,PT 78.8%。心电图示:频发房早。结肠镜检查示:升结肠始段到降结肠(距肛门 40 cm)黏膜弥漫充血,肿胀。有散在而密集糜烂,无明确溃疡。清水冲洗后用靛胭脂染色观察,见黏液多,病变和正常肠段界线清楚。病理示:黏膜表面有组织坏死伴明显炎细胞浸润,间质血管扩张充血,伴纤维结缔组织形成,未见铁血黄素颗粒沉积。镜下诊断考虑为缺血性肠炎。

治疗:(1)予禁食,补液支持治疗及低分子右旋糖酐治疗。

(2)内服中药:黄芩 10 g,黄连 10 g,地榆炭 15 g,赤芍 15 g,白芍 15 g,茯苓 15 g,白术 15 g,甘草 5 g,鬼针草 30 g,马齿苋 30 g。水煎服,早晚各 1 次。

(3)云南白药 0.5 g,每日 3 次。

灌肠法:五倍子 30 g,白及 30 g,苦参 20 g,马齿苋 30 g,黄芪 20 g。煎汤 200 mL,云南白药 4 g 混入,每晚灌肠 1 次。按上述方法治疗 7 d 后,便血已止。大便常规加潜血检查正常。

按语:缺血性肠炎是由于结肠某一段供血不足而引起的病变。临床上可分为坏疽型、缺血狭窄型和一过性缺血性结肠炎型。病因分为闭塞性和非闭塞性动静脉病变。对于50岁以上、有心血管疾病史的患者,突然出现急性腹胀、腹痛、腹泻及血便时应考虑本病可能。在肠镜检查中注意观察结肠黏膜病变有无以脾曲为中心向两侧延伸,病变黏膜与正常黏膜界线是否清晰。注意与溃疡性结肠炎及克罗恩病相鉴别。缺血性肠炎症属中医"便血""痢疾"范畴。病机多为湿热下注、气滞血瘀、脾肾阳虚等。活血化瘀、清热利湿、温肾健脾、行气止痛中药具有抗凝、降低血黏滞度、促进纤维蛋白原的降解、改善血液高凝状态作用,有较好的临床疗效。

(河南中医,2005(04):12)

运用脾胃学说论治咳喘病

吴耀南

　　咳喘,是咳嗽、喘息并见的病症,是临床上的常见病、多发病。本症多见于西医学的慢性支气管炎、慢性阻塞性肺气肿、慢性肺源性心脏病,它具有病因多、病程长、病情复杂、反复发作的特点,治疗颇感棘手,而涂师对中医的咳喘症有独到的见解。

一、中医学中关于咳喘的记载

　　中医学对咳喘病的病因病机、疾病分类及其转变规律等,早在2000年前《黄帝内经·素问·咳论》就有记载。"皇帝问曰:'肺之令人咳,何也?'岐伯曰:'五脏六腑皆令人咳,非独肺也。'"又有《灵枢·百病始生篇》指出"风雨热寒,不得虚邪,不能独伤人……此必因虚邪之风,与其身形,两虚相得,乃客其形"。说明咳嗽一症以肺为主,若脏腑损伤,亦能影响肺的气机失调,还指出了内脏虚弱,必招致外邪侵袭。后世医家进而阐明本病,分为虚、实两类:一为实证,由外邪袭肺,有寒、热之分;二为虚证,由气精亏损,病气正蒸,影响于肺。"……何为虚证……为气虚即精虚也……"(清代陈修园《医学从众录》)。

　　关于本病的痰饮、喘息与外感、内伤的记载,张氏《景岳全书》曰:"夫人之多痰,悉由中虚而然,盖痰即水也,其本在肾,其标在脾。"这与《内经》"脾为生痰之源"之说又有进一步的认识。《黄帝内经·灵枢·经脉篇》提出:"喘……有虚实之分,实喘者,肺感邪气,气道壅遏;虚喘者,肾元亏损、肾气不纳,而上气于肺为气冲,不能自主,故出多入少而喘也。"而张氏《景岳全书》又进一步提出"真喘者,其责在肺,似喘者,其责在肾……实喘之证,以邪实在肺也,肺之邪实,非风寒则火邪耳……虚喘之症,若脾肺之虚者,不过在中上二焦……其病犹浅,若肾气虚,则病出下焦,而本末俱病较深……"可见,喘证为虚和实二大类,实喘以风寒或火邪为主;虚喘为肺脾肾虚,犹以肾虚为重。

　　中医学认为咳、痰、喘与瘀血有关,气病日久,常见入络,络脉郁阻或热极或寒凝均可导致血瘀的病理变化。正如清代唐容川《血证论》指出:"盖人身气道,不可塞滞,内有瘀血,则阻凝气道,不得升降,是以壅而为咳,痰饮为瘀血所阻……更为阻塞肺叶……是以倚息不得卧。"

　　据脏腑相关学说及其传变规律如《景岳全书》记载:"……肾为元精之本,肺为元气之主,故五脏之气分受伤,则病必自上而下,由肺内脾以及于肾;五脏之精分受伤,则病必自下而上,由肾内脾以及于肺……"慢性支气管炎的本虚证每以肺虚可导致脾虚,脾虚可以导致肾虚,反之,肾虚可以及脾,脾虚可以及肺。

因此,本病日久,可见肺脾肾三脏俱虚。若内脏阳虚日久,则阳损及阴、阴损及阳的病理改变,可导致阴阳两虚,正如杨修园《医学从众录》曰:"……气不化精,阳病及于阴……精不化气,阴病必及于阳。"

至于喘的治疗,仍依《内经》提出"热者寒之,寒者温之,实泻之,虚者补之……"以及《金匮要略》的"温散……行水逐饮……"唐容川的"去瘀血,则痰水自清",还有"宣肺止咳""治痰者,必调理脾肾""清热化痰""润肺化痰"等理论,这对于临床治疗具有指导意义。

基于上述,进而讨论咳喘标本分型的病变规律,认为"其标在肺,其本在脾",病有标本,本为病之源,标为病之变。本虚受邪,招致标证,标证反复,加重本虚,标本既有区别,又有联系,标证区别寒与热,寒热之辨在于痰,标证的热痰兼喘息。临证定型为热喘;标证的寒痰兼喘息,临证定型为寒喘。经过临床观察,其结果痰喘阴虚少数,肺气虚或脾肾阳虚为多数。

二、咳喘的中医病因与病机

(一)致病因素

咳、喘的发病原因,虽有外感与内伤之别,但二者相互关联,可以在一定的条件下相互转化。其病因乃由内脏损伤,素有宿痰,复感外邪,每见外感风寒或外感风热(燥热)之邪,外感之痰较为突出(如感冒之症状),虽经疏风解表或疏风清热,则外邪已罢,但邪散而宿痰(素痰饮之患或燥热之体)未解,故标证之痰显见,以痰之辨,可为寒痰与热痰也。至于肺脾肾虚而影响肺气肃降功能,可发为本病。基于外感之后,咳嗽发作,仅限于肺脏,其病浅而轻;内伤日久,肾不纳气,发为咳嗽,病由他脏波及于肺,其病深而重。现将致病因素归纳如下。

(1)由外受寒气,宿饮内患,或外感风寒之邪,引动内饮,以内外合邪,因而客之,而成寒痰,上阻于肺。

(2)素阳盛(燥热)之体外感风热或寒郁化热,热为阳邪,熬津成热痰,阻塞气道,肺失宣肃。

(3)饮食不节或劳倦过度损伤于脾(胃),脾失健运,聚湿成痰,痰浊阻肺,肺失肃降。即所谓"脾为生痰之源,肺为贮痰之器"的道理。

(4)年老体衰、肺气素虚,或久病伤肾,肾不纳气,肾阳虚损,蒸化无权,水湿化为痰饮,上逆于肺。

(5)情志所伤,气郁化火("气有余便是火"),气火上升,上至于肺,肺失肃降亦发为本病。

总之,本病的发生发展,以机体脏腑虚损,尤以肺虚,易招外邪入侵而发标证。脏腑的病理变化以及外界环境变化,如气候、饮食、劳倦、情志等原因,与肺互为影响。

（二）病理机制

《素问·经脉别论》曰："饮入于胃,游溢精气、上输于脾、脾气散精、上归于肺、通调水道……"说明人体水液代谢功能,与肺、脾、肾三脏功能协调,体内水湿才能正常地吸收、运行、排泄。若某种内外因素影响致肺脾肾三脏功能失调,则产生水液积聚,遂成痰饮,上逆于肺而发为本病。可见,肺脾肾三脏生理功能失调导致病理变化;肺失宣降、通调无权,脾失健运、聚湿成痰;肾气不纳、蒸化无权,水湿化为痰饮。

1.肺、脾、肾在咳喘的病理机制

（1）肺:肺主气,外合皮毛。肺司呼吸,有通调水道的功能,故以清肃下降为顺,"肺如钟,撞则鸣"。若肺气虚,卫外不固,则外邪入侵,内干于肺、肺气不宣,精肃无权,通调失司,水凝为痰,痰液阻肺,则发为咳痰也。

（2）脾:脾主运化则健,一化水谷精微而输布脏腑及四肢,二转输水湿,维持水液的平衡,若外感内伤,以致脾虚失运,水湿停留,聚而成痰,上渍于肺、宣降失权,则发为痰咳也。

（3）肾:肾为气之根,下元不固,摄纳失权,肾阳虚衰（命门火衰）,蒸化无权,水湿酿成痰饮,上逆于肺,故致咳、痰、喘也。

2.肺、脾、肾三脏在病理机制上的相互关系

（1）肺脾相关:脾转运水湿,必赖肺气肃降,才能通调水道也,若脾虚则精微失运,肺失滋养以致肺气虚弱。反之,肺气不足,失助脾运,脾不运化水湿即停聚成痰饮,阻犯于肺而发痰咳。

（2）脾肾相关:脾阳与肾阳二者相互关联,脾主运化有赖于命门之火（肾阳）而发挥其作用。肾为气之根,主纳气仍然靠后天脾的运化精微补充,若脾失命门之火（肾阳）温煦,则运化失职。症见畏冷肢冷,脘腹胀闷,大便溏薄,或痰多。若脾阳虚弱,运化无权,肾失接济以致先天之肾气（精）不足,肾阳虚损,则调节水液受阻,而成水湿内聚为痰饮。症见喘咳,动则喘甚、四肢不温、头晕腰酸,夜尿频数等病理现象。

（3）肺肾相关:肺与肾二脏有敷布与代谢水液的作用,但必须在肺气畅利、水道通调的情况下。水湿经肾的气化（膀胱与肾为表里关系）,清者,上输于肺;浊者,经膀胱而小便。若肺气虚,则通调失权。水湿内聚反损肾气。而肾虚气化无权,则水液上逆于肺,肺气不降,二者关系失常,均可出现本病的病理现象。中医认为,阴阳平衡,若燥热伤津、肺津不足（金不生水）则肾阴亏损,导致肺肾虚,虚火上升,上逆于肺,故见干咳无痰或少痰、咽燥口干等症。

综上所述,根据"五脏六腑皆令人咳,非独肺也""脾为生痰之源""肺为贮痰之器""胃为水谷之海""脾胃为升降之枢""肺与大肠相表里"这些传统的中医理论,涂师认为治疗咳喘不仅仅在于治肺治肾,可以根据中医脾胃学说理论,从治脾、治胃、治肠入手而获良效。

（全国第二批老中医药专家学术经验继承论文荟萃·福州.福建省新闻出版局:99-103.）

运用脾胃学说治疗肺心病并急性
呼吸道感染 92 例

吴耀南

自 1995 年来我们根据中医整体观和脾胃学说的理论,采用中西医结合的方法,即在西药常规治疗的同时,结合中医"急则治标"和"标本兼治"的治则,分别用通腑泄热、宣肺祛痰和益气养阴清热的中药煎剂保留灌肠,来治疗慢性肺源性心脏病合并急性呼吸道感染患者 92 例,同时设对照组 40 例,观察其临床咳、喘两大主症的改善情况。现报告如下。

一、临床资料

(一)一般资料

所有患者均为本院住院患者。治疗组 92 例中,男性 59 例,女性 33 例;年龄 56～64 岁,平均 62.5 岁;病程 7～12 年,平均 10.2 年。对照组 40 例中,男性 25 例,女性 15 例;年龄 52～65 岁,平均 61.6 岁;病程 5～15 年,平均 10.8 年。

(二)诊断标准

根据全国第 3 次肺心病专业会议修订的诊断标准,两组所有病例均经详细体检和血液、胸片、心电图、超声心动图等检查,确诊为肺心病合并急性呼吸道感染。

(三)辨证分型

分为痰热郁肺为主和气阴两虚、痰热郁肺两型。

1. 痰热郁肺为主

症见咳嗽,气喘,胸闷,心悸,痰黄而多,发热,口渴,纳少,神疲,尿赤,或便秘,或足肿,舌暗红,苔黄腻,脉滑数。

2. 气阴两虚,痰热郁肺

症见咳嗽声怯,气喘气促,动则喘甚,胸闷,心悸,痰少难咯,身热,口干咽干,倦怠乏力,纳少,小便短赤,或便秘,或足肿,舌暗红,苔根黄腻,或苔黄腻中剥脱,脉弦细数。

治疗组痰热郁肺为主型 37 例,气阴两虚、痰热郁肺型 55 例。对照组痰热郁肺为主型 14 例,气阴两虚、痰热郁肺型 26 例。

两组患者在性别、年龄、病程、病情、证型等方面无显著差异(均 $P > 0.05$),有可比性。

二、研究方法

(一)分组方法

按诊断及分型标准,将观察对象随机分为治疗组和对照组,2 例病例在性别、年龄、病程、病情、证型分布方面基本接近。

(二)观察内容及记录方法

主要观察患者咳嗽、气喘两个临床主症及其他症状和体征的改善情况,按统一制定的观察表,在治疗前后及治疗过程中将临床症状、体征和有关理化检查及不良反应等各项认真填写,每天记录 1 次。

(三)治疗方法

1. 治疗组

除了用西药常规治疗外,按中医辨证分为 2 个证型,分别加用中药煎剂保留灌肠。①痰热郁肺为主型:治以通腑泄热,宣肺祛痰。处方:大黄 6 g,芒硝 3 g(冲),栀子 10 g,黄芩 10 g,连翘 10 g,苇茎 30 g,鱼腥草 30 g,草茄子 12 g,瓜蒌 15 g,桑白皮 10 g,地龙 12 g。②气阴两虚,痰热郁肺型:治以益气养阴清热,通腑宣肺祛痰。处方:太子参 30 g,麦冬 12 g,五味子 6 g,山药 30 g,玄参 10 g,生地 12 g,大黄 3 g,玄明粉 3 g(冲),鱼腥草 30 g,川贝母 6 g,桑白皮 10 g,地龙 12 g。用法:每日 1 剂,煎取汁约 150 mL,过滤冷却至 36～38 ℃,保留灌肠,每日 1 次,嘱患者尽可能将药汁保留 1 h 以上。

2. 对照组

按常规中西医结合治疗,如吸氧、抗感染、止咳平喘等西药治疗及口服辨证施治的中药汤剂。以上两组的疗程均为 3 d。

三、治疗结果

(一)疗效标准

显效:咳喘完全缓解,其他症状和体征明显改善;好转:咳喘明显减轻,其他症状和体征有改善;无效:咳喘和其他症状及体征无改善或加重。

(二)统计学处理方法

采用 Ridit 检验。

(三)治疗结果

两组的总疗效比较详见表 1,咳嗽、气喘单项症状疗效比较详见表 2,治疗组内两型的疗效比较详见表 3。

表 1　两组疗效比较[n(%)]

组别	例数	显效	好转	无效	总有效
治疗组	92	31(33.70)	51(55.43)	10(10.87)	82(89.13)
对照组	40	6(15.00)	23(57.50)	11(27.50)	29(72.50)

从表 1 可见,治疗组的疗效显著高于对照组($P<0.05$)。

表 2　两组咳嗽、气喘单项症状疗效比较[n(%)]

组别	症状	例数	显效	好转	无效	总有效
治疗组	咳嗽	86	28(32.56)	49(56.98)	9(10.47)	77(89.53)
	气喘	92	31(33.70)	51(55.43)	10(10.87)	82(89.13)
对照组	咳嗽	36	5(13.89)	22(61.11)	9(25.00)	27(75.00)
	气喘	40	7(17.50)	22(55.00)	11(27.50)	29(72.50)

从表 2 可见,治疗组中咳嗽、气喘单项症状疗效均显著高于对照组(P 均<0.05)。

表 3　治疗组 2 个证型疗效比较[n(%)]

辨证分型	例数	显效	好转	无效	总有效
痰热郁肺	37	13(35.14)	22(59.46)	2(5.41)	35(94.60)
气阴两虚兼痰热郁肺	55	16(29.09)	31(56.36)	8(14.55)	47(85.45)

从表 3 可见,治疗组中 2 个证型疗效比较无显著差别($P>0.05$)。

四、讨论

笔者采用中药保留灌肠治疗咳喘,旨在探讨运用中医脾胃学说治疗其他脏腑的疑难病症,并且在运用中西医结合治疗本病时,探索中药的最佳给药途径,以达到治疗急重病所要求的高效、速效。本文观察结果表明,治疗组 3 d 的疗效显著高于对照组($P<0.05$),治疗组的咳嗽、气喘单项症状疗效均显著高于对照组(P 均<0.05),证明在运用中西医结合治疗本病时,中药肠道给药法明显优于中药口服法。治疗组的患者一般在运用中药保留灌肠 1~2 d 内咳喘得到明显缓解。因此,有理由认为中药保留灌肠在止咳平喘中起主要作用。

中药保留灌肠即中药导引法,早在东汉张仲景的《伤寒论》第 233 条就有"蜜煎导"和"土瓜根及人猪胆汁皆可为导"的记载,说明自古中医治疗急重症就曾采用肠道给药法。"肺主气,司呼吸",咳喘为肺气膹郁,宣降失司所致。大肠为"传导之官",主司传糟粕以排体外,属于脾胃系统,且与肺相表里,互有经脉络属。肺热可下移大肠,若阳明腑实,燥屎内结,腑气不通可致肺气不降,故泻肠中邪热可逐肺中痰热,通腑气可降肺气,起调理气机升降出入之用,此即中医的"解表安里"之法,故能止咳平喘。本文的观察结果表明,根据中医的整体观,运用中医脾胃学说理论可以治疗其他脏腑的疑难重症,并取得良好疗效。

　　现代医学研究认为人肠吸收药物的速度较口服快,其黏膜吸收在用药之后就立即开始。直肠给药有两个吸收途径:一是通过直肠静脉经门静脉进入肝脏,再由肝脏进入体循环;一是通过中直肠和下直肠静脉进入下腔静脉,绕过肝脏直接进入体循环。药物注入结肠时,其吸收途径是上直肠静脉和结肠静脉。因此,中药灌入直肠和结肠可避免上消化道的酸碱度和酶对药物的影响,且部分药物不通过肝脏而直接进入体循环,可减少药物在肝脏中发生化学变化,因而能较好地保证药效的完整性,发挥更大的疗效。

(福建中医药,2001(06):13-14)

脾胃学说在心脑血管疾病中的运用概况

吴耀南　张冬英

心脑病症是指由于情志所伤,禀赋不足,年老体弱,久病失养等引起心脑功能失常和病理变化的一类病症。主要包括胸痹心痛、心悸、中风、癫痫等疾病,既往多从痰火扰心、饮遏心阳、心血瘀阻、脑脉受损、心阳(气)虚、心阴(血)虚、脑髓空虚等方面分析其病因病机。然诸多医药工作者经多年的临床工作,总结和探索得知脾胃功能失调在心脑病症的发病中扮演着重要的角色,是故从调理脾胃论治心脑血管病症常获佳效。

一、胸痹从脾胃论治

胸痹相当于现代医学中的"冠心病""心绞痛"等心血管疾病,其病名首见于《灵枢·本藏》:"肺大则多饮,善病胸痹,喉痹,逆气。"《金匮要略》始将它作为一种独立的疾病。其病机为胸中阳气不足,浊阴上逆,痰浊瘀血寒邪凝结阻滞,胸阳失宣,气机闭郁,甚则脉络阻塞不通,以胸中窒而痛或胸背彻痛为主要表现。路志正教授认为胸痹病虽有虚实寒热之分、在气在血之异,然胸中阳气虚衰、邪气乘虚入侵阳位、痹阻气机则是共同的发病机制。正如喻嘉言所说:"胸中阳气,如离照当空,旷然无外,设地气一上,则窒塞有加,故知胸痹者,阳气不用,阴气上逆之候也。"胸中阳气,又名宗气,是心、肺两脏功能的总概括。宗气的强弱与脾胃的健运与否有直接关系。脾胃为水谷之海、气血生化之源、气机升降之枢纽,人体各部都必须通过脾胃及其经脉的作用,而获得后天的营养,始能精力充沛、机体健康,若脾胃一衰,则百脉失养,诸病从生。郭刚则从经络及生理病理的角度分析心脏与脾胃密切相关。①在经络方面,脾胃与心相通。经络使脾胃与心密切联系起来,如《内经》曰:"胃之脉络通于心",李东垣在《医学发明》中说:"脾经络于心",《黄帝内经·太素》杨上善注曰:"足太阴脉注心中。从心中循手少阴脉行也。"现代医学观察到饱食后可引发猝死,从而提出"胃冠反射"理论,这也为脾胃在经络上与心相通提供了一个有力佐证。②在生理方面,心脏需要营气的滋养,营气入心,经心火的锻炼化赤为血,以供人体需要。而营气是营运于脉中的精气,生于水谷,源于脾胃,出于中焦。李东垣云:"心主荣,夫饮食入胃,阳气上行,津液与气入于心。""若胃气正常,饮食入胃,其荣气上行,以舒心肺。"所以说脾胃是营气的生化之源,营气在生理状态下对心脏及其他脏腑起营养作用。③在病理方面,郭刚分析脾胃功能失调可引起心脾两虚,气虚血少;痰凝瘀阻,阻遏胸阳;脾阳衰弱,水饮凌心等证。可见脾胃的功能失常可引起气血虚弱、血瘀、痰浊、水饮等病理状态及病理产物,而这些均可累及心脏,使心脏受病。另一方面,心、脾为母子相连,不仅脾胃病变可以传于心,而且心脏病又可影响脾胃。若心气内虚,运血无力。则胃失滋养、脾失健运,或心阳衰微,则上湿不化、湿阻中焦。这说明心脏与脾胃的病理相互关联,为心脏病患者从脾胃论治提供了理论上的支持。该病虽然发病在心,其病机应以心的脏气失调为主,但与肝肾、脾胃有着密切联系,尤以脾胃为然,治疗上路志正从以下几方面进行论治:①补中气而鼓宗气。宗气不足,可见胸部隐痛。时发时止,心悸气短,动则闷憋,纳少倦怠,易汗出,面白,舌淡有齿痕,脉沉细无力或结代。路老认为,虽有胸闷、喘憋、胸痛等气机阻滞之证,而为气虚运行无力而气滞,治之唯补虚行滞,不宜散结破气。《罗氏会约医镜》云:"气不虚不阻,凡常人之于气滞者,惟知破之散之,而云补以行气,必不然也。不知实则气滞,虚则力不足运动其气,亦觉气滞,再用消散,重虚其虚矣。"宗气虚用五味异功散加味。②调脾胃而养营血。营血亏虚则脉不充盈,血行滞涩。本证虽有胸闷刺痛、舌暗、脉涩等瘀血见症,亦有心悸怔忡、色淡等血不养心见症,但路老认为,此乃营血亏虚,血少不运,脉道滞涩不通而致,治之不可过用消伐之活血逐瘀之物,应以养营血而行血。心血虚,惟调脾胃,乃滋化源,即"导源江河"以资灌输流畅,若只知活血通络,必事与愿违。故营血虚用归脾汤加减调理心脾。如舌有瘀点、脉涩等瘀血见症者加桃仁、红花、川芎以养血活血;血亏久而伴虚热者加麦门冬、地骨皮并去黄芪;肾阴不足加旱莲草、何首乌、枸杞。③醒中州而化湿浊。湿浊蕴结可见胸部闷痛,阴雨天加重,脘痞纳呆,口黏恶心,头晕沉重如裹,便软不爽,溲混,苔白腻,脉濡缓。路老认为,湿为无形之邪,氤氲弥漫,阻碍气机,而脾主运化水湿,祛湿必先醒脾运脾,脾健则无生湿之源,而气机自通矣。治用三仁汤加减。湿易困阳少佐砂仁、干姜以振中阳;湿易化热而热偏重者加黄连、黄芩、茵陈以清热祛湿。④化痰湿而宣痹阻。痰浊痹阻,可见心中痞塞,胸满咳喘,痰黏不爽,肢体酸楚,沉困乏力,舌淡暗苔白腻,脉沉伏或弦滑。路老认为,此乃胸阳阻闭不通而致,用通阳开痹治其标,调补脾胃治其本为法。治本在于杜绝痰湿滋生之源,固宗气之旺盛。治用瓜蒌薤白半夏汤或枳实薤白桂枝汤并常合用小陷胸汤加减。⑤温中阳而祛阴寒。寒气上逆,可见卒然心痛如绞,形寒肢冷甚,冷汗出,短气心悸或伴脘腹冷痛,大便稀溏,小便清长。舌淡苔白,脉沉迟。路老认为此乃中阳虚衰,阴寒内盛,寒气上逆心胸,令胸阳不宣,鼓动血行无力,同时阴寒遏滞血脉瘀阻而为痛,《金匮要略》云"阳微阴弦"是其病机之概括。《素问·举痛论》曰:"寒气入络而稽迟……客于脉中则气不通,故猝然而痛。"治用附子理中汤加桂枝、高良姜、丁香、西茴以温散寒邪,降逆通络而止痛。赵国定沿用其师袁家玑教授重视调理脾胃之经验,遵从"急则治标,缓则治本"的原则,急时以通为主。"通"主要指芳香温通,宣痹通阳,活血化瘀等法,平时调治则以治本为主,培养元气,增强正气,达到祛除邪气之目的。但补而兼通,多选用人参或党参、太子参、黄芪、大红枣、陈皮、炙甘草等健脾益气的药物,同时稍佐活血化瘀、化痰之品,从而达到促进血脉的流通、调和气血之目的。郭刚根据"同病异治"的原则从脾胃论治胸痹常能收到较好疗效,并总结出以下五法:①补脾益气生血法。主治心脾两虚证。方药:以归脾汤或当归补血汤加减。②除湿和胃法。主治湿阻中焦,气机不畅,胸阳失展证。方药:以平胃散或三仁汤为主,酌加菖蒲、全瓜蒌、丹参、白芥子,或焦三仙等芳香化湿之品。③消食化积法。主治饮食停滞证。方药:以保和丸加减。④健脾化痰通络法。主治脾胃虚弱,痰涎壅阻之证者。张景岳曰:"痰之化无不在脾",故治以健脾化痰通络。方药:以温胆汤为主,酌加枳实、瓜蒌、丹参、木香,或焦三仙等化痰行气之品。⑤温脾消饮法。主治脾阳虚衰,水饮凌心证。治以温脾消饮法,方药以苓桂术甘汤酌加人参、葶苈子、车前草、附子、杏仁等温肺益气,利水消饮之品。由上可知在胸痹(冠心病)的治疗中不仅要考虑温阳活血、祛湿化痰,更要重视健脾益气以缓图功,方为长远之计。

二、中风从脾胃论治

中风是临床常见病、多发病。本病起病急骤,见症多端,变化迅速,病情多凶险,常留有后遗症,往往难以速愈。其病因不外风、痰、火、气、虚、血六端,此六邪杂而相搏,可使脏腑虚损,气血逆乱于脑。自《内经》《金匮要略》至今,历代医家对中风病的论述,多详于肝肾,略于脾胃。临证常用醒脑开窍、平肝熄风、祛风通络、化痰通腑、益气养阴、活血化瘀等治法。张建腾等却认为,脾胃和肝肾在中风发病中具有同等重要的作用。病因中痰的产生大多与脾胃有关。如嗜食肥甘厚味,嗜酒过度;或形盛气弱,中气亏虚;或肝阳素旺,横逆犯脾,而致脾失健运,水湿内停,聚湿生痰,痰郁化热,引动肝风,挟痰上扰,蒙蔽心窍。这种内生的痰热是诱发中风的重要病理因素之一。金元医家朱丹溪在《丹溪心法》中指出:"……东南之人,多是湿土生痰,痰生热,热生风也。"明确指出,东南方气候潮湿,容易内困脾胃,脾胃运化失职,湿痰壅盛,痰热生风。近代医家张山雷在《中风斠诠》中说:"肥甘太过,酿痰蕴湿,积热生风,致为晕仆偏枯,猝然而发,如有物击之使仆者,故曰仆击,而特著其病源,名以膏粱之疾。"张氏把这种贪食肥厚甘美食物,损伤脾胃,致痰热生风,骤然起病的偏瘫叫作膏粱之疾。王肯堂也十分重视饮食过盛伤脾与中风发病的关系,指出"久食膏粱厚味,肥甘之品,损伤心脾"。中医研究院赵金锋也认为"随着人民生活的改善,恣饮醇酒,已为常事,饮食自倍,肠胃乃伤,脾胃不健,气不布津,聚湿生痰,痰湿内蕴,郁久化热,热极生风"。通过临床观察,由于饮食不节,损伤脾胃,痰热生风而致的中风者十分多见。对于从脾胃治疗该病的方法,王洪京总结了以下几种:①健脾化痰法,主要针对中风预防。中老年体肥之人,症见头晕目眩,纳呆,舌胖有齿痕,脉细或弦,伴有高血压、糖尿病、高脂血症、高黏血症者,发生中风的可能性较大。在防治上应健脾化痰,方选半夏白术天麻汤加减。②通腑泄下,畅利中焦法,多用于中风急性期实证。其中平肝通腑法适用于肝肾阴虚。风阳上扰,兼腑气不通者,方用羚角钩藤汤加大黄;化痰通腑法适用于痰热腑实,风痰上扰者,方用瓜蒌承气汤;通腑开窍法适用于里热炽盛,腑实燥结而神昏者,方用安宫承气丸。③补气活血法,多用于中风之中经络及中风恢复期。方用补阳还五汤加减。杨军亦强调治该病当以健脾气、顾胃气、资化源为要。因脾胃居中焦,主运化水谷。通上连下,为气机升降之枢纽,脏腑经络、四肢百骸无不仰赖脾胃所化生输布的精气以滋养脏腑,气血之升降亦为中焦气机所转枢,故前人视脾胃为后天之本。土为万物之母,生化旺则气血调和,诸病屏息;生化衰则气血亏损,百病交侵。中风病脏腑虚损,升降失调,痰瘀阻痹,气血逆乱于脑,证属本虚标实。而扶正气治根本必须先调脾气,培补中州,枢转气机。只有滋化源、生正气,才能扶正以祛邪,趋病向愈。正如张仲景云:"若五脏之真气通畅,人即安和。"治疗本病杨军认为首在恢复后天之本,不断增强和充养正气,调节脏腑功能,祛除风痰瘀血诸邪,使气血调和,筋脉通达。总之,应时刻顾护脾胃之气,使其升降相因,既可化其精微以溉四旁经络,又能增强对药物的吸收以充分发挥药力,使邪去、正复、人安。

三、癫痫病从脾胃论治

癫痫是一种发作性的神志疾病。其病因病机虽然复杂,但总不外乎脏气不平,痰涎壅塞。如《三因极一病证方论》云:"夫癫痫病,皆由惊动,使脏气不平,郁而生痰,闭塞诸经,厥而乃成。"《景岳全书》指出:"癫痫多由痰气,凡气有所逆,痰有所滞,皆能闭塞经络,格塞心窍。"可见,脏腑气机失调,痰浊内停,是癫痫发病的关键病机,因而调理脏腑气机,祛除痰浊即为治疗癫痫不可忽视的法则。欲调畅脏腑气机必有赖于脾胃的中轴转枢作用,脾胃转枢正常,脏腑气机才能升降出入有序,从而一方面确保精微物质正常敷布,使神有所养;另一方面使体内代谢产物及时排出,则无浊邪停蓄影响神志之患。一旦脾胃转枢失职,则脏腑气机失于调畅,体内精微物质不归正化,反聚饮生痰,成为导致癫痫的主要病理因素。若痰浊滞留不去,又影响脏腑气机,久则瘀浊互结,终成胶固难解之势,则癫痫反复发作,缠绵难愈。正如康应辰《医学探骊全集》所云:脾之一脏乃运用之神所出;癫痫多由顽痰困脾,脾既为顽痰所困,则运用之神无从而出。前贤所论无疑为癫痫病从调理脾胃论治奠定了理论基础。针对脏气不平、痰浊壅塞这一致痫的主要机制,古今医家虽未明确指出调理脾胃气机之治法,但有从脾胃论治的实践先例。如《扁鹊心书》有"气痛者,经灸中脘穴而愈"的记载。《医学入门》主张"化痰必先顺气,顺气必先调中"。《石室秘录》认为癫痫之证,多因气虚有痰所致,故以健脾化痰之品组成祛痰定痫汤治之。《医学传灯》指出:此病痰伏心包,全要胃气清虚,方能健运,故拟舒中二陈汤、六君健脾汤治疗阳痫、阴痫。尚有采用吐法、下法治疗者,如《备急千金要方》疗食痫,以紫丸(赭石、赤石脂、巴豆、杏仁)下之,从方药来看,含有调理气机之意。再观不少医家治疗癫痫所喜用的星香散、妙香散、醒脾散、定痫痫丸等方亦蕴调气化痰之理,这对后世论治癫痫颇有启示作用。近代医家陈百平认为痫由痰起,治痫必先治痰。在痫证发作期主张用开破之法,以开气机闭塞,荡痰邪之积聚,而直达病所,常用温胆汤加升降之品治之;在缓解期,注重扶正、健脾、化痰,多用六君子汤加减施治。熊继柏认为痫久必归五脏,每致虚实夹杂,其中尤多脾虚痰盛之证,故扶脾为要策,以六君子汤加定痫丸治之多验。李修伍认为病在肝脾,与心脑有关,宜镇逆气,化痰浊,用神赭散为主方治疗。尚有采用通腑泄浊法,以导下宣上,治疗癫痫者,如汤氏家传秘方(槟榔、黑丑、皂角、酒大黄、制南星)治疗癫痫 30 例,疗效满意。王洪图教授精究博览,在前人研究的基础上,对脾胃与神志关系的认识有其独到见解,认为脾胃气机转枢正常与否在癫痫等神志疾病的发病中起关键作用,中轴转运正常,则诸脏腑气机调畅,无浊邪产生、停留之患,神志活动自然如常。故以调理脾胃枢机为主旨组成复方,治疗癫痫等神志疾病,且经多年的临床验证,确实疗效显著。从现代医学的角度有人推测,胃—肠—胰内分泌系统,通过脑肠肽影响脑肠轴,很可能是中医认为脾胃与高级神经活动有关的物质基础,这就为脾胃主神志的脾藏神理论提供了现代科学依据。随着神经科学的发展,近十年来,对癫痫发病机制的研究也取得了新的进展。一些研究表明,脑肠肽等神经肽类物质与癫痫病有密切关系。这对癫痫病从脾胃论治寻找其物质基础提供了线索。

四、小结

综上所述,心脑病证从调理脾胃论治的认识思路,是在前贤理论及实践基础上的进一步升华,既有深刻的理论内涵,又有临床实践验证,还有初步的现代研究依据的支持。说明调理脾胃气机确实为治疗心脑疾病的安全、有效的一种方法,其作用机制尚待深入研究。

(云南中医中药杂志,2004(05):44-46)

偏头痛中医方药治疗近况

陈少玫　章　亭　吴耀南(指导)

　　偏头痛是神经科常见疾病,表现为周期性、发作性偏侧或双侧头痛,伴恶心、呕吐或畏光,多在青春期起病,以女性多见,可有家族史。每次发作持续数小时或数日,可自行缓解。国外资料显示,偏头痛的发病率男性为 3.4%~6%,女性为 12.9%~17.6%,男女之比为1:4。国内流行病学调查结果表明,我国偏头痛的患病率为 985.2/10 万,年发病率为 79.7/10 万。偏头痛属于中医"头风""头痛""厥头痛"等范畴,"头痛"一词首载于《黄帝内经》。西医治疗偏头痛的方法大致有手术治疗、加压疗法、药物治疗等。由于手术的风险大,疗效不肯定,故临床应用较少。加压治疗只是个案报道,未被认同和推广,而长期服用西药可能产生过敏、共济失调、依赖性等毒副作用。中医药治疗偏头痛临床效果显著,毒副作用较少,复发次数少而且手段丰富,除了方药内治疗法,还有针灸、气功、耳穴、推拿等外治方法。由于中医药在治疗偏头痛方面的文献众多,故笔者选取近年来中药内服治疗偏头痛病例数在 60 例以上的文献综述如下。

一、辨证分型论治

　　王冬娜总结 1993 年以前有关偏头痛的 69 篇文献,辨证治疗有 20 篇,认为偏头痛可以辨为 7 型:风寒型、痰浊型、阳亢型、肝火型、气虚型、血虚型、肾虚型,分别用川芎茶调散、半夏白术天麻汤、丹栀逍遥散、补中益气汤、桃红四物汤、血府逐瘀汤、八珍汤为基本方加减运用,其中活血、祛风、平肝三法为本病的主要治疗方法。赵承爱采用辨证分型的方法治疗偏头痛 62 例,气血亏虚型(15 例)用归脾汤合四物汤,肝阳上亢型(20 例)用天麻钩藤饮,气滞血瘀型(27 例)用通窍活血汤,治疗 30 天疗效观察,总有效率为 95.2%。魏晨等治疗偏头痛 66 例,将患者辨证分型为痰浊中阻(11 例)用半夏白术天麻汤加减,肝郁火热型(25 例)用丹栀逍遥散加减,气滞血瘀型(22 例)用血府逐瘀汤加减,气血两虚型(8 例)用八珍汤加味,治疗 20 天,结果总有效率为 96.97%。

二、辨病随症加减

　　谭蕙妍治疗偏头痛运用川芎活血汤,药用川芎、丹参、首乌、当归、天麻等。风寒者加藁本、羌活、附子;肝胆火盛者加龙胆草、栀子、夏枯草;痰湿者加半夏、竹茹、生姜;情志抑郁者加郁金、川楝子;肝肾阴虚者加生地黄、女贞子、白芍;血瘀明显者加桃仁、红花,治疗偏头痛患者60例1～3个月,总有效率为91.7%。刘炳林运用川芎茶调散加减治疗偏头痛60例,便秘者加大黄、牛蒡子;恶心吐涎者加半夏、吴茱萸;头痛如裹,肢体困重者加藿香、佩兰;心烦易怒者加天麻、石决明;腰膝酸软者加杜仲、桑寄生;遇劳加重者加黄芪、当归;久治不愈者加全蝎、蜈蚣、白附子,结果总有效率96.7%。张秀荣等运用佛手散加减治疗偏头痛82例,佛手散出自《妇人大全良方》,由当归、川芎、黄芪、柴胡、前胡组成。头痛如裂连及项背、恶寒、恶心呕吐者加白芷、菊花、天麻、细辛、白芍、葛根、羌活;头胀痛,心烦,口苦者加生地黄、菊花、石决明、枳壳、钩藤、黄芩、栀子;若头痛如裹、神志时清时寐、低头视物重影、失眠者加丹参、水蛭、白芥子、白术、茯苓、车前子、薏苡仁、穿山甲,患者服药时间6～50天,结果有效率为97.56%。潘庆平运用芍药甘草汤合虫类药治疗偏头痛60例,药用白芍、炙甘草、地龙、白芷、蔓荆子、蜈蚣、全蝎,兼肝旺加钩藤、石决明、菊花;兼痰浊加半夏、白芥子、吴茱萸;兼血瘀加丹参、三七粉、桃仁;兼气血虚加当归、黄芪;兼肝肾阴虚加六味地黄丸,结果总有效率91.67%。

三、验方成方成药运用

杜艳芳等用头痛糖浆治疗偏头痛,治疗组80例采用单纯口服头痛糖浆治疗,对照组50例单纯使用阿司匹林口服,治疗10天,结果治疗组总有效率78.8%,显著高于对照组总有效率。胡志强等应用舒天宁冲剂治疗偏头痛,随机分为舒天宁冲剂治疗组、复方羊角胶囊对照组、氟桂利嗪(西比灵)对照组各30例,舒天宁冲剂由天麻、卷柏、栀子、川芎、白芷、枳实、珍珠母组成,浓缩为颗粒剂,每包9 g。共治疗28天,3组总疗效比较:舒天宁组显效率为56.67%,总有效率为66.67%。陈云云等运用天麻头痛胶囊治疗偏头痛164例,随机分为2组,治疗组用天麻头痛胶囊(由天麻、川芎、小白附子等中药组成),对照组予镇脑宁胶囊,治疗7～14天,治疗组82例有效率显著高于对照组,两组比较有非常显著差异($P<0.01$)。田河水自拟柴芷散偏汤(柴胡、白芷、川芎、黄芩、知母、藁本等)治疗偏头痛,2周为1个疗程,150例患者治疗14天并观察6个月,治疗偏头痛总有效率达到97.33%。刘慧云等以疏肝理气为主,辅以化痰祛瘀、通络止痛,处方:川芎、天麻、僵蚕、柴胡、白芥子、蜈蚣等,300例患者治疗2周并观察6个月,治疗偏头痛总有效率97%。谭毅等自拟天芎二白汤(天麻、川芎、白僵蚕、白芷等)治疗偏头痛,2个月为1个疗程,治疗组90例有效率92.22%,对照组60例有效率为81.66%,两组比较有显著性差异($P<0.01$)。

四、中西医结合治疗

易炳宪设治疗组60例采用尼莫地平、谷维素、呋喃硫胺配合自拟头痛逐瘀汤(川芎、葛根、桃仁、红花、生地黄等)治疗,痛重或顽固者加全蝎、蜈蚣,治疗2周后评定疗效,对照组同治疗组西药用法58例,结果:治疗组治愈42例,总有效率96.67%,对照组治愈33例,总有效率 84.48%,二者有显著性差异($P<0.01$)。车玉民等 120 例偏头痛患者分为对照组 60 例,口服咖啡因麦角胺及盐酸氟桂利嗪,治疗组 60 例在上述治疗的基础上,采用中西医结合治疗,中药方剂组成为:柴胡、黄芩、川芎、白芷、羌活、白芍等,肝火旺者加龙胆草、天麻、夏枯草,痰浊者加半夏、茯苓、陈皮,肝肾阴虚者加枸杞子、女贞子、何首乌,气血亏虚者加黄芪、党参、当归,血瘀阻络者加桃仁、红花、丹参,治疗 10 天,结果:治疗组总有效率 98.3%,对照组总有效率 83.3%,治疗组疗效优于对照组($P<0.05$)。朱红采用中西医结合治疗偏头痛 125 例,其中对照组 60 例,西比灵片及尼莫地平片口服,治疗组 65 例除用西药同对照组以外,加用中药活血化瘀、平肝熄风之剂,药用川芎、当归、丹参、红花、桃仁、白芷等并随症加减。结果:治疗组总有效率 93.8%,对照组总有效率 63.3%,两者比较有显著性差异($P<0.01$)。杨洪波等中西药合用治疗偏头痛 86 例,其中单用西比灵者为对照组共 42 例,西比灵加愈偏镇痛汤者为治疗组共 44 例,愈偏镇痛汤药物组成:天麻、钩藤、石决明、丹皮、赤芍、丹参等,治疗 1~2 个月,结果:治疗组总有效率为 93.18%,疗效优于对照组总有效率(66.67%),差异有非常显著的意义($P<0.01$)。

五、结　语

近年来对偏头痛的病因病机、流行病学以及临床研究都取得很大的进展,特别是中医药治疗偏头痛近期疗效较为肯定,中药毒副作用小,可以较长时间服用以控制复发,所以患者容易接受,中医药及中西医结合治疗偏头痛已展现出了广阔的前景。但从目前研究看,尚存在许多不足。如科研设计不严密,样本量过小,临床研究多数无对照组。诊断和疗效标准不统一,从上述文献看,偏头痛的诊疗标准有源于《现代疼痛学》《偏头痛诊治大成》《实用神经病学》《中医病证诊断疗效标准》《中医证候鉴别诊断学》《实用内科学》《中药新药临床研究指导原则》7 种之多,且多以患者主诉为诊断依据,缺少客观指标及量化标准。疗效多根据止痛效果判断,疗效判定标准也有多种来源,如《中医病证诊断疗效标准》,1992 年 10 月在全国中医癫痫、头痛学术会议审定的头痛病疗效判定标准,以及 1994 年全国中医内科病症诊断疗效标准评定等。本病发作后常自行缓解,亦可在较长时间内不发作,所以单凭止痛效果来判断疗效不可靠,根本无法评定一个药或一种新疗法的优劣。建议今后对偏头痛的研究,首先科研设计要严密,应遵从随机、对照、双盲、均衡的原则,对照药物要选择公认有效的西药。建立统一的诊断和疗效评定标准,多增加一些客观的指标,遵循统一的标准进行研究,研究结果应能重复,疗效才能肯定。还要加强剂型的研究,并通过动物模型的制备,加强偏头痛的实验研究,以便更好地指导临床实践。

(中华中医药杂志,2005(03):181-182)

脾胃学说在儿科疾病中的应用

吴耀南　张冬英

中医脾胃学说认为:脾胃是元气之本,元气为健康之本,脾胃伤则元气衰,元气衰则疾病所由生。小儿因脏腑娇嫩,形气未充,为稚阴稚阳之体,脾常不足,脾胃功能较弱。若因饮食不节,喂养不当,损伤脾胃,则易发脾胃疾患。而人体为一有机整体,"内伤脾胃,百病由生",所以,临床上但凡脏腑疾患中出现脾胃失常之候,从脾胃论治每获佳效,现简介如下。

一、厌食症从脾胃论治

厌食症主要由于脾胃虚损,运化失常,消化吸收功能长期障碍,以致气血生化之源缺乏,肌肤失养而形成的一种慢性病症。在儿童中的发病率很高,尤其在城市儿童和独生子女中多见。厌食症严重影响小儿的生长发育,故临床防治该病具有非常重要的意义。

(一)病因病机

陈永辉等提出厌食症的病因主要是饮食不节,喂养不当,病变脏腑在脾胃,发病机制是脾运胃纳功能的失调。张秀华等认为该病主要是饮食不节所致,过食肥甘厚味之品,导致运化失职,胃失和降,食滞中焦而不欲食,久则脾虚更难运化,加重中焦食滞,而成虚实夹杂之候。董新宁指出在排除器质性疾病对小儿食欲的影响外,缺锌是造成小儿厌食的主要原因之一。体内缺锌可导致含锌消化酶的活力降低,消化能力减弱,使味觉敏感度下降,而引起厌食;缺锌可使患儿体内 T 细胞减少,吞噬细胞及 T 细胞功能下降,导致免疫功能低下,防病能力减弱。赵鹏提出小儿厌食就其原因而言,除饮食不节,喂养不当外,情志失调也是引起厌食的主要原因。小儿虽少情志病,但近年娇生之儿,常具乖戾之性,情志偏亢,稍有不遂或所求不得,则哭吵不已,久则肝郁失疏,横逆犯胃,致使脾胃受损,脾失健运,胃纳不佳而成厌食症。

总而言之,能食不能消,脾之故;能消不能食,胃之因。小儿"脾常不足",饮食不能自调,食物不知饥饱,若喂养不当或饮食不节,长期偏食,皆易损伤脾胃,胃阴伤则不思饮食,脾阳伤则运化失职,从而导致脾失健运、胃不思纳的厌食症。

(二)辨证施治

王俊侠等以健脾益胃立法,运用六一健儿散(桔梗、山药、扁豆、砂仁、牡蛎、山楂、太子参、白术、茯苓、甘草等)治疗小儿厌食症 150 例。结果:痊愈 87 例,好转 57 例,无效 6 例,总有效率 96%。冯香玲等采用儿宝冲剂(生龙骨、生牡蛎、炒山楂、生山楂、生黄芪、炒白术、瞿麦、核桃仁、桑葚子、生麦芽、炒神曲、鸡内金、砂仁、当归)治疗小儿厌食 380 例。结果:总有效率为95.8%,较对照组有显著性差异($P<0.05$)。吴涛采用自拟方"小儿消食饮"(茯苓、党参、白术、木香、山楂、砂仁、鸡内金、沙参、甘草、山药、枳实、党参、白术、木香、山楂、砂仁、神曲、麦芽、乌梅)治疗脾胃虚弱型厌食症患儿 56 例,对照组采用吗丁啉与胃蛋白酶合剂联合给药治疗。结果:治疗组与对照组总有效率均为与 100%,但治疗组总治愈率明泉高于对照组($P<0.01$)。薄丽亚等以健脾益胃、消食化积为法,应用自拟方健脾消食散(党参、白术、陈皮、郁金、砂仁、鸡内金、槟榔各 9 g,牵牛子、大黄各 6 g,朱砂 1 g,将上药共研成极细末,分装成每包 10 g)治疗小儿厌食症 240 例。结果总有效率为 97.5%,较对照组有显著性差异($P<0.05$)。

由上可知,健脾益胃,消食导滞是治疗小儿厌食症的理想途径,若伴性情较焦躁者,可适当配伍疏肝理气药使肝气条达不致横逆犯胃。另外,纠正不良的喂养方式、养成定时定量的进食习惯对增进小儿食欲,纠正厌餐具有重要作用。

二、小儿贫血从脾胃论治

小儿贫血属中医学"血虚""虚劳""黄肿"等范畴,是我国小儿四大常见疾病之一,重度贫血或贫血时间过长,可使小儿生长发育迟缓,智力发育落后,免疫功能下降而易患各种感染性疾病,所以防治小儿贫血对儿童健康成长意义重大。

(一)病因病机

唐容川在《血证论》中说:"上虚而不运,不能升达津液,以奉心化血,渗灌诸经。"即指血液化生与脾运有关,脾胃健运,才能有效地把水谷精微化生为气血,以滋养周身。韩芳华提出血液资生于脾,根源于肾,若脾失健运,肾精亏虚则生化无源而致贫血。陈桂荣和赵兰芳等均认为小儿贫血与脾胃虚弱关系密切。脾胃是血液生化之源泉,饮食不当则脾胃功能障碍,气机升降失调,气血津液不能化生而致气虚血弱,或营养不足,化源缺乏,则形成贫血。马新超等指出小儿营养性缺铁性贫血的病因主要是:铁的供应不足和铁的吸收障碍这两方面。《丹台玉案》提出本病"多因食积、虫积之为害。碍其脾胃道路,经久不消,脾胃失运化之权,浊气上腾,故面黄而且浮,手足皆无血",由此可知,虫积是贫血的另一主要原因。

综上所述,小儿贫血主要是因造血物质的摄入不足或素体脾胃虚弱或食积、虫积导致脾胃功能障碍,阻碍了营养物质的吸收及输布,使气血生化乏源,引起贫血。

(二)辨证论治

尹淑香以健脾生血立法,以自拟之补血灵糖浆(组成:党参、白术、陈皮、当归、鸡血藤、制首乌、炒二芽等)配口服铁剂治疗小儿缺铁性贫血 240 例,临床观察有效率达 95%以上,经统计学检验明显优于西药组及中药组。黄岩杰等以补脾益肾为法,运用自拟方儿乐补血冲剂(由太子参、黄芪、阿胶、焦山楂、鸡内金、枸杞子、大枣组成)治疗小儿缺铁性贫血 120 例,总有效率达 95.8%。并对治疗前后患儿的 Hb、RBC、MCH、FEP、FEP/Hb 5 项实验室指标进行比较,均有显著性差异。赵兰芳等以中西医结合的方法治疗小儿贫血 86 例。中药:辨证分两型治疗。脾胃虚弱型治以健脾开胃、益气养血,方选香砂六君子汤加味;心脾两虚型治以健脾养心,益气生血,方用归脾汤加味加减:伴腹泻者加白扁豆、莲子肉、薏苡仁;伴虫积者加槟榔、百部、大蒜汁。西药:缺铁性贫血配合硫酸亚铁片、维生素 C 口服;营养性巨细胞性贫血配合维生素 B_{12} 注射液肌注,叶酸片、维生素 C 片口服;混合性贫血同时用上述两种方法。结果:痊愈 48 例,显效 30 例,无效 8 例,总有效率为 90.7%。王欲明运用加味四君子汤(党参、茯苓、白术、炙甘草、当归、阿胶、红枣、红糖)治疗小儿贫血 33 例,结果:痊愈 24 例,好转 7 例,无效 2 例,总有效率 93.9%。

所以,健脾生血是治疗小儿贫血的关键所在,脾胃健运则纳食正常,摄入充足;同时脾胃运化功能正常,则所摄营养才能被充分吸收和利用,气血生化之源才能得以保证。另外,因精血同源,贫血甚者在健脾的同时辅以补肾,使肾精旺盛,髓海充盈,则更能促进气血的生化。除此之外,合理的喂养方式及饮食习惯也极为重要。

三、小儿哮喘从脾胃论治

哮喘是一种以发作性的哮鸣气促,呼气延长,不能平卧为临床特征的疾患。它是小儿呼吸系统常见疾病,近年来发病率呈世界性上升趋势,对小儿生长发育影响极大,常反复发作,证情顽固,严重影响了小儿的健康成长,所以积极防治该病具有重要意义。

(一)病因病机

汪受传、陈可静和李建保等认为痰湿内蕴,痰伏于肺为哮喘的凤根,而痰之本水也,源于肾;痰之动湿也,主于脾;痰之处肺也,贮于肺,所以痰的形成及痰饮留伏与肺脾肾三脏功能失调有着密切的关系。肺脾肾三脏虚损,津液代谢障碍,从而导致痰湿内盛,故哮喘的病变脏腑在肺脾肾。外因是感受外邪,触动伏痰,痰随气升,气因痰阻,相互搏击,阻塞气道,则声哮痰鸣。韩芳华和张小平均指出小儿哮喘从凤根来看多有脾虚,脾虚则水湿不运,湿聚成痰,内伏于肺,遇外感或其他因素则肺失宣通,痰随气升,气因痰阻,气道壅闭而成哮喘。

是故,哮喘的发病,是外在因素作用于内在因素的结果。其发病机制主要在于痰饮久伏,触遇诱因而发,而"脾为生痰之源,肺为贮痰之器",脾虚不能运化水湿,湿聚成痰,内伏于肺为其关键因素。

(二)辨证施治

沈俊元以温阳益气、健脾补肾养血为法,以都气丸合参苓白术散加减(党参、黄芪、白术、五味子、黄精、熟地、丹参、沙参、茯苓、甘草)配合西药盐酸左旋咪唑治疗小儿哮喘 36 例。结果:痊愈 25 例,显效 7 例,有效 4 例,总有效率 100%,较对照组有非常显著性差异($P<0.01$)。杜海华以补气健脾、祛痰化湿为法,以哮喘二号(组成:黄芪、防风、白术、石斛、知母、冬虫夏草、制半夏、陈皮、藿香、佩兰)合特布他林(喘康速)、必可酮治疗小儿哮喘 36 例。结果:治愈 34 例,好转 1 例,无效 1 例,总有效率 97.2%,显著优于对照组($P<0.05$)。张晓霞用加味黄芪生脉饮(黄芪、党参、麦门冬、五味子)防治小儿哮喘 65 例,其遵循"冬病夏治"观点,在每次哮喘发作后的缓解期内,夏至前后连续服药 3 个月,冬至前后服 1 个月,总有效率达 87.8%。

赵丽英等以六君子汤为主方加味治疗小儿哮喘 60 例,汗多明显者,加五味子;气短、畏寒怕冷者加黄芪。结果：痊愈 40 例，有效 19 例，无效 1 例，总有效率 98.3%。李向东等采用健脾益肺口服液（组成：党参、白术、鸡内金、茯苓、山药、扁豆、黄精、黄芪、丹参、陈皮、防风）治疗肺脾气虚型哮喘患儿 50 例，结果：痊愈 39 例，显效 8 例，有效 2 例，无效 1 例，总有效率 98%。较以酮替芬治疗的对照组有显著性差异（$P<0.05$）。

　　总而言之，从调理后天之本入手治疗哮喘可以起到杜绝生痰之源、除去风根之作用。发作期在宣肺的同时佐以调理脾胃气机以平喘，缓解期着重益气健脾佐以补肾以提高患儿机体免疫力。由此可见，调理脾胃法在小儿哮喘的治疗中起着举足轻重的作用。

四、调理脾胃法的作用机制

　　调理脾胃法的立足点在于改善消化系统的消化吸收功能，促进机体对营养物质的吸收和利用，着眼于调整机体，恢复脏腑的正常生理功能，健运脾胃，充其后天之本，保证儿童健康成长发育，体现了中医学辨证求因、审因论治、整体观点的临床特色。

　　现代药理研究证实，健脾益气药物具有调节胃肠道运动、促进消化液的分泌和酶的活性，从而增强胃肠道消化吸收功能的作用，有利于营养状况的改善。同时健脾方药可以促进铁剂吸收，刺激造血系统，增加红细胞和血红蛋白的生成，提高机体免疫功能，增强抗病能力等。一般认为，缺铁、缺锌是导致小儿厌食症、缺铁性贫血的主要原因。汪受传等通过临床及实验研究证实，调理脾胃法的作用机制在于增进食欲，促进机体对各种营养物质的吸收和利用，从而满足患儿对各种营养物质如锌、铁、铜、锰等的需求。张月萍等认为调理脾胃法改善食欲，增进摄食的疗效是通过影响脑肠肽的分泌和调节食欲中枢电活动取得的。

五、评价与展望

　　实践证明应用脾胃学说治疗儿科临床常见病、多发病取得了满意的疗效，这是值得我们肯定和乐观的一面，但同时我们也应认识到其中还存在许多不足。例如，临床研究目前多为临床疗效观察，且病例数较少，缺少严格的科研设计及诊疗标准；缺乏一些大样本、多中心的协作研究，使脾胃学说的研究工作出现一定障碍；临床研究多，动物实验的研究少，致使疗效评估的客观性不足，严密性不够。

　　我们认为，要减少主观因素对疗效结论的影响，首先要做好严格的科研设计，它主要包括：病例选择及诊断标准的确切性；评估疗效指标的敏感性、规范性和可重复性；采用随机双盲双模拟法，这是评估中医疗效的重要前提。其次，积极把脾胃学说与现代科学高新技术结合，有利于寻找脾胃学说的一些客观诊断指标与各分支之间的鉴别指标，从而加快脾胃学说的诊断标准客观化和疗效标准客观化。此外，动物模型的建立有利于临床与基础相结合，病例观察与动物实验相结合。

　　只要我们严格地做到以上几点，认真地将基础理论、临床观察和实验研究相结合，我们相信，最终必定能够探清脾胃学说的本质，从而使脾胃学说在儿科临床的应用提高到一个新的台阶。

（云南中医中药杂志，2004（06）：45-47）

第九篇

对中医经典的体会与应用

《续名医类案》用温(补)法治疗腹暴痛述评

吴耀南　陈少玫

《续名医类案》系清代魏之琇编著,全书共 36 卷,分 345 门。本书集录了清初以前历代名医治病的验案,有关中医的各种病证基本备列。书中所载危急病案较多,有关腹部暴痛的病案就有 39 例。原因有寒暑之邪、时行疫痢、霍乱、伤食、虫积、气滞、血瘀、久病体虚、前医误治所致等。治法有温中祛寒、补中益气、调气行滞、消导攻下、安蛔、化湿等。在这 39 例腹部暴痛的病案中,属寒属虚,治以温(补)之法而获效者达 21 例之多。笔者仅就这 21 例腹部暴痛病案的类型、属性及治疗,分别探讨分析于下。

一、腹部暴痛的类型

大痛:本型占 7 例,居本类病案的首位。痛甚:本型占 4 例。急痛:本型占 3 例。其他型包括"切痛""绞痛""痛极""腹痛异常""痛不可忍""腹痛垂死"等,共 7 例。

二、腹部暴痛的兼症

所有以上这些疼痛都伴有"脉沉微""脉沉紧""六脉沉伏""面赤戴阳""手足冰冷""四肢厥逆""日夜转侧""伛偻不能仰""彻夜呼号""叫喊不绝"或"不省人事"等危重证候。

三、腹部暴痛的属性

(一)属寒的病案

在 21 例病案中占 16 例,如吴案(第 31 页),万案(第 88 页),孙案(第 133 页),褚案(第 179 页),韩案(第 180 页),张案(第 181 页),陆案(第 181 页),鞠案(第 182 页),龚案(第 191 页),程案(第 451 页),李案(第 452 页),薛案(第 465 页),柴案、王案、陆案(均是第 466 页),吴案(第 617 页)。正如《素问·痹证》所指出:"痛者,寒多也,有寒故痛也。"

(二)属虚的病案

共有 5 例,如尤案(第 174 页),张案(第 196 页),李案(第 452 页),焦案(第 466 页),薛案(第 577 页)。

四、腹部暴痛的治疗

在这 21 例因寒因虚所致的腹部暴痛病案中,其治疗主要采用温(补)法,具体疗法有两种。

(一)温中祛寒法

应用此法的病案有 16 例,而其中以理中汤类方剂(包括理中汤、附子理中汤、附桂理中汤和加减理中丸、理中安蛔丸)最为常用,共 14 例。此外,应用吴茱萸汤、建中汤的病案各1 例。

病案案例:

(1)"柴屿青治一人腹疼吐酸,日夜转侧呼号,已治木,求一诊以决之。其脉微紧,此受寒所致,予附子理中汤而愈"(第 466 页)。

(2)"张三锡治一人下痢腹痛,自服大黄丸,一时痛转甚,手足俱冷,脉沉伏,知寒用早也,投炮姜理中汤加厚朴、苍术、山楂一服,外用炒盐熨之下膈,用时即定"(第 181 页)。

(3)"鞠二府九月间赤痢腹痛,里急后重,用芩、连、槟榔、白芍、滑石,一剂痛觉增,二剂痛更甚。诊之,其面赤戴阳,唇若涂朱,舌白滑无苔,所下有瘀血,(大便)如豆大者数十枚,色淡黄而溏,其脉浮,按微数而大,沉按迟而无力,曰:此痛乃寒也,当以温热解之。服用白芍五钱,醇酒炒数次,姜炭二钱,炙甘草、肉桂、附子各一钱,木香五分,大枣二枚,一剂痛减能卧,二剂痛止"(第 182 页)。

(二)补脾益气法

用此法治疗的病案有 5 例,其中用补中益气汤送服八味丸的病案占 2 例,用香砂六君子汤、归脾汤以及八味丸的病案各 1 例。

病案举例:

(1)"薛立斋治一人小腹急痛,大便欲去不去,此乃脾肾气虚而下陷也,用补中益气汤送服八味丸,二剂而愈"(第 577 页)。

(2)"张三锡治一人过食瓜果,时值夏月,大泻不止,中脘大痛,烦渴引饮,自服天水散及香薷饮。脉之右关寸俱沉伏,因作停冷治。香砂六君子汤加炮姜、厚朴一服痛渴即止"(第196 页)。

五、讨论

《素问·举痛论》曰:"寒邪客于肠胃之间,膜原之下,血不得散,小络引急,故痛";《诸病源候论·腹痛病诸候》曰:"腹痛者,由腑脏虚,寒冷之气客于肠胃募原之间,结聚不散,正气与邪气交争相击,故痛";《证治汇补·心痛选方》云:"服寒药过多,致脾胃虚弱,胃脘作痛。"由此可见,寒邪侵入腹中,或过食生冷,或误投寒凉,或久病大病致中阳受损,脾胃气虚,运化无权,寒积留滞,气血受阻,"不通则痛",故症见腹痛暴急。对寒邪内侵、阳气受困者,治当温阳祛寒,犹如离照当空,阴霾自散,"通则不痛";若因正气不足、阳虚内寒者,治以培补阳气、扶正祛邪,则暴痛自除。从上述 21 例腹部暴痛病案所用的方药来看,方以理中汤类为常用,共有 16 例,占全部病例的 3/4 以上;药多用温补之品,如用干姜或炮姜的有 18 例,用肉桂的有 10 例,用附子的有 9 例,用参、术的各 14 例。

现代药理研究发现,干姜含姜辣素和挥发油(主要成分为姜烯、姜醇等),能促进血液循环,服后胃肠有温暖感,即所谓"温中散寒"并能止呕。肉桂含桂皮油及鞣质,桂皮油的主要成分为桂皮醛、乙酸桂皮醋、乙酸苯丙酯等,对胃肠有缓和刺激的作用,能增强消化功能,排除消化道积气,缓解胃肠痉挛。附子含乌头碱、次乌头碱等生物碱,能起镇痛作用。党参含皂苷、蛋白质、维生素 B_1、维生素 B_2、蔗糖、生物碱等,对神经系统有兴奋作用,能提高机体的抗病能力。白术含挥发油,主要成分为苍术醇和苍术酮,并含维生素 A 类物质,有促进肠胃分泌的作用,其小剂量有镇静作用。

理中汤用党参补脾胃虚弱,以干姜祛脾胃里寒,均属主药,辅以白术健脾燥湿,炙甘草和中益气,诸药合用有补益脾胃、温中散寒之功。有关药效分析认为,本方温中散寒的作用,与镇痛、止呕、止泻等作用有关,可能是通过调整胃肠功能而起到上述作用。

对于治疗腹部暴痛,一般多以"通"字立法,目前中医治疗急腹症,多用攻下祛邪、清热解毒等疗法,以达"通则不痛"之目的。但笔者认为,所谓"通"者,并非单指攻下通利而言,温(补)法同样是"通"的重要手段。如《医学真传·心腹痛》言:"夫通则不痛,理也。但通之之法,各有不同,调气以和血,调血以和气,通也;下逆者使之上行,中结者使之旁达,亦通也;虚者助之使通,寒者温之使通,无非通之之法也。若必以下泄为通则妄矣。"可知治疗腹部暴痛固以"通则不痛"为大法,面临床施治又必须辨证而灵活运用。综上所述,通过对《续名医类案》所载历代名医治疗腹部暴痛病案的分析探讨,可以得出以下初步结论:

(1)腹部暴痛可因寒因虚所致。

(2)因寒因虚所致的腹部暴痛大多具有以下特征:①发病之后治以清热攻下、行气活血等法,但疗效不佳或病反加重。②患者素体虚弱,病程较久,或曾早用、过用寒凉药。③伴有面色苍白,或面赤戴阳、手足冰冷,或四肢厥逆、腹痛喜温喜按等虚寒之象。④脉象沉微、沉紧或六脉沉伏、脉迟无力。

(3)属寒属虚的腹部暴痛,治以温(补)之法,可获良效,理中汤类方剂可考虑作为首选,姜、附、桂、参、术确为有效之品。

由于《续名医类案》辑录的是清初以前历代名医治病的验案,故该书对研究古代医家经验颇有参考价值。书中所载腹部暴痛的 39 个病案,治疗采用温(补)法而获良效者,竟占一半以上,说明温(补)法是不可忽视的重要治法,这对我们开展中医急腹症的治疗和研究很有启示。

注:本文引用页数均以人民卫生出版社影印本《续名医类案》(1957 年 4 月第 1 版,北京印刷四厂印刷)一书为准。

(中国中医急症,1996(01):28-29)

李东垣对"脾主运化"理论的贡献

吴耀南　涂福音

　　"脾主运化"是中医脾的最主要的生理功能,包括运化水谷和运化水湿两个方面。李东垣继承了《内经》《伤寒论》等有关脾胃论治的理论及张元素脏腑虚损辨治的学术思想,并根据自己的临证经验,全面系统创立了脾胃学说从其所著《脾胃论》一书所创四个"益气汤"的组成及应用,充分体现了李东垣对"脾主运化"理论的贡献。

一、气虚发热,甘温除热,补中益气汤

　　补中益气汤的组成:黄芪、炙甘草各五分,人参三分,当归身二分,橘皮二分或三分,升麻二分或三分,柴胡二分或三分,白术三分。主治气高而喘,身热而烦,其脉洪大而头痛,或渴不止,其皮肤不任风寒而生寒热之"脾证"。李东垣认为"脾证"的成因是"脾胃之气下流,使谷气不得升浮,使春生之令不行,则无阳以护其荣卫,则不任风寒,乃生寒热,此皆脾胃之气不足所致也,然而与外感风寒所得之证颇同而实异",即指出内伤发热乃脾胃之气不足,阳气下陷,阴火上冲所致。治疗"惟当以辛甘温之剂,补其中而升其阳""温能除大热",故制补中益气汤治之。方中黄芪、人参、炙甘草为清除烦热要药。因脾胃一虚,肺气先绝。故用黄芪益卫气而固腠理;人参补气;炙甘草助元气而泻火热;白术甘温,除胃中湿热;升麻、柴胡既升举下陷之清气还于脾胃,又升少阳生发之气上煦心肺;橘皮理气,升清化浊,气旺则血生;当归助诸药以和血脉,此乃本方组成意义,也创立了"甘温除热"法。

二、湿困脾机,从阴引阳,调中益气汤

　　调中益气汤的组成:黄芪一钱,人参、甘草、苍术各五分,柴胡、橘皮、升麻各二分,木香一分或二分。主治肢节烦痛,身体沉重,口不知味,不思饮食,心烦不安,小便清利而数或口渴尿频,或大便结滞,或便后脓血,胸满气短,咽膈不利,痰嗽稠黏,口中唾沫,食入反出,耳鸣耳闭,热熏头目,不能安卧或嗜睡无力,脉象洪缓而弦,重按滞涩等证。李东垣认为这都是因脾气虚弱,湿困脾机,谷气下流,消化功能障碍所致。所述症状反映着湿盛与脾虚的矛盾,但据列举症状表现,湿邪是矛盾的主要方面。故李东垣变补中益气汤为调中益气汤。方中仍以黄芪、人参、甘草甘温益气;柴胡、升麻一治脾胃谷气下流,一治少阳清升之气不

足;橘皮健胃调中,但以苍术易白术以燥湿,以木香易当归以调气,此乃"从阴引阳"之法,关键在于祛湿,湿化则中调,脾阳升浮,脾能健运,则诸症可解。

三、脾虚暑湿,健脾解暑,清暑益气汤

清暑益气汤的组成:黄芪、苍术、升麻各一钱,人参、泽泻、神曲、橘皮、白术各五分,麦门冬、当归身、炙甘草各二分,青皮二分半,黄柏二分或三分,葛根二分,五味子九枚。主治在夏月劳倦脾虚伤暑,精神短少,四肢困倦,胸满气短,身热烦渴,小便黄而数,大便溏而频,自汗体重,不思饮食,脉象洪缓等暑伤元气的病症。李东垣认为此症乃"气虚身热,得之伤暑,热伤气故也","时当长夏,湿热大胜,蒸蒸而炽,人感之"。此证暑湿之邪是标,元气是本,急则治标,暑湿之邪是其主要矛盾,当变补中益气为清暑益气。方中用黄芪补益卫气;人参、当归身、炙甘草、橘皮补脾胃益元气;白术、苍术并用,运脾兼祛湿;葛根、升麻散肌表以解暑热,且以葛根易柴胡,鼓舞胃气上行;加泽泻以利小便除湿;加青皮、神曲以助运化;加麦门冬、五味子泻阴火以滋肺之化源;少佐黄柏助麦门冬以泄阴火,助参术以清暑湿。暑湿清,阴火降,脾胃中的元气自然得以舒伸,脾之健运功能可得复常,故本方适于暑湿偏重、暑伤元气之病证。

四、脾虚湿热,升降协调,清神益气汤

清神益气汤由茯苓、升麻各二分,泽泻、苍术、防风各三分,生姜五分,青皮一分,橘皮、生甘草、白芍、白术各二分,人参五分,黄柏一分,麦冬二分,五味子三分组成。主治素有脾胃虚损,夏季暑湿流行季节,全身及面目发黄,小便黄或清,大便不调,饮食减少,气短,动则呼吸急促,疲倦嗜睡,四肢无力不能动作等病症。李东垣于本方用茯苓、泽泻渗湿热于下;升麻、防风、生姜助风以胜湿,鼓舞阳气而外行经络;白术、人参、甘草补脾胃而内顾根本;白芍敛耗散之阴;青皮、陈皮利肝脾之气;生脉散急救津液;加黄柏既助麦冬、五味子以滋肾水,又配苍术以清湿热。本方内补脾胃阳气,外泻经络湿热,标本兼治,升降协调,使肝病所致之黄疸等症,亦由肝病治脾的整体疗法,达到清神益气的治疗目的,故可知升降协调的关键在于脾胃的健运。

《素问·经脉别论篇》云:"饮入于胃,游溢精气,上输于脾,脾气散精,上归于肺,通调水道,下输膀胱,水精四布,五经并行,合于四时五脏阴阳,揆度以为常也。"这是指脾对饮食物具有消化吸收功能,当饮食进入胃以后,其消化吸收,实际上是在胃和小肠内进行的,但必须依赖脾的运化功能,才能将水谷转化为精液,再转输布散全身,为化生精、气、血、津、液提供足够的营养物质,使全身脏腑器官得到充分营养,以保证身体各种生理功能的正常运行,此即脾运化水谷的含义。而脾运化水湿是指脾对水液具有吸收转输和布散作用,能使脏腑百骸得到水液的濡润,又能将水谷精微中的多余水分吸收,及时转输到肺和肾,通过肺肾的气化功能化为汗和尿排出体外,以防止水液在体内停滞,避免湿、痰、饮等病理产物的生成,

而导致水肿、泄泻、黄疸等疾病。脾的运化水谷和运化水湿功能是密切配合的。脾运化功能的正常,才能化生气血充养全身,保证人体水液代谢的正常。对人体生命活动的持续、防止疾病的发生均有重要意义。

综观李东垣的四个"益气汤",补中益气汤乃针对脾不能运化水谷所致之气虚内伤发热证而创。李东垣认为本证因"饮食失节,寒温不适,则脾胃乃伤,喜怒忧恐,损耗元气……脾胃气虚,则下流于肾,阴火得以乘其土位"。指出因饮食劳倦、情志所伤,可致脾失健运,不能运化水谷,清气下降,使阴火上冲,侵害脾胃而产生发热,故称之为"脾证"。治疗应以补气升阳,使脾健能运化水谷,则阳气升发,阴火下潜而热自退;元气充足,则肌表固密而腠理坚,故发热恶寒诸症,悉得以除。调中益气汤、清暑益气汤、清神益气汤是针对脾既不能运化水谷,又不能运化水湿所致脾虚湿困,暑湿外侵,湿热内生等病证而创。调中益气汤证乃脾虚运化失司,湿困脾机,谷气下流所致,治以益气健脾渗湿,"从阴引阳",脾阳升发则能主运化而诸症自解。清暑益气汤适于脾胃元气先虚,运化失司,暑湿之邪复乘虚侵害元气致病,如李东垣所说:"此病皆由饮食劳倦损其脾胃,乘天暑而病作也。"暑必夹湿,故李东垣治暑特别注重脾虚湿盛的调理,其清暑益气汤中健脾治湿的药占主要地位,乃遵脾主运化水湿之旨也。清神益气汤适于"素有脾胃虚损病……加之正当于暑雨之际,素有黄证之人"。由于平素脾胃虚损,脾虚不能运化水谷,元气化生不足,加之正当于暑天多雨之季,湿热交蒸,而脾虚又不能运化水湿,有黄疸病的人病情就加剧了。治疗则"当于脾胃肺之本脏,泻外经中之湿热"。以清神益气汤既升发阳气,温补脾胃肺脏的虚弱,又外泻经络的湿热,故"主之而愈"。由此可见,清神益气汤旨在恢复脾主运化水谷及运化水湿之功能。

综上所述,我们看出脾主运化水谷是创制补中益气汤的理论基础,脾主运化水谷和运化水湿为调中益气汤、清暑益气汤、清神益气汤的制定确立了理论依据,而李东垣四个"益气汤"的创立,也是对"脾主运化"理论的应用和发展。

从四个"益气汤"可以看出李东垣重视脾胃,强调脾胃之气的升发,在治疗上着重对脾胃升阳益气药物的运用。由于脾胃居于中焦,是升降运动的枢纽,升则上输于心肺,降则下归于肝肾,只有脾胃健运,才能维持"清阳出上窍,浊阴出下窍,清阳发腠理,浊阴走五脏,清阳实四肢,浊阴归六腑"的正常升降运动。若脾不主运化,脾胃气虚,升降失常,则内而五脏六腑,外而四肢九窍,都会发生种种病证。故李东垣强调脾胃之气的升发即强调脾主运化,着重对脾胃升阳益气药物的运用,即重视对脾主运化的调理。

因此,《脾胃论》启示我们在防治疾病中要善于保护脾胃,注重调养脾胃,使脾能主运化,则身体健康。反之,若脾不主运化,则易产生各种疾病。此即李东垣所说:"内伤脾胃,百病由生。"这种体现整体观的中医理论对临证施治和养身防病都有深远的指导意义。

(甘肃中医,2000(01):4-5)

学用《伤寒论》方的体会

吴耀南

石寿棠云："汉张太守著《伤寒》一书,立一百一十三方,三百九十七法,随病之变迁用之,千变万化,灵妙无穷,万病皆当仿之为法,不可仅作伤寒书读也。"启发医者学用《伤寒论》方,不能生搬硬套,或按图索骥,而应穷其理致,探其精微,触类旁通,灵活应用,方能取效于临床。现将本人学用《伤寒论》方的粗浅体会探讨于下。

一、抓住主症,对症用方

《伤寒论》中明示:"伤寒中风,有柴胡证,但见一证便是,不必悉具"(101 条,宋版《伤寒论》,下同)。所谓一证,当指少阳主症之一而言,如往来寒热、胸胁苦满、心烦喜呕等,可见少阳病只需见到一部分主症,即可使用小柴胡汤,不必主症悉具,然后用之。再细览《伤寒论》,仲景先师在不同经的病中,只要出现相同的主症,则予异病同治。如栀子豉汤证,在太阳篇曰:"发汗吐下后,虚烦不得眠,若剧者,必反复颠倒,心中懊恼,栀子豉汤主之"(76);"发汗,若下之,而烦热,胸中窒者,栀子豉汤主之"(77)。在阳明篇则云:"阳明病……若下之,则胃中空虚,客气动膈,心中懊恼,舌上苔者,栀子豉汤主之"(221);"阳明病下之,其外有热,手足温,不结胸,心中懊恼,饥不能食,但头汗出者,栀子豉汤主之"(228)。在厥阴篇则曰:"下利后,更烦,按之心下濡者,为虚烦也,宜栀子豉汤"(375)。比较以上数条,皆异中有同,病位异在三经,同为栀子豉汤所主,因见心烦懊恼之主症,便可据症用方,而非某方专治某经某病。受此启发,推而广之,治疗各经诸症,主要抓住主症便是,不必拘泥。所谓主症者,乃某证候中之主要症状,为该证候主要病机的表现,惟抓住主症,据此选方用药,则于临床多验。略举笔者之医案为例。

案例 1:黄某,男,45 岁。

病史:以带状疱疹并肺部感染住院。入院后持续 5 天高热不退,体温 39.5～39.8 ℃,予大剂清热解毒中药和多种抗生素、退热剂以及激素,均未能改善症状而延余会诊。症见:高热,畏冷,往来寒热,咳嗽,少痰,呕吐,口干,口苦,纳少,尿黄,便干,右胸带状疱疹灼痛,舌红苔黄,脉弦数。往来寒热乃邪在少阳之主症,且忆起"呕而发热者,小柴胡汤主之"(379)。

治疗:小柴胡汤为主方,随症加减:柴胡 12 g,半夏 10 g,太子参 12 g,黄芩 12 g,大枣

12 g,生姜 5 片,青蒿 12 g,白薇 15 g,鱼腥草 30 g,甘草 10 g。服药当晚体温降为 38.3 ℃,3 剂后体温降为正常而未再发热。

案例 2:张某,男,38 岁。

病史:夏季台风天受凉出现发热咳嗽,曾求诊于某医院诊为"上呼吸道感染",辨为风热感冒,予银翘散加减治疗,3 天未见改善。刻诊:咳嗽频频,痰白而稀,胸闷头痛,发热,恶风,汗出,鼻塞流涕,恶心,纳少,便调,夜寐不安,舌淡红、苔薄白,脉浮略数。《伤寒论》示:"太阳病,头痛,发热,汗出,恶风,桂枝汤主之"(13)。

治疗:遂予桂枝汤加味,桂枝 10 g,白芍 10 g,大枣 10 g,生姜 5 片,甘草 6 g,羌活 10 g,黄芩 12 g,半夏 10 g,枇杷叶 12 g。3 剂病愈。此案提示:并非夏季外感即以风热论治,不能一见"上呼吸道感染"即予清热宣肺化痰,而应抓住主症。患者乃风邪袭表,卫外不固,营不内守,营卫不合,故发热、汗出、恶风、头痛为太阳本证,肺合皮毛,肺气上通于鼻,外邪犯表,肺气不利,则咳嗽、鼻塞、流涕,故投予解肌驱风、调和营卫之桂枝汤,效如桴鼓。柯韵伯说:"此条(指第 13 条)是桂枝本证,辨证为主,合此证即用此汤,不必问其为伤寒、中风、杂病也。今人凿分风寒,不知辨证,故仲景佳方置之疑窟。"

二、抓住病机,不拘证候

谨守病机,不拘证候,常常能扩大经方的使用范围,因证候为标象,病机为本质,若标象迥异而本质相同者,则可异病同治。

案例 1:王某,男,53 岁。

病史:自汗四个多月,每于午后汗出如洗,内衣尽湿,汗出时项背微恶风,天天如此,余无不适。曾多方求医,服当归六黄汤、玉屏风散、补中益气汤等药均无效。

辨证:因思仲景所言:"病常自汗出者,此为荣气和,荣气和者,外不谐,以卫气不共荣气谐和故尔。以荣行脉中,卫行脉外,复发其汗,荣卫和则愈,宜桂枝汤"(53)。

治疗:桂枝 10 g,白芍 10 g,大枣 10 g,生姜 5 片,甘草 6 g,防风 10 g,白术 10 g,黄芪 15 g。服药未及 1 周,病证若失。

案例 2:刘某,女,27 岁。

病史:产后两个半月,起居不慎而突发高热 2 天,体温 39.9～40.2 ℃,恶寒,身痛,头痛,汗出,恶风,神倦乏力,食欲不振,恶心欲吐,舌淡红、苔薄白,脉浮缓、重按无力。

辨证:分析其病机为产后气血骤虚,复因起居不慎,贼风乘虚侵入,两虚相得,乃客其形,致营卫不和,故见高热、汗出、脉浮缓而弱,诚如《伤寒论》所言:"太阳病,发热汗出者,此为荣弱卫强,故使汗出,欲救邪风者,宜桂枝汤。"

治疗:桂枝 10 g,白芍 10 g,大枣 30 g,生姜 5 片,炙甘草 6 g,当归 10 g,玉竹 15 g,白薇 15 g,青蒿 10 g,羌活 10 g,防风 10 g。服药 3 剂,体温降至正常,诸症悉除。

以上两例,一为长期自汗,一为产后高热,证候迥异,但究其病机,均由卫不固护于外,致营不内守,营卫不相协调所致,故异病同治,均投予调和营卫之桂枝汤为主方。自汗者因病逾 4 个月,卫表亦虚,故予桂枝汤中加玉屏风散以益气固表;产后高热者,气血骤虚,则于桂枝汤中重用大枣补气,再加养阴血之当归、玉竹,理法方药丝丝入扣,故能疗效显著。

三、根据部位,结合病机

人体表部位的症状,每与相应脏腑功能失调有关,但须结合病机,辨其虚实寒热,则可根据部位,扩大经方使用的范围。

案例 1:任某,男,41 岁。

病史:平素嗜烟酒,以反复胃脘胀痛 5 年,加剧 3 周为主诉求诊。症见胃脘胀痛,按之痛甚,纳食减少,食后嗳气,口干口苦,小便短赤,大便干结 2～3 天一行,心烦急躁,夜寐不安,舌质暗红,舌苔黄腻,脉象弦滑。曾查胃镜示:慢性萎缩性胃炎;病理检查示:胃窦慢性萎缩性胃炎,伴肠上皮化生,Hp(+)。经莫沙必利、果胶铋、奥美拉唑等西药及疏肝理气和胃止痛等中药治疗,胃痛仍无改善。

辨证:该患者痛在剑突下胃脘部,按之痛甚,与小结胸类似,但此为胃脘痛而非典型之小结胸病,分析其病因病机,皆因平素嗜烟酒,湿热内蕴,酿生痰热,阻滞中焦,气机不利,不通则痛,与痰热结胸的病机相似。《伤寒论》曰:"小结胸病,正在心下,按之则痛,脉浮滑者,小陷胸汤主之"(138)。

治疗:故予小陷胸汤加味治之:瓜蒌 30 g,半夏 12 g,黄连 6 g,枳实 15 g,白术 15 g,丹参 15,砂仁 6 g,生蒲黄 10 g,九节茶 30 g,甘草 6 g。服药 5 剂,胃痛消失,后经中药辨治近半年,诸症悉除,体重增加。复查胃镜及病理,均示慢性浅表性胃炎。

案例 2:某,男,44 岁。

病史:小便浑浊如米泔水 2 周,无尿频、尿急、尿痛或腰酸、耳鸣,亦无其他症状,舌质暗红、苔黄厚腻,脉象滑数。曾服八正散、萆薢分清饮、三金片等中药,症状无改善。

辨证:观其脉证,当属下焦湿热之尿浊。《伤寒论》云:"热利下重者,白头翁汤主之"(371)。白头翁汤所治乃下焦湿热,传导失司所致之下利,与此例病位相同,病机相似,故投以白头翁汤加味。

治疗:白头翁 15 g,黄连 6 g,黄柏 12 g,秦皮 12 g,蚕沙 15 g,蛇床子 10 g,蛇舌草 30 g,乌药 10 g,土茯苓 30 g,甘草 6 g。服药 1 周,小便正常。

点滴体会,不揣愚陋,权当抛砖引玉,敬请同道指正。

(福建中医学院学报,2006(02):65-66)

吴耀南运用经方治疗
胃肠疾病的临床思路

俞晓芳　徐国山　吴晁辰　吴耀南

吴耀南主任医师,为全国 200 名中医优秀人才,是第 3 批福建省名老中医药专家指导老师,以治疗脾胃病在消化专科领域内口碑甚佳。笔者有幸跟随吴耀南主任医师学习。我们把吴师运用经方治疗胃肠疾病的临床诊治思路用两个病例加以阐述。

例一:患者,男,蒋某某,40 岁。诉 3 年前开始无明显原因出现肚脐周围间歇性疼痛,伴肠鸣、腹泻,每日 5 次或 6 次,曾做肠镜提示肠炎。口服黄连素片(小檗碱)、培菲康(双歧三联活菌)无效。也曾中药调理 2 年,或服用补气健脾或温阳固摄或清利湿热之品,效果均不好。2015 年 3 月 5 日慕名第一次就诊,症见:腹痛呈阵发性疼痛伴肠鸣,痛时欲泻,泻后痛缓。矢气频繁,时有呃逆,泻下物为黄色稀便,无夹杂脓血黏液。腹部闷胀不适,时能扪及条索状物,饮冷后加重,右下腹感局限性隐痛,按之有压痛,无反跳痛。纳食正常,口干喜饮,舌红苔薄黄腻,脉弦沉细。

吴师辨证:因久病难愈,心情抑郁,肝气郁结,横逆犯脾。气机升降失司,脾失健运发为泄泻。治疗第一步先予抑肝扶脾,给予痛泻要方加减:防风 10 g、白芍 15 g、白术 30 g、陈皮 10 g,共 7 剂。

药后腹痛阵发伴肠鸣的现象大为缓解。但其余症状仍存在:腹部闷胀不适明显,与进食无关,嗳气矢后稍缓但旋之又起。吴师细细分析其既往就医经过:①曾经服用理气之品如枳壳,香附,柴胡或木香顺气散等效果不好。考虑其在腹部能扪及条索状物,故非单纯的气机阻滞而是有无形之痰气交阻,表现类似中医的聚证。②腹部有明显压痛,舌红苔黄腻考虑有肠道湿热之象,但服用清利湿热药物或饮冷后又会出现大便溏薄、腹部闷胀不适加重,考虑本有阳虚不足,故不耐寒下。综合分析为:痰气交阻寒热错杂证。病位在肠。给予半夏厚朴汤加减化无形之痰气,并仿乌梅丸寒温并用调治。

处方:半夏 10 g、厚朴 15 g、苏叶 10 g、陈皮 10 g、红藤 15 g、黄连 10 g、干姜 10 g、桂枝 6 g、黄柏 15 g、党参 15 g、附子 10 g。先煎服用 7 剂。

药后诉上述症状基本消除,感腹部轻松异常。后续予半夏泻心汤、四君子汤善后收功治愈。

例二:患者,骆某某,男性,50 岁。既往无胃病史。有抽烟史 20 年,每日 1 包。因肝炎输液治疗,两周后出现时有头晕欲呕,胃脘部闷闷不适,感觉剑突下如有物塞住,嗳气频繁,呕吐痰涎色白,胃脘疼痛拒按,嗳气后症状略有缓解,症状旋即又起,纳食减少,口臭口干,不欲饮水,大小便正常,舌红、苔黄白相间,脉弦。先给予奥美拉唑静滴,达喜、莫沙必利口服,中药清热利湿调治等症状未能缓解。患者不愿胃镜检查,给予出院。

吴师分析其疾病特点:①其平素烟量大,嗜烟之人多体内有热,该患者口臭口干明显,舌红苔黄为脾胃内热之象。②两周来大量输液,吴师认为输液属于外来水湿寒邪易扼杀阳气。加之治疗肝炎服用清热利湿中药更加伤及脾胃阳气,致使中焦阳气不运,阳不化湿,湿邪聚而成痰,故呕吐白色痰涎,痰阻清阳,故时有头晕。痰气交阻,故自觉剑突下如有物堵塞不适,属于中医痞证范畴。③频繁的嗳气为机体自身的调节反映,欲使阻滞的气机经嗳气缓解。然无形之痰气内结,痰邪不化,故虽一时有所缓解但症状旋即又起。④痰本质属于阴邪,加之脾胃阳气受伤,故虽口干口臭但不欲饮。总体辨证属于水湿痰气内蕴,治疗上给予半夏厚朴汤合苓桂术甘汤加减:半夏 10 g、厚朴 15 g、苏叶 10 g、陈皮 10 g、茯苓 30 g、桂枝 10 g、干姜 5 g、白术 30 g、蒲公英 15 g、甘草 6 g。共 7 剂。

药后上述症状大为缓解,胃脘痞闷及胃痛消除,口稍干,偶有嗳气,后与香砂六君汤善后治愈。

学习体会:

半夏厚朴汤源自《金匮要略》,是主治咽喉部有异物感的专方。《金匮要略·妇人杂病脉证并治第二十二》指出:"妇人咽中如有炙脔,半夏厚朴汤主之。"现在此方最经常用于治疗咽喉部慢性炎症,声带小结,感冒后咽痒咳嗽等疾患。吴耀南主任医师认为半夏厚朴汤中药物基本上都归脾胃大肠经,但凡是属于痰气互结之胃肠疾患者,运用该方也能取得很好的效果。临床上要抓住几个关键症状:痞,闷,胀。基本上三个症状会同时出现,尤以痞塞症状突出。痰和气互相交结阻隔气机,气机上下升降不通则表现为痞。半夏厚朴汤中以半夏为主,其能化痰消痞散结,不仅能消有形之痰,更以消无形之痰为擅长。

乌梅汤原是治疗伤寒厥阴病,原方主治上热下寒之吐蛔。本文第一例六经辨证虽属于太阴病。但吴师认为有些复杂难愈的太阴病,其深沉的病机往往是寒热错杂现象。这同厥阴病机有相似之处。因此采用厥阴病经典方——乌梅丸来调理患者的寒热错杂,取得很好的效果。吴师一直强调应重视临床问诊,抓住蛛丝马迹。如常常问其平素爱不爱吃水果,吃后是否觉胃脘不适,或如口干是否不喜饮水,或是否喜热饮,或服用清热之品是否很容易出现腹泻等。以上症状往往提示患者有脾阳不足,不要被其口干、舌红苔黄之象蒙蔽,误为单纯热象。

吴师爱用经方,其运用经方治疗脾胃病能不拘泥于古方,又能临证发挥,取经方之精髓,扩大经方治疗范围,给我留下深刻印象。"古方今用,活法在人"。吴师的治学方法值得晚辈学习。

(中医临床研究,2017,9(04):106-107)

异病同治之半夏泻心汤

王芸素　吴耀南

　　"异病同治"指不同的疾病在发展过程中,由于出现了相同的病机,因而采用同一方法治疗的法则。"异病同治"的治疗思想最早见于《黄帝内经》,如《灵枢·五变》曰:"黄帝曰:一时遇风,同时得病,其病各异",指出同样的病机表现出不同的病症,间接表述了"异病同治"的思想。在汉代张仲景的《伤寒杂病论》中"异病同治"的思想得到进一步的发展。清代陈士铎《石室秘录》曰:"同治者,同是一方,而同治数病也,异治者,病而异治也",正式提出了"异病同治"的概念。"异病同治"是中医学辨证论治的特色之一,为中医的辨病辨证治疗提供了化繁为简的思维方法,也为后世医家对"异病同治"规律的应用打开了局面。

　　辨证论治是中医的精髓,是指导临床诊治疾病的基本法则,"异病同治"就是在此原则指导下产生的。中医学辩证地看待病和证的关系,既重视同一种病可以包括几种不同的证,又重视不同的病在其发展过程中可以出现同一种证,中医治病主要不是着眼于病的异同,而是着眼于证的异同。在辨证论治原则指导下,相同的证可用相同治法,不同的证就必须用不同治法,即"证同治亦同,证异治亦异"。"异病同治"作为中医最基本的治疗原则之一,在临床实践中,对于提高临床疗效具有十分重要的指导意义。

　　有幸成为福建省第三批名中医师承工作继承人,师承福建省名中医吴耀南主任医师,在跟师门诊过程中,深深体会到了"异病同治"在中医临床中的广泛应用,现举隅如下。

　　病例一:患者,骆某某,女,40岁,因"反复胃脘疼痛2年余,加重2周"就诊。辰下症见:胃脘疼痛,饱闷饥烦,呕吐酸水,嗳气,喜热饮食,畏寒肢冷,腰膝酸软,纳寐欠佳,大便质干,小便黄,舌红苔黄厚,脉沉取有力,尺脉弱。查电子胃镜提示:复合性溃疡。中医诊断:胃脘痛(寒热错杂);西医诊断:复合性溃疡。中医治法:清上温下。处方:半夏泻心汤加减。黄芩10 g,黄连5 g,法半夏10 g,干姜10 g,吴茱萸3 g,甘草10 g,大枣10 g,乌贼骨15 g,浙贝10 g,生蒲黄10 g(布包),青风藤20 g,珍珠母30 g,三七粉6 g。水煎内服,每日1剂,分2次,早晚温服。

　　病例二:李某某,女,49岁,因"反复胸骨后烧灼感3年"就诊。辰下症见:胸骨后烧灼感,呕吐酸水,嗳气,喜热饮食,得食加重,畏寒肢冷,纳寐尚可,二便正常,舌暗红苔黄厚,脉沉取有力,尺脉弱。查电子胃镜示:慢性浅表性胃炎,Barret食管。中医诊断:胃脘痛(寒热错杂);西医诊断:慢性浅表性胃炎,Barret食管。中医治法:清上温下。处方:半夏泻心汤加减。黄芩10 g,黄连5 g,法半夏10 g,干姜10 g,吴茱萸3 g,甘草10 g,大枣10 g,乌贼骨

15 g,浙贝 10 g,生蒲黄 10 g(布包),青风藤 20 g,瓦楞子 40 g,莪术 10 g。水煎内服,每日 1 剂,分 2 次,早晚温服。

病例三:林某某,男,39 岁,因"反复胃脘疼痛半年"就诊。辰下症见:胃脘疼痛,嗳气反酸,喜热饮食,得食加重,畏寒肢冷,纳寐尚可,大便稀薄,小便正常,舌淡红苔黄厚,脉略滑,沉取有力,尺脉弱。查电子胃镜示:胆汁反流性胃炎。中医诊断:胃脘痛(寒热错杂);西医诊断:胆汁反流性胃炎。中医治法:清上温下。处方:半夏泻心汤加减。黄芩 10 g,黄连5 g,法半夏 10 g,干姜 10 g,吴茱萸 3 g,甘草 10 g,大枣 10 g,乌贼骨 15 g,浙贝 10 g,生蒲黄 10 g(布包),青风藤 20 g,代赭石 15 g,旋覆花 10 g。水煎内服,每日 1 剂,分 2 次,早晚温服。

半夏泻心汤出自东汉著名医学家张仲景所撰《伤寒论》,由半夏、黄芩、黄连、炙甘草、干姜、人参、大枣七味药组成,方中重用半夏和胃降逆止呕,为全方之君药;黄芩、黄连苦寒泄热;干姜、半夏辛温散寒,寒热并用,辛开苦降;更佐人参、大枣、炙甘草补益脾胃,共达调和中焦脾胃升降之功。本方为少阳误下成痞所设,是辛开苦降、寒温并用、攻补兼施、调和脾胃的代表方剂。胡希恕先生说:"半夏泻心汤证,症见……临床上常用于治疗胃肠功能紊乱。"因其配伍精当,效专力宏,故后世广泛应用于各种消化系统等疾病的治疗。

以上 3 个病案,在 2 次就诊时症状得到明显改善,3 个病案虽为不同疾病,但中医病机均为寒热错杂于中,脾胃升降失常,符合半夏泻心汤证的主症,故均以半夏泻心汤加减,同时结合现代药理。病例一加用"珍珠母、三七粉"中和胃酸,促进溃疡愈合;病例二加用"瓦楞子"制酸,"莪术"活血,改善 Barret 食管;病例三加用"代赭石、旋覆花"减少胆汁反流。

(中医药临床杂志,2015,27(09):1311-1312)

浅析"春夏养阳,秋冬养阴"

陈丽凤　　吴耀南(指导)

"春夏养阳,秋冬养阴"源于《素问·四气调神大论篇》,原文叙述如是:"夫四时阴阳者,万物之根本也。所以圣人春夏养阳,秋冬养阴,以从其根,故与万物沉浮于生长之门。逆其根,则伐其本,坏其真矣。"历代医家对"春夏养阳,秋冬养阴"的认识各不相同,主要观点概括如下。

马莳、高世栻认为春夏顺其生长之气即养阳,秋冬顺其收藏之气即养阴。

王冰认为养即制也。春夏阳盛,故宜食寒凉以制其亢阳;秋冬阴盛,故宜食温热以抑其盛阴。

张介宾认为阳为阴之根,养春夏之阳是为了养秋冬之阴;阴为阳之基,养秋冬之阴是为了养春夏之阳。

张志聪认为春夏阳盛于外而虚于内,故当养其内虚之阳;秋冬阴盛于外而虚于内,故当养其内虚之阴。

阴阳在我们现代《中医基础理论》教材里是这样定义的:"阴阳,是中国古代哲学的一对范畴,是对自然界相互关联的某些事物或现象对立双方属性的概括。"阴阳最早源于《周易》,伏羲远观天象,近取诸身,有所感悟,于是始作卦。一个生物所在之地,太阳射到此地面之光热,就是阳。此地面的光热已过,与光热未来之间,就是阴。此即画卦之义。阴阳产生于宇宙运动,对整个地球来讲具体是日、月的运动。日、月运动产生阴阳,阴阳相互作用产生的气的变化叫阴阳气化。阴阳气化产生寒、热、温、凉四季变化及昼夜温差。所以,此处的四时阴阳,具体讲的就是指地球随着日、月的运动的相互作用而产生的四季气候寒、热、温、凉的变化及昼夜温差,即一年四时的阴阳盛衰变化。

那四时阴阳的盛衰具有什么变化规律呢? 大家都对春升、夏浮、秋降、冬沉很熟悉,但具体的升降沉浮到底应该怎么解释比较合适呢? 或谓降者,夏时太阳射到地面的热,降入土中也,立秋为降之起点。沉者,降入土中的热沉入土下之水中也,立冬为沉之起点。升者,沉入水中的热升出土上也,立春为升之起点。浮者,升出土上的热又与夏时太阳射到地面的热,同浮于地面之上也,立夏为浮之起点。中者,降沉升浮之中位也。故秋分前,土上热多,土下热少。秋分则土上与土下的热平分也。春分前,土下热多,土上热少。春分则土上土下的热平分也。冬至者,由立秋降入土下的热,多至极也。夏至者,由立春升出地上的热,多至极也。降极则升,升极则降,升降不已,则生中力(中气)。大气之升降沉浮中遂成一个太极圆运动。而中气即为升降沉浮之枢纽,中气足则升降不已,太极圆运动正常运转,阴阳交感,能量不断繁衍,生命乃续;中气不足则升降无序,以致阴阳不交,生命乃绝,正如古人所言:"阴阳离决,精气乃绝。"

人禀天地之气以生,人体之阴阳亦遵循造化大气之阴阳。大气之圆运动即一大宇宙,而人身之圆运动则成一小宇宙。宇宙大气圆运动时,万物乃生;人之小宇宙圆运动时,生命乃续。中气是整个圆运动的枢纽,故顾护培养中气是相当重要的养生方法。古人言:"有胃气则生,无胃气则死。"此胃气即指人的中气也。

接下来让我们探讨一下四时阴阳变化跟万物之间的内在联系。举植物为例:植物经秋而叶落,植物个体的热下降也。经冬而添根,植物个体的热下沉也。经春而升发,植物个体的热上升也。经夏而茂长,植物个体的热上浮也。由此可见,热的降沉升浮在植物个体中的表现相当明了。从植物个体的热的降、沉、升、浮,即可见宇宙大气的热的降沉升浮,同时人身的热的降沉升浮亦可想而知了。热性本来升浮,不能沉降,热之沉降,秋气收敛之力降沉之也,热降,为生物有生之始,热不降,为生物致死之因。可见,四时阴阳消长变化是万物生、长、化、收、藏的根本,有四时阴阳之盛衰变化才有万物的生长变化,故《黄帝内经》言:"夫四时阴阳者,万物之根本也。所以圣人春夏养阳,秋冬养阴,以从其根。逆其根,则伐其本,坏其真矣。"

由上可见,四时阴阳盛衰变化规律可概括如下:秋分前,土上阳气盛,土下阳气少。秋分则土上与土下的阳气平分也。春分前,土下阳气盛,土上阳气少。春分则土上与土下的阳气平分也。冬至者,土下的阳气盛至极也。夏至者,地上的阳气盛至极也。

中气之线,在宇宙为地面之际,在人身为胸下脐上之间,在脐上二寸。人体中气之线以上为心、肺,心在体合脉,肺在体合皮;中气之线上为脾,脾在体合肉;中气之线以下为肝、肾,肝在体合筋,肾在体合骨。故于人身而言,中线之上即指人体之上部、外部,中线之下即指人体之下部、内部,中线之上即指人体之中部。故在人身四时阴阳盛衰变化规律如下:秋分前,人体外上部位阳气盛,内下部位阳气少。秋分则外上与内下的阳气平分也。春分前,内下阳气盛,外上阳气少。春分则外上与内下的阳气平分也。冬至者,内下的阳气盛至极也。夏至者,外上的阳气盛至极也。

人皆言"瑞雪兆丰年",殊不知冬令雪大,次年丰收,乃因雪能封藏地面下的阳气。冬令雪大,地下阳足,岂止次年禾稼结实特多,人身亦加康健也。人知冬令鸣雷,次年不利。不知冬令鸣雷,乃地下封藏的阳气,往外消失。次年由地下生(升)出地上的大气,成了无根的病气。岂止五谷缺收,民病犹不易治。因去年是今年的先天,今年是明年的先天也。雪大冰厚,地下水中封藏气足,阳热不外泄也。

又为何地下冬天如暖炉,夏天如冰窖呢? 其实这是冬天天寒地热,夏天天热地寒的表现。春夏之时,地下水中所藏的阳气,升出地面之上,地面之下阳气减少,故导致天热地寒,井水冰凉。秋冬之时,地面之上所盛满的阳热,降入于地面之下,故导致天寒地热,井水暖和,甚则有滚烫之温泉。

医圣张仲景在《伤寒论·辨脉》篇中指出:"……五月之时,阳气在表,胃中虚冷……十一月之时,阳气在里,胃中烦热。"此是从临床辨证论治角度指出夏天阳气在表,冬天阳气在里,临床当依此特点用药施治。从天人相应的角度,夏天气候炎热,人体内的阳热反而虚少,因而容易生冷生寒,也就是表现为"阳气在表,胃中虚冷",虽然热燥心烦口渴,却容易中寒腹痛腹泻。冬天气候寒冷,人体阳气入里潜藏,虽然身感寒冷,却容易内生痰浊积热,也就是表现为"阳气在里,胃中烦热"。

"春夏养阳,秋冬养阴"具体该如何做到呢?

《黄帝内经》提出:春三月,此谓发陈,天地俱生,万物以荣,夜卧早起,广步于庭,被发缓形,以使志生,生而勿杀,予而勿夺,赏而勿罚。此春气之应,养生之道也。逆之则伤肝,夏为寒变,奉长者少。释义:春季是万物萌发生长去旧更新的季节,养生在精神、饮食、起居、运动等方面,都应顺应春天阳气升发、万物始生的特点,注意顾护阳气,注重一个"生"字。饮食上,宜多食绿色蔬菜、水果等。起居情志上,宜夜卧早起,广步于庭,披发缓形,以便使精神情志随着春天升发之气而舒畅愉快,切勿抑郁、压抑之。否则将影响肝气的条达升发,导致夏天生长之阳气少,易生内寒之病。故圣人亦教导我们要"春捂",也即为了保护阳气,不令阳气耗散、寒邪侵犯之意。

《黄帝内经》曰:夏三月,此谓蕃秀,天地气交,万物华实,夜卧早起,无厌于日,使志无怒,使华英成秀,使气得泄,若所爱在外。此夏气之应,养长之道也。逆之则伤心,秋为痎疟,奉收者少,冬至重病。释义:夏季烈日炎炎,地热蒸腾,雨水充沛,是自然界万物繁荣、成实的季节,夏季养生应顺应夏季阳盛于外的特点,注意顾护阳气,注重一个"长"字。以饮食调养为例,夏季阳在外阴在内,胃肠蠕动减慢,胃酸分泌减少,饮食宜清淡,不可过寒凉,故夏季的解渴消暑之品,如西瓜、绿豆汤等应少冰镇,做到"夏不欲穷凉",以防耗伐升发之阳,变生暑湿、洞泄。另可适当食用一些生姜、大蒜、辣椒等辛辣之品,一是增强人体阳气,二是增加食欲以开夏季食纳之差,三则可通过出汗达散热降温之目的,此于暑中求热,乘夏养阳之法可谓事半功倍,且无"内火""内毒"之虞。根据"夏季养阳"的法则,另有夏日三伏,每伏食附子粥或羊肉附子汤一次,配合天地阳旺之时,以壮人体之阳,效若桴鼓。

《黄帝内经》曰:秋三月,此谓容平,天气以急,地气以明,早卧早起,与鸡俱兴,使志安宁,以缓秋刑,收敛神气,使秋气平,无外其志,使肺气清。此秋气之应,养收之道也。逆之则伤肺,冬为飧泄,奉藏者少。释义:秋季,结实已成,地气收敛,萌而待发,进入新的循环终始之期。此时应注重一个"收"字。当心志安宁而不外弛,收敛神气而内含,适萌而待发之机。逆之则金失敛降收涩,至冬阳气不能内敛而外泄,导致内藏之阳变少。故圣人亦教导我们要"秋冻",也即肃降阳气,使阳气内敛不致耗散之意。秋内应于肺,秋燥易伤津液易伤肺,故秋宜多食甘润之品,以生津益肺,润燥护肤,使肺肃降功能正常发挥。常用食物有芝麻、蜂蜜、梨、枇杷、柿子、甘蔗、香蕉、百合、银耳、乳品等。

《黄帝内经》曰:冬三月,此谓闭藏,水冰地坼,无扰乎阳,早卧晚起,必待日光,使志若伏若匿,若有私意,若已有得,去寒就温,无泄皮肤,使气亟夺。此冬气之应,养藏之道也。逆之则伤肾,春为痿厥,奉生者少。释义:冬天气温骤降,天寒地冻,万物闭藏,此时阳气敛藏,阴液易于内亏,蛰虫尚用冬眠来养精蓄锐为来春生机勃发做准备,人类更应顺应自然规律,故冬季养生应以"藏"为原则,保暖避寒为要法,使阴精潜藏于内,阳气不致外泄。以起居调养为例,应早卧晚起,必待日光,去寒就温,无泄皮肤,以适应冬天调养"藏"气的养生方法,使人体阴平阳秘,精神乃治。冬内应于肾,"肾为先天之本,生命之源",此时进补最佳,但需因人而异,饮食一般多选滋阴潜阳、补肾添精、热量较高之品,如谷类、鳖、龟、木耳、桂圆、红枣、核桃肉、羊肉、牛肉、狗肉等,亦可稍饮醇酒,以助肾气,活血通脉。

因此,懂得适时地在春、夏季节保养阳气,以顺应生长的需要,在秋、冬季节保养阴气,以适应收藏的需要,顺从天地自然生命发展的根本规律,就能与万物一样,在生、长、收、藏的生命过程中正常地运动发展。如果违逆了这个规律,就会戕害生命力,破坏人身真元之气,损害身体健康。故无论是养生防病,还是治疗用药,都应该顺应四时阴阳的自然变化,视人体阴阳之盛衰而调之。

大家耳熟能详的"冬病夏治,夏病冬治"其实就是对"春夏养阳,秋冬养阴"的临床应用。如对于慢性支气管炎,因肾阳不足,阴寒内凝所致者,不耐冬季阴寒内盛之时,故好发病于冬季,临证时在夏季阳旺之时,乘人体阳气欲盛之势。运用补阳药物或贴敷,或针灸等疗法,均可取得良好效果。对于阴精亏损,阳气偏亢的眩晕病证,每每夏季气候炎热,病情反复加重,在冬天加以治疗,给予滋阴柔肝的药物,借助时令闭藏之际,培植人体真阴,用以弥补夏时阴精不足,预防或减轻病证的发作。

很多人虽然觉得"春夏养阳,秋冬养阴"有一定道理,但实际运用起来却很没信心。他们普遍认为:春夏季节天气渐热,养阳岂不助热,诱发热病?秋冬季节天气渐冷,养阴岂不助寒,诱发寒病?下面我们就以"冬吃萝卜夏吃姜,不劳医生开药方"这句俗语举例来探讨这个问题。

这句俗语在民间历史悠久、流传甚广,我想必然有它的一定道理。有人说了,生姜性味是辛热的,萝卜性味是甘寒的,夏季本来就炎热,冬季本来寒冷,为什么还要在夏季吃姜、冬季吃萝卜呢?这不是弄反了吗?实际上,这是与中医理论中的"春夏养阳,秋冬养阴"观点极为契合的养生经验之谈。

春夏阳虚于下,故一切起居饮食,皆注意保养中下的阳气。此时不知保养中下阳气,必不免外热内寒,导致上热下寒诸危险病疾也。然保养之余应不忘使阳气升发于外,使气得泄,若所爱在外,继续保持阳气旺于外上,虚于内下的自然状态,方可不致内热之病,此即真正所谓遵循大自然之规律。

秋冬阳实于下,阳气是往上浮的,虽实于下,仍易浮动上来。必须阴气充足,方能将阳降而藏于水气之中。故一切起居饮食,皆应注意保养中上的阴气。此时不注意保养中上的阴气,阴气不足,封藏不住在下的阳气。来年春夏,根本亏伤,必病极危险的温病也。然保养阴气之余亦不忘顾护内藏之阳,切勿太过寒凉以伤阳。

故若春夏以寒药治病,则易损伤下部的阳气,秋冬以热药治病,则易扰动下部的阳气,多坏。

综上所述,可见"春夏养阳,秋冬养阴"的养生观,不论在人体的生理、病理方面,还是在养生、治疗方面都具有一定意义。这提示人们要顺应四时而补其虚,补而不偏。随着四季的变更,人体必须做出适应性调节,使人体保持阴平阳秘的平衡状态。

(陈丽凤,收稿于 2009 年 8 月)

浅谈明清时期脾胃学之特点

陆菁菁　吴耀南(指导)

脾胃学说是中医学的重要组成部分,历代医家对此均有精深研究。从现有文献来看,脾胃学说萌芽于先秦《内经》《难经》,发展于后汉张仲景,建立于明代李东垣,充实于清代叶天士。明清是中医学理论与实践发展的鼎盛时期,众医家对脾胃学说有精辟论述,又各有发挥,促使脾胃学说进一步发展。笔者主要从明清脾胃学的理论及诊治特色入手,论述该时代所具脾胃学特点。

一、理论研究

(一)强调脾胃重要性

明代李中梓首先明确提出脾胃为后天之本论,其曰:"盖婴儿既生,一日不食则饥,七日不食则肠胃涸绝而死……一有此身,必资谷气。谷入于胃,洒陈于六腑而气至,和调于五脏而血生,而人资之以为生者也,故曰后天之本在脾。"同时代薛己认为:"凡医者不理脾胃及养血安神,治标不治本,是不明正理也。"龚廷贤强调人身安危全在胃气,认为:"运食者元气也,生血气者饮食也","胃气亏则五脏六腑之气亦馁矣","人之一身,以脾胃为主……脾胃既虚,四脏俱无生气","胃气弱则百病生,脾阴足则万邪息,调理脾胃为医中王道",又提出"善用药者,必以胃药助之"的论断。

(二)始重脾阴

明代医家论脾胃,多宗李杲,极重视顾护脾胃阳气,而鲜涉及脾阴。缪希雍不拘泥成规,首倡脾阴说。强调临证当分脾阴、脾阳,又认为许多杂病都是"脾阴不足之证"。薛己认为"阴虚乃脾虚也,脾为至阴",对虚损证强调肝、脾、肾三脏调治,而尤以脾土为要。清代唐宗海集多年经验,悟出滋补脾阴之重要,告诫后世:"调治脾胃,须分阴阳。李东垣后,重脾胃者但知宜补脾阳,而不知滋养脾阴。脾阳不足,水谷固不化,脾阴不足,水谷仍不化也。譬如釜中煮饭,釜底无火固不熟,釜中无水亦不熟也……俾知一阴一阳,未可偏废。"

(三)首创胃阴辨治

清代叶天士既继承了东垣补脾升阳之说,又阐述了脾胃分治之理。他认为脾胃虽同属中土,但论治有别,明确"胃喜润恶燥"观点和脾胃分治主张。对此,其门人总结为"脾喜刚燥,胃喜柔润"。叶氏创立的胃阴辨治之说,弥补了东垣略于治胃、重在温补、不及养阴的不足,纠正了举世皆以治脾之药笼统治胃,甚则阴阳不辨的弊病,对脾胃学说的发展做出了重要贡献。

(四)论脾统血

薛己认为脾胃为气血之本,脾为统血行气之经,首创脾统血理论。其曰:"血生于脾,故云脾统血,凡血病当用苦甘之剂,以助阳气而生阴血","血虚者,多因脾气衰弱不能生血也,皆当调补脾胃之气。"唐宗海对血证深有研究,强调血之运行上下,全赖于脾,认为忧思抑郁则伤脾阴,饮食、劳倦失节则伤脾气,凡脾阴脾气受伤都可致出血。

(五)脾胃湿热证理论形成

明清医家总结前人的经验,从病因病机、临床表现、诊断、治疗用药等方面对湿热病证进行了系统阐述,突出脾胃在湿热病中的中心地位,促进了脾胃湿热证理论的形成。薛雪在《湿热条辨》中系统地论述了湿热病,认为湿热病是脾胃先伤,强调脾胃内伤是主要病因。清代章虚谷对其做了进一步注解,道出湿热病邪以中焦脾胃为病变中心,并认为湿热病中湿热偏盛可导致不同的病情演变。叶天士在论及湿热病因,既强调外湿的形成又重视内湿,还注意到引起脾胃湿热证的另一种病因是寒湿化热。

(六)创久病入络说

叶天士补前贤所未备,开通络一法之先河。其认为对于一些慢性疾患,只要邪气久羁,必然伤及血络,故久病胃脘痛,可用活血通络法。其于《临证指南医案·胃脘痛》中曰:"初病湿热在经,久则瘀热入络","其初在经在气,其久则入络入血。"邵新甫曰:"所云初病在经,久病入络,以经主气,络主血,则可知其治气治血之当然也。凡气既久阻,血亦应病,循行之脉络自痹。"该学说诚为后世论治胃脘痛提供了新思路。

(七)湿、寒、热四气皆能致泄

《素问·阴阳应象大论篇》曰:"湿胜则濡泄",东垣"无湿不成泄"都指出了脾虚致泄的观点。而李中梓认为,风、湿、寒、热四气皆能致泄,而以湿为主,同时指出"脾土强者,自能胜湿",可见李氏对泄泻强调湿为主因、脾为主脏这一病因病机。

(八)对噎膈的认识

膈之病名首见于《素问·阴阳别论篇》曰:"三阳结,谓之膈。饮食不下,膈噎不通,食则吐。"元代朱丹溪以病变部位之上下将噎与膈区分开,但认为噎与膈"名虽不同,病本一也"。唐宋以后始将"噎膈"并称。李中梓在《医宗必读》中对"三阳结谓之膈",明确指出发病脏腑与大肠、小肠、膀胱有关。张景岳在《景岳全书》中明确将噎膈与反胃在症状、病机和治则、治法上区别开来,提出"反胃者,食犹能入,入而反出……噎膈者,隔塞不通,食不得下"。

(九)论饮食的重要性

在病因方面,龚廷贤认为饮食不当可致内伤病,其著《寿世保元》曰:"内伤之要,有三致焉。一曰饮食劳倦伤脾……二曰嗜欲而伤脾……三曰饮食自倍,肠胃乃伤者。"养生方面,食养被广为推崇。《瘟疫论·上卷》中"论食"一节阐述胃气须仔细养护,不可强食、过食,粥乃佳品。王士雄认为饮食应以"不饱"为度,不宜"过食骤食",不宜食"瓜果冰凉等物",以免"遏伏热邪,不能泄越"。并由此要求"若口不渴,汗不出,溺不赤者,诸冷食皆在所忌","但择轻清平淡者食之",反对"无故喜服参药,妄食腻滞之物"。龚廷贤提出不饱食、不食后便卧、不夜食等观点。

二、重视舌诊

四诊并重的思想早在《难经》已明确,但明清以前,医家多只重脉诊及问诊。至明清,医家对只重脉诊的现象进行了严厉批评,有关望诊内容有了较大增加。望诊在诊断中的地位日益突出,舌诊随着温病学的发展,在临床上也越发受到重视。辨证上,明清医家对脾胃湿热辨证尤重舌诊,如"若白苔绛底者,湿遏热伏也","舌苔不燥,自觉闷极者,属脾湿盛也","舌上白苔勃腻,吐出浊厚涎沫,口必甜味也……乃湿热气聚与谷气相搏,土有余也","舌黄脘闷,秽湿内着";治疗上,舌象往往成为运用下法的重要依据,如《温热暑疫全书·疫病方论》曰:"舌苔,邪在膜原故白,在胃则黄。苔老则沉香色。白者不可下,黄者下,黑者急下。下后苔不脱,舌刺舌裂舌短舌硬舌卷、白沙苔、黑硬苔皆当下。白苔滑泽,邪在膜原。"

三、治疗特点

(一)热病以养护胃津为要务

缪希雍认为中焦温病是邪正交争颇为激烈的阶段,温邪内结,阳明腑实,劫灼津液。其于《医学传心》中主张治疗热病以养护胃津为要,善用清凉、甘寒、清气之法,如此既能急下撤热又能保存阴液,治疗上善用石膏、麦冬、知母、竹叶等药。吴鞠通对下法的研究认为"热结液干之大实证,则用大承气汤;偏于热结而液不干者,旁流是也,则用调胃承气汤;偏于液干多而热结少者,则用增液承气汤,所以回护其虚,务存津液之心法",否则"火旺而釜融,土燥而水枯,纵增其阴亦晚矣"。因此将清热泻下剂与养阴生津药合用,正所谓"寓泻于补,以补药之体,作泻药之用,既可攻实,又可防虚,乃存津液之心法也"。

(二)温病肺胃津伤治

清代温病四大家之一王士雄继承叶天士、吴鞠通等的养阴经验,提出对于温病肺胃津伤者应以甘凉、甘寒等濡润之品生津除热。其曰:"凡治感证,须先审其胃汁之盛衰,如邪渐化热,即当濡润为辅,俾得流通,则热有出路,液自不伤,斯为善治",喜用石斛、沙参、玉竹、百合、麦冬、芦根、梨皮、蔗汁、西瓜汁、藕汁等药。另外王氏重订李杲清暑益气汤,变甘温为甘寒,使之更切合感受暑热,伤津耗气的病机。叶天士在治疗上极重视胃阴,倡导以甘平或甘凉濡润为主的濡养胃阴法,喜用沙参、麦冬、石斛、扁豆、山药、粳米、甘草之类。

(三)论治温病邪传中焦

清代吴瑭对温病传至中焦脾胃的症状概括为"面目俱赤,语声重浊,呼吸俱粗,大便闭,小便涩,舌苔老黄,甚则黑有芒刺,但恶热不恶寒,日晡益甚者,传至中焦,阳明温病也"。治疗上善于变化运用承气汤,如新加黄龙汤、宣白承气汤、导赤承气汤、牛黄承气汤、增液承气汤等。这些方药都被后世医家广泛应用于临床治疗。

(四)论治脾胃湿热证

脾胃湿热证理论形成于明清,明清医家认为湿热内蕴,脾胃失运,气机升降失常是脾胃湿热证之病机关键,祛湿清热、理气健脾是防治脾胃湿热证的基本方法,常以利水渗湿药、补虚药、清热药、理气药、解表药等为主,配伍运用。有学者搜集明清古医籍中治疗脾胃湿热证的方剂进行研究,总结出明清脾胃湿热方的用药种类,集中于淡渗利湿、行气、清热、补虚等,用药性、味多集中于甘苦温、辛苦温、甘淡平、苦寒等诸类。

(五)论治脾阴虚证

对脾阴虚的论治,缪希雍上承东垣、丹溪、王纶之说,又有重要发展,提出甘凉滋润、酸甘化阴为治脾阴虚大法。其于《先醒斋医学广笔记·痧疹续论》中大胆提出:"世人徒知香燥温补为治脾虚之法,而不知甘寒滋润益阴之有益于脾也",果断摒弃香燥,专任甘寒,常用药物有沙参、生地、天麦冬、枸杞子、白芍、蔗汁、梨汁等。

(六)通络法治疗胃脘痛

叶天士首创久病入络说,然使用通络法时,又结合胃痛之因及气、血、阴、阳之盛衰,灵活化裁。兼有肝气郁滞者,疏肝解郁,通络祛瘀;胃有滞着,又有络瘀,采用苦辛泄降,祛瘀通络;络瘀兼浊痰留饮,胸脘痞室,采用通络兼以辛润苦滑通胸中之阳,开涤浊涎,用鲜薤白或老韭白汁、生姜汁、瓜蒌等;胃阳虚者以桂枝、淡干姜通阳气,甚者加乌、附、川椒;络瘀甚者常以虫类搜剔之品,如蜣螂虫、䗪虫等。

(七)疫邪传胃,下不嫌早

吴有性发展了仲景的学术思想,对疫证用下法的目的,另有一番独到见解,曰:"盖疫邪每有表里分传者,因有一半向外传,则邪留于肌肉,一半向内传,则邪留于胃家。邪留于胃,故里气结滞,里气结,表气因而不通,于是肌肉之邪不能即达于肌表。下后里气一通,表气亦顺,向者郁于肌肉之邪方能尽发于肌表,或斑,或汗,然后脱然而愈。伤寒下后,无有此法。"所谓"温病下不嫌早,伤寒下不嫌迟"的说法,就是在该认识基础上产生的。在下法用药中,吴氏尤重大黄之功,认为"三承气功效俱在大黄"。

(八)治泄九法

李中梓对泄泻一症,归纳提炼出淡渗、升提、清凉、疏利、甘缓、酸收、燥脾、温肾、固涩等治泻九法。其在《病机沙篆》中曰:"寒冷之物伤中,膜满而胀,传为飧泄,宜温热以消导之;湿热之物伤中,下脓者,宜苦寒以内疏之;风邪下陷,升举之;湿气内盛者,分利之;里急者,下之;后重者,调之;腹痛者,和之……脓血稠黏,每至圊而不能便,脉洪大有力者,下之凉之。"这些方法至今仍有很高的临床实用价值。

(九)熟地补土厚肠胃

明清医者普遍认为土衰忌滋腻,而张介宾大胆提出脾胃水谷与命门精血互资,主张用补精血的熟地补土厚肠胃。其治疗脾胃虚弱,除习用人参外,更主张使用熟地,所立大补元煎术为补养脾胃元气第一要方,熟地即主药之一。张氏治疗脾胃诸疾,如呕恶、吐泻,甚至久泻不止者,制理阴煎、胃关煎等方,俱以熟地为主药。

四、总结

综上,明清时期对脾胃学说有所发展者有薛己、龚廷贤、缪希雍、张介宾、吴有性、李中梓、叶天士、薛雪、吴瑭、王士雄、唐宗海等等。其中叶天士确立的胃阴学说,对脾胃学说的发展做出了重要贡献。在这一时期,中医脾胃学进入了全面、系统和规范化的总结阶段,为后世治疗脾胃病开辟了更宽广的道路。

(江西中医学院学报,2012,24(02):7-9)

真人古方治今病

吴耀南　陈少玫

我们在参与搜集整理吴真人药签时,发现其处方用药的思路和方法十分精妙,具有很高的临床实用价值。就将吴真人药签中功效相似的两方合为一方,用于治疗临床的常见病、多发病,取得了满意疗效。现撰两组病例介绍如下。

一、胃脘痛(肝气犯胃型)

我们将慈济宫药签第 105 首(柴胡、黄芩、半夏、生姜、大枣、甘草)和第 114 首(枳壳、川朴、砂仁、柴胡、苏叶)合并成一方,治疗肝气犯胃之胃脘痛共 25 例。

1.症状

胃脘胀痛,胸胁胀满,郁怒诱发或加重,心烦纳少,嗳气呃逆,舌淡红,苔薄白或薄黄,脉弦。

2.辨证

肝气郁结,横逆犯胃。

3.治法

疏肝解郁,理气和胃。

4.方药

柴胡 6 g、黄芩 10 g、半夏 10 g、枳壳 10 g、川朴 6 g、砂仁 6 g、苏叶 10 g、大枣 10 g、甘草 3 g。

5.加减

心烦不寐加栀子、豆豉;嘈杂泛酸加乌贼骨、浙贝,或吴茱萸、黄连;嗳气频作加沉香、旋复花;肝郁化火,口苦口干,溲赤加绿萼梅、蒲公英;肝火伤阴加丹皮、生地;火热迫血妄行加黑地榆、紫珠草、大黄。

6.疗程与疗效

疗程 3～12 天。其中服药 3 天胃痛改善者 7 例(占 28%);服药 7 天胃痛改善者 12 例(占 48%);服药 7～12 天胃痛改善者 4 例(占 16%)。总有效率为 92%。多数患者在服药 3～5 天胃痛得到改善。症状改善,再酌情予香砂六君子汤或参苓白术散调理善后。

7.典型病例

周某某,男,38 岁,就诊于 1990 年 10 月 11 日。

主诉:反复胃脘胀痛 3 年余,加剧 4 天。

病史:患者 3 年前出现胃脘胀痛,长期就诊服药后症状改善,但病情时重时轻。1990 年 9 月 8 日于医院查胃镜示"慢性中度浅表性胃炎"。4 天前与家人口角后遂觉胃痛加剧,自服"寿生胃散",症状未减。

症状:胃脘胀痛,痛窜两胁,心烦纳少,嗳气呃逆,大便不爽,舌暗红、苔薄黄,脉象弦。

辨证:肝气郁结,横逆犯胃。

治法:疏肝解郁,理气和胃。

服上述主方 3 剂后,胃脘胀痛稍减。服药 7 剂后,胃痛消失,诸症均除,纳增便调。后以香砂六君子汤调理善后。随访半年,胃痛未再复发。

二、夏令感冒(外感暑湿型)

我们将慈济东宫药签第 68 首(香薷、赤茯苓、山楂、生姜)和第 110 首(六一散、葛根、升麻)合并加减,治疗夏令暑湿外感共 12 例。

1.症状

发热,微恶风寒,汗出而热不解;或鼻塞咽痛,头痛头重,身体困倦,胸脘痞闷,食欲不振,口渴溲赤,舌质红、苔黄腻,脉濡数。

2.辨证

外感暑湿。

3.治法

解表透热,清暑利湿。

4 方药

香薷 6 g、银翘 10 g、赤茯苓 15 g、葛根 15 g、升麻 3 g、荷叶 10 g、山楂 10 g、六一散两包。

5.加减

高热不退加石膏、知母;头痛甚加桑叶、菊花;咽喉红肿疼痛加板蓝根、马勃;咳嗽痰多加杏仁、瓜蒌、鱼腥草;泄泻加黄芩、黄连、败酱草。

6.疗程与疗效

疗程 2～6 天,所有患者服药后均热退,伴随症状消失。其中服药 3 天病愈者 9 例(占 75%);服药 3～6 天病愈者 3 例(占 25%)。总有效率 100%。

7.典型病例

林某某,男,32 岁,就诊于 1991 年 7 月 21 日。

主诉:发热头痛 1 天。

病史:患者因连续加班出车,劳累过度,昨日回家后即觉发热头痛,自服"羚羊感冒片",症状没有改善。

症状:发热头痛,汗多口渴喜饮,身体困重,纳呆脘胀,小便短赤,大便溏薄,舌质红、苔黄根腻,脉象濡数,测体温 39.8 ℃。

辨证:外感暑湿。

治法:解表透热,消暑利湿。

服上述主方 1 剂后,当天热降,体温为 37.7 ℃,服 2 剂后热退,诸症消失。

三、体会

(1)吴真人组方轻灵,药简量少,用药仅 3～5 味,这符合当时的社会要求。现在根据临床发病及用药趋势来看,略嫌不足。故我们经过分析筛选,将功效相似的两首处方合而为一,相得益彰。关键在于辨证准确,对症下药,故疗效显著。

(2)肝气犯胃之胃脘痛,其病因病机在于情志不舒,肝气郁结,不得疏泄,横逆犯胃,气机不利,不通则痛,故治疗以疏肝理气为大法。药签第 105 首和第 114 首合并后,方中柴胡疏肝解郁,黄芩清解小阳邪热,厚朴、枳壳理气消胀,苏叶、砂仁行气调中和胃,半夏和中降逆,大枣、甘草调和胃气。诸药合用,有疏肝解郁、理气和胃之功。肝气条达、胃不受侮,则胃和而疼痛止。此即所谓"治肝可以安胃",故对肝气犯胃之胃脘痛疗效甚佳。

(3)夏令感冒,多挟暑湿。暑为阳邪,热蒸肌表,肌腠疏泄,故以发热为主,汗出而热不解。湿性重浊,湿热下注,故身体困倦,脘闷纳呆,小便短赤。因此治疗除解表透热外,尚须清暑利湿。药签第 68 首和第 110 首合并后,方中香薷解表祛暑化湿,荷叶升达清气而消暑,升麻散风热清头目,葛根解肌清热生津,加入银翘可增强辛凉解表、清热解毒之功效。赤茯苓健脾清热利湿,山楂开胃消食,六一散淡渗利湿清热,可将暑湿之邪从小便而解。诸药合用,有解表透热、清暑利湿之效。故对外感暑湿之夏令感冒,可望速愈。

实践表明,吴真人的古代医疗经验,对我们现代的临床治病仍有积极的指导意义,很值得我们进一步深入探讨研究。

(吴真人药签与中草药研究,厦门大学出版社,1993 年)

关于慈济药方中治疗脾胃病的组方

涂福音　吴耀南

我们从青礁慈济东宫和白礁慈济西宫收集到的内科处方（签方）120 首，发现其中有关治疗脾胃病的药方有 51 首，占总数的 42.5%。我们根据方中药物的性味、功效、主治，以方测症。试将这 51 首签方归纳为 6 种治疗方法，敬请同道斧正。

一、治脾胃病方法归类

1. 健脾理气法（18 首）

（1）灶心土、凤蜕各一钱，风葱一枝，水一碗煎五分（西宫第 1 首）。

（2）蝉蜕、枳壳、神曲、淮山、金英各一钱，水两碗煎六分（东宫第 8 首）。

（3）蝉蜕三分、竹茹五分、麦芽四分、麦冬一钱，水一碗煎五分（东宫第 9 首）。

（4）白菊、白芷、莲子各四钱，淮山一钱，甘草三分，水七分煎三分（东宫第 12 首）。

（5）柴胡四分，白菊、甘菊、白术、淮山各一钱，水两碗二煎六分（东宫第 17 首）。

（6）凤蜕、油虫砂各四分，小金橘三个，冬瓜三条，水一碗煎四分（东宫第 21 首）。

（7）桔梗、凤蜕各五分，枳壳、白术各一钱，甘草四分，水一碗煎五分（东宫第 26 首）。

（8）蝉蜕、柿蒂各七个，麦芽、麦冬各一钱，淡竹叶一钱，水两碗煎六分（东宫第 40 首）。

（9）白茯苓、石松子各四分，马蹄香二分，水不拘煎服（东宫第 47 首）。

（10）金橘饼七个、灯心草十一条、糖一钱，水不拘煎服（东宫第 49 首）。

（11）常山、麦冬各七分，槟榔一钱，柿蒂三个，水八分煎五分（东宫第 55 首）。

（12）山楂、扁豆、凤蜕、苏叶各四分，风葱一枝，水不拘煎服（西宫第 58 首）。

（13）桔梗、陈皮、赤茯苓各五分，生姜三片，水八分煎四分（东宫第 71 首）。

（14）陈皮八分、赤苓一钱、山楂五分、木香一片，水八分煎四分（东宫第 95 首）。

（15）柴胡一钱，黄芩、姜夏各二钱，生姜二片，大枣两粒，甘草七分，水一碗煎五分（东宫第 105 首）。

（16）莱菔子三钱、灯心草一把、冰糖四钱，水不拘煎作茶服（东宫第 108 首）。

（17）宋陈五分、薄荷二分、生姜一片，冲开水作茶饮（西宫第 111 首）。

（18）枳壳、川朴各三钱，砂仁二钱，柴胡、苏子各五分，水不拘煎服（东宫第 114 首）。

2. 健脾清热化湿法（12 首）

（1）白术、淮山、土茯苓各一钱，白菊花四分，水两碗煎四分（东宫第 2 首）。

（2）莲子一钱半，淮山、土茯苓各一钱，白菊花四分，水八分煎四分（东宫第3首）。

（3）常山一钱、槟榔五分、乌豆七粒、白豆三粒，水八分煎四分（东宫第24首）。

（4）竹茹、槐花、木贼各一钱，川连、白芷各四分，胆草七分，凤蜕七个，水一碗煎五分（东宫第33首）。

（5）川连四分，黄柏五分，黄芩、神曲各七分，枳壳一钱，水一碗煎五分（东宫第34首）。

（6）枳壳、木贼各四分，槐花三分，共为末，冲冬蜜少许服（东宫第51首）。

（7）淡竹叶、茯苓各三分，麦冬四分，红糖一丸，水一碗煎五分（东宫第53首）。

（8）神曲七分、炒薏苡仁四分、鹿仔草三分，水不拘煎服（东宫第63首）。

（9）香薷四分、赤茯苓一钱、山楂八分、生姜一片，水八分煎四分（东宫第68首）。

（10）薏苡仁一钱半、扁豆一钱、茯苓五分、麦芽八分，水不拘煎作茶服（东宫第91首）。

（11）凤尾草一把、川草薢一钱、绿豆壳一钱、白冰糖一两，水三碗煎作茶服（东宫第97首）。

（12）六一散一钱、葛根二钱、升麻五分，水不拘煎，冲六一散服（东宫第110首）。

3. 健脾驱虫法（3 首）

（1）使君子三粒、油虫砂三分、柿蒂三大个，水不拘煎服（东宫第65首）。

（2）使君子、山楂、枣肉、赤芍各一钱，水一碗煎五分（西宫第76首）。

（3）使君子钱半，山楂、赤芍各一钱，枣肉八分，水一碗煎五分（东宫第96首）。

4. 健脾温中法（6 首）

（1）紫苏、灶心土各一钱，薄荷四分，生姜三片，乌糖一角，水一碗煎五分（东宫第32首）。

（2）黑苏一钱、白胡椒两粒、黑枣一粒、红枣七粒、银杏四分，水一碗煎五分（东宫第38首）。

（3）金包银糯米一钱，青仁黑豆、白胡椒各三粒，红枣七粒，不拘煎服（东宫第50首）。

（4）附子四分，肉桂、归中、洋参各三分，赤肉一两，水一碗炖一枝香久服（东宫第60首）。

（5）羊肉半斤、木耳一两、秋石丹八分，炒熟炖服（东宫第79首）。

（6）紫苏四钱、赤壳粟一把、生姜一片，水不拘煎服（东宫第109首）。

5. 健脾养阴法（3 首）

（1）酒军、知母各五分，怀牛膝、绿豆壳各一钱，水两碗煎六分（东宫第16首）。

（2）白茯苓一钱、沙参七分、丹皮四分、甘草三片，水八分煎四分（东宫第77首）。

（3）葛根三钱、天花粉八分，赤茯苓、薏米各五分，水不拘煎服（东宫第101首）。

6. 健脾益气养血法（9 首）

（1）牛乳一杯、米饭一碗，调热酒服（东宫第76首）。

（2）鹿胎一个、猪肉半斤、保麟丸一粒、生姜三片，炖服（东宫第84首）。

（3）莲子四两、生姜三钱、小母鸡一只，水酒各半炖服（东宫第88首）。

（4）鲜虾八尾、生肉三两、绿豆粉三钱，捣碎为羹服（东宫第90首）。

（5）母鸡一只麻油炒熟，熟地五钱、当归四钱、炙草三钱、生姜钱半，水酒各半炖服（西宫第 92 首）。

（6）赤肉四两、海参四两、薤白一撮，为羹服（东宫第 99 首）。

（7）茯苓一两、运子四钱、乌枣七粒，共捣细，蜜糖为丸服（西宫第 104 首）。

（8）福圆肉四钱、焦白术三钱、胡桃仁四粒、炙草一钱，水两碗煎八分（东宫第 107 首）。

（9）福圆肉三钱、茯苓六分、远志三分、当归三分、白术六分、枣仁六分、正老山洋参六分，水四碗煎七分（西宫第 120 首）。

二、慈济药方治脾胃病方法探讨

通过对慈济药方的归纳分析，我们认为这些处方部分或许是吴真人经验所传，部分可能系后人托吴真人之名而立。如东宫第 60 首和西宫第 120 首，两方中均有用西洋参。据考证，西洋参大约于清朝初期传入中国，始用于温病学家。如清初的余师愚在《疫疹一得·紫黑相间治验》一文中，曾于犀角地黄汤中加西洋参二钱。清末的王孟英在《温热经纬》一书中创立著名的王氏清暑益气汤，乃以西洋参为君药之一。而明朝以前的医家，所用之"参"皆为人参。当然，这些验方（签方）源于何人，确切疗效如何，尚须进一步考证。但我们将其作为中医民间验方、偏方收集来研究，取其精华，用于临床，对于继承和发扬祖国医药学的宝贵遗产是有益的。在收集和分析这些验方（签方）后，我们认为其组方用药，有以下特点：

1. 组方廉、便、验，符合社会实际要求

慈济药方的组方标准是廉、便、验。所用之药在篱边、道旁、田间，信手可采到，不花钱或花钱极少。而且以有效果作为药物采用标准。用药少，量轻。最少的一方仅 2 味，最多的也不过 7 味。绝大多数用药在 3～5 味。如此组方遣药，符合当时社会的实际要求，与葛洪《肘后方》的集方用药特点，有异曲同工之妙。而用药量多在 3～5 分，适合慢性虚弱疾病和不胜药力者。

2. 崇奉调补脾胃

内科验方（签方）120 首，治脾胃病处方多达 51 首，占 42.5％。重视脾胃，可见一斑。而且这 51 首处方中，绝大多数配有健脾之品。常用药物有茯苓、淮山、白术、神曲、麦芽、山楂、莲子、生姜、大枣等。因人体元气之充足，皆由脾胃之气所伤，而后能滋养元气。若脾胃之气既伤，而元气不能充足，则诸病由之而生。慈济方用药，处处以养胃气为本，方方以健脾为要。正合《内经》所云："五脏皆得胃气，乃能通利。""人以水谷为本，故人绝水谷则死，脉无胃气亦死。"

3. 治疗脾胃重视调理气机

脾气宜升，胃气宜降。脾升，则清阳水精得以输布，濡养四肢百骸。胃降，则浊阴糟粕得以传化排泄。故阴阳揆度正常，人体健康。若气机不利，升降失常，则百病由之而生。观慈济方用药，以调理气机升降为重点，51 首治疗脾胃病验方中，健脾理气之方占 18 首，达

35.3%之多。常用药物有枳壳、凤蜕、砂仁、陈皮、金橘、柴胡、升麻、蝉衣、风葱、槟榔、川朴、柿蒂、苏子等。抓住重点，可以纲举目张。

4. 遣方用药注意因地制宜

中医治病用药强调因地因时因人制宜。闽南地处沿海，气候炎热潮湿，湿热之邪常袭困脾胃而作祟。慈济方属健脾清热化湿之方有 12 首之多。常用药物有土茯苓、赤茯苓、扁豆、香薷、淡竹叶、六一散、川连、黄芩、黄柏等，突出闽南地区用药特点，至今仍有重要的临床指导意义。

5. 补虚扶正擅用食养疗法

治疗气血亏虚，正气羸弱，多以血肉有情之品与药物并用。51 首验方（签方）中就有 8 首处方采用食养疗法。所用之品有牛乳、鸡鸭、猪肉、羊肉、生虾、海参、鹿胎等。符合形不足者温之以气，精不足者填之以味……的中医补虚要诀。这对于目前兴起的药膳保健有较高的参考价值。

（吴真人药签与中草药研究，厦门大学出版社，1993 年）

吴真人内科验方简介

谢立新　吴耀南　陈少玫

　　吴真人未曾著立说传之后世。目前各地民间流传的,有其各科验方(药签)数百首。我们从青礁慈济宫和白礁慈济宫收集到内科验方(药签)各120首。这些验方的确切疗效究竟如何,尚待进一步考证。但将之作为收集中民间验方偏方来研究,取其精髓,用于临床,亦有益于继承和发扬祖国医药学的宝贵遗产。

　　比较两宫验方(药签),组方基本大同小异,均未言及适应证。现综合两宫验方(药签),根据药物组成,推测其功效主治,大体分类简介如下。

一、肺部疾患方

　　(1)川贝、射干、木通、连翘各一钱,桔梗钱半,甘草四分,水两碗煎六分(东宫 41 首)。

　　(2)人中白、罂粟壳、甘草各四分,水不拘,煎服。可服两三次(东宫 46 首)。

　　(3)不见水猪肺一个,带根尾风葱一枝和白胡椒七粒,同入肺,水炖一枝香久(东宫 67 首)。

　　(4)洋参、白术、沉香各四分,琥珀五分,共为细末,冲饭汤服(东宫 70 首)。

　　(5)桔梗、陈皮各三分,赤苓四分,生姜两片,水八分煎四分(东宫 71 首)。

　　(6)白茯苓一钱、沙参七分、丹皮四分、甘草三片,水八分煎四分(东宫 77 首)。

　　(7)金沸草一钱、水梨半个或赤梨一个,水不拘煎服(东宫 8 首)。

　　(8)南桔四粒、沉香一钱、木香八分、木瓜四分,水一碗煎出味服(东宫 93 首)。

　　(9)沉香一钱、乌枣一粒,水煎汤服(东宫 12 首)。

　　(10)前胡、苏子各钱半,川朴、枳壳各三分,杏仁一钱,水不拘煎服(东宫 114 首)。

　　(11)黑藕一钱、黑艾五分、地骨皮钱半、地榆八分、枇杷叶六分,水一碗煎五分(东宫 116 首)。

二、心神疾患方

　　(1)珍珠散一厘,沉香、乳香各一分,共研末冲开水服(东宫 62 首)。

　　(2)人中白、朱砂各四分,朱碧散、牛黄各二分,蝉蜕三个,共研末开水冲服(四宫 69 首)。

　　(3)琥珀、川连、人中白、朱砂、柿霜各三分,共研末,用蝉蜕钱半,水八分煎四分服(西宫 85 首)。

（4）蝉蜕七个、银器一个、灯心草十二节，水不拘煎，冲朱碧散五分服（西宫 89 首）。

（5）元参三钱、连翘三钱、莲心二钱、犀角二钱、麦冬三钱、竹心 100 个，水碗半煎八分服（东宫 103 首）。

（6）六一散一钱，青黛、琥珀、朱砂各三分，灯心草十二节，煎水冲末服（东宫 115 首）。

（7）雄黄、全蝎、薄荷、川芎、乳香、没药、牙皂各等量为末吹入鼻孔内（东宫 17 首）。

（8）人中白、地龙、琥珀、郁金各三分，川贝二分，川连、青黛、朱砂、甘草各六分，共为末，童便冲服（东宫 110 首）。

三、脾胃肠道疾患方

（1）灶心、凤蜕各一钱，风葱一枝，水一碗煎五分（西宫 1 首）。

（2）白术、土茯苓、淮山药各一钱，白菊花四分，水两碗煎四分（东宫 2 首）。

（3）蝉蜕、神曲、淮山、枳壳、金英各一钱，水两碗煎六分（东宫 8 首）。

（4）竹茹五分、麦芽四分、蝉蜕三分、麦冬一钱，水一碗煎五分（东宫 9 首）。

（5）白菊、白芷、莲子各四分，淮山药一钱，甘草三分，水七分煎三分（东宫 12 首）。

（6）酒军、沙参各五分，怀牛膝、绿豆壳各一钱，水两碗煎六分（西宫 16 首）。

（7）凤蜕、油虫沙各四分，小金橘三个、冬瓜三条，水一碗煎四分（东宫 21 首）。

（8）常山一钱、槟榔五分、乌豆七粒、腐豆三粒，水八分煎四分（东宫 24 首）。

（9）枳壳、白术各一钱，桔梗、凤蜕各五分，甘草四分，水一碗煎五分（东宫 26 首）。

（10）竹茹、槐花、木贼各一钱，川连、白芷各四分，胆草七分，凤蜕七个，水一碗煎五分（东宫 33 首）。

（11）川连四分，黄柏五分、枳壳一钱，黄芩、神曲各七分，水一碗煎五分（东宫 34 首）。

（12）麦芽、麦冬各一钱，蝉蜕、柿蒂各七个，淡竹叶一钱，水两碗煎六分（东宫 40 首）。

（13）白茯苓、石松子各四分，马蹄香二分，水不拘煎服（东宫 47 首）。

（14）金橘饼七个、灯心草十一条、红糖一钱，水不拘煎服（东宫 49 首）。

（15）金包银糯米一钱，青仁黑豆、白胡椒各三粒，红枣七粒，水不拘煎服（东宫 50 首）。

（16）枳壳、木贼各四分，槐花三分，共为末，冲冬蜜少许服（东宫 5 首）。

（17）常山、麦冬各七分，槟榔一钱，柿蒂三个，水八分煎五分（东宫 55 首）。

（18）山楂、扁豆、凤蜕、苏叶各四分，风葱一枝，水不拘煎服（东宫 58 首）。

（19）四神粉三分、松花粉一分，柿果一个破开，入药末，炖一枝香久服（东宫 59 首）。

（20）使君子三粒、油虫沙三分、柿蒂三大个，水不拘煎服（东宫 65 首）。

（21）香薷四分、赤茯苓一钱、山楂八分、生姜一片，水八分煎四分（东宫 68 首）。

（22）川连四分、枳壳一钱、砂仁少许，水六分煎出味服（东宫 73 首）。

（23）使君子、山楂、枣肉、赤芍各一钱，水一碗煎五分（西宫 76 首）。

（24）薏苡仁一钱半、扁豆一钱、茯苓五分、麦芽八分，水不拘煎作茶服（东宫 9 首）。

（25）陈皮八分、赤芍一钱、山楂五分、木香一片，水八分煎四分服（东宫 95 首）。

（26）使君子钱半、山楂一钱、赤芍一钱、枣肉八分，水一碗煎五分（东宫 96 首）。

（27）凤尾草一把、川草薢一钱、绿豆壳一钱、白冰糖一两，水碗三煎作茶服（西宫 97 首）。

（28）柴胡一钱、黄芩二钱、姜夏二钱、生姜二片、大枣二粒、甘草七分，水一碗煎五分（东宫 105 首）。

（29）莱菔子三钱、灯心一把、冰糖四钱，水不拘煎作茶服（东宫 108 首）。

（30）紫苏四钱、赤壳粟一把、生姜一片，水不拘煎服（东宫 19 首）。

（31）宋陈五分、薄荷二分、生姜一片，冲开水作茶饮（西宫 111 首）。

四、肾、膀胱、冲任疾患方

（1）莲子一钱半，淮山、土茯苓、金英各一钱，水一碗煎四分（东宫 3 首）。

（2）马尾须五分、怀牛膝七五分、金英五分、白芷一钱，水一碗煎四分（东宫 4 首）。

（3）木通一钱、怀牛膝一钱、炙草一钱，水一碗煎四分（东宫 5 首）。

（4）当归、淮山药、茵陈、白蔹、炙草各一钱，水两碗煎六分（东宫 7 首）。

（5）连翘、土茯苓、当归、枳壳、白术各一钱，木通五分，水碗四煎七分（西宫 10 首）。

（6）淮山药、牛膝、木通、金英各一钱，茵陈四分、干葛五分，水碗四煎七分（东宫 11 首）。

（7）栀子、白芷、淡竹叶、射干各五分，朴硝、大金英各一钱，六味丸四分，水一碗煎五分（西宫 3 首）。

（8）白术、淮山药、牛膝、木通各一钱，当归五分，水两碗煎五分（东宫 15 首）。

（9）凤蜕四分，益母草、枳壳草、金英各一钱，水一碗煎四分（东宫 19 首）。

（10）酒军、淮山药、牛膝、归中各一钱，水一碗煎四分（东宫 20 首）。

（11）六味丸三分、蝉蜕三个、柿蒂三个、生姜两片，水一碗煎五分（西宫 22 首）。

（12）木通、木戚、枳壳、栀子各一钱，槟榔五分，灯心草七条，水一碗煎五分（东宫 23 首）。

（13）青仁黑豆四粒，淮山药、茵陈各一钱，黑干姜一钱，水一碗煎五分（东宫 25 首）。

（14）茯苓、干葛、竹茹、川芎、当归、怀牛膝各一钱，水两碗煎六分（东宫 27 首）。

（15）六味丸四分、神曲一钱、甘草五分，水一碗煎四分（东宫 28 首）。

（16）木通、甘菊、枳壳、淮山药各一钱，甘草四分，水一碗煎四分（东宫 29 首）。

（17）黑栀子一钱、川贝七分、茅根七条、灯心草十二条，水九分煎四分（西宫 35 首）。

（18）黑姜四分，黑枣一粒，银杏四分，红枣、白胡椒各七粒，水一碗煎五分（西宫 38 首）。

（19）杜仲、当归各钱半，莲子、牛膝各一钱，水一碗煎四分（东宫 39 首）。

（20）淡竹叶、茯苓各三分，麦冬四分，红糖一丸，水一碗煎五分（东宫 53 首）。

（21）木通、乌枣各四分，木贼三分，水不拘煎服（东宫 54 首）。

（22）鹿仔草三分、神曲七分、炒薏苡仁四分，水不拘煎服（东宫 63 首）。

（23）苁蓉四钱、熟地四钱、枸杞四钱、小茴八分，水碗六煎八分（东宫 82 首）。

（24）虎骨胶三钱、保龄丸一粒、气酒一瓶，浸酒一宿炖服（东宫 86 首）。

（25）杜仲、枸杞、甘菊、甘草各一钱，共为末，另白茯一钱煎汤送下（东宫 87 首）。

（26）海参四两、生肉四两、薤白一撮为羹服（东宫99首）。

（27）干葛一钱，赤茯、薏米各五分，天花粉八分，水不拘煎服（西宫101首）。

（28）六一散、干葛各一钱，升麻五分，水不拘煎，冲六一散服（东宫10首）。

（29）金匮肾气丸三钱、海盐少许，冲开水送服（东宫113首）。

（30）羊肉半斤、木耳一两、秋石丹一钱，炒熟食（东宫79首）。

（31）六味丸三分、白术一钱、冬瓜三条，水不拘煎服（东宫56首）。

（32）正苦桃仔寄生三钱，水一碗煎五分（东宫60首）。

五、外感疾患方

（1）苏叶、灶心土各一钱，薄荷、甘草各四分，生姜三片、乌糖一角，水一碗煎五分（东宫32首）。

（2）江石松二钱、荆芥钱半、防风钱半，水一碗煎四分，冲安南香二分服（东宫37首）。

（3）藿香四分、川芎二分、升麻四分、生姜三片，水不拘煎服（东宫83首）。

六、头目鼻咽疾患方

（1）白术、白菊、淮山药各一钱，甘菊五分，柴胡四分，水一碗煎五分，渣八分煎四分（东宫17首）。

（2）当归一钱，谷精五分，鳖甲、白芷、甘草各五分，水一碗煎五分（东宫30首）。

（3）柴胡钱半，白菊、黄芩、甘菊各一钱，油虫沙钱半（东宫31首）。

（4）白术、连翘、木贼、谷精各钱半，川贝、半夏各一钱，胆草四分，水碗半煎七分（东宫44首）。

（5）甘杞五分、马蹄香五分、甘黄菊五分，水不拘煎服（东宫45首）。

（6）川连四分、甘菊三分、冬瓜七僚，水不拘煎服（东宫48首）。

（7）桔梗四分，射干、川连各三分，水不拘任意煎服（东宫6首）。

（8）辛夷、小茴、细辛各一钱，菜豆壳三钱，用新瓦煅干，研末吹鼻孔（东宫72首）。

（9）独活、白芷各二钱，木贼八分，生姜一片，水九分，酒三分，羊舌一个炖服（东宫78首）。

（10）虎头骨一钱、川芎八分、赤芍一钱、木贼八分，水一碗煎五分（东宫98首）。

（11）鸡肝七个、谷精一钱、木贼八分、甘菊五分，水三分，酒一分，炖熟服（东宫100首）。

七、清热解毒方

（1）川连、大黄、胆草各三分，柳枝癀四分、纤钉一枝，水不拘煎服（东宫42首）。

（2）金针花一朵、白菊花七朵、莲房一个、苦桃叶三片，水不拘煎出味服（东宫75首）。

（3）生石膏一两、知母四钱、元参三钱、犀角二钱、粳米二钱、甘草二钱，水碗八煎九分（东宫104首）。

八、补气血方

(1) 附子四分,当归、肉桂、洋参各三分,赤肉三两,水一碗炖一枝香久服(西宫60首)。

(2) 鹿胎一个、猪肉半斤、保龄丸粒、生姜三片,炖服(东宫84首)。

(3) 莲子四两、生姜三钱、小母鸡一只,水酒各半炖服(东宫8首)。

(4) 鲜虾八尾、绿豆粉三钱、生肉三两,捣碎为羹服(东宫90首)。

(5) 母鸭一只、熟地五钱、当归四钱、炙草三钱、生姜钱半,鸭用麻油炒熟,水酒各半炖服(西宫92首)。

(6) 福圆肉四两、焦白术三钱、胡桃仁四粒、炙草一钱,水两碗煎八分(东宫107首)。

(7) 福圆肉三钱、茯苓六分、远志三分、当归三分、白术六分、枣仁六分、正老山洋参六分,水碗四煎七分(西宫120首)。

九、筋骨关节疾患方

(1) 当归、川贝各一钱,牛膝、赤茯各钱半,川乌一钱,水碗四煎七分(东宫36首)。

(2) 石松钱半、赤茯一钱、罂粟壳钱半、马尾须七分、细辛一钱、法半夏七分,水一碗煎六分(西宫43首)。

(3) 石松、莲子各三分,马尾须、姜半夏各二分,水不拘煎服(东宫64首)。

(4) 七层塔一把、赤榕皮一钱、生肉四两,水酒各半炖服。

十、癥疾、瘿瘤、瘰疬等疾患方

(1) 皂尖、射干各五分,鳖甲一钱、麦冬一钱,水一碗煎四分(东宫14首)。

(2) 公石松五分、鳖甲一钱、麦芽三分、柿蒂七个,水一碗煎四分(东宫18首)。

(3) 生地钱半、连翘四分、土茯苓七分、皂角刺七分,水一碗煎五分(西宫52首)。

(4) 海藻、昆布各一钱,白芷、天花各一钱,水不拘煎服。亦可洗(东宫94首)。

(5) 连翘八分、通草八分、蒺藜八分、皂刺一钱,水一碗煎五分(西宫106首)。

(6) 鳖甲三钱,烧灰存性研末,冲气酒服(东宫118首)。

(7) 煅鳖甲一钱、公石松一钱、凤蜕一钱,水八分煎三分(东宫6首)。

(8) 枳壳六分、川贝四分、柴胡七分、油虫沙六分,水不拘煎,冲黄金散五分服(西宫57首)。

(9) 蛇蜕一条、蜈蚣蜕一条、蝉蜕五钱、凤蜕七粒,用酒炒熟周身而熨(东宫80首)。

(吴真人药签与中草药研究,厦门大学出版社,1993年)

附　录

记吴耀南教授相关报道

孜孜不倦的学科带头人

——记厦门市中医院消化科主任吴耀南

　　厦门市中医院脾胃病专科由著名脾胃病专家、原厦门市中医院院长涂福音教授创建于20 世纪 90 年代,在医院领导的关怀下和科主任吴耀南教授的领导下,全科医护人员经过10 多年的努力奋斗,于 2006 年 11 月通过国家中医药管理局的评审验收,成为全国唯一的中医重点专病(慢性胃炎)专科,为厦门中医院、厦门市和福建省争得荣光。作为学科带头人,吴耀南主任为全国重点脾胃病专科的建设殚精竭虑,进行了顽强不懈的努力,他综合了集体的智慧,制订了建设全国中医重点专病(慢性胃炎)专科的方案,拟定专科协定处方,研制了多种专科制剂应用于临床,治疗各种消化系统疾病取得显著疗效,尤其是治疗慢性萎缩性胃炎胃癌前病变有独特疗效。胃癌是最常见的恶性肿瘤之一,严重危害着人类的生命健康,但胃癌的发生要经历多年持续的胃癌前病变阶段,因慢性萎缩性胃炎胃黏膜中常伴有肠上皮化生及异型增生,故国内外学者视其为胃癌前病变。目前对本病尚无特效疗法,多采用对症治疗,有人认为重度异型增生已近胃癌宜手术治疗。吴耀南主任对该病的研究已有多年,认为本病的病机关键为脾虚湿热血瘀,指导脾胃病专科采用中药辨证施治、中药针剂静滴、针灸、理疗、纳米穴位敷贴及饮食疗法等多方位治疗,对慢性萎缩性胃炎胃癌前病变的临床疗效为 94.44%,病理疗效为 80.97%。许多患者经治疗后症状迅速改善,病理检查证实胃黏膜萎缩、肠上皮化生及异型增生逐渐得到消除或改善,为慢性萎缩性胃炎胃癌前病变患者带来福音,初步使胃癌的预防成为可能,显示出中医治疗的优越性和广阔的发展前景。患者刘女士患胃胀胃痛多年,查胃镜和胃黏膜活检示:"中度慢性萎缩性胃炎,活动性,部分腺体呈中度异型增生,伴轻度肠上皮化生,Hp(＋＋)。"因其家人有胃癌史,加上屡治不见好转,刘女士忧心忡忡,几乎失去了对生活的信心,经吴耀南主任用中药治疗几个疗程后,症状消失。第二次查胃镜病理活检示:"轻度慢性萎缩性胃炎,Hp(－)。"第三次查胃镜病理活检示:"中度浅表性胃炎,Hp(－)。"第四次查胃镜病理活检示:"轻度浅表性胃炎,Hp(－)。"慢性萎缩性胃炎和异型增生及肠上皮化生奇迹般消失了。刘女士目前精力充沛,倍感工作、生活美好,她深情地说:"是中医,是吴耀南主任给我生活的信心。"

　　吴耀南主任还应用中医脾胃理论治疗内科各种疑难杂症取得显著疗效,许多外地甚至海外患者都慕名专程前来求诊。

　　科里的同志们都说:我们的主任是一位孜孜不倦地勤奋学习和忘我工作的学科带头人。

吴耀南主任于 1983 年毕业于福建中医学院,2002 年 6 月晋升主任医师,但他还是以孜孜不倦的精神刻苦学习,对医疗技术精益求精。2003 年 4 月读完研究生班,获医学硕士学位。2003 年 10 月又考取了国家中医药管理局主办的、培养国家级名医(全国 200 名)的"全国优秀中医临床人才研修项目",参加选拔考试的都是全省乃至全国中医主任医师的精英,吴耀南主任在省级考试和国家级考试两次选拔考试中都以优异的成绩考取福建省的第一名。在三年的研修中,系统研读《黄帝内经》《伤寒论》《金匮要略》《温病条辨》及诸家典籍,广撷博采,精勤不懈,中医的理论和医疗水平得到进一步升华。2007 年 4 月以优良成绩通过研修结业考试和论文答辩,被国家中医药管理局授予"全国优秀中医临床人才"的光荣称号。2005 年 3 月以 49 岁的"高龄"与自己的学生辈一起参加统考,考取了福建中医学院中西医结合临床专业博士学位研究生,经过 3 年的刻苦学习,于 2008 年 7 月毕业并获得医学博士学位。吴耀南主任这种孜孜不倦、持之以恒的刻苦学习精神,大大激励了青年医生的学习干劲,在科室里形成了良好的学习风气。

在日常的医疗工作中,吴耀南主任同样孜孜不倦地忘我工作,每一次查房都详细询问病情,认真体检患者,引经据典地分析病症,肯定或纠正下级医生的辨证论治和诊断治疗,主持危重患者的抢救,为科室的医疗质量把关使下级医师的医疗水平不断提高。繁重的医疗工作加上内科的行政管理工作和全国重点专病的创建工作,以及教学和科研工作,吴主任几乎每天都是在超负荷地工作,多年来值完夜班从不夜休,第二天仍继续在医院看门诊或查房,连续几十个小时奋战在医院没有回家已是司空见惯。

作为厦门市干部保健委员会专家,吴耀南主任经常为省市领导、驻厦集团军首长看病,也时常应邀到各大医院会诊疑难杂症。临诊时无论贫富,他总是一视同仁,皆予悉心诊治,绝不敷衍塞责。由于服务态度好,而且疗效显著,找他看病的患者络绎不绝。上午门诊的患者常四点钟就到医院排队等挂号,下午门诊的患者在中午就带着午餐来排队。他每次上午的门诊都要到下午一两点钟才能吃上午饭,几乎每一次门诊都是全院最后一个离开诊室。他尽心尽力、任劳任怨地为社会积极贡献,精湛的医术和高尚的医德受到患者及其家属的广泛好评。

吴主任平素关心科室的同志,尽量减轻他们的工作负担,关心同志的健康及家里情况。如果科里的医护人员生病或家里有什么事情,他都要亲自前往关心和组织科室同志去慰问,使科里的同志团结一致,共同为搞好工作而齐心协力。

吴耀南主任是福建中医学院(现为福建中医药大学)教授,硕士研究生导师,已带福建中医学院(现为福建中医药大学)硕士研究生 11 名,还带教过美国、英国、荷兰、澳大利亚等留学生。多次被评为福建中医学院(现为福建中医药大学)优秀临床带教老师和优秀研究生导师。

吴主任还担任中国中医药学会内科脾胃病分会副秘书长、常务委员,福建省中医药学会内科分会副主任委员,福建省中医药学会脾胃病分会副主任委员、厦门市干部保健委员会专家等职务。20 多年来参加和主持多项科研工作,在国内外刊物发表学术论文 50 多篇,多次参加国际、全国、省、市和海峡两岸学术交流会,参与编写出版 6 本专著。

　　吴主任参加工作以来多次获奖和受到表彰,曾被评为厦门市中医院先进工作者、优秀员工、优秀共产党员;厦门市卫生系统优秀共产党员、林巧稚精神奖;厦门市优秀青年知识分子、青年科技人才杰出奖和科技进步三等奖;福建省青年中医科技优秀奖;中国中医研究院和北京中医管理局的科技进步成果奖等。

　　1993 年 9 月和 1996 年 6 月两次应邀到台湾作中医学术访问和讲学,台湾《中华新闻报》做了"两岸中医药学术再交流"的专题报道,给予高度评价。

　　吴耀南主任以"自强不息,厚德济生"为座右铭,呕心沥血为广大患者服务,孜孜不倦地刻苦学习,兢兢业业地忘我工作,为振兴中医事业做出了积极的贡献。

(《厦门医师》2008 年第二期)

厦门市中医院副院长吴耀南：
竹密不妨流水过，山高岂阻白云飞

方 锐

医术高明、药到病除、笑容可掬……这些都是患者给厦门市中医院副院长吴耀南的评价。但熟悉他的朋友和同事都知道，这位"工作狂"医生，其实还是个"学习狂"。从业 31 年来，吴耀南光是花在系统学习的时间上就有 15 年。他曾以 49 岁"高龄"参加统考考上博士研究生，成为业内广为流传的一段佳话。

初次见到吴耀南时，他正在厦门市中医院 VIP 门诊室坐诊。小小的房间挤满了病患与家属，这是记者到来之前不曾预想到的。按照常理来说，VIP 室的人数不是应该更少才对吗？怎么吴院长的诊室仍是人满为患呢？

待最后一个患者离开后，吴耀南为记者解答了疑惑："VIP 室照理来说是只接待预约 VIP 门诊的患者的，但是有许多外地的患者知道我下午坐诊，远道而来专程找我看病，我不忍心让他们失望而归，就让他们排在预约患者的队伍后面。"

原来如此！一间 VIP 门诊室，被生生变成了普通门诊室。这不禁让人为吴耀南暗暗叫好——不止为他的妙手，更为他的仁心。

苦日子催出医者心

1956 年，吴耀南出生在厦门的一个普通干部家庭。在他的童年记忆中，父亲是一个身体很不好的人，不断地在家和医院之间往返。"当时我爸爸得的是肺结核，老是住院，我和家人就要去陪护。到我 19 岁那年，他的病情恶化过世了。所以在我的青少年时期，看着抱着药罐子的爸爸饱受病痛折磨，就在想我要是个医生就好了。"

而让吴耀南真正对医生这个职业产生兴趣的，还要感谢他中学好友的父亲。"在我读初中时，我有一位很要好的同学，他父亲是一位熟识中草药并略晓医术的人。邻里之间但凡谁有个头疼脑热，跌打损伤，都会找他父亲。我当时看着他推拿，针灸，煎药……觉得中医真是太神奇了！"吴耀南告诉记者，他在中学时期，最快乐的日子就是与这对父子一起上山采草药。为了学习针灸，吴耀南甚至买来针和穴位图，照着图往自己身上扎，把家人吓个半死。

少年时期的种种经历,让吴耀南对医生这份职业充满向往,他暗下决心要救死扶伤,造福一方。然而,一场浩劫的到来差点葬送了他的医者梦。

对联惊醒少年梦

吴耀南中学毕业时,正赶上十年"文革",失去了读大学的机会。从 1974 年到 1977 年之间,他做过街道临时工、仓库帮运工、建筑公司学徒工等一系列苦差事。"当搬运工时,由于货物越堆越高,我们就要经常踩着木板往上爬。有次正干活,广播里在放样板戏名段《过山跳》,我们这些工人气得跺脚,纷纷自嘲正在走'过山跳'。"

吴耀南从来没有忘记自己的从医梦。在 1977 年恢复高考时他果断报名,成绩上线却意外落榜。这对他来说是一个不小的打击。"成绩公布后,我很长一段时间都心烦意乱,觉得前途渺茫。一天我到经常采草药的太平岩山上散心,路过一座破败的庙宇,屹立不倒的两个柱子上的对联一下子惊醒了我。"吴耀南所说的这副对联,是"竹密不妨流水过,山高岂阻白云飞。"彼时彼景,这十四个字如醍醐灌顶,让他有勇气来年再战。第二年高考,吴耀南高分被福建中医学院医疗系录取,打开了理想的大门。

与学生同考的老师

1983 年,吴耀南以优秀的成绩从福建中医学院毕业,并被学校举荐到厦门市中医院就业,成为一名中医师。

从进入厦门市中医院的第一天起,吴耀南不仅在临床诊治上尽心尽责,更利用业余时间钻研医书。他这种一丝不苟的工作态度,被厦门市中医院原院长、全国名老中医涂福音看在眼里。入职不到一年,吴耀南就被涂福音看中,除了在医院内科看诊外,还兼任涂福音的助理,协助他完成一些科研的书面工作。在涂福音获省名老中医、全国名老中医称号时,吴耀南成了他的继承人,得到了他医术的真传。

在吴耀南多年工作、学习生涯中,他于 2004 年考取了"全国优秀中医临床人才研修项目",并于 2007 年被授予"全国优秀中医临床人才"称号的经历,在他看来是让他医术突飞猛进,奠定今日业务水平的一段学习经历。"在那几年中我们一共系统学习了 12 次,每次一星期,每次过来授课的都是全国中医界的泰斗级人物,真是非常宝贵的学习机会。"吴耀南如是说。

相较上述经历,吴耀南读博的学习经历,对他来说简直是小菜一碟。福建中医药大学博士点设立后的招生元年,将考博年龄放宽至 50 周岁。吴耀南利用晚上的时间匆匆复习两个星期后,和自己带过的研究生一起参加考试,结果居然考了第一名。"这成了我后来和学生'吹牛'的资本。"回想起考博经历,吴耀南开玩笑地说。

吴耀南从事中医脾胃病研究 31 年,治疗消化系统疾病有独特疗效,应用中医脾胃理论治疗内科疑难杂症有显著疗效,作为学科带头人,他所领导的厦门市中医院脾胃病专科为全国中医重点专科。而除了他在专业上取得的辉煌成就，几十年来他在不脱产的情况下坚持学习的精神更是值得年轻医生学习效仿。"活到老，学到老"说起来容易，做起来难。吴耀南用他的亲身经历告诉我们，他就是这一古训的践行者。

（《台海杂志》2014 年 8 月 10 日）

西医中医不是"敌人"，是"兄弟"

晨报记者曾昊然　通讯员李琪彬

中医西医之争由来已久，近日，积水潭医院烧伤科医师向中医发起挑战，称只要脉诊验孕的准确率超过 80％，就终身不称中医为伪科学。对此，厦门市中医院副院长吴耀南有不同看法。他认为，西医和中医并不是"敌人"，而是"兄弟"，双方可互相取长补短。

观点 1：双方各有优势
西医像导弹，中医练内功

吴耀南表示，脉诊验孕由来已久，把脉是古人验孕的重要手段之一。孕妇的脉象和常人不同，会有明显的滑脉，"中医上称作往来流利，如盘走珠，也就是说孕妇的脉像滚珠一样，从手指边滚到另一边"。但他同时表示，脉诊验孕准确率究竟有多高，没法下定论，"女性来月经前也会出现滑脉的情况，中医讲究四诊合参，所以判断是否怀孕，最好结合问诊进行"。

吴耀南表示，中医伪科学这种说法是不成立的，也没必要钻脉诊验孕准确率的牛角尖。"随着科学技术的发展，我们已经可以用检验小便、查 B 超来验孕，这并不是西医的专利，这是现代物理、化学发展的成果，我们中医一样能用。"

据他介绍，西医的发展是建立在实验医学基础上的。目前西医有三大优势，即精密的仪器检测、高超的外科手术、先进的急救手段。西医在面对急、重症治疗上有自己的优势，比如在心血管疾病的抢救，食物、神经中毒患者的急救，器官衰竭与移植的重大手术方面比较先进。在癌症治疗上，西医以手术、放疗、化疗等手段对病变部位进行切除，效果立竿见影，是目前世界范围内治疗癌症的常规手段。"西医像导弹，在身体遇到重大疾病时，能摧毁敌人。中医的历史比西医悠久，是建立在经验医学基础上的，强调天人合一。"吴耀南解释，中医重视人的特殊性，强调人的整体性，主张标本兼治，关注人体同心理、社会、环境的统一和谐。因此，中医在诸如慢性胃炎、萎缩性胃炎等慢性病，功能失调性疾病、老年病、疑难症的治疗，养生防病、病后调理上，常有很好的效果。

吴耀南特别指出，中医练"内功"，在治疗未病上有得天独厚的优势。中国古医术曾有言："上工不治已病，治未病。"意思是，高明的医生在患者生病前，就先对患者进行保健预防，控制他生病的趋势。

观点 2：二者并不对立
像兄弟般，应共御疾病

　　王女士是一名胃癌患者，每次进食胃里就仿佛有千军万马在奔腾，她开始厌食，胃酸、胃灼热、胃胀也一直困扰着她，人逐渐消瘦下来，严重影响了生活质量。

　　吴耀南主任介绍，遇到癌症，西医的手术切除和放疗、化疗治疗是最常见手段，但其对身体巨大的副作用往往让患者苦不堪言。因此，在运用西医疗法的同时，充分发挥中医在缓解放疗、化疗相关毒副反应的优势，有利于提高整体治疗效果。

　　王女士在做完放疗、化疗后，出现消化道明显反应，恶心呕吐，食欲减退，骨髓功能抑制，白细胞、血小板、血色素下降，肝肾功能损害等不良反应，中医通过扶正解毒进行调理，达到保肝护肾、改善消化功能、改善骨髓抑制状态等效果，降低放疗、化疗给患者带来的毒副反应，从而提高了王女士的免疫功能，更好地完成放化疗任务。

　　此外，手术后，王女士容易出现盗汗、低热等现象，通过滋阴清热、补气养血等治法的调理，让机体在放化疗后能尽快恢复。吴耀南介绍，通过中医的配合治疗，王女士的自身免疫力提升，生存期明显延长，生活质量也得到了提高。她胃酸、胃灼热的感觉消失了，又可以正常吃东西了。

　　吴耀南介绍，除了癌症，目前中西医在结合防治研究哮喘、冠心病、糖尿病等超过百种的疑难杂症上都取得了显著疗效。"因此，中西医并不是对立的关系，他们是好兄弟，应该团结起来一起抵抗人类共同的敌人——疾病。"

（《海西晨报·名医周刊》2014 年 11 月 7 日）

中医也有派别　闽南中医擅治"湿热"

晨报记者曾昊然　通讯员李琪彬

你知道其实中医也有派别吗？中国幅员辽阔，先人们根据地区经纬度的不同及地区百姓的身体差异、季节气候等因素，形成了脾胃派、养阴派、攻下派、火神派等中医派别，而闽南地区的中医就以擅长治疗"湿热"所闻名。闽南地处亚热带，山多水急，燠热多湿，闽南人的疾病多与"湿热"有关。吴耀南介绍，闽南人多脾胃湿热、肝胆湿热、心肝火旺，此外还可见肺脾肾虚、心肾不交、木火刑金，肝脾肾胃等多脏器之间常有不平衡。因此闽南中医在治疗过程中，多重视清热利湿、疏肝理气、固护脾胃等。

邱先生是土生土长的老厦门人，深受脾胃湿热困扰，"每天都觉得自己的四肢像灌了铅一样，肚子也很胀，可是一吃东西就腹泻"。他去医院做了各种检查，并没有发现什么问题。

吴耀南了解了邱先生的病情后，经过四诊合参辨证，判断邱先生是脾胃湿热。他给邱先生开了食疗药方：

（1）荷叶粥：白米 50 g，常法煮粥，临熟将鲜荷叶一张洗净盖粥上，温火焖少许时，揭去荷叶，粥成淡绿色，调匀服之，能清暑生津。

（2）大田螺 10～20 个，养于清水中漂去泥，取出螺肉，加入少许黄酒拌和，再放入清水中炖熟饮汤，每日 1 次，能清利湿热，通小便。

（3）冬瓜汤：冬瓜 500 g，煮汤三大碗，分服，能清热利湿。

（4）西瓜绞汁频饮，能清暑利尿。

（5）绿豆 30 g，煎汤频饮，能除暑热，利小便。

邱先生食用此药方一周后，胃胀和腹泻症状消失，肢体沉重感好转；半个月后，面目肌肤由暗黄转为红润，食欲也大大增加，身体开始恢复正常。

吴耀南提醒，在厦门人中，"脾胃湿热"是很常见的疾病。清热化湿，要注意饮食、饮水卫生，夏季不能过于贪凉饮冷，保持室内空气流通，消除潮湿。夏令时，宜用鲜藿香、鲜佩兰、鲜荷叶、焦麦芽等适量煎汤作饮料，以芳香化浊、醒脾和中，预防湿阻病的发生。宜进低盐或无盐饮食，忌食煎炸、坚硬粗糙、辛辣的食物，以半流质、无渣饮食为宜，少量多餐、晚餐少进，宜进营养丰富的食物。

吴耀南：患者能痊愈，我再累也值得

晨报记者曾昊然　通讯员李琪彬

　　吴耀南，男，主任医师，教授，医学博士，全国首届 200 名优秀中医临床人才，厦门市中医院副院长，北京中医药大学教授，福建中医药大学教授、硕士研究生导师，中华中医药学会脾胃病分会常务委员、副秘书长，福建省中医药学会内科分会的副主任委员和福建省中医药学会脾胃病分会的副主任委员。擅长治疗各种慢性胃炎、胃十二指肠溃疡、结肠炎、食管炎、胆囊炎、胆石症、肝硬化等消化道疾病，以及消化道肿瘤手术后、放化疗后的中医调理。

　　又是一个周五的午后，厦门市中医院副院长吴耀南看了看手表上的指针，正好 3 点，而这时他已经接诊了 137 个患者。

　　"愿将人病犹己病，救得他生是我生"，挂在医院显眼位置的厦门市中医院第一任老院长的寄语，成为吴耀南不断激励自己前进的源泉。每当他听到患者说："医生，我的病好了！"即使再累他也觉得值得。

【医术高超】
治疑难杂症颇有建树

　　吴耀南医术高超，善于治疗各种疑难杂症。今年 6 月 14 日，漳州的沈女士专程来找吴耀南看病。"我第一眼见到这个患者，她脸色苍白，就判断她是久病缠身。"吴耀南说，果然沈女士得了"怪病"，病程已超过 20 年。她每天要腹泻 20 次以上，最多达 30 次，都是水状便，还伴有鲜血和黏液。由于腹泻，她每天有气无力，人也消瘦了。她先后把广东、漳州等地大大小小的医院跑了个遍，吃了几十种药，就是不见好。

　　吴耀南给沈女士诊断后，判断她是脾肾阳虚，湿热内蕴，证属寒热错杂，虚实夹杂，不能单纯地补或攻。于是，他为沈女士开了一周的中药。沈女士吃到第二帖就止泻，服药第三天只排便了两次，一周后就恢复到正常人的水平。经过两周的治疗，她的便血等症状也消失了。

　　"吴医生不仅把我的病治好了，还让我长胖了。"沈女士开心地说，一周后她体重就增加了 1 kg，这是她 20 多年来体重首次增长。

　　吴耀南不仅擅长治疗慢性胃炎、结肠炎等消化系统疾病，在中医治疗疑难杂症方面也颇有建树。8 年前，一位退休老教师找到吴耀南。老人患白血病，病情危重，曾到省内各大医院治疗，不但病情没得到控制反而进一步恶化，一度想轻生。

接诊后，吴耀南先稳定患者情绪，再通过把脉、细致查看化验资料为老人详细讲解病情，让他树立信心。由于吴耀南接诊的患者很多，老人经常挂不到号，吴耀南总是抽出休息时间为他看病。"连医生都尽力帮我，我哪有理由放弃治疗？"老教师很感动。到如今，经过 8 年的中药调理，老教师的白血病得到很好的控制，白细胞也恢复正常。

【医德高尚】
患者为先获各方点赞

行医数十载，吴耀南现在既是消化内科医生，又是厦门市中医院副院长，身兼医者和管理者双重角色，他如何平衡？

"我首先是一名医生，其次才是副院长。做医生退而不休，是终身职业。"吴耀南不仅这么说，还身体力行。每周他都要安排三个半天下门诊，一个半天到病房查房。他坐诊专家门诊，每次门诊预约人数上限是 40 人，但经常有 80 人左右在他办公室前排长队。

"很多患者专程从全国各地赶来求诊，甚至有些东南亚国家的华侨来求诊，他们来趟不容易，即使没挂上号，我也会尽量为他们看病。"吴耀南说，有一名台湾患者专门坐飞机来找他看病，每次上午来，下午就飞回去上班。"我问他何必跑这么远。他说，'你的医术好，值得。'"

而每周五到社区卫生服务中心门诊坐诊，对吴耀南来说就像一场"大战役"——早上 6 点半就赶到禾山社区卫生服务中心开始为患者看病，原本 4 小时的门诊时间经常会由于患者太多变成七八个小时。最多的一次，他接连接诊了 137 位患者。"我不是超人。每次看诊完回到家我都躺在床上不想动，但想到患者凌晨 2 点就开始排队，就给了自己坚持的动力。"

除了下门诊、查房，剩下的时间吴耀南用来处理行政事务。"医改、4 个社区卫生服务中心的建设和管理、总务后勤基建等，都是我的职责范围。"上到医院重大政策的制定，下到总务后勤的执行，吴耀南就像一个"管家"，脾胃病科在他的管理下成为全国中医重点专科，厦门市中医院则成为市民眼中"有人情味的医院"。

此外，吴耀南还坚持在网上为患者提供健康咨询服务。他虽然不是网络"大 V"，但"好大夫在线"网站上他个人页面点击量却超过 21 万；他朴实行医，赢得了超过 93％的患者满意度。

记者在"好大夫在线"还看到一些感人的细节：一位患者对吴耀南提问 59 次，而吴耀南也回复了 59 次，对患者的提问，他有问必答。另一位患者给吴耀南写了 12 封感谢信，还送了一份电子礼物。记者点开礼物一看，里面是一碗热腾腾的阳春面，上面写着患者的寄语"吃长寿面了，祝您健康长寿"。